高等医学院校通识教材

浙江医政史

主编　辛均益　葛忠良

ZHEJIANG UNIVERSITY PRESS
浙江大学出版社

目录

Contents

上篇　古代近代医政记

下篇　现代卫生事业发展

上篇

古代近代医政记

绪　论

卫生行政是指国家卫生行政部门通过制定医疗卫生法规、政策、规划，并组织实施、监督和管理的过程，其领域涵盖医疗、防疫、公共卫生、妇幼保健、医学教育与科研、药物使用和监管、卫生资源分配与管理、卫生人才培养和考核、突发公共卫生事件应急处置和预防，并包括参与社会福利、卫生保健和国内外各级卫生组织活动等。

一、早期的卫生行政

早期的卫生行政仅限于医政和医事管理。在没有医政部门时，御旨、官府令替代医政和医事行管理之事。

春秋时期，越国就曾出台医政敕令。越王勾践为鼓励人们生育，规定女子17岁不嫁、男子20岁不娶，父母罹罪受罚，奉行"疾者吾问之，死者吾葬之；老其老，慈其幼，长其孤，问其病"的医疗政策。《吴越春秋》卷十载："士有疾病不能随军从兵者，吾予其医药，给其糜粥，与之同食。""将免者以告，公令医守之。""令孤子、寡妇、疾疹、贫病者，纳宦其子。"东汉元初六年（119年），会稽（今绍兴）大疫，朝廷遣太医循行疾病，赐棺木瘗葬尸体，免除当地居民田租口赋。

中国最早的医政机构设置见于晋代，当时的最高医政机构称为"太医署"，南北朝、隋朝、唐朝均沿袭此名称。唐贞观三年（629年），浙江府州县置医药博士，官秩从九品下；开元元年（713年），改医药博士为医学博士，官秩上升为九品上，负责用百药医治民疾并需执刀除病。医学助教执掌本草验方的收集和撰写，医学生从事偏远贫困地区的巡回医疗。北宋时期，浙江州县设立了医学官制和惠民药局，掌管医药，为民治病。此时，官医交相映辉，在浙江留下印记的就有范仲淹、苏东坡、王安石、沈括等，他们兴学办医，阐述的中医药学术各有特色，成果累累。范仲淹任睦州（今建德）、越州（今绍兴）、杭州知州时，以兴医学为重，提出了"不为良相，当为良医"的名言，流芳千古。苏东坡在出任杭州太守时，曾拨出公款二千缗，连同自己捐出的五十两银子，创办安乐坊。

南宋时期，建置浙江的中央及省的医药卫生机构较为完善，设有太医局、御药院、太平惠民局、惠民和剂局、惠民局和施药局等,在体恤民众、诊治疾病、规范行医、炮炙药物、施舍军民诸方面比前期有所进展。朝廷制定了一整套选拔医官的规章制度和严格的医药律法,并付诸实施。太医局负责相关教育工作,在招生和考试方面有严格的规定,为浙江及其他地区培养了大量的医务工作者,推动了中医教育的进步和医家学派的传承。

元明清时期,受区域性社会经济的影响,浙江医疗卫生行政管理及机构发展出现了一些变化。元至元元年(1264 年),杭州改施药局为医学提举司,掌考诸路医生、课艺、试验太医教官、校勘名医撰述和辨验药材等医事。据嘉靖《仁和县志》载:元至元元年始置惠民药局,官给药值,设提领一员管理局事。明洪武三年(1370 年),朝廷命令全国州县建立惠民药局,每局设官医提领。官医提领在医户内选拔,内外各一员。浙江省各级官员积极响应,在杭州设置局八所,其中一所置于西文锦大街西。在清代中期前,浙江各府州县的惠民药局锐减,所剩无几,医学署的设置也寥若晨星,但出现了新的医疗机构——治痘局。此时,医学训科这一官职的设置遍及各地。医学教育由医学提举司和太医院专管,以世代相传的家传教育、名医带徒的师承教育为主,其中流芳千古的当推罗知悌与朱丹溪的师徒传业、侣山堂的课堂讲授。这在中国医学教育史上留下了浓墨重彩的一笔。

二、民国时期的卫生行政

自鸦片战争后,西方传教士纷至沓来、借医弘教,教会医院陆续开业,给浙江医疗带来了新的临床诊断方法和治疗手段,由此也改变了延续数千年中医药学一统天下的格局。在“五四”新思潮的激烈冲击下,知识界批评中医愚昧落后之声日渐高涨,西医界公开与中医界决裂,形成泾渭分明的两大对峙阵营。1929年 2 月 23 日,国民政府卫生部召开了第一届中央卫生委员会,并提出《废止旧医以扫除医事卫生之障碍案》(简称《废止旧医案》)的议案。此案遭到社会各界的强烈反响。浙江省中医协会等多个学会、社团派代表赴沪参加全国中医药团体代表大会,起草发布《根本推翻中卫会决议旧医登记原则及力图发展中医中药案》的万言书。在浙江各社团的激烈抗争和全国中医药界的强烈抗议下,国民政府取消了《废止旧医案》提案,并于 1936 年 1 月 21 日公布了《中医条例》,中医药的生存问题在法律上得以解决。

在卫生行政管理上,民国初期警政和卫生归辖于民政部门管理。1940 年9 月,浙江省卫生处单独成立,直隶于浙江省政府,首任处长为陈万里,内设 3 科2 股和 2 个委员会,同年 10 月增设浙西卫生院。1945 年 1 月,浙江成立了省立一、二、三医院和第一、二医疗防疫队。20 世纪 40 年代,浙江省、市、县三级中医师公会先后成立,部分西医师协会诞生,同时具有中西医结合倾向的医药学团体也应运而生,相关刊物的创办与发展也有所推进,中西医专门学校等职业教育机构逐步建立,中西医药事业的发展都呈现出较好的势头。

在公共卫生方面,国民政府虽然制定了一些医疗卫生规章制度,卫生监督及疾病防治取得了一些成效,但囿于当时半殖民地半封建社会这一现实状况,传染病、寄生虫病、地方病、人畜共患病、皮肤病及性病仍给社会和民众带来深重的灾难,一些传染病如鼠疫、天花、霍乱、麻疹、伤寒、痢疾、回归热、猩红热、流行性脑脊髓膜炎等吞噬了大量的生命。1928 年 8 月,国民政府教育部选派洪式闾在杭州西湖钱王祠建立了全国第一所寄生虫研究机构——热带病研究所,同时主要在杭州地区设立了一些疾病防治控制机构和规模较大的中医院、诊所。1940年,日本侵略军在浙江宁波、衢县、金华等地使用细菌武器,用飞机撒下大量鼠疫杆菌,造成惨绝人寰的鼠疫大流行。据 1948 年衢州五县防疫委员会的调查统计,在 1940—1948 年的 8 年中,当地患传染病者超过 30 万人,病死者在 5 万人以上。这是日本帝国主义所犯下的不可饶恕的滔天罪行,也是浙江卫生史上悲惨的一页。

三、中华人民共和国成立后的卫生行政

中华人民共和国成立后,为改变旧社会遗留下来的贫困落后、满目疮痍的历史面貌,浙江省人民政府采取了一系列卓有成效的措施。1949 年 8 月,浙江省卫生厅成立;10 月,省医疗防疫大队成立。社会主义建设初期,在经济基础较差、行政管理体制欠全、公共卫生体系较薄弱的情况下,浙江仍能在短时间内迅速应对一些传染病、地方病的流行和突如其来的自然灾害,并且在全省消灭了天花、鼠疫、古典生物型霍乱、斑疹伤寒和梅毒,对白喉、麻疹、脊髓灰质炎等急性传染病实行疫苗接种,使此类疾病的发病人数大幅度下降。这充分体现了社会主义制度的优越性。

这一时期卫生行政工作取得成效的主要因素包括:①省委、省政府领导高度重视卫生工作。时任省委书记、省长等多次深入疫区,与群众一起土埋灭螺,与患者促膝谈心。②专业卫生队伍提供有力的防治策略。省、市、县相继建立的卫生防疫机构,为全省开展爱国卫生、防病治病、卫生防疫及卫生宣传工作等提供了专业的队伍。③群众性群防群治是坚强的防治力量。以血吸虫病防治为例,流行地区设有三支不脱产的血防专业队伍,从查螺到灭螺、从查病到治病,都可见到千军万马送"瘟神"的动人场面。

1965 年,"把医疗卫生工作的重点放到农村去"的指示对农村卫生工作起到了积极的推进作用。1968 年,全省掀起了大办农村合作医疗的热潮,这一热潮

为农村培养了大批"赤脚"医生。"赤脚"医生主要利用中草药进行防病治病,这对保障广大农民的身体健康起到了积极作用。在"文化大革命"时期,浙江的医疗卫生事业受到严重干扰和破坏,许多行之有效的医疗卫生规章被废除。1976年10月,浙江省卫生系统贯彻中共中央和国家有关文件精神,及时整顿医疗卫生机构,采取一系列措施恢复正常的医疗卫生工作秩序,全省卫生工作走上振兴之路。

四、改革开放后的卫生行政

改革开放以后,浙江省医疗卫生事业的发展进入了一个全新的时期。全省各级医疗卫生部门,以党在各个时期的主导思想为指导,以经济建设为中心,解放思想、转变观念、大胆探索、坚持改革,全省医疗卫生事业发展的速度大大超过了改革开放前30年,取得的成绩尤为显著,主要表现在以下八个方面。

(1)坚持预防为主方针,危害人民群众的传染病疫情得以有效控制

浙江省的广大卫生人员通过不懈努力,巩固了消灭或基本消灭霍乱、天花、鼠疫、血吸虫病、丝虫病、疟疾、麻风病等传染病的防治成果。在1978—2019年的40多年中,疫苗的广泛应用,使得曾严重危害浙江省人民群众健康的麻疹、百日咳、流行性脑脊髓膜炎和乙型脑炎等传染病都得到了有效控制,发病数由1978年的92510例、23958例、13672例和1720例分别下降到2019年的108例、735例、7例和6例。2019年,浙江省共报告甲、乙、丙类法定传染病29种100409例,死亡428例,报告发病率为175.02/10万,报告死亡率为0.75/10万,报告发病率和死亡率均低于全国平均水平。

(2)适应市场经济发展,深化医药卫生体制机制改革

自改革开放以来,浙江省医药卫生体制机制改革经历了四个阶段:第一阶段改革(1978—1992年)加强了医疗机构经营核算的管理;第二阶段改革(1993—2000年)改变了医政不分、单纯依靠上级指令性管理医疗机构的体制和机制;第三阶段改革(2001—2008年)将医疗机构分为非营利性和营利性两类,医疗机构普遍推行院长负责制;第四阶段改革(2009—2020年),浙江省根据中共中央、国务院《关于深化医药卫生体制改革的意见》的文件精神,制定了深化医改实施意见及相关配套政策,确立了全面推进深化医改的制度框架,提出了深化医改的目标和任务。

(3)统筹城乡一体化发展,加强基层医疗卫生服务体系建设

早在1999年,浙江省就着手开展城乡联动的社区卫生服务。2010年,全省就拥有城市社区卫生服务中心380余家,服务站6700余个,农村社区卫生服务中心1106个,服务站(室)6319个,社区责任医生30791人,每千农村居民拥有

责任医生 0.93 人。2019 年,浙江省 1571 个乡镇卫生院(社区卫生服务中心)标准化建设达标率为 98%;建立村级机构 12312 个,建设达标率为 97%。

(4)健全医疗保障体系,巩固完善农村合作医疗制度

20 世纪 60 年代,浙江省农村合作医疗通过培训"赤脚"医生、举办合作医疗站等方式解决农村居民缺医少药的问题。至 70 年代末,合作医疗几乎覆盖全省所有农村;但之后的一段时期内,由于农村经济体制的变革,全省农村合作医疗覆盖率一度下降。2003 年,根据党中央、国务院的有关决策和部署,浙江省作为全国 4 个试点省份之一,积极推进新型农村合作医疗相关工作。至 2019 年,浙江省城乡居民基本医疗保险参保达 3036 万人,参合率达 98% 以上,全年累计有2.59 亿人次享受城乡居民医疗报销政策。

(5)弘扬传统文化,推进中医药事业发展

在浙江漫长的医药发展历史中,中医药以其独特的方式逐步形成了一个内涵丰富、学科多元、形式多样、特色显著的系统和完整的文化体系。浙江省政府分别于 1986 年、1994 年和 2000 年三次召开全省中医药工作会议,出台了《关于加快发展我省中医中药事业的意见》等一系列政策措施。1997 年,浙江省颁布了《浙江省发展中医条例》,成为全国第 3 个出台省级中医药法规的省份。2019年,浙江省拥有县级以上公立中医医院 89 所,95% 以上的县级综合医院设置了中医科和中药房,95% 以上的乡镇卫生院(社区卫生服务中心)和 85% 以上的社区卫生服务站可以开展中医药服务;拥有国家级农村中医工作先进市 5 个,先进县(市、区)37 个,省级农村中医工作先进县(市、区)58 个,全国中医药特色社区卫生服务示范区 15 个。

(6)注重卫生科技教育,增强医疗卫生服务能力

浙江省卫生科技教育工作贯彻实施科教兴医战略,以科技教育提高卫生科研创新能力,促进医疗卫生事业持续、协调、快速发展,在诸多科技研究领域取得了重大突破。浙江省在肝移植及肝肾、胰肾、心肺等多器官联合移植技术及骨髓移植研究方面居国内外领先水平,成功研制流行性出血热疫苗和甲型肝炎减毒活疫苗,成果在国内外推广应用。2019 年,浙江省卫生系统争取国家科技重大专项、"973"计划、"863"计划等国家重大重点项目 200 余项,获国家科技经费资助近 3 亿元;全省卫生系统获得浙江省人民政府科学技术进步奖一等奖 9 项、二等奖 18 项、三等奖 67 项;省级医疗卫生单位累计新增专利 220 余项,其中发明专利 100 余项。

(7)利用现代信息技术,推进医疗卫生信息化发展

20 世纪 80 年代,浙江省级医疗卫生机构开始配置计算机用于医疗服务和公共卫生管理。1985 年,浙江医科大学附属第一医院配置微机用于财务管理。

1988 年,浙江省卫生防疫站利用计算机进行传染病月报的汇总,并首次通过计算机远程通讯将汇总信息传送至国家有关部门。2007 年,浙江省医疗卫生系统拥有计算机 4.5 万台,局域网建设基本普及,县级以上卫生局、事业单位和医疗机构累计建立局域网 669 个。浙江省卫生厅连续 5 年被浙江省人民政府评为电子政务优秀厅局。卫生部将浙江省作为全国示范样板,给予"要看省级卫生信息化到浙江"的评价。2019 年,全省统一的健康服务门户"浙江健康导航"正式上线,系统接入全省近 500 家医院的预约挂号服务,网上开放号源占比达 80% 以上;省级平台汇聚了 11 个地市、89 个县(市、区)共计 4500 余万份标准化电子健康档案。

(8)全面建成小康社会,着力推进卫生强市、强县工作

2004 年,浙江省委从建设文化大省、提高综合竞争软实力的战略高度出发,提出"卫生强省"建设构思。2005 年,"卫生强省"被写入浙江省委《关于加快建设文化大省的决定》,并被纳入《中共浙江省委关于制定浙江省国民经济和社会发展第十一个五年规划的建议》。2006 年,浙江省人民政府颁布《浙江省卫生强省建设与"十一五"卫生发展规划纲要》,使浙江省成为全国第一个提出并全面推进卫生强省建设的省份。2012 年,浙江省将卫生强市、强县工作与创建国家卫生城市工作相结合,共创建国家卫生城市 17 个、卫生县城 12 个、国家卫生镇 17 个,浙江省卫生城市 16 个、卫生县城 23 个、卫生镇 199 个、卫生村 2400 个。2019 年,全省建成国家卫生城市(地级市)8 个、卫生县(市、区)城 36 个、卫生乡镇 318 个,3945 个村被命名为浙江省卫生村。2020 年,浙江省人均预期寿命为 79.47 岁,孕产妇死亡率为 3.85/10 万,婴儿死亡率为 1.91‰。数据表明,浙江省人群健康指标位居全国前列,并达到中上收入国家水平。

五、浙江医政面临的挑战

过往的成绩既是历史发展的记载,也是未来的起点和根基。站在新的起点上展望未来,浙江的医疗卫生事业发展仍面临严峻的挑战。

(1)公共卫生形势十分严峻,新发和传统的传染病预防控制难度明显增加,"非典"、人禽流感和艾滋病对人民群众的健康造成严重威胁。

(2)工业化、城镇化、气候变化、生态环境等问题带来的影响健康的因素增多,人口老龄化进程加速,居民生活环境、工作环境和生活习惯发生了新变化,居民疾病谱随之发生改变。

(3)人民群众"看病难、看病贵"问题依然存在,医疗纠纷时有发生。

(4)医疗卫生本身长期积累的体制性、机制性、结构性矛盾和公共投入不足,医疗保障制度不健全、医药生产流通领域无序竞争等问题突出。

（5）医疗卫生事业与经济社会的发展不协调，公共卫生与医疗服务、医疗服务与医疗保障、城乡与区域之间的卫生发展不协调。

这些问题都有待通过改革逐步解决。

六、结束语

温故而知新。人类历史越前进，社会越发展，各行各业就越需要编撰一部能够反映自身发展的书籍。《浙江卫生行政史》记述了浙江卫生行政古代、近代和现代的发展历史，着重围绕古代医政机构和医事服务、医官体系、医政令和医药律令、医学教育、医学交流，近代医政机构演变、医政管理和卫生防疫、医学教育和科研，现代卫生行政组织、卫生行政管理、卫生事业发展水平等较全面、系统、客观地记述了浙江医疗卫生事业发展跌宕起伏、兴衰更替、披荆斩棘的历程。本书医政内容较为丰富，史料翔实，部分以故事情节叙述，具有鲜明的浙江特色和时代特征。《浙江卫生行政史》既是一部了解和研究浙江医疗卫生行政发展历史的参考书，又是一部可供各级各地卫生行政部门、医疗卫生单位以史为鉴、探索规律、开拓创新、辅助科学决策的资政之书。诚望此书的编撰出版具有"资政""育人"和"存史"价值，能让读者受益。

第一章　古代医政记

医政以现代语义解释是指政府卫生行政部门依照法律、法规及相关规定,对医疗机构、医疗卫生专业技术人员、医疗服务及相关领域实施医疗卫生行政管理活动的过程。秦汉时期所置医政机构,设太医令、侍医、药丞、医工长、太医监、尚药监等职。晋沿汉之旧制仍设太医令,以掌管医政。北魏除设太医令外,开始在门下省置尚药局,隋唐即沿袭制。宋金元时期,朝廷设有比较完善的医药卫生行政机构和慈善医养机构,颁行一些医药律令和医事制度,改进医事管理,在医学教育和医学交流方面颇具特色。明朝时期,全国最高医药行政管理机构为医药提举司,其官员及级别为提举(从五品)、同提举(从六品),一直延至学正、官医的级别为从九品,其间官员名称和级别也有所调整。清朝(早中期)的最高医药行政管理机构为太医院,其官员配备不像明代繁复。据《清史稿》载,清初太医院实际掌权者为院使一人(正五品),左、右院判各一人(正六品),之后太医院行政、医事人员的组成及人数也有所变动和增减。

第一节　古代医政机构和医事服务

在没有建立医政机构之前,古代王朝的医政管理依赖于皇上圣旨、口谕,在设置医政机构之后,主管医事的职能由医政机构承担。历代王朝设置的医政机构有所不同,延伸至所属的地方部门也有所更改。

中国早期医政官员的设置见于周朝。根据《周礼·秋官》记载,周朝有掌管环境卫生的职官,如"庶氏掌除毒蛊①""翦氏掌除蠹物②……以莽草薰之""赤龙

---

① 指害人的虫类。
② 指一种破坏器物和食品的虫类,或称"虫鱼",可以药物熏除。

氏掌除墙屋,以蜃①炭攻之,以灰洒毒之",以及"壶涿氏掌除水虫"②。周朝设有宫廷医生,并有食医、疾医、疡医、兽医之分,同时还建立了医政组织和医疗考核机制。如谓"医师掌医之政令,聚毒药以供医事"。医师之下,设有士、府、史、徒等专职人员,各有专任。士负责治病,即上面所提及的食医、疾医、疡医、兽医;府掌药物、器具和会计事务;史掌管文书和医案;徒供役使,并看护病人。年终由医师考查专职人员们全年医疗成绩的优劣,以制订他们的级别和俸禄。兽医之疗兽病、兽疡,亦按其医治无效而引起死亡的数字,以进退之。

到了秦朝,朝廷设有太医令和侍医。西汉时设太医令丞、侍医、医待诏、医工长、太医监、典领方药、本草待诏等。东汉时进而设太医令、药丞、方丞、太医丞、医工长、太医、尚药监、中宫药长、尝药太医等职。晋朝沿汉魏之旧制,仍置太医令以掌管医政,设有御医及太医。南北朝医制如前,大多设有太医令、太医丞以理医政。隋朝初,朝廷置门下省以统尚药局,尚药局有典御、侍御师、尚药监、侍御医、直长、医师等;置太常寺以统太医署,太医署中有太医令、太医丞、主药、医师、药园师、医博士、助教、按摩博士、祝禁博士等。到隋炀帝,则分门下省为殿内省,统尚药局,置奉御、直长、食医员、尚药直长、侍御医、司医、医佐员等;太医署另置医监、药藏局监、药藏局丞、侍医、典医等;尚药局侍御医掌宫中之医职;太医置掌府中之医政,归太常寺管辖。唐朝医政沿袭隋制,由太常寺统太医署。宋朝将太医署的医政机构名称改为翰林医官院和太医局,其职责基本类同。元、明、清(1840 年前)各朝又将这个医政机构改为太医院。

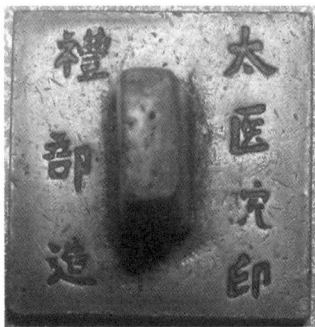

太医院印章

一、唐始设医药(学)博士和助教

从现有资料来看,西周、秦、汉、魏、晋、南北朝及隋朝似无地方医政官员设置的记载,从唐朝开始才有地方医政官员医药(学)博士、助教之称。唐开元十一年(723 年),唐玄宗敕:"神农尝百草,以疗人疾,岐伯品药,以辅人命……今远路僻州,医术全少,下人疾苦,将何恃赖,宜天下诸州各置职事医学博士一员,阶品同录事。每州写本草及百一集验方与经史同贮,其诸州录事各一员,中下州先有一员者省讫,仰州补熏散官充。"这是目前所见中国最早的设置地方卫生官员的敕

---

① 是一种蛤蚌的灰,用以填塞生虫的墙壁缝隙。

② 消灭"狐蜮"之类的小水虫,以清水质。

令。据资料记载,浙江医政官员的设置见于唐贞观三年(629年),浙江的府州县置医药博士、助教1～2人,负责医药和教学管理,官秩从九品下。唐开元元年(713年),浙江的府州县把医药博士改为医学博士。医学博士除负责医药和教学管理外,还要用百药医治民疾或需执刀除病,官秩升为九品上;医学助教执掌本草验方的收集、撰写;医学生从事偏远贫困地区的巡回医疗。当时的越州(今绍兴市)属于中都督府,设医药(学)博士1人,医学助教1人,医学生15人。

二、北宋时期医政机构

(一)北宋御药院

北宋太平兴国三年(978年),朝廷将尚药局的内药院更名为御药院,隶属内侍省,形成由尚药局和御药院共同供奉御药的格局。御药院由入内供奉官掌管。其主要职能为保管、加工、炮制国内外进贡到宫廷的药物,组织采购药材;奏救出使颁赐施散药物,若大臣有病,皇帝常派御药院的医官前去赐药;在疫病流行之时,御药院也经常和翰林医官院共同派医官赴灾区送药;有时御药院掌礼文兼受行典礼及贡举之事。

北宋后期,御药院增置内臣监官为奉御,以院官使为医师,医官使为御医,医官副使为医正,医官为医佐,杂役秤子、捣碾子类为药工。北宋至道三年(997年),杭州行宫(即钱王旧宫址)设御药院,属内侍省。院内设勾当官,无常员,以内侍官充,间或参用士人。御药院初由内侍官掌管,时有3人,后期又置上御药及上御药供奉多至9人,其品序同内殿崇班。

北宋崇宁二年(1103年)二月,御药院供御汤药之事改归尚药局管理,尚药局改名内药局。鉴于御用药品重要,又增置内臣监官4人为奉御,以医官使上名有功效者为医师,医官使为御医,副使为医正,医官为医佐,杂役、秤子、捣碾之类为药工,检点文字为局长,押司官为典事,前行为局使,后行为直吏,帖司为书吏,守阙帖司为贴书,封角人为封人。

(二)北宋医官院

因唐朝翰林待诏包括各种技艺之人,医者也在其中,宋沿唐制在医官院前冠以“翰林”二字,称之为翰林医官院。据《宋会要·职官》载:“至和二年诏提举医官院:自今试医官,并问所出病源,令引医经、本草、药之州土、主疗及性味、畏恶、修制次第、君臣佐使、轻重奇偶条对之。每试十道,以六通为合格。”

北宋至和二年(1055年),朝廷举行医官考试,成绩优秀者留翰林医官院,其他合格者分配为医学博士或外州医学教授。北宋元丰五年(1082年),翰林医官院改为翰林医官局,至宋徽宗时恢复原名。

翰林医官院掌以医药侍奉皇帝,治疗疾病,有翰林医官使与副使主管院事,以尚药奉御充任,并有直局、医官、医学、祗候等职,同时主管医官选拔、任用、派遣、调转和修订本草,校正编纂,颁布医书,派医治疾和散药防治流行病等。南宋靳儳《杭州府志》记载:"其先三晋人。高宗南渡,儳扈跸至武林。世为太医,数传至从谦,为御直翰林医官,赐敕特晋三阶,出内府《百子图》踢(赐)之,命以所居巷为百子图巷"。旧《浙江通志》记载:张永,洛阳人,为翰林医学太医令。扈从高宗南渡,因家余姚,后登进士,至礼部尚书,所著有《卫生家宝》行世。

北宋政和三年(1113 年),翰林医官院奏称:时自大夫至翰林医官凡十四阶,连额外人员有 117 人;而自医效至祗候凡八阶,并未规定名额,在职 979 人,两项合计共有 1096 人。官员冗滥和组织臃肿极为严重。皆因连年战败赔款,国用不敷,加以裁减,重订规定名额由北宋政和三年的 350 名,至南宋绍兴二年(1132 年)裁减为 43 名,详见表 1-1。

表 1-1　北宋政和三年(1113 年)至南宋绍兴二年(1132 年)重订医官名额递减表

年　　份	大夫	郎	医效	医愈	大方脉	小方脉	针科	眼科	产科	疮肿	金镞	齿喉	合计
北宋政和三年 (1113 年)	20	30	7	10	153	24	14	16	18	14	32	12	350
南宋绍兴二年 (1132 年)	5	4	2	1	15	4	2	2	2	2	3	1	43

(三)北宋太医局

北宋淳化三年(992 年),前朝设立的太医署更名为太医局,为国家最高医学教育机构。太医局始属太常寺,北宋熙宁九年(1076 年)设提举一员,判局一员,其判局选知医事者为之,不再隶属于太常寺。太医局下分九科,即大方脉、风科、小方脉等,盛时共有生徒 300 余人;内设提举、丞等官员和教授、助教等教师,考核分墨义、脉义、大义、论方、假令、运气等六项。各州县亦设负责医生教育的官职,属太医局统管。太医局还附设卖药所,向平民出售成药及药品,后卖药所改为独立的医药和剂局、医药惠民局等机构。

三、南宋时期医政机构和医事服务

南宋定都临安(今杭州),御药院负责人由勾当官改称干办官,主责检验秘方,以时剂和药品进御及供奉禁中之用;此外,还负责保管和加工炮制国内外进贡药物,采购药材。其官员也常奉敕出使,以代皇上向驻边臣帅赐药,率太医给疫区送药,所遣太医以不负诊脉的医官内差拨,以不致缺人祗应。此后,御药院还兼持典礼及贡奉事。御药院对药方的管理有严密的规定,凡将御药院供进汤药方书向外传录者处以二年徒刑,主管官未觉察同罪,检举者可得五百贯奖赏。南宋临安除御药院的官药局外,宫城内还设有内侍省的御药处、皇城司主管的香药库等御药机构,还有专办官府和达官贵胄筵席的四司六局,其中的香药局专提供各种医疗保健的香料,如龙涎、沉脑、香球、香饼、醒酒汤药等。

由于南宋朝廷定都于此,临安(今杭州)也成为当时全国的政治和行政统治中心,这也使得临安城的医政机构、医事服务环境比其他地区更为完善。翰林医官院、太医局、和剂局、惠民(药)局、施药局、医学署和一些慈善医养机构(如慈幼局、养济院、漏泽园等)逐步得以建立,并在医政管理和医事服务方面发挥了重要作用。

(一)南宋太医局

南宋绍兴十七年(1147年),临安(今杭州)府依照汴京旧制修建太医局殿宇,于次年完工。南宋绍兴二十六年(1156年),具有医学教育机构性质的太医局设在临安通江桥北,置提举一名、判局二名。"建殿匾曰神应,奉医师神应王,以岐伯善济公配祀。讲堂匾曰正纪,朝家以御诊长听充判局职(即副校长职),本学以医官充教授四员,领斋生250人,月季教课,出入冠带如儒学礼,学禀饮膳丰厚不苟,大约视学校规式严肃。局有斋舍八:匾曰守一、金冲、精微、立本、慈和、致用、深明、稽疾。学校规模较大,章法较严,分设方脉科、针科、疡科等九科,每科设教授一人,判局及教授皆由懂医学的或翰林医官担任。教学内容:脉科分大、小经,大经为《素问》《难经》《脉经》,小经为《巢氏病源》《龙树论》《千金翼方》;针、疡两科,删去《脉经》,增加三部针灸经。

南宋乾道三年(1167年),《宋会要辑稿》记载:"先是宰执进呈国用事数,内医官请钱甚多,上曰:此辈最无用,亦可省钱。故有是命。"孝宗断然废除太医局:"诏御医内宿医官,大方脉五员,小方脉三员,风科、口齿科、眼科、针科、疮肿科、产科各二员,通二十员为额。诊御脉四员,入内看医三员。在内溢额人且令依旧,今后并不作缺。差人其在外职事人内,除德寿宫六员,殿前左右班宿直四员,国子监、大理寺、和剂局、杂买务各一员,大宗正司一员许存留外,余人并在局祗应直日、太医局及局生、医生并罢,今后更不试补。"

南宋乾道八年(1172年),又有"臣僚言乞置太医局及医生试补之法",孝宗遂诏"更不置局,依旧存留医学科,逐举许令赴试"。南宋绍熙二年(1191年)七月十九日,太医局重置,制度恢复如旧,"从旧格法试补医人""吏额依未罢局前人数,局生以一百人为额"。绍定年间,太医局甚受重视,不但得以重建房舍,理宗还御书赐匾。

(二)南宋和剂局

和剂局为宋时官方署名,隶属太府寺,掌配制药品出卖。南宋建炎四年

（1130 年），临安（今杭州）设和剂局（时称熟药所）。和剂局制药时有官，监造有官，监门又有官。药成，分之内外，凡七十局，出售则各有监官，皆以选人经任者为之，谓之京局官，皆为异时朝士之储。悉属之太府寺，其药价比此时直损三分之一。每岁糜户部缗钱数十万，朝廷举以偿之，祖宗初制，可谓仁矣。凡一剂成，则又皆为朝士及有力者所得，所谓惠民者，原未当（尝）分毫及民也。独暑药、腊药分赐大臣及边帅者。虽隶御药，其实剂局为之。若夫和剂局方，乃当时精集诸家名方。凡经几名医之手至提领，以从官内臣参校可谓精矣。南宋绍兴五年（1135 年），朝廷又并行另置惠民和剂局，在临安太府寺右侧制药惠民。惠民和剂局则设在吴山书院侧，合暑药以备宣赐。南宋绍兴六年（1136 年），临安府又置四所熟药局，即太医局东、西、南、北四所，将其中一所以和剂局（制药工场）命名，由翰林医官院选保医官辨验药材，正月四日诏"熟药局及和剂局令临安府差拨兵巡防，为和剂局十一人，卖药局各四人"。南宋隆兴元年（1163 年），诏令："和剂局所管贵重药材不许偷窃，由监官、亲事官提检罪责，局内若有缘事入局滥用药物时，许人告发，告发者赏钱二十贯，监官不觉察者同罪。"

南宋后期，以假药冒充真药之事频发，临安城中的一些不法分子伪造官方商标，以假药冒充和剂局的熟药出售，甚至临安城中的一些药店也参与制造假药牟取暴利，如用樟脑代冰片、用台附代川附。南宋乾道二年（1166 年），太府少卿葛洪奏"惠民五局以伪药给卖"，诏监官处罚，有的降资一级，有的展磨勘二年。出售假药的方法一般是以劣质药材调换贵重药材，所制真药为官攫取。南宋淳熙十四年（1187 年）正月二十七日，孝宗诏令："军民多有疾病之人，可令和剂局取拨合用汤药，分下三衙（禁军机关）并临安府，各就本处医人巡门俵散。"同年二月八日，浙西提举官罗点上奏："本路州县，疫气大作，居民转染，多是全家病患，臣罗点遂就（和剂）局修制汤剂给散，选官监督各州职医巡门，置历抄病患人数，逐一医治，日具痊可人数，供申本司。"孝宗阅后下诏令执行。

和剂局不仅为病患提供汤药，而且其所制的成药都是精集诸家名方，交名医研究后制成的，故临床效果显著。宋元时期，这些成药处方成为对症用药的规矩准绳和医药界的"指南针"，医师们一律以局方来治病。最值得称赞的是，局方里的紫雪丹和至宝丹两方，对治疗乙型脑炎一症，皆有卓越的疗效。局方的产生，不同程度地促进了中药炮制加工的规范和统一，推动了中成药的使用和流通。

（三）南宋惠民（药）局

南宋绍兴十八年（1148 年），朝廷将朝贡熟药所改为太平惠民局。它是官方成药（熟药）的一个发售单位，售膏丹丸散和诊病付药。岁晚腊日，赐亲王、宰执、三衙从官、内侍省及外阃、前宰执等腊药，系和剂局造进。及御药院特旨造办银合，各百两以至五十两、三十两，各有差，伏日暑药亦同。

　　南宋绍兴二十一年(1151 年)二月,朝廷令各州府仿照临安(今杭州)的太平惠民局改为惠民药局,并颁布了成药制剂规范《太平惠民和剂局方》,让药局按照医书上的处方制药,以熟药出售。临安城遂成为全国的中成药销售中心,药政、药店和药铺满街林立。同年,衢州郡官医提领设惠民药局,龙游亦然。衢州续惠民药局记:"局以惠民名,官取赢焉,则名与实背而驰矣。官不取赢,恣吏与工渔食焉。利归此曹,非惠民也。戢吏与工矣,不培其本,其惠易穷,犹无实也。局之本钱积累岁久,核其数以缗计者可三千。遂三分之以其一给费用,以其二买膏腴田。余百亩岁收,其入益市良药,药易售局,日兴钱羡,则田增。循环数载,本愈厚,药愈精,惠溥矣。"

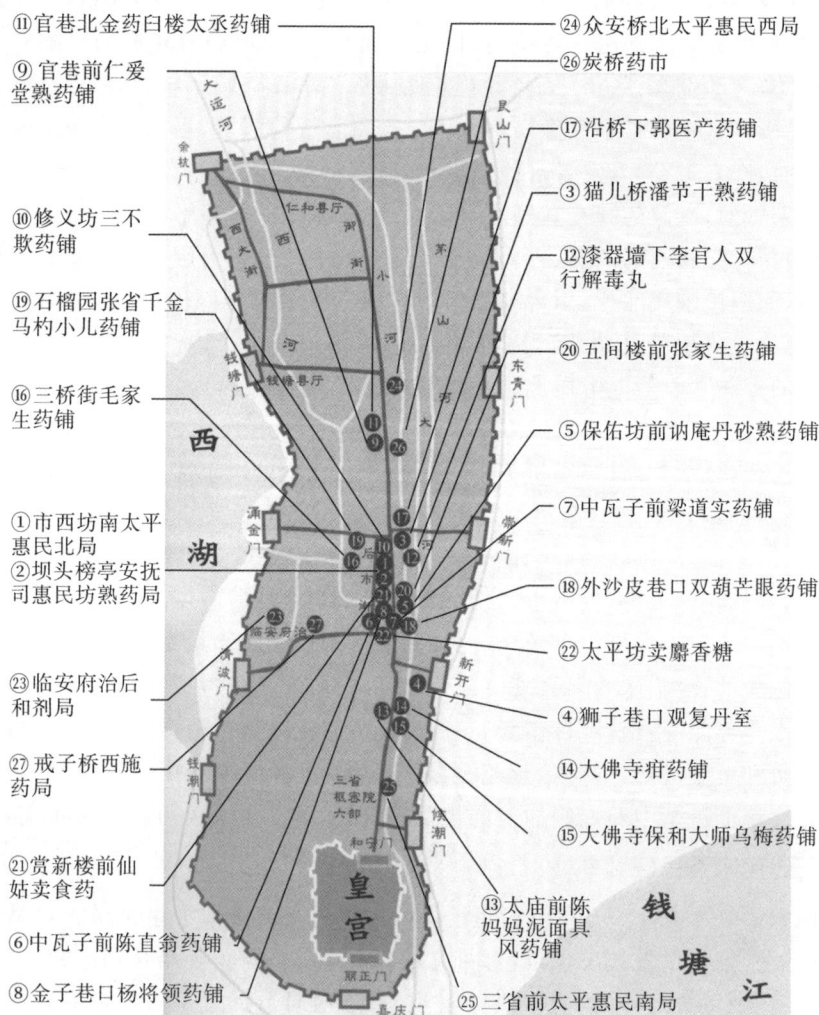

①官巷北金药白楼太丞药铺
⑨官巷前仁爱堂熟药铺
⑩修义坊三不欺药铺
⑲石榴园张省千金马杓小儿药铺
⑯三桥街毛家生药铺
①市西坊南太平惠民北局
②坝头榜亭安抚司惠民坊熟药局
㉓临安府治后和剂局
㉗戒子桥西施药局
㉑赏新楼前仙姑卖食药
⑥中瓦子前陈直翁药铺
⑧金子巷口杨将领药铺

㉔众安桥北太平惠民西局
㉖炭桥药市
⑰沿桥下郭医产药铺
③猫儿桥潘节干熟药铺
⑫漆器墙下李官人双行解毒丸
⑳五间楼前张家生药铺
⑤保佑坊前讷庵丹砂熟药铺
⑦中瓦子前梁道实药铺
⑱外沙皮巷口双葫芒眼药铺
㉒太平坊卖麝香糖
④狮子巷口观复丹室
⑭大佛寺疳药铺
⑮大佛寺保和大师乌梅药铺
⑬太庙前陈妈妈泥面具风药铺
㉕三省前太平惠民南局

南宋临安城药政和药铺分布图

南宋绍兴二十五年(1155年)十月,高宗下诏戒饬民间医药,诏曰:"访闻今岁患时气,人皆缘谬医例用发汗性热等药,及有素不习医,不识脉证,但图目前之利,妄施汤药,致死者甚众,深可悯怜。据医书所论,凡初得病,患头痛身热恶风肢节痛者,皆须发汗,缘即今地土气令不同,宜服疏涤邪毒如小柴胡汤等药,得大便快,利其病立愈,临安府可出榜晓示百姓通知。"南宋绍兴二十八年(1158年)六月,诏:"时当盛暑,恐细民缺药服饵,令翰林院差医官四员,遍诣临安府城内外看诊,合用药令户部于和剂局支拨应副,候秋凉罢。"乾道元年(1165年)二月,从中书门下请,诏:"临安府见行赈济饥民,访闻其间多有疾病之人,窃虑阙药服饵,令医官局于见赈济去处,每处各差医官二员,将病患之人诊视医治。其合用药,于和剂局取拨。"

惠民(药)局在浙江其他府州县相继设立。南宋宝庆三年(1227年),昌国县(今舟山)设惠民药局,南宋嘉熙三年(1239年)昌国县县令余桂再次在城内设药局,督医施药。淳祐年间,平湖县设置惠民药局,隶属海盐县。据宋嘉泰《吴兴志》,湖州设有惠民药局。东阳县在县城南侧一百五十步处设有惠民药局,用官缗购药济民。

南宋明州(今宁波)惠民(药)局远近闻名,南宋宝祐五年(1257年)冬十一月,御批申饬军民五事,官药局其一也。令台阁严督所部,恪共奉行,剂料必真,修合必精,使民被实惠。仍揭黄榜于诸州军,大哉。王言,民其有瘳乎大使,丞相吴公,吾胞吾与之心与上符契,只若明命,匪懈益虔,惟鄞有局,南宋宝庆三年(1227年)所创也,在郡圃射垛西,地逼隘,匪便,且药工出入,旟辕不肃,岁久屋尤老,亟谋爽垲而更之,先是犒赏库,有楼曰海晏,为屋凡十余楹,后改为参议官舍,高明关室,居者弃焉。公谓是宽间者,可以济吾用矣。乃即楼而局上以处熟剂成料,而梅润不及。众工盘礴者,得其所前,则增门屋二,后则增翼屋五,浚汲清之地。新煅丹之鼎,焙室烹釜,莫不毕备。井井规模,于是非前日比。若夫遴监,临之选严,修整之防,品剂既真,市者旁午,若郡若邑若军,凡增置子铺一十四所。岁春夏,数施药饵无间,城内外君相济众之仁博矣,因附录其目如左。药货钱会本息,截至南宋开庆元年(1259年)四月终,管在钱药共计四十四万七千一百三十九贯一百一十一文。

(四)南宋施药局

南宋时期,随着城市形态的转变和商品经济的快速发展,市民的贫富分化现象越来越突出。混迹于城市街头的"贫民"给城市的治安及社会的稳定造成了极大的影响,这就要求政府和社会建立适应城市社会变化的救助体系。在医疗救助体系上,施药局的设立是其中之一。南宋淳祐八年(1248年)五月,因盛暑,民间病者颇多,朝廷令临安(今杭州)府尹赵创置施药局,命职医分行巷陌,诊视给药,一月花费数万贯,治愈诸多患者。南宋淳祐十年(1250年)二月,朝廷益以钱十万贯,令多方措置,以赏罚课督医员,为民悉心诊视疾病,时后都民多赴局请药,接踵填咽。吴自牧对设在临安戒子桥西的施药局有详细记载:"民有疾病,州府设施药局于戒子桥西,委官监督,依方修制丸散吮咀。患者诊视,详其病源,给药医治,朝家拨钱十万贯下局,令帅府多方措置,行以赏罚,课督医员,月以其数上于州家,备申朝省。或民以病状投局,则界之药,必奏更生之效。"设置在临安的施药局通过七十个遍布于城区的分支机构来施舍药材。南宋咸淳八年(1272年),施药局改为医学提举司,设提领一员主持局务。

(五)南宋医学署

医学署为朝廷在府州县层面上设立的医政机构。南宋时期,浙江的府州县设有医学署。南宋淳熙十五年(1188年),余杭县在境内新图设医学署,昌化县在县城西约百步处设医学署。之后,清康熙十年(1671年),原惠民药局改为医学署,位于杭州西文锦坊之南大街西,钱塘、仁和统于府,不别建。清康熙二十九年(1690年),诸暨县在县城前西街设医学署。乾隆年间,温州府在府治前,瑞安县在县治西侧,平阳县在岭门,泰顺县在公馆右侧均先后设置医学署。嘉庆年间,处州府(今丽水)在府治南面设医学署,青田县在县治前,庆元县在县治仁丰门内左侧先后设置了医学署。

(六)南宋慈幼局

南宋时期,随着社会和医学的进步,朝廷除设置医政机构外,一些慈善机构和社会救济组织也相应建立,慈幼局就是其中之一。这一时期,乡间、城市常有将新生婴儿弃于路边、街头者。

南宋庆元元年(1195年)正月,宋宁宗诏曰:"两浙、淮南、江东路荒歉诸州收养遗弃小儿。"朝廷规定,"无子者,听养同宗于昭穆相当者",收养异姓男子则有罪,但收养遗弃小儿例外。又规定,"其遗弃小儿年三岁以下,虽异姓,听收养,即从其姓"。朝廷在各主要城市建立了慈幼局,如果贫穷市民无力养育子女,可以抱到局里,写好婴儿出生年月日,局里专设乳母抚养。其他人家若无子女,可到局来领养。每年灾荒发生,贫穷市民多抱子女入慈幼局,路上没有弃婴。

南宋绍兴十三年(1143年),浙江省钱塘、仁和两县建有慈幼局,以收养道路遗弃的新生婴儿,并设药局以治疗贫病患者。南宋庆元元年(1195年)五月,诏:"诸路提举习置广惠仓修胎养胎。"南宋淳祐九年(1249年)正月,临安(今杭州)府创慈幼局,收养道路遗弃初生婴儿,仍置药局疗贫民疾病。据(宋)吴自牧记载,临安(今杭州)府慈幼局在戒子桥西施药局侧,"官给钱典顾乳妇,养之。月给钱米绢布,使其饱暖,养育成人,听其自便生理,官无所拘"。湖州婴儿局为南宋嘉定年间(1208—1224年)由通判袁甫创办,据《湖州婴儿局增田记》,载"使乳母乳之,月给之粟,择媪五众,母长,众乳各哺其儿,又一人焉,以待不时而来者"。

(七)南宋养济院

南宋时期,养济院逐渐成为收集与救治贫民于一体的医疗救治机构。其前身是北宋时期的安济坊,是为四方宾客患疾病需要药品和食物而设立的。其组织形式有管理人员、病房、医生,并有病历表记载病患痊愈或死亡等情形。管理人员最初为和尚。至北宋崇宁四年(1105年)时,又由朝廷派遣军典一人来协助和尚管理全坊事务。大的安济坊设有10多间房,以便隔离病患,防止传染,并配备医生一至数人,每位医生配给日历一本,专门记录治疗得失,以便年终考绩。

南宋时期,一些府、州、县衙门相继兴建养济院(或称安济坊、安养院、济人堂、居养院),其性质大致类同。南宋绍兴二年(1132年),诏:"临安(今杭州)府置养济院。"养济院一在钱塘(今杭州)县界西石头之北(宝胜院),另一在艮山门外,又有善化坊四所。南宋绍兴十三年(1143年)十月八日,臣僚上言:"欲望行下临安(今杭州)府钱塘、仁和县,踏逐近城寺院充安济坊。遇有无依倚病患,今本坊量支钱、米养济,轮差医人一名,专切看治。所用汤药,太医熟药局关(请),或有死亡,送旧漏泽园埋殡。"户部上言:"今欲乞行下临安(今杭州)府并诸路常平司,仰常切检察所部州县,遵依见行条令,将城内外老疾贫乏不能自存及乞丐之人,依条养济。"朝廷准臣僚及户部所言:"下临安(今杭州)府并诸路常平司,对老疾贫乏不能自存及乞丐之人,依条养济。"每有病患,给药医治,如奉行灭裂违例,即仰按治,依条施行。同月,又因臣僚之请,下钱塘县(今杭州)、仁和县(今杭州)两院,踏逐近城寺院充安济坊,籍定老疾贫乏不能自存及乞丐之人。自当年十一月一日起,支常平钱米每名日支米一升、钱十文、小儿半之,此次年二月终。南宋乾道元年(1165年)四月二十二日,诏:"临安(今杭州)府城内外见今养济饥民,已降指挥展至四月终。访闻其间多有疾病、残废等人,深虑难以一概便行住罢。令姜诜、薛良朋、韩彦古同本府通判、漕司属官各方一员,遍诣散粥及病坊去处,公共措置,躬亲拣点,将委实疾病残废、癃老羸弱、鳏寡孤独不能自存、见在病坊之人,更展限半月,给散粥药养济。"

除临安府外,其他一些府州县也设有养济院。萧山县养济院在北宋基础上有所发展;富阳县在会江驿之左;余杭县在西门外城濠北半里,又置安济坊在县东半里外;於潜县在县南二里寂照寺,元徙置县西浮溪之滨;昌化县于南宋开禧年间(1205—1207年)由章伯奋置养济院,为田五十亩。南宋绍兴元年(1131年),绍兴府通判朱璞请将无依无靠及流离失所的病患送入养济院,并差本府医官二人治病,童行二行煎煮汤药,照管粥食。后山阴(今绍兴)、会稽(今绍兴)养济院多在县城西北三里的锦麟桥西的宋代浙东贡院内,占地二十七亩有余,房屋

140间,3扇大门,规模较大。新昌县养济院在古东来第一门外,宋名居养院,后改安养院,元末废。诸暨县北门外一里左右处设有居养院,有房屋20多间,以收留孤老残病"不能自存及乞丐之人"的居养院,也由懂医药的僧人"轮差"为他们看病,用药调治。湖州义仓令人户纳苗带纳,义仓米储在西仓,以乞丐人之有籍者,以收受老癃或病患无家可归者。其屋同门异户,男居左,女处右,颇为宽洁。后发其地佃为民居,其仓尚名养济院。南宋绍兴三年(1133年),知州事王回复置在奉胜门内霸王庙旁,为屋二十七楹,号利济院。院即慈感旧名也,拨置田亩,岁收租养赡,差僧行各一名,主管收支……散收养遗弃小儿,钱米所旧,在州学齐馆厅西。南宋隆兴二年(1164年),知州事郑作肃以遇岁歉,贫民有生子不举弃之道路者,募乳姬收养之,月给米一石,七岁而止。续又命医二人治其疾病,条事目立石于学,教授董其事。

南宋时期,宁波建立的养济院规模较大。南宋宝祐五年(1257年),因在各地遍设广惠院著称的吴潜出守明州(今宁波)。吴潜在已废养济院基础上扩建成广惠院,"合前后共一百零五间,聚城内外鳏寡孤独瘖聋跛躄之将沟壑者,使居焉"。该院以三百人为额,"大口月给米六斗,钱十千,中口四斗,七千,小口三斗,五千"。为保证广惠院能长期存在,在经费上,吴潜拨公田"以充养赡"。吴氏还制定了严格的规章制度——《广惠院规式》,从院内事务的安排到接收对象的管理,都作了详尽的规定,从而有效地保障了广惠院的良性运作。南宋宝庆三年(1227年),鄞县养济院由知县胡榘重修,地处西门里,府城一点五里,旧有居养院,后废为威果全捷营,故置养济院,"日给百余人,人支米一升,钱十二文,省小者减半,亦一二十人",但不久后,名实俱亡。

(八)南宋漏泽园

漏泽园为公共墓地,用于由官家丛葬的因战伤死亡尸体无人认领或家贫无葬地者,始设约在北宋崇宁三年(1104年)。南宋时期,浙江各地的漏泽园逐步建立起来,朝廷规定战死者、弃尸和家贫无地埋葬者均由地方官府统一葬入漏泽园,并规定尸体须深埋三尺,不准露野,由监司巡查。漏泽园的建立,对改善环境卫生、防止疫病蔓延和稳定社会秩序益处匪浅。

南宋绍兴元年(1131年)四月,临安(今杭州)疫,政府出资付贫民医药棺敛费及赐诸军疫死者,帮助死者瘗葬。南宋绍兴十四年(1144年)十二月十三日,朝廷下诏临安(今杭州)府措置漏泽园,遂下令钱塘县(今杭州)、仁和县(今杭州)悉行建造,委托二名德行僧主管其事,专门收葬无主尸体。一所在钱塘县惠民乡,阔四十多亩地;一所在仁和县界芳林乡,阔七十多亩地。后园址增至十二所。朝廷每月给主管僧人常平钱五贯一石米,该年共埋尸体两百具,朝廷奖励紫衣一道。既又有旨令诸路州军一体措置施行,仍委常平司检察。吴自牧也有记载:

"……两县(钱塘、仁和县)置漏泽园一十二所,寺庵寄留櫬椟无主者,或暴露遗骸,具瘗其中。仍置屋以为春秋祭奠,听其亲属享祀。官府委德行僧二员主管,月给支常平钱五贯,米一石。"南宋淳熙元年(1174 年)八月初九,诏:"临安(今杭州)府以买到北上门外杨桥东地充漏泽园,埋瘗遗骸,及日后无主死亡军民,亦听埋瘗。"次月二十六日,又诏:"临安南宋(今杭州)府,东青门外驹子院地,将一半充漏泽园,拨付殿前司埋瘗亡殁军民。"庆元元年(1195 年)四月,临安大疫,官府出钱付贫民医药棺敛费及赐诸军疫死者家,帮助死者瘗葬。

南宋时期,浙江各地的府州县大多建有漏泽园,如:余杭县漏泽园置在县东七里南渠河之南,元置于安乐乡徐湖界;富阳县漏泽园置于离县城一里半处的锁石山后,去县城一里半;於潜县漏泽园置于县南三里;昌化县漏泽园一在县西二里凤凰岭下,一在县东接官亭内;海宁州漏泽园置于州西南三里戒坛院侧;盐官(今海盐)漏泽园在县西三里;鄞县漏泽园置在予城南,由柳亭院僧主之;新昌县漏泽园一在县东五里,一在县西五里;龙泉县漏泽园,置在县西北。

四、元、明、清(早中)时期医政机构和医事服务

元、明、清(早中)时期的浙江医政机构大多依照旧制,依存较多的是惠民药局,新建的医政和医事服务机构有医学训科及育婴堂等。

(一)元朝

元大德三年(1299 年),朝廷准旧例于各路置惠民药局:"始提燕京等十路置局,给银五百锭为规运之本……江浙行省(杭州)二千六百一十五锭。"浙江各路设惠民药局的有杭州、宁波、温州、舟山、金华、衢州等州县。杭州惠民药局置于惠民巷,官给药值,设提领一员。宁波在鄞县清澜桥北建庆元路惠民药局"官降中统钞本五十锭,每月规运息钱中统钞一锭二十五两",责付惠民药局的主医,"修合药饵,惠济孤老病民";惠民药局承办乡贡药品,规定慈溪县、鄞县各十五斤干山药、鄞县骨碎补十斤,由提领赴省交纳。温州平阳县岭门设有官办惠民药局,南北三间为店,择良医主持。金华浦江县设惠民药局(在县治四牌坊南)。大德五年(1301 年),衢州路医学提领刘光大儿子刘咸创建惠民药局。

元至治二年(1322 年),奉化州建惠民药局。元泰定元年(1324 年),昌国州(今舟山)侯"遵诏旨为惠民药局",设官医提领一名。元(代)时期,浙江府州县设立的惠民药局有海宁州惠民药局(在嘉泰桥北)、余杭县惠民药局(在县前三皇庙侧)、临安县惠民药局(在县东仁寿街)、新登县惠民药局(在县东登贤坊)、於潜县惠民药局(在西后街)、昌化县惠民药局(在县东门三皇庙左)。

(二)明朝

1.惠民药局设置

明洪武三年(1370年),朝廷令全国各州县建立惠民药局,每局设官医提领,在医户内选拔,内外各一员。杭州设有惠民药局八所(后并为一所,置于西文锦大街西);余杭县设惠民药局于前三里三皇庙侧;萧山县设惠民药局于县城惠民桥西南;富阳县设惠民药局于昭文坊西。宁波在四明桥西的即时亭重置惠民药局;慈溪县设惠民药局;余姚改县治东"蒙古学"为县惠民药局;上虞县城有惠民药局,经营中药材;象山县设惠民药局督医制药。温州置惠民药局,遇岁疫官府令医生开药于城隍庙(今温州影剧院)施药;瑞安县治前置惠民药局,时授郑作新(字谷谦)居官治其职事;平阳县置惠民药局,请名医王约延管理医药;乐清县建惠民药局于城隍庙。湖州府设惠民药局,所配提领官医三名,并设医学正科,从九品,明天启、崇祯年间(1621—1644年),名医卢明铨等在湖州设施药局;嘉善县置惠民药局,给贫病者施药。金华设惠民药局,名医制剂、疗疾;义乌县设惠民药局给军民贫病者医疗;浦江县续置惠民药局;永康县设惠民药局;武义县设惠民局于东百步许。绍兴嵊县设惠民药局行医施药;新昌县设惠民药局;诸暨县置惠民医学于县前西街;天台于县城设惠民药局。

明时期,惠民(药)局在浙江府州县的设置普遍高于宋元两代,各府州县基本设置了相关机构,并委任医(药)政官员。浙江府州所设的惠民(药)局详见表1-2。

表1-2　明朝浙江各府州惠民药局设置简表

府县名称	设置年份	地址	职能	参考文献
杭州府	明洪武三年(1370年)	西文锦南大街西面	惠民药局八所,制药疗病	陈文騄:(光绪)《杭州府志·恤政四》卷73,1915年版
宁波府(鄞县)	明洪武三年(1370年)	四明桥西侧	治疗贫病者	张传保、汪焕章:(民国)《鄞县通志·舆地志》,1951年版,第827页
湖州府(德清)	明洪武三年(1370年)	县城南面谯楼旁	治疗贫病者	王国安:(康熙)《浙江通志·公署》卷5,1684年版,第18页
处州府(今丽水遂昌)	明洪武三年(1370年)	县城东面	有内外科医师各一人	
金华府	明洪武七年(1374年)	府城南面一百五十步处	治疗贫病者	(康熙)《重修金华府志·惠政》卷9,1683年版,第15页
温州府	明洪武八年(1375年)	市区来福门外	治疗贫病者	

续表

府县名称	设置年份	地址	职能	参考文献
绍兴府（嵊县）	明洪武十五年（1382年）	绍兴府治左侧	治疗贫病者	牛荫麐：(民国)《嵊县志·建置志》卷2,1934年版,第9页
嘉兴府（海盐）	明洪武十七年（1384年）	县城西面	治疗贫病者	王国安：(康熙)《浙江通志·公署》卷5,1684年版,第13页
昌州府（今舟山定海）	明洪武二十年（1387年）	县城西面	治疗贫病者	王国安：(康熙)《浙江通志·公署》卷5,1684年版,第23页
严州府（分水）	明洪武年间	县域内	治疗贫病者	王国安：(康熙)《浙江通志·公署》卷5,1684年版,第44页
台州府（临海）	明嘉靖元年（1522年）	在府治内	治疗贫病者	张寅：(民国)《临海县志稿·建置·庶政》,1935年版,第29页
衢州府（开化）	明崇祯四年（1631年）	县城东面	治疗贫病者	王国安：(康熙)《浙江通志·公署》卷5,1684年版,第41页

注：严州府原辖淳安、建德、桐庐、分水、寿昌、遂安六县

2. 医官设置

明朝廷令各府州县各设一专司医学的官员,府称正科,官从九品;州称典科,县称训科,均有官职无俸禄。明洪武年间(1368—1398年),宁波府设医学正科一名,掌管医药;嘉兴府设医学正科,下有医士五名,明后期并入府衙,由府内官员统管。明洪武三年(1376年),湖州府设医学正科,从九品;长兴等县设医学训科。明洪武十七年(1384年),瑞安县改医学政为医学训科;新昌县设医学训科;庆元县设医学训科,管理医药行政。明景泰三年(1452年),云和建县时,县署设医学训科,管理医药事业。明嘉靖年间(1522—1566年),温州府设医学正科一名,瑞安、乐清、平阳、泰顺等县各设医学训科一名。明宣德五年(1430年),崇德、桐乡两县均设医学训科,清代因袭,至乾隆末止。明宣德六年(1431年),嘉善始设医学训科一名,清袭明制。

(三)清朝

1. 惠民药局设置

清中期,浙江各府州县的惠民(药)局锐减,取而代之的是医学署和医学训科等机构。清康熙六年(1667年),嵊县设惠民药局于府治左侧,县内疫病四起,知县张逢欢延医施药,用寅宾馆作药局。清康熙十年(1671年),总督刘公设惠民

药局于杭州佑圣观,择名医张文启、沈晋垣、尚绸、华鸣凤、潘士韶等坐局治病。清康熙十一年(1672年),湖州知县侯元诺茉设药局。清康熙二十二年(1683年),余杭县惠民药局由知县龚嵘开设,置房屋三间,择儒医沈士璋、许懋庚、吴培宗施药并医治民疾;萧山县惠民药局设于惠民桥西南。清康熙二十九年(1690年),山阴县(今绍兴)设惠民药局。清乾隆五年(1740年),诸暨知县秦襄设局施医,名为惠民药局。

2. 医官设置

清中期,浙江各府州县的医官设置(见表1-3)较为完备,省设医学提举(嘉庆、道光年间,薛明道任省医学提举),府设医学正科,州设医学典科,县设医学训科,职掌分明。县志中有记载担任医学训科的名单有王懋学(1648年)、毛凤仪(1651年)、沈郁文(1663年)、周师尚(1665年)、沈振发(1725年)、姚山仪(1731年)、倪莘友(1739年)、张临川(1759年)、张雨苍(1784年)、屠冠群(1792年)等。

表1-3 清代中期浙江设有医职的府州县一览表

府州地名	县域地名
杭州府	仁和县、钱塘县、临安县、余杭县、富阳县、新城县、於潜县、昌化县、海宁州
湖州府	归安县、乌程县、长兴县、德清县、武康县、孝丰县
嘉兴府	嘉兴县、秀水县、嘉善县、海盐县、平湖县、石门县、桐乡县
宁波府	鄞县、慈溪县、象山县、奉化县、定海县
衢州府	西安县、江山县、开化县
金华府	金华县、东阳县、义乌县、永康县、浦江县、兰溪县、武义县、汤溪县
绍兴府	山阴县、会稽县、诸暨县、上虞县、嵊县、新昌县、萧山县、余姚县
温州府	永嘉县、瑞安县、乐清县、平阳县、泰顺县
台州府	黄岩县、大平县、仙居县、临海县、天台县、宁海县
严州府	建德县、淳安县、遂安县、寿昌县、桐庐县、分水县
处州府	丽水县、松阳县、云和县、龙泉县、景宁县、宣平县、青田县、庆元县、缙云县

3. 育婴堂设置

育婴堂(又称孤儿院)为收养弃婴的机构。清康熙三十年(1691年),东阳一都大寺庄朱惟正在双岘门外舍基二亩另五厘建育婴堂。这是浙江历史上最早建立的育婴堂,岁久荒废。清乾隆十四年(1749年),知县刘居敬将通济桥捐款盈余置产入堂,重修屋宇,雇佣乳媪。清道光年间,知县党仅横带头捐资银一千两,倡议重修,朱惟正后裔朱兆麟独资建房三十九间,耗用工料银二千三百余两。清同治八年(1869年),知县黄文登重建育婴堂。

清道光二年(1822年)，绍兴八县富绅捐资舍田，在市区美政坊建成育婴堂，开始收纳弃婴，寒则给衣，病则给药，并向农民宣传勿溺死婴儿。1924年，市区凌霄社开始收容孤儿。此后，又有绍兴福安培童院、维德孤儿教养院、绍兴难童教养所等一批慈善机构收容弃婴，但各院仅是收容，无积极的卫生保健措施，天花、麻疹、白喉等传染病严重威胁儿童的健康和生命。

清光绪三十三年(1907年)，金华城区首设蒙养院一所，有蒙童三十人，于1923年改成幼稚园。

第二节　古代医官体系

中国古代历朝医官体系的设置与名称有所不同。最早的医官设置见于西周，最高的名称为医师上士，那时还未见有医政机构。秦朝有了正式的医政机构，因此也就有了国家最高医政官员，其名称为太医令。太医令的名称一直被三国、魏、晋、南北朝、隋朝、唐朝所沿用，到了五代十国，改为翰林医官，宋朝时称为翰林医官院院使。元朝的机构和官员设置有些复杂，有称宣差，又有称提点太医院事。明朝医政官员称院使，清朝前期仍称院使。

古代医药人员的地位不高。秦汉时期，医药人员被视为与自由民和手工业者同类。唐朝也将医生看作算命、工匠这一类人。据《新唐书》载："卜相医巧皆技也……小人能之。"又如《千金方》一书中提到："朝野士庶，咸耻医术之名。教子弟，诵短文构小策，以求出身之道。"元朝时期医政官员品位达到二等，是历代中最高的，但在社会等级划分中仅位列第五[①]。

一、古代医官体制

(一)西周

西周时期(约公元前11世纪—前771年)，中国始见医官设置，称为医师上士。"医师上士是众医之长、执行医之政令。"周朝将医师划分为上、中、下士三个等级。上士的级别最高，医师上士掌管医药政令，负责王臣官吏的医疗，并对中士、下士、府、史、徒等进行管理，"稽其事，制其食"。《周礼·天官》："医师上士二人，下士二人，府二人，史二人，徒二十人，掌医之政令，聚毒药以供医事。"

(二)秦汉时期太医令

秦朝设有医政机构，在医政机构中设有医政官员，称为太医令。汉代最高医

---

① 当时社会的十个等级分别为一官、二吏、三僧、四道、五医、六工、七猎、八匠、九儒、十丐。

政官员也是太医令。

西汉之时，有两种太医令，其一属于太常，另一属于少府。《汉书·百官公卿表第七上》云："奉常，秦官……有丞。景帝中六年更名太常。属官有太乐……太医六令丞。""少府，秦官……有六丞。属官有尚书、符节、太医……十六官令丞，又胞人……三长丞，又上林中十池监，又中书谒者……八官令丞。"可见，太常之太医令承袭秦制，少府之太医令则是西汉时所增设的。之所以在太常、少府均设有太医令，宋代王应麟的解释是："少府有太医令，太常复有令丞。盖礼官之太医，司存之所；少府之太医，通乎王内。"陈邦贤的《玉海·官制》在此基础上作了进一步解释："其属于太常的，盖如后之太医院之职；其属少府者，则如后之药房官之隶于内务府的。"西汉之时的两太医令，均主医药，然而二者的职责范围，近人陈直认为："太常之太医，是主治百官之病；少府之太医，是主治宫廷之病。"太医令属下有几丞。《居延汉简》有云："永光四年闰月丙子朔乙酉，太医令遂、丞袭，下少府中常方，承书从时下，当用者如诏书。"西汉少府太医令属职有太医监、侍医（女侍医）、女医（乳医）、尚方、典领方药和本草待诏等。太医监权力之大，多由有权势之人担任。《汉书·外戚传第六十七上》记载，昭帝时，权臣上官桀，其"妻父所幸充国为太医监"。

东汉只在少府设有太医令，并且太医丞分为药丞、方丞。故不论是朝廷百官之疾患，还是帝王皇室之病恙，均由少府太医令负责治疗。太医令下设有太医丞，辅助太医令管理医药行政事宜。太医不仅负责中央官吏的疾病诊治，且掌管地方郡县的医疗事宜。当时各郡县设医长，对太医负责。在药府系统中，药长主持医事，并由药藏府储存药物。太医令属职除药丞和方丞外，在太医丞之下，亦设有太医监，再下则设有员医和员吏。据《汉官》一书记载，有"员医二百九十三人，员吏十九人"。从晋朝开始，朝廷医政机构出现了太医署。由于太医署中的官员既要从事医政领导工作，又具有精湛的医疗技术，所以薪俸较高。

（三）晋、隋、唐太医令

晋朝医政最高官员仍为太医令，秩七品、铜印墨绶、进览一梁冠、绛朝服而属宗正。隋朝医政最高官员也是太医令，并有太医丞协助太医令工作；医政临床业务官员有太医、主药、医师、药园师、医博士、助教、按摩博士、医监、医正、侍医、典医丞和司医；医政官员秩品薪俸：太医令旁证推测五至六品，太医从八品。唐朝医政最高官员为太医（署）令，太医丞协助太医令工作；医政临床业务官员有医正、医师、针师、按摩师、咒禁师、医博士、助教。医政官员秩品薪俸：太医令从七品下、太医丞从八品下、医正从九品下、针博士从八品上、咒禁博士、按摩博士从九品下；薪俸计有太医署令以下一万三千石、一万二千石、一万石、八千石、三千石等。

(四)五代和宋时期翰林医官院

到了五代时期,太医令这个名称被改为翰林医官,宋朝时称为翰林医官院院使。其主掌以医药侍奉皇帝,治疗疾病,有翰林医官使与副使主管院事,以尚药奉御充任,并有直局、医官、医学、祇候等官。

宋朝设置太医局,隶太常寺,有丞、教授、九科医生,额三百人。北宋至道三年(997年)设御药院,为服务宫廷的医药机关,隶内侍省,近似清代的内药房。北宋熙宁九年(1076年)设提举、判局,并规定判局一职要选懂医之人担任。翰林医官院有正副院使、直院、尚药奉御、医官、医学等百余人。殿中省仍设尚药局,掌皇帝医药。神宗在京师设卖药所(称熟药所),辨验药材,另设修合药所两所(炮制药材)。这是官办药局的创始。宋徽宗将卖药所和修合药所改为太平惠民局、和剂局,主要控制全国药品的炮制和买卖,并在各地设药局四十处,药局兼医病,作为官办施药便民的医疗、卖药机构。

(五)元、明、清(早中)时期太医院

元、明、清(早中)的医官体系大同小异。

1. 元朝

元朝的太医院已成为独立的中央医药机构。元中统元年(1260年)设宣差统领太医院,掌医事,制奉御药物,秩正二品,为历朝医政官员最高的品级;其后官同知正三品,金院从三品,院判正五品,经历从七品,都事从七品,照磨兼承发架阁正八品。元至元九年(1272年)又设医学提举司,有提举、副提举,掌各路学生课义、考验太医教官、校勘名医著述、辨验药材、教导太医子弟。元至元二十五年(1288年)又设官医提举司,有提举、同提举、副提举、掌医户差役词讼。河南、江浙、江西、湖广、陕西各设一司,其余各省设太医散官。

管理御药机关有:①御药院,掌受各路乡贡、各国进献的珍贵药品,及药材加工制剂;②御药局,掌大都(北京)和上都(多伦)的行箧药物,分立行御药局之后,只掌上都药仓;③行御药局,掌行箧药物,于元大德九年(1305年)设置;④典药局,掌东宫的药物加工制剂;⑤行典药局,掌东宫的药物供奉;⑥广惠司,元至元七年(1270年)设专用阿拉伯医生加工制剂御用回族药物,并治疗各宿卫士及在京平民。元至元二十九年(1292年)大都和上都各设一所回族药物院,掌回族药物,元至治二年(1322年)拨隶广惠司。

主管惠民药剂机关有:①广济提举司,掌药物加工制剂,施药平民;②大都惠民局,为官办卖药机关,优惠平民,元中统二年(1261年)始置,受太医院领导;③上都惠民局,元中统四年(1263年)始置。

2. 明朝

明朝医政机构的名称为太医院,为全国最高医政机构;有太医院院使一人,

秩正五品；太医院院判二人，正六品，协助院使工作；下有太医院御医（正八品）、吏目、医士、医生。生药库、惠民药局各有大使和副使。明永乐十九年（1421年）迁都北京后，南京仍置太医院、生药库、惠民药局，员额减少。

太医院的职责有：①为皇宫大臣、外国使者医疗疾病；②医生的晋升与考选；③太医子弟的教育；④药物的采办。

药物管理机关有：①御药房，属于内府，明洪武六年置（1373年），明嘉靖十五年（1536年）改为圣济殿，又设御药库诏御医轮值供事，其职责是辨验药材、检定制剂，验收保管各地贡供的药品；②惠民药局，承袭前制，明洪武三年（1370年）置，地方也有设置，治疗贫病的士兵和平民，但由于管理不善和经费不足，多名存实亡。

3. 清朝

清朝（1840年鸦片战争之前）最高的医政机构为太医院，设有院使（其中汉人一名）和左右院判（其中汉人一名）掌医政及医疗，下有御医、吏目、医士、医员（司医疗）、医生、切造生（司加工药剂）等职。太医院院使正五品，院判正六品，吏目正八品或九品，历代员额增减不一。太医院太医都以所业专科分班侍值。此外也受委承担王公大臣、国外使者、驸马、军营、监狱、试场的医疗及辨验药材等工作。太医院职官的升补和告退也有明确的管理规定。清顺治十年（1653年）设御药房、隶太医院，管理药物的采办、贮存和配制。侍值内府设东、西御药房，西药房归院使、院判及御医、吏目，分班轮值，东药房则归御医、吏目及医士，分班轮值。清代无惠民药局的设置，而有地方性的官办社会抚恤机关，如育婴堂、普济堂、养济院等。清末在资产阶级民主革命的压力下，政府体制作了革新，民政部内设卫生司，郎中为最高官职，员外郎次之，下有主事、小京官、医官等职。中国历朝医政机构和最高医政官员名称职官见表1-4。

表1-4 中国历朝医政机构和最高医政官员名称职官一览表

朝代	机构名称	官员名称	官品位	官员姓名
周朝	无	医师上士		
秦朝	无	太医令		李醯
汉朝	无	太医令		真钦、张奉
三国	无	太医令		吕广、脂习除
晋朝	太医署	太医令	七品	王叔和、程据
南北朝	太医署	太医令	七品	秦承祖、姚僧垣
	太医署	太医令	七品	阳光、李修、周洛、周谵

朝代	机构名称	官员名称	官品位	官员姓名
隋朝	太医署	太医令		巢元方
唐朝	太医署	太医(署)令	从六品	张文仲、沈南璆
宋朝	翰林医官院	院使	从七品下	肖和尚、冯文智
元朝	太医院	院使	正二品	王猷、刘岳、李邦宁、铁木、许日祯、许辰
明朝	太医院	院使	正五品	戴思恭、薛金、盛寅、许绅
清朝	太医院	院使	正五品	刘裕锋、钱斗、孙子鼎

数据来源:刘荣伦,顾玉潜.中国卫生行政史略[M].广州:广东科技出版社,2007.

(六)古代地方医政官员设置

地方医政官员的设置从唐朝开始,地方医政官员冠以太医博士之称。元朝的地方官员称太医散官或称官医提举司。元朝的地方医政官员对社会医药人员管理和组织学习起到了积极作用。明朝地方医政官员的设置在历朝中最为完善,其原因是明太祖朱元璋对医学教育较为重视,在建立地方政府的同时设置了医学负责医学教育和医药卫生行政。明洪武十七年(1384年),朝廷规定府、州、县均设立医学,府设正科一人、州设典科一人、县设训科一人。明代地方医学教育的重视和普及是中国各封建社会中比较突出的。清朝沿袭明制,府设正科一人、州设典科一人、县设训科一人,三者均由医士担任(医士比医生高一级,相当于现代的主治医师),而技术精湛的医药卫生人员仍集中在太医院或尚药局为皇帝和大臣服务。如明朝大学士杨延和的奏书中是这样写的:"臣等窃惟天下名医皆聚于太医院……"

宋朝之前浙江籍医药学家出任医官者见表1-5。元、明、清(早中)时期浙江籍医药学家出任医官者见表1-6。

表 1-5　宋朝之前浙江籍医药学家出任医官者简表

朝代	姓名	籍贯	医官	学科	朝代	姓名	籍贯	医官	学科
齐	姚僧垣	武康	太医下大夫	内科	宋	裴宗元	绍兴	太医令	药学
唐	胡廷寅	绍兴	太医院御医	内科	宋	靳从谦	杭州	御翰林医官	儿科
宋	汪夫人	兰溪	掌内府药院	妇科	宋	李信	杭州	太医院待待	儿科

表 1-6 元、明、清(早中)时期浙江籍医药学家出任医官者简表

朝代	姓名	籍贯	医官	学科	朝代	姓名	籍贯	医官	学科
元	蔡伯仁	桐乡	医学训科	内科	元	何凤	兰溪	医学教授	内科
元	王迪	兰溪	太医院吏目	针灸	元	刘光大	衢州	医学提领	内科
元	沈好问	杭州	太医院院判	儿科	元	戴土垚	诸暨	太医院院使	内科
元	王公显	新昌	医学训科	内科	元	贝元瓒	上虞	医学教谕	内科
元	倪居敬	杭州	副医学提举	内科	元	余耀	开化	太医院院判	内科
元	王开	兰溪	太医院院判	内科	元	吴恕	杭州	太医院御医	内科
元	吴绥	杭州	太医院院判	内科	元	陈瑞孙	宁波	温州路医正	内科
元	胡瑞	海宁	医学教授	内科	元	蔡济	桐乡	医学训科	内科
明	朱文永	义乌	医学训科	内科	明	嵇胜	杭州	太医院官	伤科
明	韩履祥	海盐	太医院御医	内科	明	许敬	嘉兴	太医院御医	喉科
明	韩叔旸	武义	太医院院判	内科	明	叶文龄	杭州	太医院院判	内科
明	石逵	诸暨	太医院院判	内科	明	葛林	杭州	太医院院判	儿科
明	求孟直	天台	医学训科	内科	明	陈公亭	宁波	医学提举	内科
明	求笃	天台	医学训科	内科	明	祝定	丽水	医学提领	内科
明	商节	义乌	太医院	内科	明	吴弘道	嘉善	太医院御医	内科
明	赵友同	浦江	太医院御医	内科	明	楼英	萧山	太医院吏目	内科
明	陈以诚	嘉善	太医院院判	内科	明	管元德	金华	医学提领	内科
明	陈贵	德清	医学训科	内科	明	戴思恭	浦江	太医院院使	内科
明	许景芳	嘉兴	梁府良医正	内科	明	戴思乐	浦江	医学训科	内科
明	吕汝忠	嵊县	医学训科	内科	明	陈济传	青田	医学训科	内科
明	金子性	永嘉	太医院吏目	内科	明	董文	兰溪	太医院医士	内科
明	俞桥	海宁	太医院院判	内科	明	董宿	宁波	太医院院使	内科
明	何允恭	丽水	太医院吏目	内科	明	方贤	湖州	太医院院使	外科
明	郑文浩	遂昌	太医院吏目	内科	明	余世观	龙游	医学训科	内科
明	王朝清	温岭	太医院吏目	内科	明	杨云	武义	太医院院使	针灸
明	杨继洲	衢州	太医院吏目	针灸	明	邱珪	嘉兴	太医院吏目	内科
明	吴嘉言	桐庐	太医院吏目	针灸	明	陆麟	海盐	军队医官	内科
明	赵世美	余姚	太医院御医	内科	明	凌云	湖州	太医院御医	内科
明	戴元魁	浦江	太医院医训	内科	明	方叔和	建德	太医院吏目	内科

朝代	姓名	籍贯	医官	学科	朝代	姓名	籍贯	医官	学科
明	戴元吉	浦江	太医院医训	内科	明	袁廷用	桐庐	太医院吏目	内科
明	戴正杰	浦江	太医院院判	内科	明	谢友鼎	黄岩	太医院御医	内科
明	张国深	兰溪	太医院吏目	内科	明	宋北川	余姚	太医院御医	妇科
明	伍子安	江山	太医院御医	内科	明	杨道桂	余姚	太医院吏目	内科
明	王少春	临海	医学训科	儿科	明	郭瑗	临海	郡医学	儿科
明	张廷玉	绍兴	太医院院使	内科	明	王师文	兰溪	太医院吏目	儿科
明	来师会	桐庐	太医院吏目	内科	明	吴晦叔	兰溪	太医院吏目	药学
明	严元	余杭	太医院御医	内科	明	方一善	兰溪	太医院吏目	内科
明	李元素	杭州	南京太医院医士	内科	明	马莳	绍兴	太医院正科	内科
明	张万春	嘉善	冠带医官	儿科	明	沈应凤	鄞县	太医院吏目	内科
明	夏廷秀	湖州	太医院院判	内科	明	李伯惠	鄞县	医学训科	内科
明	徐持征	嘉兴	太医院吏目	外科	明	陶与让	永嘉	郡医学正科	内科
明	陶茂术	天台	医学训科	内科	明	王沛	永嘉	益府良医	内科
明	方庆	天台	太医院吏目	内科	明	李慎斋	温岭	太医院吏目	内科
明	商伯永	义乌	医学训科	内科	明	王俊照	鄞县	太医院吏目	内科
明	丁凤梧	嘉善	太医院吏目	外科	明	翁晋	慈溪	太医院院判	内科
明	方谷	杭州	杭州医官	内科	明	姚应凤	杭州	太医院院判	内科
明	吴悦	平湖	太医院院使	内科	明	吴振民	平湖	平湖医官	针灸
明	袁瑾	桐庐	太医院御医	内科	明	金天衢	桐乡	太医院院判	内科
明	陆鹤铭	德清	医学训科	内科	明	金元德	嘉善	太医院吏目	内科
明	陈沂	鄞县	太医院医士	内科	明	周升	湖州	太医院院使	内科
明	陈贵	德清	医学训科	外科	明	周冕	湖州	太医院御医	内科
明	陈鼎	杭州	太医院医士	妇科	明	周鼎	湖州	太医院御医	内科
明	陈蕭	杭州	太医院医士	妇科	明	周济	湖州	太医院御医	内科
明	陈谟	杭州	顺天府医学大使	妇科	明	周敬山	桐乡	冠带医士	内科
明	陈子重	湖州	太医院医官	妇科	明	周观道	金华	鲁府良医正	内科
明	陈嘉言	湖州	太医院医官	妇科	明	孟凤来	金华	太医院官	内科

续表

朝代	姓名	籍贯	医官	学科	朝代	姓名	籍贯	医官	学科
明	陶华	余杭	医学训科	内科	明	胡廷寅	绍兴	太医院御医	内科
明	陶端雍	天台	医学训科	内科	明	许观	嘉兴	太医院院判	内科
明	孙理	桐庐	太医院御医	内科	明	杨云	武义	太医院御医	内科
明	刘览	嘉善	太医院吏目	外科	明	郑仁爱	常山	太医院吏目	内科
明	钱安	嘉善	医学正科	内科	明	刘性良	嘉善	太医院吏目	外科
明	严贵和	嘉兴	太医院院官	内科	明	钱寰	杭州	太医院御医	儿科
明	邱圭	浙北	太医院吏目	内科	清	高润之	绍兴	太医院吏目	内科
清	薛明道	鄞县	医学提举	内科	清	徐鸣鸾	开化	太医院院使	内科
清	钱松	绍兴	太医院院使	内科	清	徐起霖	嘉兴	太医院御医	内科
清	朱绍浩	浦江	医学训科	内科	清	朱方华	杭州	太医院吏目	内科
清	祁广生	绍兴	太医院院判	外科	清	高学山	绍兴	太医院御医	内科
清	祁昭远	绍兴	太医院御医	外科	清	凌一凤	湖州	太医院院判	针灸
清	吴志中	杭州	太医院御使目	内科	清	祁坤	绍兴	太医院院判	外科
清	韦杏林	东阳	太医院御医	眼科	清	方珩	湖州	太医院御医	内科
清	张诚	海盐	医学训科	内科	清	方永泮	温岭	太医院医士	内科
清	张公望	桐乡	医学训科	内科	清	沈江	湖州	太医院医士	内科

二、古代医官选拔

古代医官不但要有精湛的医术,而且要有一定的领导才能。各朝医政官员不少也是较有名望的医师,大部分医政官员是逐步、逐级提升的。南宋时期医官的选拔有严格的考试和考核标准。南宋绍兴年间(1131—1162年),医学科考试恢复。《宋史·选举》记载:"绍兴中,复置医学,以医师主之。翰林局医生并奏试人,并试经义一十二道,取六通为合格"。南宋绍兴元年(1131年),高宗诏"命太医局试补并募草泽医人",从各地区官府或民间选拔优秀医生。南宋时期医官的选拔分中央医官和地方医官选拔两类。

(一)南宋中央医官选任

南宋乾道七年(1171年)十二月二十三日,虞允文等奏曰:"医人入仕之路三,有试补,有荫补,有荐补。今独试补之法废,恐庶民习医者无进取之望,不复读医书。且局生请给,岁不过四千缗;国用司省之过矣。"上曰:"然。"于是诏更不置局,依旧存留医学科,可令逐举附试。南宋乾道九年(1173 年),上诏曰:"太医局选试医生,差大方脉科或风科共四员,通行出题考校,支破公使钱一百五十贯。"南宋淳熙五年(1178 年)正月七日,礼部言:"据太常寺申,医生并局生并臣僚奏试医人,附省试别试所解发。所有出题考校试官,每科虽合差二员;缘就试人数不多,乞依淳熙四指挥,通差大方脉或风科共四员,中书、门下省行下翰林医官局,取索有出身郎及大夫以上姓名,于引试前二日点差,降敕令宣押入院。合用经书,下国子监、临安府医院关借。附试所公使钱系临安府报点检所,下所属应副。"孝宗纳礼部建议。南宋绍熙二年(1191 年),复置太医局,铨试依旧格。其省试三场,以第一场定去留,墨义、大义等题仿此。南宋庆元元年(1195 年)九月,翰林院医候管震曰:"医官补四色,曰特补,曰奏荐,曰臣僚奏试,曰局生锁试。"管氏所说"特补"指特旨补授,属较少有的特例。医官补授有四条途径,即特补、奏荐、臣僚奏试与局生锁试。

南宋时期,以试补、荫补和荐补三种方式入仕的医官地位不太一样。南宋医官管震在为太医局选取考试考官时阐明其区别:"自局生出官者,系经三场试中,号为广场生,许充试官。其特补、奏荐、臣僚奏试,绍兴初闻止就医官局答墨义数篇而已,故不为广场生。"奏试出身的医官参加太医局生一样的考试,质量可得到保证。试补,主要指局生选试,即太医局(或太医学)学生通过考试成为医官。一般在翰林医官院名额有空缺时,每年春季统一对学习三年以上的局生进行考试选补。这种考试与科举的春试同步进行,也称为附试或别试。所谓别试,又叫别头试,本是指科举考试时,如有部分考生是考官亲属,则需设立专场,另选考官监考。医学考试虽不属科举,但既同时举行,又属专场考试,因也叫别试。

考试情况与授官级别挂钩,不同时期的考试内容和形式略有不同。南宋淳熙十五年(1188 年)九月,孝宗诏令:"因近年来医官少精方脉,可自来年为始,令内外州县自身医人,各召文武臣选人医官一员,委保具状,经礼部陈乞,于省试前一年附铨试场。随科目试义一场三道,以二通为合格,就本所拆卷,出给公据照会,赴次年省试场。"学医学生补医官的考试是"省试场试经义三场,共一十二道,将五通为合格,以五人取一名,乞礼部给贴,八通补翰林医学,六通补祗候"。孝宗诏旨:"今后特补许有司执奉不行,其臣僚已奏试医人更不收试,仍仰礼部太常寺更参照太医局试补旧法条具尚书省取旨。"即要求所有医官都通过考试录取,如有特旨免试,有关部门可抗命不遵。十二月初六日,礼部、太常寺乞令大方脉科、风科、小方脉科依今降指挥试脉义三道,其眼科以下依旧法大道二道,假令法一道,以二通为合格。其次年省试经义一十二道,依旧法六通为合格。"孝宗纳礼部和太常寺建议。

(二)南宋地方医官选拔

南宋时期,地方医官的选拔也较为严格。地方医官由通过考试的本地医学生担任。南宋乾道年间(1165—1173 年),朝廷对州县医生的考任作了规定:"诸州职医阙,迁助教;助教阙,于本州县医生内选术优效著者充。无其人,选能者比试,虽非医生听补。""诸职医助教、医生,艺业不精,治疗多失者,长吏验实,听行别补。"孝宗再下令按元丰时以人口密度为标准向地方派遣医生,在地方州郡医官选择方面出台一些规定:京府及上中州置职医、助教各一人。医生数额,京府节镇十人,其余州七人;万户县三人,每万户增一至五人,其余县二人。试所习方书义十一道。所习方书,大方脉:《难经》《素问》,张仲景《伤寒论》各一部,巢氏《病源》二十四卷;小方脉:《难经》一部,巢氏《病源》六卷、《太平圣惠方》十二卷。诸州职医阙,提升助教充任,助教阙,于本州县医生中选医术精良者入补。诸医生,每三人置小方脉一名,只有二人者也置一名。有阙者,就本州岛岛差官考试所习方书义,以五通为合格,三人中取一人,给帖补充,免医行祗应。诸职医、助教、医生医术不精,治疗多失误者,经上级查验属实,另选合格者充任。诸医愿意充当太医局生者,如未曾犯罪经决,允许经所属投家状,考试其技艺。

各州县的医药方书,都由州职医和县医生掌管,并设置印历听凭借人传录。州县的职医、医生还负责治疗当地平民及囚犯的疾病。上级规定:如遇灾伤及流民聚集疾疫流行时,又处于岁赐药钱不足时,可以申明监司审量,以省或不系省头子钱增补,但不得过岁赐钱的一半。当时岁赐病囚合药钱京府节镇一百贯,其余州五十贯,大县三十贯,小县二十贯;岁赐药钱京府节镇二百贯,其余州一百贯。

南宋时期民间游医不乏医术精湛者。如《夷坚丙志》记载南宋绍兴年间(1131—1162 年),韩太尉暴得疾,太上皇帝令御医诊治无效,"适草泽医过门,呼曰:'有偏僻病者道来。'……医视色切脉,针其四体,至再三,鼻息拂拂,微能呻吟"。

南宋对中央和地方医官的严格甄筛清洁了医疗队伍,使具有真才实学的医生和民间医务工作者脱颖而出,这种医官选拔形式不仅对当时的医学发展起到一定作用,而且对后世也有很大影响。

三、古代医生医官社会地位

(一)古代医生地位低下的表现

春秋战国时期,医、巫开始分立,社会上陆续出现了专业医生。自从有了专业医生,医生在社会上就有了一定的地位,这个社会地位一般来说由统治者给予。此时的医生又有官医和民间医生之分。所谓官医就是受聘于国家设立的医药卫生机构,官医名称有太医令、侍(御)医、太医以及各科医生等。民间医生则在民间为百姓服务,最有代表性的如扁鹊、涪翁、华佗、董奉、陶弘景等,但他们有时也被帝王将相召去治病。受聘的官医,一般来说是技术比较好的,其职称和官位待遇是有区别的,而民间医生就没有这些了。

秦汉时期,医生被视为与自由民和手工业者同类。秦始皇并不尊重御医和无用的医术或医德,而是奖励他用药囊使其免受荆轲刺杀。三国时的曹操也怒斥世称神医的华佗为"鼠辈"而杀之。唐朝也将医生看作算命、工匠一类。据《新唐书》载:"卜相医巧皆技也……小人能之。"又如《千金方》一书中提到:"朝野士庶,咸耻医术之名。教子弟,诵短文构小策,以求出身之道。"

两晋、南北朝至隋唐的各朝代,受聘的医生官位、薪俸、社会地位都不高。时有的太医令是国家最高的医政官员,其品位仅在六至八品,仅相当于那时的县长或州长一级。太医令不仅要负责全国的医政管理,而且要负责为皇室及将相宠臣诊治疾病,稍有不慎不但会受到惩罚或判罪,更甚者被判斩,甚或株连宗族。如春秋时期名医文挚因治齐王病不愈,而被活活煮烹而死;名医淳于意因得罪权贵被诬问罪;魏帝"以太医令阴光为视疗不尽术,伏法"。更令人震惊的是,唐朝同昌公主因病医治无效,懿宗皇帝罪及医官韩宗石、康仲殷,将他们投入牢狱,并罪两家老幼三百余人;宰相刘瞻认为处理此事不妥,上奏懿宗皇帝,也被贬为虢州刺史。明代太医院院判刘文泰奉命编修《本草品汇精要》成绩显著,但因治疗弘治皇帝之病时……偏执方药……宫车晏驾、罪恶深重,获罪下狱。清朝的名医吕留良也因政论牵连,成为文字狱的典型,死后四十多年仍遭清王朝统治者开棺戮尸示众,并有数百人被株连。

从周朝开始,朝廷对医生的要求都高且严,而待遇一般比较微薄,哪怕是医药学校的学生入学录取,都要首先经过太医署或地方州县选取成绩优良者入学培训。不是官办医药学校毕业的"社会医生"要进入官医行列,一般要经过"贡举",即先在州县考试及格,再至京师经过太常寺考试,合格后才会被录用,后经太医署年终技术考核,才给职称与薪俸。从太医令年薪七百石推断,官医的待遇是菲薄的。元代医官贺祥等上奏朝廷,家贫无以养赡,结果只被朝廷恩准有家的太医院医士(为一般官员治病的医生)月支五斗,无家的月支三斗,因此有些朝代曾出现过官医因待遇菲薄而私逃的现象。

(二)宋朝医政改革的贡献
宋朝对医政体制进行了改革,包括提高医药卫生人员的社会地位和薪俸。
1. 皇帝、大臣对医药卫生从思想上重视,行动上落实
宋太祖赵匡胤和宋太宗赵光义都对医药有浓厚兴趣,且还懂一定的医疗技

术,特别是单方、验方,所以登位后诏令全国搜集医方由太医局负责编纂,并诏令全国实施。又如宋徽宗,虽然断送了宋朝的半壁江山,但他对医药却情有独钟,且有较好的心得,正如他自述:"……然于岐黄家言,实能深造自得……苟使身为医士,与同时诸人较长契知,岂在朱肱、许叔微①下乎?"

宋朝大臣中重视和支持医药卫生的也不少。改革大臣、宰相王安石在医学教育中实施"三舍法"。大诗人苏轼在中医方面很有造诣。范仲淹"不为良相,愿为良医"的格言流传于世,对提高医药卫生人员社会地位都起到了积极作用并产生了深远影响。此外,宋朝的史学家、文学家、大诗人等对医药也有浓厚的兴趣,写出了不少医学著述,如司马光的《医问》、沈括的《灵菀方》、苏轼的《圣散子》。

2. 改革医学教育体制

宋朝将唐朝设在太医署中的医学教育独立出来专门设立太医局,全面负责医药卫生教育工作,而且在中央最高学府国子监设置医学专业。这就大大提高了医生的政治和社会地位。唐朝国子监学生入学条件要求:文武三品以上官员的子孙,若从二品以上曾孙及勋官,二品县公,京官四品带三品勋封之子,并受到一定教育的儒生,毕业后多数担任高官要职,他们的地位为世人所仰慕。卫生部门最高官员还不过是六至七品,远未达到入学条件标准,所以宋朝在太医局培养医药卫生人才的同时,又在国家最高学府国子监中设置医学,其目的是吸收儒生学医,培养高质量的儒医队伍。这不仅改变了人们对医药的观念,还提高了医生的社会地位。

3. 加强医学和儒学的关系

借助儒学的社会影响让人们对医药和医生确立正确的观念,如儒学中宣传的"为人子者,不可不知医"。朝廷还对精通医术并著有医药卫生保健书籍的儒医名人加以宣扬,如苏轼、陆游、欧阳修、刘禹锡、朱熹等。由于唐、宋对提高医生政治社会地位做出的努力,特别是宋朝的各项政策措施的有效落实,人们对医药卫生的观念得以改观,医生的社会地位也有了逐步的提高,这也调动了医药卫生人员的积极性,所以在中国历史上出现了唐、宋医药双高峰的佳称,此时我国的医药也居世界医药之先列。

(三)元、明、清(早中)时期医政官员地位

到元朝时,医政官员品位二等,已是历朝中最高,但在十个社会等级②中,医生位居第五,次于僧、道。元世祖忽必烈在元至元十二年(1275年)、元至元十三年(1276年)、元至元十八年(1281年)先后三次派人至江南征访医官医生,元至

---

① 朱肱、许叔微皆为宋朝名医

② 一官、二吏、三僧、四道、五医、六工、七猎、八匠、九儒、十丐。

元十八年（1281年），诏令搜求"前代圣贤之后，儒医卜巫。通晓天文历数，并山林隐逸之土"，其中儒医也在被保护和搜求之列。元朝廷的这一系列政策措施使其周围聚集了不少有真才实学的中外名医，如阿拉伯名医撒麻耳干、撒必，波斯（伊朗）名医麦术督丁等，汉族则有许国祯、郑景贤等。元朝廷在对医官医生的待遇方面，除了固有薪俸外，比较实惠的就是可以享受免除徭役差遣的待遇。

到了元、明、清（早中）时期，医政医官的品位有所下降，各朝官位均在五品范围。

延 伸 阅 读

不为良相，愿为良医

良相、良医都以济世救人为目的，故古代善良的读书人常怀此种抱负。语出清王寅《今古奇闻·脱网罗险遭医师屠割》："范文正公有言：'不为良相，愿作良医。'……可见宰相操生人杀人之柄，医生亦握生人杀人之权。""不为良相，愿为良医。"他把"医"与"相"并提，更使人深觉学医责任重大。这个典故来自于范仲淹。

据宋人吴曾的《能改斋漫录》卷十三《文正公愿为良医》记载，宋代名儒范仲淹有一次到祠堂求签，问以后能否当宰相，签词表明不可。他又求了一签，祈祷说："如果不能当宰相，愿意当良医。"结果还是不行。于是他长叹说："不能为百姓谋利造福，不是大丈夫一生该做的事。"后来，有人问他："大丈夫立志当宰相，是理所当然的，您为什么又祈愿当良医呢？这是不是有一点太卑微了？"范仲淹回答说，怎么会呢？古人说："常善用人，故无弃人，常善用物，故无弃物。"有才学的大丈夫固然期望能辅佐明君治理国家，造福天下，哪怕有一个百姓未能受惠，也好像自己把他推入沟中一样。要普济万民，只有宰相能做到。现在签词说当不了宰相，要实现利泽万民的心愿，莫过于当良医。如果真成为技艺高超的好医生，上可以疗君亲之疾，下可以救贫贱之厄，中能保身长全。身在民间而依旧能利泽苍生的，除了良医，再也没有别的了。

关于"不为良相，便为良医"还有另外两种说法。其一为三国时蜀相诸葛亮弥留之际告诫子孙的话。据说，诸葛亮的后裔们一直把这句遗训作为他们处世为人的座右铭。或进而为官，报效社稷，光宗耀祖；或退则为医，救死扶伤，造福桑梓。其二乃"医圣"张仲景辞去长沙太守回乡行医时说的。原话是"进则救世，退则救民；不能为良相，亦当为良医"。

三种说法相比较，似乎第一种说法更为普遍。究其原因，概因范仲淹名气大，出任过宰相，也为百姓谋过福祉，加之他那句流传千古的名言："居庙堂之高则忧其民,处江湖之远则忧其君。是进亦忧,退亦忧"。所以从情感上讲,人们更愿意相信此句出自他之口。

范仲淹(989—1052年),字希文,汉族,苏州吴县人,北宋杰出的思想家、政治家、文学家。他幼年丧父,母亲改嫁长山朱氏,遂更名朱说。大中祥符八年(1015年),范仲淹苦读及第,授广德军司理参军,迎母归养,改回本名。后历任兴化县令、秘阁校理、陈州通判、苏州知州等职,因秉公直言而屡遭贬斥。康定元年(1040年),与韩琦共任陕西经略安抚招讨副使,采取"屯田久守"方针,巩固西北边防。庆历三年(1043年),出任参知政事,发起"庆历新政"。不

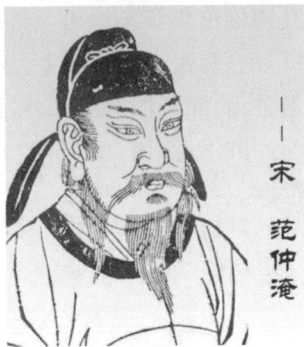

范冲淹画像

久后,新政受挫,范仲淹被贬出京,历知邠州、邓州、杭州、青州。皇祐四年(1052年),改知颍州,范仲淹扶疾上任,于途中逝世,年六十四,追赠兵部尚书、楚国公,谥号"文正",世称范文正公。范仲淹政绩卓著,文学成就突出。他所倡导的"先天下之忧而忧,后天下之乐而乐"思想和仁人志士节操,对后世影响深远。

中国古代,不仅官贵民贱,职业也被分为贵贱不同等级:士、农、工、商。士为四民之首,而医生则被排在四民之外,往往与巫连在一起,合称巫医,又将医、卜(算卦的)、星(占星的)、相(相面的)并列,一向为社会所轻。就连唐宋八大家之一的韩愈,在名篇《师说》中也有"巫医乐师百工之人"的描述。古代士人学习的是儒家经典,讲求的是修、齐、治、平,从修身养性做起,实现治国平天下的理想。范仲淹曾说:"思天下匹夫匹妇有不被其泽者,若己推而纳之沟中。"这便是儒家"仁者爱人""以天下为己任"的最高境界。

古代士人的就业门路很窄,说是读书做官,实际上能做上官的毕竟是少数。做不上官怎么办?除了恪守儒道,继续修身齐家、过他的耕读生活之外,多数人还有两种职业选择:一是当先生,设馆授徒或受聘私塾,教书育人,继续传承儒家薪火;其二便是当医生,悬壶济世,走上救死扶伤、治病救人之路。从范仲淹后来精通医术来看,想必当初他也做过两手准备。治国与医人,道理相通。范仲淹所推行的庆历新政,其实就是他为治国而开出的一剂理想药方。虽然他的治国主张从总体上说归于失败,但他所开创的医药专科教育体制却成为中国医学教育制度的滥觞。尤为难能可贵的是,他以古代医圣张仲景为榜样,做官不忘行医,并在力所能及的范围内付诸实践。仅见于他本人文字记载的就有不少这类事例。比如他的好友尹洙生病,他亲手配制花蛇散,连同药方和服法一并寄去;其兄长范仲温等人生病,他不仅寄送药物,还一再叮嘱如何调养;听说苏州瘟疫流行,他赶快写信告知各界,"用术入井中浸之,可以辟瘟",并要家人广为宣传,如

此等等。他一生身体力行,堪称"不为良相,便为良医"的典范。这一喻世名言使做官和行医在儒家思想的最高层面上实现了完美统一:做官,就应施行仁政;行医,就应施行仁术。范仲淹的榜样,不仅极大地提高了医生的社会地位,而且鼓励了一批立志经世济民的读书人。须知正是自范仲淹以后,良医始被尊为儒医,医术亦被称为仁术,精于此道而终成一代名医者,从此灿若繁星。

事实上,良医与良相的提法古已有之。《国语·晋语》曾记载这样一件事:春秋时秦国医生医和受邀前去为晋平公诊病。一番望闻问切之后,医和对晋国大夫说:"平公的病,是惑于女色所致,如此下去,晋国必亡。"赵文子问:"医生也管国家的事情吗?"医和答道:"上医医国,其次医人。固医官也。"简单的一句话,说明了医国与医人从根本上是同理同宗的。这个故事说明,早在春秋战国时期人们就已经深明医国与医人的关系。当时人们已经习惯将相与医相提并论,正所谓"医良则相,庸则匠"。良相治国平天下,救民于水火;良医悬壶济世,救死扶伤。因此事实真相很可能是,"不为良相,当为良医"作为一句俗言俚语式的话语早就存在于民间,流传于街头巷尾,只不过是经范仲淹、诸葛亮、张仲景之口更为人所知罢了,它充分表现了中国古代知识分子的一种理想情怀。

人世间的灾难,莫过于疾病。中华民族能够繁衍至今,儒家传统影响至深,而医生的功德亦不可估量。"但得世间人少病,何妨架上药生尘。"一批批儒医以推己及人、舍己救人的理念和胸怀,把儒家的仁爱思想推到了极致。直到近代中国,不少志士仁人志在救民于水火,也是从学医开始的,诸如孙中山、鲁迅、郭沫若等。更多人则是选定这一职业,终生未再脱离,而儒与医的完美结合最终造就了我国博大精深的中医文化宝库。

第三节　古代医政令和医药律令

最早出现在浙江地区的古代医政令当属春秋时期越王勾践的医救令。隋唐以前,医政令和医药律令仍以御旨、诏书为主,遇事颁行,事过而终。两宋时期逐步构建起常设的医政和医药管理机构,并颁布一些医政和医药律令,其中尤以南宋时期颁布的医药卫生法令最多,且门类较齐、条款详密,浙江借中枢之地利,获益甚多。元、明、清(早中)时期的医政令和医药律令在浙江施行的大多依承南宋旧制。

一、越王勾践①医敕令

公元前497年,越王勾践即位,同年在槜李(今浙江嘉兴南)大败吴师。

公元前494年,吴越之战,越王勾践退守到会稽(今浙江绍兴)后,采取了一系列治国安民强兵之策,军令中要求:青壮年不准娶老年妇人,老年不能娶青壮年的妻子;女孩子十五岁还不出嫁,她的父母有罪;男子二十岁还不娶妻生子,他的父母同样有罪。快要分娩的人要报告,公家派医生守护。生下男孩,公家奖励两壶酒,一条狗;生下女孩,公家奖励两壶酒,一头猪;生三胞胎,公家给配备一名乳母;生双胞胎,公家发给吃的。还下令老而无妻的人、寡妇、患病的人、贫苦和重病的人,由公家出钱供养教育他们的子女。经过十年的休养生息,公元前478年②,越军在笠泽(又作囿,今江苏吴江一带)打败了吴军,又在没(古地名,在苏州附近)再次打败了吴军。公元前473年(周元王四年),吴军在姑苏(今江苏苏州)被围城数年,势穷力竭,"吴师自溃""士卒分散,城门不守"。同年(公元前473年)十一月,吴都城破,吴王夫差逃到姑苏山一带自杀,吴国亡。

二、秦至北宋时期医政令

东汉元初六年(119年)夏四月,会稽(今绍兴)大疫,朝廷令光禄大夫将太医循行疾病,赐棺木,除田租、口赋③。

南朝齐永明九年(491年),都(今南京)下大水,吴兴(今湖州)偏剧,萧子良④开仓振救贫病不能立者,于第北立廨收养,给衣及药⑤。

唐宝应元年(762年)十月,代宗诏:"浙江水旱,百姓重困,州县勿辄科率,民疫死不能葬者为瘗之。"⑥唐大和六年(832年)五月,浙西观察使丁公著奏杭州八县灾疫,赈米七万石,文宗诏:"如闻诸道水旱害人,疾疫相继,宵旰罪己,兴寝疢怀。今长吏奏申,札瘥犹甚。盖教化未感于蒸人,精诚未格于天地,法令或爽,官吏为非。有一于兹,皆伤和气。并委中外臣僚,一一具所见闻奏,朕当亲览,无惮直言。其遭灾疫之家,一门尽殁者,官给凶器。其余据其人口遭疫多少,与减税钱。疫疾未定处,官给医药。诸道既有赈赐,国费复虑不充,其供御所须及诸公

---

① 越王勾践:约公元前520年—前465年,姒姓,本名鸠浅,古时华夏文字不同,音译成了勾践,又名菼执,夏禹后裔,越王允常之子,春秋末年越国国君。
② 周敬王四十二年,吴王夫差十八年,越王勾践十八年。
③ 语出《后汉书·安帝纪第五》。
④ 齐武帝次子,竟陵郡王、尚书令兼扬州刺史。
⑤ 语出《南史书·列传第二十一》。
⑥ 语出《新唐书·本纪第六》。

用,量宜节减,以救凶荒。"①

北宋淳化三年(992 年)十一月,禁两浙诸州巫师。太宗诏令:"两浙诸州先有表绯裙、巾单、执刀吹角称治病巫者,并严加禁断,吏谨捕之。犯者以造谣惑众论,置于法。"②这条诏令虽针对两浙地区,却是史书有记载的中国最早的禁止巫师治病的法令。北宋天圣元年(1023 年)十一月,仁宗诏令:"禁两浙、江南、荆湖、福建、广南路巫觋挟邪术害人者。"③北宋崇宁元年(1102 年)八月,置安济坊,养民之贫病者,仍令诸郡县并置④。北宋元祐四年(1189 年),苏轼"拜龙图阁学士、知杭州。既至杭,大旱,饥疫并作。轼请于朝,免本路上供米三之一,复得赐度僧牒,易米以救饥者。明年春,又减价粜常平米,多作饘粥药剂,遣使挟医分坊治病,活者甚众"。轼曰:"杭,水陆之会,疫死比他处常多。乃哀羡缗得二千,复发囊中黄金五十两,以作病坊,稍畜

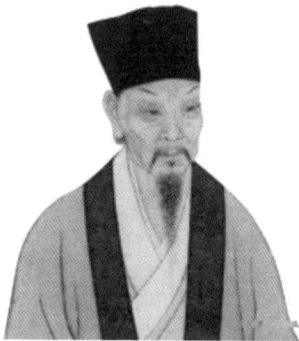

苏轼画像

钱粮待之。"⑤北宋大观年间(1107—1110 年),浙江山阴(今绍兴)籍太医裴宗元、提举措置药局陈师文,受敕校订北宋官药局所收集的药方,编制成世界上最早的国家药典《和剂局方》,并颁行全国。

三、南宋时期医政令和医药律令

南宋朝廷对医药事业十分重视,在定都临安(今杭州)后,不仅在中央官制改革中增添了较完善的医药卫生行政机构和管理系统,还制定出一系列的医事制度、选拔医官的规章及严格医药法律,使浙江的医药事业得到了快速发展。南宋初中期的高宗、孝宗、宁宗和理宗等皇帝先后颁布了一系列诏令,使建炎、隆兴、庆元、宝庆年间的疫病救治、医药机构设置和医官管理水平得到有效提高。

(一)疫病救治令

南宋皇帝就百姓健康和疫病救治方面问题下达了许多诏令。朝廷对贫病交加的军民,派医生巡视,免费诊治,送医送药;对饥民、乞丐、孤幼、老弱病残者,补贴钱粮;对路人暴病者,请寺院暂作收留,散粥煎药,以待痊安,遣回乡贯;对疗效

①　语出《旧唐书·本纪第十七》。
②　语出《宋史·本纪第五》《宋会要·刑法》。
③　语出《宋史·本纪第九》。
④　语出《宋史·本纪第十九》。
⑤　语出《宋史·列传第九十七》。

显著的药品张榜公布,以求患者尽早痊愈;对世无亲人且死亡者,出资瘗葬,确保环境卫生。

南宋绍兴七年(1137年)七月二十四日,朝廷诏令:"建康府内外居民病患者,令翰林院差官四员分诣看诊,其合用药,令户部药局应副,仍置历除破。如有死亡,委实贫乏,本府量度给钱助葬,仍具已支数申尚书省除破。"

南宋绍兴十三年(1143年)十月,宋高宗准臣僚之请:"钱塘、仁和两院,踏逐近城寺院充安济坊,籍定老疾贫乏不能自存及乞丐的人。"十月十四日,宋高宗准臣僚及户部所言:"临安府并诸路常平司,对老疾贫乏不能自存及乞丐的人,依条养济。每有病人,给药医治。如奉行灭裂违例,即仰按治,依条施行。"自十一月一日起,支常平钱米每名日支米一升、钱十文,小儿半之,次年二月终。院方对抚养人员的粮食、生活费和日用品都作出详尽规定。是年秋,临安更有老疾孤害贫乏,不能自存者,州县陈请于朝,即委钱塘、仁和县官,以病坊改作养济院。籍家姓名,每名官给钱米瞻之。只有养济院收容路途病人,旅店不能客留者,轮差医生诊治,疾病愈后,再给钱米遣还乡里。官府对养济院的医生和管理人员订有奖惩条例,并置官经常检查。其时,吴山金龙阁,阁外添造济人堂,专舍材施药。差医生一人专门医治,熟药所供给汤药,宋高宗诏令各地遵照施行。

南宋绍兴十六年(1146年)六月,朝廷诏令:"方此盛暑,切虑庶民阙药服饵,令翰林院差医官四员,遍诣临安京城内外看诊、合药,仰户部行下和剂局应副,置历支破,依例支给食钱,仍于本部辖下,差拨担药兵士二名,候秋凉日住罢,每岁依此。"即每年夏季,传染病高发,和剂局制备常用成药发给京都民众。

南宋绍兴二十二年(1952年)六月十六日,尚书省言:"行在每岁差医官遍诣城内外看诊给药,其诸路州军亦有岁赐合药钱数,依法选官监视,随风俗气候所宜修合,许军民请服,县镇寨量应用数给付。缘方此盛暑,切虑州军不切奉行,未副朝廷矜恤之意。"诏令:"户部行下诸州军遵守施行。"

南宋绍兴二十五年(1955年)十月,宋高宗下诏戒饬民间医药,诏曰:"访闻今岁患时气,人皆缘谬医,例用发汗性热等药,及有素不习医,不识脉证,但图目前之利,妄施汤药,致死者众,深可悯怜。"据医书所论,凡初得病,患头痛身热恶风肢节痛者,皆须发缘即今地土气令不同,宜服疏涤邪毒如小柴胡汤等药,得大便快,利其病立愈,临安府可出榜晓示百姓通知。

南宋乾道元年(1165年),养济疾孤展至四月终,恐病者未愈,至七月终,食新方行住支。乾道元年(1165年)二月,宋孝宗从中书门下请,诏令:"临安府见行赈济饥民,访闻其间多有疾病之人,窃虑阙药服饵,令医官局于见赈济去处,每处各差医官二员,将病患之人诊视医治,其合用药,于和剂局取拨,仍日具医治过人并用过药数,申尚书(省)。"四月二十二日,宋孝宗再从中书门下省请,诏曰:

"两浙州军去岁水涝,流移缺食人颇众。朝廷措置赈粜,存济甚多。比因疫气传染,间有死亡,深可怜悯。可令行在翰林院差医官八员遍诣临安府城内外,每日巡门体问看诊,随证用药,其药令户部于和剂局应副。在外州军亦仰依法州委驻泊医官,县镇选差善医的人,多方救治。"同日,又诏:"临安府城内外见今养济饥民,已降指挥展至四月终。访闻其间多有疾病、残废等人,深虑难以一概便行住罢。令姜诜、薛良朋、韩彦古同本府通判、漕司属官各方一员,遍诣散粥及病坊去处,公共措置,躬亲拣点,将委实疾病残废、癃老羸弱、鳏寡孤独不能自存、见在病坊的人,更展限半月,给散粥药养济。"

南宋淳熙十四年(1187年)一月,宋孝宗诏:"军民多有疾病之人,可令和剂局取拨合用汤药,分下三衙并临安府,各就本处医人巡门俵散。"二月,浙西提举官罗点上奏说:"本路州县,疫气大作,居民转染,多是全家病患,臣罗点遂就(和剂)局修制汤剂给散,选官监督各州职医巡门,置历抄病患人数,逐一医治,日具痊可人数,供申本司。"孝宗阅后下诏令执行。

南宋嘉泰三年(1203年)十一月十一日,宋宁宗发布南郊赦文:"临安府仁和、钱塘及诸州县养济院每岁收养流寓乞丐要严加检察,须照应条令,从实根括。不得纵容作弊,将强壮有行业住家的人,违法冒滥,支给钱米,而委实老疾孤幼贫乏乞丐的人,正当存恤漏落,致失朝廷存恤的意。时访闻州县养济院违法收养乞丐,往往将强壮慵惰及有行业住家的人计嘱所属,冒滥支给,其委实老疾孤幼贫乏的人,不沾实惠。故重颁赦文,并强调如有违戾去处,提举常平司觉察,按治施行。"

南宋嘉定二年(1209年)四月,监行在登闻检院陈孔硕等言:"承降指挥,置(局)修合汤药,给散病民。其间请药之人,类皆细民,一染疫气,即便废业,例皆乏食。其间亦有得药病愈之后,因出求趁,再以劳复病患,委是可悯。已具申朝廷,蒙给降会子二千贯、米一千石,除已措置支散外,所存不多,又有增添患民,必是支散不敷。乞照元申尽数给散钱、米,下局接续支散。"宋宁宗诏:"令封桩库更支降会子三千贯,丰储仓取拨米二千石,接续支散,毋得漏落泛滥。"

南宋淳祐八年(1248年)五月,朝廷有旨令临安府尹赵与筹,以民间盛暑,病者颇多,因创局制药,命职医分行巷陌,诊视与药,月为费数万,多所治疗。据《淳祐临安志》记载:南宋淳祐十年(1250年)二月,得旨降钱十万,令多方措置,以赏罚课医者究心医诊。后,都民多赴局请药,接踵填咽,民甚赖之。

(二)医政和医官管理令

南宋朝廷对医政机构的设置给予规定,对医疗水平杰出的医官给以褒奖和提携,对临床诊断水平低下者给以降级和免职处分。南宋前中期的皇帝倾注于医药卫生事业的工作力度更大,发布诏令更多,颁行的律令更为详尽。

南宋绍兴年间(1131—1162年),宋高宗指定内侍省官主持翰林医官局(院)工作,对内宿官的选拔作了规定,对行在医官定额(编制)作了调整,并要求太医局生参加军队医疗卫生工作。南宋绍兴元年(1131年)四月五日,诏:"医官童从善差充御医祗应,填见阙。以医官局检准宣和二年三月十八日御笔,内宿医官今后并依元丰法选保试补,仍依太医局生差官法,就别试所附试。所有医师听御笔差填,御医已下阙即递迁,虽奉特旨传宣宣押等,仰医官局、内东门司执奏不行,违者以违制科罪。今来差童从善充御医,有碍前项指挥,合行执奏。"九月二十八日,又诏:"医官史演特赐绯服色,以祗应汤药有劳故也。"十一月十二日,诊御脉判太医局樊彦端奏请,近东京差到太医局生九人,欲乞收管在局,按照祖宗旧法,医门医治殿前马步军、三司诸军班直,遇有缓急病患,依照太医局历来立定条法差拨,逐处医治。医学生参与军队医疗工作。南宋绍兴二年(1132年)四月二十五日,诏:"行在医官昨依礼部勘当,止以四十三员为额,今遇有阙日依条以本色名次最先之人拨填人额。若见管额内医官有在今来均立到额数外之人,缘随驾祗应,可将拨不尽人以先后许借阙补填,作入额人数。"以翰林院乞将旧额于行在权拟定医官以八十五员为额,礼部言有碍元降指挥故也。

宋高宗对医官局生员的名额和福利也作了明确的规定。南宋绍兴十二年(1142年)十一月二十一日,诏:"医官局生员额并依旧制。内局生请给,令户部措置,量行增添,申尚书省。户部寻取到粮料院状,具到太医局局生见勘在京请给则例,并依应措置,量行增添钱数。大方脉科、风科每月各请食钱二贯文,内有职事五人充堂长、斋长、司书、司门、斋谕,各添月俸钱一贯文。月内经差医治殿前马步、三司、禁卫、诸班直等,局生添破合药钱三贯文,不经差人勿给。今欲量增添食钱二贯文,通共食钱四贯文。产科、疮肿科兼伤折科、小方脉科、针科、灸科、眼科、口齿科兼咽喉科、金镞科兼书禁科,每月各食钱一贯二百文。内产科、疮肿科、伤折科每月内经差医治局生添破合药钱贯,并小方脉科、针科兼灸科、眼科兼咽喉科、金镞科兼书禁科,月内经差医治局生添破合药钱二贯文。今欲量行增添食钱一贯八百文,通共食钱三贯文。"

南宋绍兴十九年(1149年)十二月六日,翰林院曰:"据翰林医官局申,检准本局宣和令,诸医候初补遇大礼应人品者,申翰林院。除在局供职医官见遵依上条施行外,有奏试补授之人,已降指挥限五年许到局供职。今来未供耳医官一例陈乞人品,本局难以考究有无事故过犯、诈冒不实。欲乞应未到局医官候供职日该遇大礼,方许人品。"高宗纳医官局建议。南宋绍兴二十二年(1152年)十月七日,诏:"额内翰林医御医杨师道、额内翰林医痊御医仇师愈医术浅陋,不识病源,可各降一官"。南宋绍兴二十三年(1153年)二月二十七日,诏:"保安大夫潘士忠医治有劳,特与转遥郡刺史。"

南宋乾道三年(1167年),朝廷削减医官局人员,规定以三十五人为额。三月六日,诏:"御医、内宿医官大方脉五员,小方脉三员,风科、口齿科、眼科、针科、疮肿科、产科各二员,通二十员为额,诊御脉四员,入内看医三员。在内溢额人且令依旧,今后并不作阙差人。其在外职事人内,除德寿宫六员,殿前左右班宿直四员,国子监、大理寺、和剂局、杂买务各一员,太宗正司一员许存留外,余人并在局祗应直日。太医局及局生、医生并罢,今后更不试补。"南宋乾道九年(1173年)十二月十六日,诏:"内宿诊御脉、大方脉医官额管五员,内二员见差赴德寿宫祗应,内宿阙人应奉,可于元额内添置二员,通以七员为额。"

南宋隆兴、乾道、淳熙年间(1163—1189年),宋孝宗精简医官局(院)编制,从南宋绍兴二年(1132年)医管局额定四十三员,减至南宋乾道三年(1167年)为三十五员,提高医政管理效率。同时,宋孝宗下诏提高医官在朝政中的地位,对医疗水平杰出的翰林医官赐紫服色,加多他们的粮食、绵绢配额和提高他们的工资待遇。对医疗水平低的医官,降级直至明正典刑、黥配海外。宋孝宗还规定了医官选拔任用的程序,增置春、夏、中、秋、冬医官五阶,规范官序和服色,对任用的医官一年内不到任者,科以重罪,并对一些临床学科作了调整。

(三)医药律令

南宋建炎三年(1129年),太常寺、国子监归于礼部,医药律令归礼部掌管。据《宋史》记载,祠部郎中、员外郎"掌天下祀典、道释、祠庙、医药之令"。南宋朝廷衣钵北宋时期制定的《宋刑统》律令,践行于医事医药、食品卫生、婚姻和惩治巫术等多个方面,并颁布了众多医学诏令。

1. 医事律令

诸医违方诈疗疾病而取财物者,以盗论。诸有诈病及死伤,受使检验不实者,依所欺减一等。若实病死及伤,不以实验者,以故入人罪论。诸丁匠在役及防人在防,若官户奴婢疾病,主司不为请医药救疗者,笞四十;以故致死者,徒一年。诸从征及从行公使于所在身死,依令应送还本乡,违而不送者,杖一百;若伤病而医食有阙者,杖六十;因而致死者,徒一年。

2. 药事律令

南宋绍兴六年(1136年)正月四日,诏:"今后交拨到熟药虚称阙绝者,并从太府寺觉察,从杖一百。"十月四日又诏:"撰合假药,假造贴马、印记冒充官药售卖,并依伪造条法惩处。"同日,诏熟药所和剂局监专公吏轮留宿直。遇夜,民间缓急赎药,不即出卖,杖一百。经时乃坐,许诸色人经部越诉。

南宋绍兴二十六年(1156年),朝廷下诏旨令和剂局对所存药物进行总检查,凡属陈坏质劣者及时废弃。此外,各种剂型的生产也定有专人操作,还规定成药须经检验合格才能出售,同时也订立了出售药品的章程。如药局里的工作人员,不许因工作关系,贪图便宜,买取药品,否则杖一百。交趾到熟药,虚称阙绝的,杖一百。十月十九日,禁临安(今杭州)府及诸州县出卖假药。诏云:"访闻街市货卖熟药之家,往往图利,多用假药,致服者伤生,深为恻然。"自今后卖药人有合用细色药,敢以他物代者,许其家修合人陈首。如隐(蔽),却因他人告首者,与货药人一等断罪,并追赏钱三百贯,先以官钱代支。其犯人不理有官及荫赎,并依不如本方杀伤人科罪。令临安府及诸路州县出榜晓谕。南宋隆兴元年(1163年),又下诏:"和剂局所管贵重药材不许偷窃,由监官、亲事官提检罪责,局内若有缘事入局滥用药物时,许人告发,告发者赏钱二十贯,监官不觉察者同罪。"为皇帝合药有误医生绞罪,合药如拣择不精处徒刑,医生对一般人合药有误也处徒刑,买卖毒药以毒杀人者绞,买卖毒药而未毒杀人者放流二千里。诸合和御药误,不如本方及封题,误者医绞。合和御药,须先处方,依方合和,不得差误,若有差误,不如本方,谓分两多少。不如本方法之类合成,仍题封其上,注药迟驶,冷热之类并写本方,俱进若有误不如本方及封题有误等,但一事有误,医即合绞。医谓:当合和药者,名例大不恭,条内已具解讫。料理拣择不精者,徒一年。未进御者,各减一等。监当官各减医一等。其药未进御者,各减一等。谓应绞者从绞上减,应徒者从徒上减,是名各减一等。监当官司依令合和御药,在内诸省省别长官一人,并当上大将军、将军、卫别一人与尚药奉御等监视药成。医以上先尝,除医以外皆是监当官司,并于已进,未进上各减医罪一等。监当官司又各减一等,故云并准此。

3. 食品卫生律令

造御膳者皆依食经,经有禁忌,不得辄造若干。脯不得入黍米中,苋菜不得和鼋肉之类。有所犯者主食,合绞。若秽恶之物,谓物是不洁之类在食饮中,徒二年。若拣择不精者,谓拣米择菜之类,有不精好及进御不时者,依礼饭齐视。春宜温羹齐视,夏宜热之类,或朝夕日中进奉失度及冷热不时者,减罪二等,谓从徒二年减二等。不品尝者,杖一百。谓酸咸苦辛之味不品及应尝不尝,俱得杖一百。御厨造膳从造至进,皆有监当官司依令,主食得升阶进食,但是杂药误将至御膳所者,绞。杂药谓合和为药堪服饵者,若有毒性,虽不合和,亦为杂药。诸外膳(谓供百官)犯食禁者供膳,杖七十。若秽恶之物在食饮中及拣择不净者,笞五十。误者,各减二等。百官常食以上皆官厨所营,名为外膳。故注云:谓供百官犯食禁者,食禁已上解讫。若有犯者所由供膳,杖七十。秽恶之物谓不净物之类在食饮中,及拣择有不净其所由者,笞五十。若有误失者,各减二等。误犯食禁者,笞五十。误拣不净,笞三十。

4. 婚姻律令

同姓为婚者各徒三年。缌麻为婚以奸论。

5. 囚犯医药律令

南宋绍兴二十一年（1151年）闰四月二十六日，宋高宗准臣僚言，诏令："诸囚在禁病者，官给药物医治，大理寺医官二员轮日宿狱。"南宋律令规定：囚犯应给衣食医药，囚犯有病未愈不准拷打。孕妇产后再行拷决。

6. 其他方面律令

禁止遗弃患病亲属，禁止遗弃患病父母。不得阉男童，不得杀人祭鬼。禁弃杀婴儿，关心鳏寡孤独者。

南宋朝廷颁发的医药律令或措施具有时代特征。这些律令对违反医学伦理的行为给予严厉打击，从重量刑；对制售假、毒药决不姑息，直至绞刑。禁止遗弃父母和溺杀婴儿，彰显南宋朝廷注重中华传统美德和人文情愫。这些举措不仅确保了医药质量，提高了医药疗效和经济效益，也强化了医生职业道德和医疗事故责任制，消除了医药卫生行业的一些固疾，规范了民间医药习俗，对发展医药、人才培养和安定民生意义重大，对后世医药事业的发展也具有参考意义。

四、元、明、清（早中）时期医政令

这一时期与浙江有关的医政令在前文已有述及，在此不再重复，且有不同的是：明嘉靖三十二年（1553年），倭寇大举侵入浙东和江南等地，朝廷命戚继光等入浙御寇，从浙江义乌募兵。据戚继光《练兵实纪》记载，"凡各兵遇有疾病，本日同伙即报本队长，队长亲看缓急，报赴哨官，哨官报本总，本总即日报本府，以凭批医治疗。遇在本戍，本府亲诣赴视""凡报病者，不论大小衙门，启闭冗暇，即时报入。如有人把门阻拦，及将官施行迟误者，罪坐所内。报病迟过一日者，罪在报迟之官，如因迟报致病身死者，究其迟误之人以军法"。万历四十四年，余杭县城瘟疫大作，知县戴日强开局施药救治，设医室于城内外，分立四处，各乡随地设立，令医生置剂调治，民称便焉。清康熙六年（1667年），嵊县疫病四起，知县张逢欢延医施药，用寅宾馆作药局。康熙十年（1671年）夏，杭州府旱，大疫，浙江总督刘兆麒择名医设药局于（杭州）佑圣观，自八月至九月，活人无算。同年，衢婺（浙江衢州金华）疫病流行，守道梁万骥设局治疫，由名医张友英主持。

第四节　古代医学教育

古代医学教育大致分为师承教育和官办教育两种。师承教育包括家传、师承授受和私人办学。官办教育以官置医学教育为主，早期出现在两晋南北朝时期，北魏、隋初有了一定的发展，到了唐朝，由于国家的统一和繁荣，各类学校如国子学、律学、武学等大兴,医学教育模式也更加完善。北宋时期,医学教育模式有所改革,朝廷将医学教育与医药行政管理分开。南宋在迁都临安(今杭州)后,医学教育模式大多依旧北宋旧制,但在医学教育机构的扩充、医学专科的划分、医官的遴选方面作了进一步的强化。此后元、明、清三代医学教育在宋代的基础上也有一些局部的发展和变化,如医学分科进一步细化,世医制度不断强化等。

一、南宋之前医学教育

南朝宋元嘉二十年(443年),太医令秦承祖奏置医学,以广教授,这是官方置医学教育之始。北魏有太医博士、太医助教等医官设置。隋朝加设太医署,署内有主药、医师、药园师、医博士、助教、按摩博士等职。

到了唐朝,太医署进一步扩大。太医署既是医学教育机构,也是医疗单位,隶属于太常寺,设有太医令、太医丞、主药、医监、医正等人员。太医令掌医疗之法,总管医学各科的教学和考试,是太医署中的最高官职。太医署主管医学教育的组织结构较为完善,由行政、教学、医疗、药工四部分组成,教学分为四科,即医科、针科、按摩科、咒禁科。在四个科目中,医科最大,主要学习本草、脉经、甲乙经等;针科主要学习镵针、圆针、提针、锋针、铍针、圆利针、毫针、长针、大针九针的使用方法及素问、黄帝针经、明堂脉诀、神针等;按摩科(包括伤科)主要学习消息导引之法;咒禁科主要学习以咒禁除邪魅之法。太医署根据各专业的教学内容分别规定了修业年限的长短,有七年、五年、四年、三年之分。医学生还有实习和月、季、年的考试制度。另外,太医署还有一个药学部,药学部有药园三顷,招收一定数量的学生学习药物的栽培、采集、炮制、制剂、使用等方面的知识。

唐朝的太医署还将针科、按摩科列为教学的专科。这说明当时社会对这两科的重视与需要,这也是中国医学教育的创举。针科学生不仅要掌握针科的专业知识,熟习"经脉孔穴""知浮沉滑涩之候"等,还要全面学习医学的内容,"以九针为补泻之法"治疗各种疾病。按摩科学生要按照传统的导引、按跻等方法,治疗风、寒、暑、湿、饥、饿、劳、逸"八疾",并且还要作损伤折跌等伤科的正骨处理。唐代的医学教育显著促进了针科和按摩科的发展。虽然唐代的医学教育已达到了当时世界的先进水平,但也存在着封建教育的局限性,太医署设有咒禁科就是这种局限性的突出例证。除太医署外,唐代还建立了许多地方性的医学教育机构,且有一定的规定。兹据《唐六典》中所列出的学校名有京都学府、都督学府和州学府,设有博士、助教专业,招收的学生额也有所不同。

北宋的医学教育沿袭唐代而又有改革,朝廷将医学教育与医药行政管理分开。北宋元年,政府在太常寺下设立太医署,北宋庆历四年(1044年)范仲淹主政,正式设立太医局,在招生、考试、学科设置等方面进行了改革,太医局规模逐渐扩大。北宋嘉祐六年(1061年),太医局学生有一百二十人。王安石变法改革教育,创立并推广"三舍"升试法,促进了医学教育发展。所谓"三舍法",即根据考试成绩优劣,将考生分为上舍、内舍、外舍三等。北宋熙宁九年(1076年),太医局脱离太常寺建制,成为一个独立的医学教育机构。北宋元丰年间(1078—1085年),太医局学生额达三百人,包括上舍生四十人,内舍生六十人,外舍生二百人。太医局内设提举一人,判局二人,并规定判局必须由知医事者为之,还在每科内设教授一人,讲习《素问》《难经》《伤寒论》《诸病源候论》《太平圣惠方》《神农本草经》《针灸甲乙经》《脉经》《千金要方》《千金翼方》《补注本草》和《龙木论》等医药学理论和专业知识。自北宋嘉祐六年(1061年)后,除中央太医局之外,地方医学教育也逐渐兴起,各州郡都置医学博士教习医书,其规章多循太医局。北宋崇宁二年(1103年),对医学特别重视的宋徽宗在国子监中仿照太学,另外设立太医学教育。太医学将科目整合为三个大科——方脉科(大方脉、小方脉、风科)、针科(针灸、口齿、咽喉、眼、耳)、疡科(疮肿、折伤、金疮、书禁),同时又增加理论教学,如五运六气等。在中国教育史上,这是医学校第一次被正式纳入国家官学系统。自北宋崇宁三年(1104年)起,各路、州、县均设地方医学,通过贡额考试向中央输送人才,初期学生多由儒学转来,"儒医"之称由此产生。

家传教育这一形式在北宋之前就已经出现。南北朝徐氏世医家族是浙江最早出现家传教育的例证。徐氏先祖徐熙,熙之子徐秋天,秋天之长子徐道度居杭州,擅长内外科,因为有脚疾不能走路,宋文帝刘义隆便常常令人抬轿请他入宫给诸皇子疗疾,而且"无不绝验",最后封他做了兰陵太守,并称赞他"疗疾"为天下"五绝"。北周南齐(约450—550年)时期,浙江武康(今德清)出现了姚普瑅、姚僧垣、姚最已三代世医。姚普瑅曾任梁高平令,因多年患病求治不愈,遂研究《内经》《难经》,寻觅对症方药,逐渐医技精湛,不仅己病治愈,且惠及乡邻,并应诏治好梁武帝、周高祖及众多文武大臣危疾,从而声名鹊起。以后浙江的世医呈现繁荣景象,如杭州靳氏儿科始于北宋,传承七世。创始人靳豪原籍河南开封,随高宗南渡临安,因精于儿科闻名,百姓官员无不求治,后被高宗召进太医院为太医。其他还有如平湖戈氏儿科、宁波宋氏妇科、海宁陈氏妇科、绍兴钱氏妇科等。

二、南宋时期医学教育

宋室迁都临安(今杭州)后,其政治、文化与经济中心便一并南移至江浙一带。南宋朝廷的医学教育继承了北宋时期的"三舍法",在中央和地方均设立了医学教育机构。然而由于国势衰微,南宋的医学教育机构设置或医学教育实施的规模都不及北宋。

(一)南宋时期太医局

南宋绍兴年间(1131—1162年),朝廷设立翰林医官局(太医局)负责医学教育,设医学堂,主要职责是为朝廷培养太医。据《梦粱录》记载,医学堂遗址在杭州通江桥北。学堂设大方脉和小方脉科,前者教学《素问》《难经》《伤寒论》和巢氏《病源》等,后者为《难经》、巢氏《病源》和《太平圣惠方》等,有四名翰林官医局的医官(教授)被调到学堂负责管理,学生(斋生)编额为二百五十人,学费和生活费均由朝廷负担。该校的考试制度非常严格,学生稍有懈怠就会被淘汰,而且虽为医校,但儒家正统的气息十分浓厚,上至学堂的制度,下到学生的制服,都效法礼部领导下的太学。

南宋绍兴十七年(1147年),临安(今杭州)府依照汴京旧制修建殿宇,于次年完工,开设具有医学教育机构性质的太医局。南宋绍兴二十六年(1156年),太医局设在临安通江桥北,设置一名提举、两名判局,"建殿匾曰神应,奉医师神应王,以歧伯善济公配祀。讲堂匾曰正纪。朝家以御诊长听充判局职。本学以医官充教授四员,领斋生二百五十人。月季教课,出入冠带,如儒学礼。学廪饮膳,丰厚不苟,大约视学校规式严肃。局有斋舍者八:匾曰守一、全冲、精微、立本、慈用、致用、深明、稽疾"。太医局规模较大,章法较严,分设方脉科、针科、疡科等九科。每科设教授一人,判局及教授皆由懂医学的或翰林医官担任。教学内容方脉科分大、小经,大经为《素问》《难经》《脉经》,小经为巢氏《病源》《龙树论》《千金翼方》。针、疡两科,删去《脉经》,增加三部针灸经。教学中较多运用医药学名著、插图解说、法医学专著。学生毕业后根据优劣分配,优秀者派为尚药局医师以下职位,其余的任本学博士正录和外州医学教授。

南宋乾道三年(1167年),孝宗断然废除太医局,诏:"御医内宿医官,大方脉五员,小方脉三员,风科、口齿科、眼科、针科、疮肿科、产科各二员,通二十员为额。诊御脉四员,入内看医三员。在内溢额人且令依旧,今后并不作缺。差人其在外职事人内,除德寿宫六员,殿前左右班宿直四员,国子监、大理寺、和剂局、杂买务各一员,大宗正司一员许存留外,余人并在局祗应、直日、太医局及局生、医生并罢,今后更不试补。"将医官一一作出安置。南宋乾道七年(1171年),大臣虞允文上奏,指出废除太医局使得学医者考试入仕之路断绝,"恐庶民习医者无进取之望,不复读医书"。南宋乾道八年(1172年),又有臣僚言乙置太医局及医生试补之法,孝宗遂诏"更不置局,依旧存留医学科,逐举许令赴试"。南宋淳熙年间(1174—1189年),稍变其制,已废的太医局略有恢复意向。直到南宋绍熙二年(1191年)七月十九日,诏:"复置太医局,仍隶太常寺,一切制度恢复如旧"。八月二十三日,礼部言:"太常寺检照太医局旧法下项:本局官二员,朝官充判,京官为主管,选人为丞。未罢局之前,止差一员,教授四员,于翰林医官内差权。吏额四人,未罢局之前,系前行一人,手分一人。后来权令太常寺掌行,存留一人行遣。局生以三百为额,裁减作一百三十一人。未罢局之前,八十五人,铜印壹颗。乞以'绍熙太医局记'六字为文。"诏:"和安大夫、诊御脉周昭判太医局,太医丞可于选人内选差。教授、翰林良医、诊御脉能蒙,翰林医证李九龄、高永年提举翰林院,李宗回差主管太医局。吏额依未罢局前人数,局生以一百人为额。"光宗纳礼部建议。

南宋绍熙三年(1192年)四月十二日,诏:"今已复置太医局,从旧格法试补医人,其南宋淳熙十五年九月十日试补医人指挥更不施行。判局以下三年为任,教授以下二年为任。如教授任内教导有方,可令太医局保明,存留再任。余并依未罢局前已降指挥。"二十八日,礼部言:"太医局申,提点官不应干涉本局事务。照得提点太医局系属承受,所有每遇勘当申请并出给收使太医助教等应干事务,自来系朝廷批送礼部,行下太常寺,勘当行移。其提点太医局即不合干预。今欲从所乞施行。"光宗纳礼部建议。十一月二十日,诏:"太医局缺少什物,令取会本局数目,差人计料制造。"南宋绍熙四年(1193年)九月二日,诏:"太医局奉安神应王善济公,每遇春秋二祭,太常寺差官行事。并九月九日神应王生日,令临安府支钱二百贯文,充祠祭、斋醮使用,逐年准此。"南宋绍定年间(1228—1233年),太医局甚受重视,不但重建房舍,理宗还御书赐匾。此时的太医局,规章制度均"视学校"(指太学),仍然实行"月书季考",考试维持了原有制度。

(二)南宋太医局招生

南宋时期太医局所招生源既有当地人,也有陆续从旧京逃亡过来的人。如绍兴元年(1131年)就有原太医局生九人来到临安,仍依原太医局制度安置。南宋绍兴十二年(1142年),诏"医官、局生员额并依旧制",并令户部确定太医局局生的钱粮。《宋史·选举志》记载:"绍兴中①,复置医学,以医师主之。翰林局医生并奏试人,并试经义一十二道,取六通为合格。"据《中兴两朝圣政》记载,这一年曾"定试医格",并记录局生俸钱标准时云:"大方脉、风科每月各请食钱二贯文,内有职事,充堂长、斋长、司书、司门、斋谕各添月俸钱一贯文。"孝宗隆兴元年(1163年),太医局局生人数尚不足额,记录:"诸科局生,大方脉科一百二十人,见管三十四人;风科八十人,见管四十七人;小方脉科二十人,见管六人;眼科二十人,见管五人;疮肿兼伤折科一十人,见管一人;产科十人,见管一人;口齿兼咽喉科一十人,见管三人;针灸科一十人,全缺;金镞兼书禁科一十人,见管一人。"长期缺额的结果,是削减名额,孝宗旨:"将大方脉科见管人为额,小方脉已下科目原额减半。"

---

① 指南宋绍兴二十一年(1151年)。

(三)南宋太医局医学考试

南宋时期太医局的医学考试实行"弥封"的办法,即考试时只要文章合格,任何人都有被录取为官的希望。朝廷希望通过考试使得一般士子只埋头读书、追求升官发财。南宋绍兴年间(1131—1162年),翰林医官局的医生与奏试人,经考试义十二道,如答对六通者为合格。南宋乾道七年(1171年)十二月二十三日,宰执进太医局生,乞附省试试补,虞允文等奏:"医生入仕之路有三:有试补,有荫补,有荐补,今独试补之法废,恐庶民习医者,无进取之望,不复读医书,且局生请给,岁不过四十缗,国用司省之过矣!"孝宗采纳了虞允文的意见,于是下诏便不置局,依旧存留医学科,可令逐举赴试。没过几年,医学考试放宽了要求,按照"太医局考试程文"分为六项:"一、墨义,试验记问;二、脉义,试验察脉;三、大义,试验天地之奥及脏腑之源;四、论方,试验古人制方佐辅之法;五、假令,试验证候方治之宜;六、运气,试验一岁之阴阳客主及人生感应之理。"考试以六通为合格,还规定医学生定期为太学、律学、武学三学的学生及军营官兵诊疗疾病,记录病案。最后以临床疗效与考试成绩相结合评定技术等级。成绩优良者,派为尚药局医师,其次或为博士正录,或委为路州担任医学教授。

由于医官缺额,南宋曾决定从民医、僧人、道士中择优考补。如南宋淳熙十五年(1188年),诏曰:"命内外自身医生,经礼部先附铨阐,试脉义一场三道,取其二通者,赴次年省试,试经义三场一十二道,以五通为合格,五取其一补医生。俟再赴省试升补,八通翰林医学、六通祗候。"由于功名利禄的吸引,虽每名数百人之多,而录取者不过寥寥几人。

南宋绍熙二年(1191年),临安复置太医局,隶属太常寺,局生额定一百员,实行铨试,依照旧格,省试三场,以第一场定去留。考试医生不必注重技艺而只看重文字。同年,医学考试按《太医局诸科程文》进行,内容包括:笔试记问(墨义)、试验察脉(脉义)、试验天土之奥及脏腑之源(大义)、试验古人制方佐辅之法(论方)、试验证候方治之真(假令)、试验一岁之阴阳客主及人身感应之理(运气)等六个方面。这成为当时的标准试题,今仍有清朝辑出的残本。这些程文全是就字义上往返讨论,穿凿附会,不接触实际,而且规定当时考题中必须有"运气"一项,明确指出学医的人必须学习充满运气学说的《圣济经》。南宋前期,医官测试多采取开卷考试,即允许带经书入场,致使局生不用心研读医书,至宁宗时加以改革。朝廷于南宋庆元元年(1195年)下诏"太医局教导生员、试选医官,性命所系,岂宜苟简",所以命令今后考试医官"不许携带经书入试",进一步严格了医官选拔制度,提高了医官质量。南宋庆元四年(1198年)又因为"太医局人吏学生委是数多……显是虚费钱物",故将局生由绍熙时定立的一百员减为六十员,仍分为九科。

三、元、明、清(早中)时期医学教育

元朝对医学教育甚为重视,专设医学提举司主掌考校各路医生课义,试验太医教官,校勘名医撰述的文字,辨验药材,训诲太医子弟,管理各路设立的医学提举。该司在元至元九年(1272 年)始设,十三年(1276 年)罢,十四年(1277 年)复置。

元朝时浙江属于江浙行省,浙江的官办医学教育基本依照两宋旧制,属于地方官学。各州府均设医学提举司专管医学教育。校址大多设在各州府的三皇庙内,同时还制定选择医学教授的标准与条例。如上虞县由贝元瓒担任医学教授,海宁县由吴瑞担任,海盐州(县)由徐复担任,婺州(今金华)由何凤担任,而杭州路医学学正由倪居敬担任。龙游县设医学博士、助教各一人。鄞县、长兴各设医学教授一人。寿昌县蒋贯、方然、蒋顺、蒋廷玉先后担任医学训科。乐清的医学教育以三皇庙侧房屋为医学所。东阳医学所在县城南面一百五十步处,由惠民药局改建而成,设医学教授管理教育事项。元至元十八年(1281 年),肃政廉访副使陈祥在宁波创建庆元路医学,地处县治东北方向贯桥南面,有三间讲堂,设教授、学正、学录各一名,王应麟撰《庆元路建医学记》记载了其创办经历。元至元二十年(1283 年),舟山有医户四十三个。元至元二十九年(1292 年),昌国州(今舟山)建成医学所,学正胡逢辰兼精医术,收徒传艺,从事医学教育,元泰定元年(1324 年)扩建医学所。

元至元二十二年(1285 年),元朝下令各路设置医学教授学正,训诲医生,并制定详细的培训考核制度。元至元二十五年(1288 年),慈溪建县医学,设教授一名。慈溪医学教授桂起予买高新班屋建为医学所,后张德渊继位。元至元二十九年(1292 年),定海县医学提令许若璧等在城南办州医学所,讲授医术,兼治疾病,主方脉、针灸、疡痛。延祐元年,达噜噶齐茂巴尔奉议将奉化州洞真观废殿修葺一新,设三皇像奉祠;元延祐六年(1319 年)知州马致远捐俸,又劝率近土医户赞助,在州东立医学所,规模宏丽,有讲堂五间,东西两廊共三十间,其气派超过庆元路医学,设学正一名;元延祐二年(1315 年)二月,医学教育机构迁往宁波东北隅魏家巷,有二十多间房屋。次年,袁桷撰《重建医学记》,这是宁波最早的"路"一级的中医学校,学校有《圣济总录》《八十一难经》《脉经》等医籍。

在私淑教育形式方面,元代著名医学家朱丹溪创立新说,自成一家。除了其亲传弟子外,还有无数私淑弟子如卢和、黄济之、王纶等,盛极一时,形成强大的丹溪学派,广播全国各地,导致明代医家率以丹溪为宗的学风,影响海外。

明朝时期的浙江府、州、县均设有医官,主管地方医药行政和医学教育。府设正科医官,从九品,明万历年间(1573—1619年)州、县医官也从九品,一定程度上促进了地方医学教育的发展。据《明史·卷七十四》记载,太医院职责包括"太医院掌医疗之法,凡医术十三科,医官医生医士专科肄业,曰大方脉、曰小方脉、曰妇人、曰疮疡、曰针灸、曰眼、曰口齿、曰接骨、曰伤寒、曰咽喉、曰金镞、曰按摩、曰祝由。凡医家子弟,择师而教之,三年五年,一试、再试、三试,乃黜陟之"。又据《大学衍义补·卷五》载:"我祖宗内设太医院,外设府州县医学。医而以学为名,盖欲聚其人以教学,既成功而试之,然后授以一方卫生之任,由是进之以为国医。"这说明,明时太医院除担负统治者的医疗救治任务外,还有为统治者培养医药人员的职责。明永乐年间(1403—1424年),朝廷诏令太医院选名医子弟读书备用。此后,明朝各个时期对选入太医院教授医学及学习医学者均有规定,学习年限与考试情况大致相同,但对毕业后任用及其待遇并不完全一致。如明嘉靖十二年(1533年)规定,太医院医士医生,不分新旧,通令习学本业,按季考试,每年终呈送礼部,委该司会同考校,验其有无进益,如无进益,根据情况予以惩罚,甚至停发月粮。对畏避逃考者也予追究。学习三年满期后,由太医院医官出题考试,根据成绩分为三等:一等派至御药房供事,二等给予冠带,二等、三等派回太医院当差。

元朝的民间医学教育主要采用家传或师徒传授形式。不少世医将自己的经验编写成简易实用的医书,作为教材传授子弟,起到普及医学知识的作用,有助于提高医生素质。据《清史稿》记载,清初太医院内设教习所教育训练医生,所教之医学生又分为内教习与外教习。内教习为教授内监之习医者,外教习为教授医官子弟与平民之习医者。教习者从太医院的御医、吏目中选择,课程主要为《内经》《伤寒论》《金匮要略》《本草纲目》等,同时还有本专科之医书;后期,《医宗金鉴》也作为教科书,学制为三年,期满经考试合格录取为医士。清初,太医院之医学分科为十一科,即大方脉、小方脉、伤寒科、妇人科、疮疡科、针灸科、眼科、咽喉科、正骨科、痘疹科、口齿科。清嘉庆二年(1797年),痘疹科并入小方脉科,口齿科并入咽喉科,总数为九科。嗣后,科数又陆续合并减少,至清同治五年(1866年)仅余五科。

明末至清中期,浙江的医学教育大体继承宋元体制,但明清医官多为世袭,太医院所设的医学教习所学员大多为医官子弟。据《明史·职官志》记载:"凡医家子弟,择师而教之。"这种由国家主办的医学教育与考试规范、严格,主要培养服务于官方的医生和医疗机构管理人才,承载着中医理论的继承、整理与提高的责任,可以说古代官办医学采取的是培养医学精英的教育模式。这一时期,浙江中医教育还出现了"讲学"的形式,其首创者是"钱塘学派"的张志聪,他在清康熙三年(1664 年)开办侣山堂。这种教学方法既有讲授又有论辩,显得生动活泼,培养了一批学生,其中有史可考、医术不凡者就有高世栻、莫仲超等十九人。张志聪故后,高世栻主持侣山堂,一直延续到光绪年间。侣山堂教学内容集中反映在张志聪编撰的《侣山堂类辨》和高世栻编撰的《医学真传》中。这两本著作内容丰富,切于实际,兼顾了理论与临症,是医学讲授的好教材。

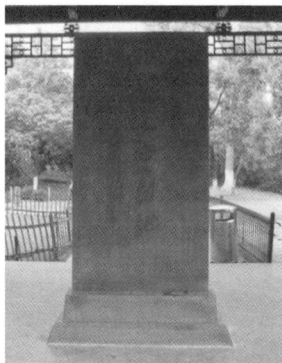

位于杭州吴山脚下的侣山堂遗址为钱塘医派活动场所,是全国早最的医学讲学堂

第五节　古代医学交流

隋唐时期,国内形势稳定,生产发展,经济繁荣,人们生活水平显著提高,促进了商业贸易的发展和科学文化的交流,长安(今陕西)成了当时中外文化经济交流的中心。医药学是医学技术交流的一个重要方面。隋唐时期的对外医学交流,较以往任何时候都更频繁,不仅丰富了我国医学的内容,而且也促进了世界医学的发展。浙江的对外医学交流也始于隋朝,日本向隋朝派出遣送使团来浙江天台、宁波等地修禅学业。唐代僧人鉴真曾六次东渡日本,途径宁波、舟山传播佛学和医学。明代郑和七下西洋,带着医官、医士,为当地病人治病,赠送药物。

一、隋唐时期医学交流

自隋唐开始,中华传统文化逐步进入鼎盛时期,尤其汉民族文化,引得周边诸国来朝。中国的医学和医学书籍大量输入邻国日本,在日本形成了所谓的"汉方医学",这也成为日本人民医疗保健服务的一支重要医学体系。仲景伤寒学说传入日本即是通过后来移居日本的中国人和日本遣隋、遣唐使节以及留学人员实现的。

552 年,我国曾给日本《针经》一套。562 年,我国医僧吴人知聪携《明堂图》及其他医药书籍一百六十四卷渡日,其子善那使主于孝德年代(645—654 年)又献方书一百三十卷,药臼一尊;608 年,日本遣小野妹子使隋,得《四海类聚方》三百卷以归;同年,日本推古天皇又派遣药师惠日、倭汉直福因等来中国学医,历经十五年,于 623 年学成回国,带回隋唐医学和医药典籍如《诸病源候论》等。630 年和 654 年,惠日又两次作遣唐附使来中国。这些活动使得唐代的医学和医籍大量传入日本,当时张仲景、陶弘景、葛洪等著作皆已传入,《诸病病源论》亦经采用,致使从中国传入日本的唐医方取代了先此从朝鲜传入日本的韩医方。

日本大化革新仿隋唐之制,至文武天皇于大宝元年制订了《大宝律令》,其中《疾医令》规定:"医针生分经授业,医生习《甲乙》《脉经》《本草》,兼习《小品方》《集验方》。"针生则读《素问》《黄帝针经》《明堂》《脉诀》《偃侧图》等,可见当时唐代的许多著作皆已传入日本。日本最古的歌集《万叶集》中有山下忆良733年所作《沉疴自哀文》,写道:"吾闻前代多有良医……若扁鹊、华佗、秦和、缓、葛秩川、陶隐居、张仲景,皆是在世良医,无不除疾也。"可见当时的日本人对唐以前医家如葛洪、陶弘景等都深为景仰和了解。

733年,日本人荣睿、普照等来华留学,十年后专程赴扬州邀请鉴真和尚(俗姓淳于)赴日本讲学。鉴真和尚率弟子十人,先后六次渡海,克服重重困难,终于于754年到达日本,受到日本朝野的盛大欢迎。鉴真第二至第五次东渡时,均有往返或途经宁波、舟山,第六次[唐天宝十三年(754年)]东渡出发前,在浙江余姚的日本留学僧普照赶往同行。他所授中国医术对日本医学发展作出了很大的贡献。763年,鉴真逝世于日本奈良招提寺,被日人尊为"过海大师"。他带到日本的奇效丸、丰心丹等药方,至今仍为日本人民所沿用。

889—898年,日本藤原佐世著有《日本国见在书目录》,列有医方书一百六十三部,共1309卷,除一部为鉴真所著《鉴上人秘方》和另一部为日本人所著的《摄养要诀》外,其余均为由唐输入的中国典籍。984年,丹波康赖所撰《医心方》以《诸病源候论》立论,引证晋、隋、唐方书百余家,号称方书之府库,保存了许多亡佚的医书,其卷十四有三十七条引用葛氏、小品、集验、范汪、经心等多种方书。孙思邈的《千金要方》也曾于唐代传入日本,其最早可信的记载是藤原佐世的《日本国见在书目》。该书医方家下第166部中载"千金方卅一,孙思邈撰"。

为了学习中国文化,自隋开皇二十年至唐开成三年(600—838年),日本先后派出四批遣隋使团和十三批遣唐使团,随行有长期居留的留学僧、留学生,短期入唐并随同一使团回国的还学僧、还学生,如日本医学史上有名的倭汉直福因、药师惠田、羽粟翼、菅原椎成、玄昉等,其中许多人在浙江天台、宁波等地修禅学业。日本流传的《康治本伤寒论》就是日本留学生从浙江带回的抄本。

此时的西医药学说也有传入中国。唐景福二年(893年),著名道家、医学家、缙云人杜光庭(850—933年)著述中医脉理典籍《玉函经》时引入西方十二宫说。

二、两宋时期医学交流

两宋时期,我国对外贸易、海陆交通均比前朝发达。自971年起,广州、泉州等沿海城市相继设立"市舶司",管理海上贸易,与海外通商达五十余国,中外医药交流也得到了空前的发展。据《宋会要》载,经过市舶司,由阿拉伯人运往欧、亚、非各地的中国药材有六十多种,如朱砂、人参、牛黄、茯苓、附子、胡椒等,其中尤以牛黄最被珍视,往往贮藏于金盒中,以供防疫之用。担任市舶司提举官职的赵汝适撰写的《诸蕃志》一书记录了当时各国的"金象犀珠香玳瑁珍异之市于中国"的实况。1973 年 8 月,在福建泉州湾发掘出一艘宋代沉船中,人们发现了大批降真香、檀香、沉香和少量乳香、槟榔、胡椒、玳瑁等,未脱水时重达四千余斤。这充分说明两宋时期的对外医药交流已达到了一个新阶段。

(一)北宋时期

北宋时期,中日两国官方的文化交往处于平平阶段,但民间商人贸易、僧人传播经义文化等交流活动较为频繁,其中就有一些医药交流。

据赵汝适的《诸蕃志》和宫本泰彦(日)撰《日中文化交流史》(商务印书馆 1980 年版)所载,978 年,宋人首次到达日本。983 年,日本名僧奝然(俗姓藤原)率弟子五六人搭乘赴日吴越商人陈仁爽、徐仁满等商船最早来宋,之后两国民间往来开始频繁,其贸易品中相当重要的一部分就是药物。当时中国输出日本的主要是"香药",日本输入中国的则以硫黄为大宗。例如,奝然回国后于公元 988 年遣弟子嘉因和宋僧祈乾等赴宋,向宋太宗进献琥珀等贵重物品,其中硫黄就有七百斤。又如福州客商周文裔在 1028 年到日本献给右大臣藤原实资的方物中,就有"麝香二脐,丁香五十两,沉香五两,熏陆香二十两,诃黎勒十两等"。1041 年,宋惠清到日本居镇西,善医。同年,藤原清贤奉命赴宋,求治眼病方。1066 年,宋商王满到日本,带去"灵药及鹦鹉"(见《日中文化交流史》)。由于奝然的积极倡议,日本于 12 世纪印刷了几部祈求天皇或大臣病愈的书,如《寿命经》360 卷、《药师经》12 卷、《药师经》1000 卷、《药师本愿经》100 卷等。约于这一时期,有宋医郎元房入日本,"侨居镰仓达三十余年,得到北条时赖和北条时宗的知遇,担任他们的侍医,对于日本医学的发展,多少会做出一些贡献"(《日中文化交流史》)。宋元祐七年(1092 年),陈承编著《重广补注神农本草并图经》刊行,且远传海外,日本《香要抄》引有该书图文。陈承,生卒年不详,宋元祐年间(1086—1093 年)以医术闻世,祖籍阆中(今四川阆中),为宋初名相陈尧佐曾孙,幼年丧父,与母移居江淮间,行医杭州,对江浙产销的药材甚为熟悉,临证多奇效,喜用凉药,远近闻名。陈承还参与了宋大观年间(1107—1110 年)《和剂局方》的校正增补工作,官至将仕郎措置药同检阅方书。

(二)南宋时期

南宋与国外的往来较多,亚洲其他国家、西欧、北非等地都有使节来临安(今杭州)等地访问交流。邻国的学问僧、医药学家来南宋学习中医药学,然后携宝回国推广的大有人在,日本尤为彰显。

日僧智玄,于12—13世纪入南宋学习中国医方学术,回国后居下野国安苏郡槽尾乡,为人医治疾病,以良好的医术闻名与时。后鸟羽天皇病,智玄献药治疗获愈,因授予法眼尊号,故世称其为录事法眼者,为中日医学交流作出了积极贡献。

荣西(1141—1215年),日本备中(今风山县)吉备郡人,号明庵。宋乾道四年(1168年)四月,荣西渡海入南宋抵达明州(今宁波),先访广惠禅寺,不久到天台山,登万年寺,从禅宗大师虚庵怀敞受临济宗黄龙派的禅法。是年九月,返回日本,携回中国天台宗新章疏三十多部。鸟羽天皇赐予其叶上称号,形成叶上派,为"台密"睿山十三派之一。南宋淳熙十四年(1187年)四月,荣西再度入南宋抵明州,本拟去天竺(印度)巡礼佛迹,因当地知府以"关塞不通"劝阻,遂先至临安,后登天台山,谒虚庵怀敞,学习禅法,重修万年寺山门、两庑,修缮智者塔院。南宋淳熙十六年(1189年),虚庵移住明州天童寺,荣西随侍,协助营建千佛阁,孝宗因赐千光法师称号。南宋绍熙二年(1191年)七月,荣西受大戒和袈裟回国。南宋庆元二年(1196年),荣西在博德建圣福寺,弘扬临济风,为日本禅宗之始。南宋嘉泰二年(1202年),应将军源赖家请,荣西到京都建仁寺开山,著《兴禅护国论》,名声大振,学徒云集;次年,在建仁寺设立真言院和止观院,作为传播天台、真言、禅宗的基地。荣西融合三宗,创立了日本临济宗。

日僧木下道正,于南宋嘉定十六年(1223年)随同道元来明州,向明州名医学习中医药学,精通解毒丸制配法,并把该技术传入日本。南宋端平二年(1235年),日僧圆尔辨圆入游,历访浙江天童、净慈、灵隐等名寺,在临安(今杭州)等地学习六年后返回日本,携带中国典籍数千卷,入藏京都普门院书库,其中医书有南宋刊刻的《魏氏家藏方》十一卷三十余部。

南宋时期药材进出口贸易十分红火,且品种繁多、数量庞大,极大地促进了中外医药学的发展。这些药材具有理气和胃、健脾燥湿、芳香开窍、活血化瘀等功效,用以治疗脾胃虚寒、脾胃不和、湿因中焦、气滞血瘀、经络痹阻、中风阴闭等症卓有疗效。南宋绍兴十一年(1141年)十一月,户部"重行裁定市舶香药名色"共有三百三十多种。

三、元、明、清(早中)时期医学交流

14世纪末至19世纪上半叶,由于中外交通的发展,中外人员往来增加,中外医学交流更加频繁。其特点是:①外国来华学习中医或是我国把中医中药学传到外国的人数与次数均有所增加;②中医中药学传到国外后,在国外继续发

展,有不少人译述中医中药著作出版,并形成了一些学派;③西方医药学传到中国的也空前增多。

(一)明朝

明建文元年(1399年),浙江新登人方喆召试明医,官至杭州医学正科,被派往日本,舟中注《伤寒论》四卷,传入日本。

明永乐三年至宣德八年(1405—1443年),郑和七下西洋,御医、浙江嘉兴人陈以诚以年青有为、医术精湛而被选任为船队的医官总督,历时二十八年,足迹遍及亚、非三十多个国家和地区。郑和所率庞大的远洋船队每下西洋,驾宝船200多艘,载员2.7万多人,配医官、医士180多人,往返行程有10万余里。陈以诚精心储备草药、药剂千余种于船上,并以高超的医术及时为船队人员治病,每逢靠港休整,还为当地病人治病,并无偿赠送药物,受到沿途各国人民的好评。在多次出使西洋后,陈以诚被提拔为太医院院判。另据《都公谭纂》记载,衢州人毛某以医士身份也曾跟随郑和下西洋。

明万历四十五年(1617年),朝鲜派遣内医院教习御医崔顺利等就医事难题质询明太医院。御医、会稽(今绍兴)人傅懋光(1573—1644年)被任命为正教,逢单日在太医院轮流质论,内容被辑成《医学疑问》一书。全书载问答三十八则,涉及运气、医理、药物、针灸及各科证治等多方面的内容,使中朝医学交流圆满完成,傅氏也因此而擢升上林苑右监丞。

明正统至景泰年间(1436—1456年),日僧月湖入浙。月湖,字明监寺,号润德斋,寓居浙江钱塘(杭州),师从虞抟,攻研丹溪学说,以医为业,医术精湛,景泰三年著《类证辨异全》,景泰六年著《济阴方》,回国后大倡金元医学。

明正统二年(1437年),朝鲜官方据元初法医家、永嘉人王与的著作《无冤录》编译出版《新注无冤录》,此为中国古代法医学著作最早的外国注释本,为朝鲜司法官吏的必修书,尔后多次重刊,名《增修无冤录》《增修无冤录谚解》。《新注无冤录》还传入日本,清乾隆三十三年(1768年)日文版《无冤录述》出版,为日本最早的法医学著作。

明成化二十三年(1487年),日僧田代三喜入浙学习丹溪学说,拜师日僧月湖,居钱塘(杭州)习医十二年,34岁返日,脱僧籍行医授徒,居镰仓、下野、古河等地,倡导李杲、朱震亨学说,是日本汉方医学后世派的开山鼻祖,著有《捷术大成印可集》《当流和极集》《三喜直指斋》等书籍。学生曲直濑道三,从田代三喜习医十年,艺成返京都行医,以治愈足利义辉将军之疾声名大振,求诊者足踵相接,行医以外,并于京都建"启迪院",收徒授业,著《启迪集》八卷介绍中国李、朱医学的理论精髓。

明中期,"丹溪学说"传入日本。"丹溪学说"在日本的传播得益于日僧月湖、田代三喜、曲直濑道三。15—17世纪,"丹溪学说"几乎遍及日本,指导日方汉方医学达三百年之久,称为"后世派"。期间,日本曾有"丹溪学社",使"丹溪学说"在日本汉方医学界形成主流。

明万历四十二年(1614年),日本翻译刊刻明代医学家、慈溪人赵继宗的《儒医精要》,今日本有明万历四十二年(1614年)和清顺治五年(1648年)两种刊本。明万历四十五年(1617年),日本曲直濑玄朔刊行元末明初医学家、寓居余姚的滑寿(1304—1386年)《难经本义》,后经十多次翻刻。

明万历四十七年(1619年),杰出的武术家、余杭人陈元赟(1587—1671年)东渡日本,先后在长崎、江户、名古屋等地寄宿。陈元赟自幼学书文,27岁时入河南少林寺习武艺,通晓武术、书法、绘画、诗词、建筑、医术、制陶技术,为文武兼备之才,被尊为日本柔术之父。陈氏在少林寺管理药材,有暇研读医书,在医药、针灸、气功、饮食诸方面多有建树,以擅长伤骨科闻名。他在日本期间与当地医药界人士交往酬答,为日本的医药学发展作出了贡献。

明天启四年(1624年),山阴(今绍兴)人、大理寺左寺左评事王应遴(?—1645年)收集到明万历年间朝鲜国贡使内医院正崔顺利、安邦正尹知微质询明太医院的医事难题,依其所学所知,口授记室,笔录二十四条疑问的个人解答,撰《答朝鲜医问》,收入《王应遴杂集》传世。日本内阁文库藏有清康熙五十九年(1720年)刊单行本。

(二)清朝

清顺治年间(1644—1661年),金华人陈明德(1596—1674年)赴日本,居长崎,更名颍川人德,医术精湛,擅长儿科,所投药饵能起死回生,著有《心医录》行世,长崎人挽留不让其回国,子孙承其业。其医邸在长崎酒屋町,明末清初东渡日本避清的教育家朱舜水、名医戴笠等都曾寄宿其医邸。

清顺治十年(1653年),龚廷贤晚年弟子仁和(今杭州)人戴笠(1596—1672年)避清赴日本长崎行医,居陈明德家,次年腊八日,受禅隐元禅师,入寺剃发为僧,法号性易。清康熙二年(1663年)八月,因长崎大火无地可居,只得行医为生,起废愈痼,不计其数,远近之人称其为神医。戴笠尤精痘科,著有《痘疹唇舌秘诀》《痘疹论》《痘疹唇舌图诀》《唇舌口诀》《痘疹口诀》《痘疹百死形状传》等医书,在日本儿科医学史上颇具影响力。他带去的《万病回春》风靡日本,促进了龚廷贤医学在日本的传播。吉川氏之臣池田正直从他学书法,后学痘科,尽得其秘,池田家从此专事痘科,其四世孙瑞仙尤精,是日本痘科创始人。从戴氏学医者,另有高天漪和北山道长等。高天漪以书法著名,列为儒官,精通医学,曾献太上皇《养生编》。同年,杭州僧人澄一东渡日本,入长崎兴福寺,精通医术,著有《慈济轩方书》六卷,在日本佛教界、医药界声名鹊起。清康熙十六年(1677年),

金华僧人心越兴俦赴东瀛,与澄一等人交往甚密,精医,日人石厚学鲁是他的医学生,在日本医药界有一定的影响。

清乾隆六年(1741 年),鄞县名医周文楷应友人邀请,乘船携药前往台湾,路途风暴,漂泊至吕宋岛,以行医谋生,医名哗然,曾治愈当地重病国王,岁末搭商船归,复遇礁石船坏身溺,为吕宋商船所救,被国王挽留定居吕宋,晚年方归故里。

清乾隆九年(1744 年),杭州名医李仁山抵日本长崎,奉当地官府之命,专施人痘术。他首先在肥前大浦为幼妓二十人试行人痘术,大获成功,后将种痘法传给柳隆元、掘江元道两人,著《种痘说》,由平野繁十郎、林仁兵卫译文成《李仁山种痘和解》刊行于世,标示中国的人痘接种术传入日本的起始,另有《李仁山医案》传世。

清嘉庆十年(1805 年),日本著名汉医学家丹波元简著《金匮玉函要略辑义》,书中引据元末明初医学家、浦江人赵良仁(1315—1379 年)所著《金匮方论衍义》《医学宗旨》的学术论点。

(三)西医传入

在西医传入方面,明天启二年(1622 年),瑞士人邓玉函(P. Joannes Terrenz)避教难入浙江钱塘(今杭州),居太仆寺卿李之藻家。次年,他口述西方解剖学说,李家一文士笔录,成《人身说》两卷,上卷讲骨骼、神经、体内脂肪、经脉、皮肤、躯体和血液,下卷讲感官、视觉、听觉、嗅觉、舌头、触觉、发音的原理及形成,惜当时未刻印。此事示西方解剖与生理学说传入中国时最早在杭州。

清崇祯七年(1634 年),礼部祠祭司郎中毕拱辰从汤若望处得邓玉函《人身图说》遗稿,作校订,易名《泰西人身说概》,并于崇祯十六年(1643 年)刊行。清乾隆年间(1736—1796 年),钱塘(今杭州)名医赵学敏据墨西哥人石振铎《本草补》,首先使用碘酒、奎宁等西药。

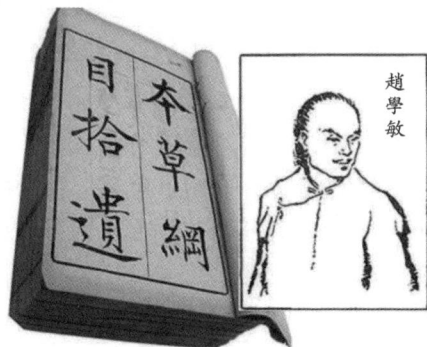

赵学敏,浙江钱塘(杭州)人,清代著名医学家

第二章 近代医政记

自鸦片战争后,清朝廷外受资本主义国家的侵略,内受民族民主革命浪潮的不断冲击,医政机构与管理形式发生了很大变化,内涵及功能也有了很大的不同。在医政管理方面,太医院不再是早期行政与业务合一的机构,其部分医政管理职能转移到警政部警保司下设的卫生科,后又改在民政部,再后归属于内务部设置的卫生司;在治疗疾病方面,出现了中医、西医和中西医结合不同的治疗方法;在疾病预防方面,开始进行预防接种和隔离消灭传染源等做法;在医学教育方面,开始试办西医和中西医结合教育;在医学交流方面,以外来交流为主。

第一节 近代医政机构演变

在鸦片战争之前,清朝廷的医政机构是政务合一的太医院,而在鸦片战争之后,清朝廷参照西方国家医政与医药业务分立的办法,在民政部下设卫生司负责全国医政工作。省级设立巡察厅、内设卫生处(科),在城市还有卫生警察的设置。清光绪三十四年(1908年),清朝廷制定的《违警律》第八章"关于身体及卫生的违警罪"有5条,明确了卫生警察的工作职责。

一、清至民国时期医政机构

清光绪三十一年(1905年),清朝廷在警政部警保司下设卫生科。清光绪三十二年(1906年),清朝廷又在民政部设置卫生司。1913年,北洋政府(国民政府前期)的民政部卫生司又改为内务部警政司卫生科,至1916年又恢复为卫生司。卫生司有两个直辖的卫生机构,一是主从事药品的化验及标准化工作的卫生检验所,二是用于陈列卫生模型、图表等的卫生展览馆。北洋政府时期,医学学术、医学教育、医师管理归教育部,公共卫生归内政部和警察总署,公共防疫和海关检疫归外交部。1927年,国民政府在内政部设卫生司,1928年11月又设卫生部管理全国卫生行政事务。1931年,卫生部被裁缩为卫生署,隶属于内政部,内设总务、医政、保健 3 科。1932 年，全国经济委员会下设的中央卫生设施处(次年改称卫生实验处)，负责筹设卫生技术设施及其检验、鉴定、制造、研究等。国民政府军政部设有军医司，铁道部设有卫生处。抗日战争时期，卫生署组织开展地方救护工作。1947 年 6 月，卫生部建制恢复，下设医政(兼药政)、防疫、保健(兼地方卫生)、总务 4 个司，另设中央卫生委员会等组织。北洋政府时期，省市县级的地方医政机构归属警察署管理的较多。1928 年 12 月，国民政府公布《全国卫生行政系统大纲》，规定省设立卫生处，市、县设卫生局。此后，南京、上海、北平、天津、杭州等市相继设立卫生局，但省、县两级的卫生行政机构至 1934 年后才陆续建立。至 1947 年底，全国共有 26 个省、市设立了卫生处，县级设有卫生院1400 所。

清中晚期，浙江医政机构承袭清朝早中期原医学署、医学训科等体制。清光绪二十九年(1903 年)，清朝廷在警察机构中设卫生警察，浙江巡抚翁曾桂的常备清军营改为警察军，并在警察机构中设卫生警察，掌管浙江医药卫生行政。清宣统二年(1910 年)，清朝廷警察机构裁并警务处，改警务长公所为巡警道衙门，内设 4 科掌管医药、卫生、保健和防疫等事项。辛亥革命后，浙江督军署成立军医课，留日医科毕业生蒋可宗任课长，负责部队军医管理。

民国伊始，浙江警政和卫生归辖于民政部门管理，由民政厅设置卫生专科，主管医疗卫生事务。1927 年 7 月，浙江省民政厅设置第五科，主管医疗卫生事务，内设医政、防疫、保健 3 股。1931 年 4 月，浙江省民政厅将第五科改为第二科，称警政科，内设卫生行政股，原第五科附设的 3 个机构由该科接管。1935 年4 月，浙江省民政厅警政科(第二科)改名浙江省民政厅卫生实验处，内设总务、技术 2 股，增设了附设机构管理。

1937 年末，日军攻陷杭州，民国浙江省政府迁往金华，省民政厅卫生实验处裁减并改为省政府民政厅卫生实验室。1938 年 1 月，省政府迁往方岩，省民政厅卫生实验室改名为浙江省民政厅技术室，办理所有医疗卫生事宜，并在丽水附设机构为浙江省战时救护总队，办理军民救护工作。同年 7 月，省民政厅成立战时医疗防疫总队，处理前后方军民医疗防疫工作。1938 年 9 月，浙江省民政厅将技术室扩建为卫生处，内设总务、技术 2 组，原有医疗防疫总队直隶于该处，另恢复省卫生试验所，并在方岩、碧湖、仙都等处开办卫生事务所，以办理卫生行政及推动乡村卫生工作。省民政厅卫生处制定了三年规划，要求自 1939 年起，三年内完成县设卫生院，区设卫生分院，乡(镇)设卫生所，保设卫生员的机构建设任务。自 1940 年开始，省民政厅卫生处按照浙江省三年施政计划规定，除督促各县成立卫生院外，并设置各附属机关，设置直属卫生院三处，分别是丽水卫生院、方岩卫生院和松阳卫生院。丽水卫生院位于松坑口，病床 50 张，在丽水城区及碧湖分设卫生所,在九龙设卫生分所。方岩作为迁移后的省会所在地设有方岩卫生院,并在附近的柿后筹设象瑚卫生所及五峰路门诊部。后日军沿浙赣线南下时,方岩卫生院停顿,裁撤象瑚卫生所,五峰路门诊部直属本处,即改称为方岩门诊部,而院本部则转移至缙云,更名缙云卫生院,原在仙都的卫生所隶属该院。松阳设松阳卫生院,此外为便于办理战区医疗防疫工作,组成巡回医疗防疫队两队,分驻海盐、孝丰。日军沿浙赣线南下后,除海盐队予以撤回外,孝丰队则移驻义乌工作。卫生试验所则按以往分组办理细菌化学各项检验工作,并于1940年增设制药组,研制国医药品。同年7月,卫生试验所举办卫生人员训练班,训练培训调剂员及卫生助理员各一班。

二、浙江省卫生处建立

1940年9月1日,浙江省卫生处单独成立,直隶于浙江省政府,负责管理医院医生、保健防疫、药商注册登记等卫生行政事务,首任处长陈万里。浙江省政府还制定了《浙江省卫生处组织规程》(简称《规程》)。省卫生处按照省政府《规程》规定,分别内设:秘书室、第一科、第二科、第三科、第四科和会计室;实际安排秘书1人、科长4人、技工5人、会计主任1人,采用荐任方式;安排科员10人,技工及技师各8人,办事员15人,采用委任、荐任或酌用雇员方式。原省民政厅卫生处各附属机关全部移入浙江省卫生处附属机关管理,内部组织及人员稍加调整。

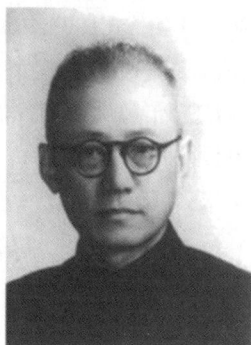

1940年,国民政府设置浙江省卫生处,陈万里为首任处长

延伸阅读

浙江省卫生处组织规程

第一条,浙江省卫生处(以下简称本处)直隶于浙江省政府,掌理全省卫生事务。

第二条,本处设置处长1人,担任综理处务、监督所属职员及机关。

第三条,本处设下列各科室,分掌各事项:(1)秘书室,掌理机要及审核统计人事事项;(2)第一科,掌理医事行政事项;(3)第二科,掌理保健行政事项;(4)第三科,掌理防疫行政事项;(5)第四科,掌理总务及不属于其他科室事项;(6)会计室,掌理岁计会计事项。

第四条,本处置秘书1人、科长4人、技工5~9人、会计主任1人,均荐任助理秘书1或2人、视导3～5人;委任或荐任科员10～18人、技工及技师各8～14人、办事员15～26人,均委任并得酌用雇员。

第五条,本处办事细则另述之。

第六条,本规程自公布日施行。

1940年10月1日,浙西卫生院在临安县天目山成立,隶属浙西行署,受省卫生处监督管理。次年6月,浙西卫生院改称为浙西中心卫生院。1942年4月1日,省卫生处增设浙西巡回卫生工作队一队,并在於潜成立第一区中心卫生院。1943年1月1日起,省卫生处将浙西中心卫生院及浙西巡回卫生工作队撤销,与第一区中心卫生院合并组成第一、第十区中心卫生院,并在孝丰成立第二区中心卫生院。

1941年,浙江省卫生处的附属机关略有调整。1月,省会卫生事务所在永康方岩设立,部分人员和药械并入丽水卫生院、碧湖卫生所和缙云卫生分所;第九区中心卫生院在丽水成立,负责第九区行政督察区、县卫生工作,原有丽水城区卫生所即改为该院门诊部。浙江省巡回医疗防疫队改编为临时第一、二防疫队,分驻庆元、衢县等处防治鼠疫。浙西卫生院改组为浙西中心卫生院,负责第一、二、十区行政督察区、县的卫生工作。缙云卫生院扩充设备成立住院部,仙都卫生所归并该院。松阳卫生院改为县办。浙江省卫生试验所由丽水移设于永康方岩附近,并计议筹设药品供应所,以统筹供应浙江省卫生材料。4月,日军相继攻陷宁、绍,浙江省卫生处奉令迁移至松阳,附属机关亦不得不略有变更。省卫生事务所由方岩退出时将人员编组为临时卫生工作站,先后成立5站,分驻宣平、柳城、桃溪、遂昌北界以及松阳城区等。由于空袭频繁,缙云卫生院停止收容病人,门诊工作如旧,后时局好转,遂又恢复原状。浙西及第九区中心卫生院迭遭日军轰炸,房屋药械被毁,损失巨大,诊疗工作曾短暂停顿,药品供应所亦未成立。7月,省卫生处举办护士训练班。8月,省卫生处随省政府迁回永康方岩,各附属机关如卫生试验所、省会卫生事务所等均同返原岗位。

1942年,浙江省卫生处内部组织稍有变更,除增设秘书1人外,原第二科改为第一科,原第三科改为第二科,原第一科则改为第三科,并添设材料库、人事股、统计股等,工作人员酌情增加,业务比以往更多、更繁杂。1月,省立医院、省医疗防疫队和第一、二、三辅助医院及第五区中心卫生院设置;2月,第一、第十一区中心卫生院成立;4月,浙西巡回卫生工作队隶属浙西卫生院成立;8月,第四区中心卫生院成立;9月,第八区中心卫生院成立;10月,省卫生处医药器材经理委员会成立以统筹药品供应,临时第一、二防疫队改设为浙江省医疗防疫队,已设置的浙西中心卫生院(即第九区中心卫生院)迁回,计划在嵊县增设的第三、第六、第七区中心卫生院因战乱中辍。

1943年,省卫生处附属机关中的各区中心卫生院奉行政院令于5月底裁撤,原有经费除酌发少数补助县外其余均缩减。1月,第二区中心卫生院成立;6月,第一、第二、第三传染病院分别改设在永嘉、丽水、云和,暂由省立医院管理;另于浙西设立浙西医疗防疫队,又设第一、二巡回卫生工作队,第一队驻第四区,第二队驻浙西,以协助地方卫生工作。省立医院除本部在景宁外,在云和设一分院。至于第九区所属各县卫生院,请准省政府拨款50万元,由浙江省卫生处直接办理。又因战区疾病丛生,特请中央振济会拨救济款50万元,专作医疗费用,由浙江省卫生处代购药品统筹分配。10月10日,省卫生处成立卫生材料厂。

1944年1月,省卫生处撤销医疗防疫队和巡回卫生工作队,合并组成浙西卫生事务所,内设第一、第二、第三科及会计室,掌管医政、防疫、总务及会计事项,并设诊疗室,办理医疗、保健、技术事项,曾在於潜及河桥两处各设分所1个。2月,孙序裳任省卫生处处长。5月,医药器材经理委员会改组为战争医药器材管理委员会,其主要任务是充实医药器材的征购和为各级卫生医疗机构供应器材,该机构至1946年4月停办。

1945年1月,省卫生处成立省立一、二、三医院和第一、二医疗防疫队。8月15日,日本宣布无条件投降。8月25日,浙江省政府主席行辕卫生组抵淳安,在淳安计划准备接收原日伪卫生机关事宜,拟订各项办法。9月,省卫生处随省会从云和县迁移到杭州。1947年3月,徐世纶任省卫生处处长。至1949年5月,省卫生处内设机构和职能的变化不是很大。

民国时期,浙江省卫生处及杭州市卫生局还承担审核国医的职责。同时,设在杭州的浙江军事厅,下设军医处行使军队医药卫生行政管理职能,处长倪正彦、上尉军医谢培民、少尉军医高临蛟,军医处特务员赵熵英、邹怀渊、关启令。

接受日伪卫生机关的具体情况是:第一,派员参加浙江省政府主席行辕,推进省会工作。自日寇投降,浙江省政府为推进省会工作,组织参加浙江省政府主席行辕。省卫生处奉令指派秘书刘崇燕、科长冯祖英、视导周重厚,并调省会卫生事务所卫生工程师陈士埙、护士朱凤宝参加行辕,成立卫生组,于8月21日自云和出发。另派事务股主任梁笋樵,先期赴杭,准备办公房屋,并调查杭州卫生设施。行辕卫生组于8月25日抵达淳安,即在淳安计划准备接收日伪卫生机关事宜,拟订各项办法,调用浙西卫生事务所所长盛光远及职员5人参加卫生组工作,并担任行辕医疗工作。另电省立第一医院赳速进杭州,及电先期赴杭之梁主任笋樵,对现有日伪卫生机关详加调查,以为接收准备。行辕全部人员于9月7日抵达省垣。第二,接收日伪卫生机关。行辕于9月8日晨8时,接收伪省长公署。伪省卫生行政组织系伪政务厅内设的卫生股,政务厅由行辕民政组接收后,将卫生部分文卷移交卫生组,惟全部案卷,至为简略,对过去卫政设施,无可稽考。伪省级卫生机构计有伪省立医院、杭州卫生试验所各1所,经派省立第一医院院长毛咸、行辕卫生组盛光远,会同点收完竣,册报行辕,转呈核备。伪省立医院业务及财产,均令省立第一医院接管,并饬将原有人员择优留用,该院于同年10月1日开始诊疗业务。伪杭州卫生试验所原有设备,经令省立第一医院暂行保管,听候处置。日方卫生机关在杭州者,计有同仁会医院(设广济医院原址)1所,及日伪经营之天山医院1所,业经第三战区司令长官司令部受降日军第一接管组接管。省卫生处奉省政府交下。卫生署电复接收日方卫生机关办法,即经卫生组签请主席,分电各县市遵照办理,并电请长官部转饬各接管组知照协助,杭州市日同仁会医院,暨日伪天山医院等接收事宜,由第一接管组洽商至各县日伪卫生机关接受事宜,省卫生处派员分赴各县督导协助。第三,省卫生处暨直属各机关迁杭情形。除参加行辕工作人员、省卫生处人员早已抵杭推进工作外,其余均于9月下旬陆续启程,大部均已到达,惟办公房屋及职员住宅,因杭垣房屋极度拥挤,一时尚难解决,仅租用少数民房开始办公。省立第一医院部分人员于9月中旬抵杭,办理接收伪省立医院等事宜,并即迁入办公,定于10月1日开始门诊工作。住院部房屋修葺,不日竣工,即可收容住院病人。省会卫生事务所先于9月中旬派员来杭,在闸口设检疫站,办理检疫,大部人员悉已到达,惟办公房屋尚未解决。省医药器材经理委员会及其材料库,省卫生试验所两机关,已准备迁杭,第一医疗防疫队留驻龙泉、云和,办理防治鼠疫。第二医疗防疫队派驻金华、兰溪、汤溪等县,防治瘅痢。省卫生材料厂则以迁移不便,仍留原地,暂不迁杭。

三、隶属浙江省卫生处的医疗卫生机构

1940年,在浙江省卫生处成立后,浙江省在原有医疗卫生机构归属省卫生处管理基础上,又新建了一些医疗机构。

(一)浙西卫生院

浙西卫生院于1940年10月在临安县天目山成立,隶属浙西行署,受省卫生处监督管理。除辅导辖区22个县卫生行政工作外,该院还掌理民众的医疗工作。院内有主任医师、医师、药师、护士长、公共卫生护士、护士、卫生稽查、检验员、药剂员、卫生员、事务员、书记、会计员等40余人,分总务、医防、保健3股及会计室,设有病床20张,收治重病患者。1941年4月15日,该院遭受敌机轰炸,院舍被毁,为便于疏散物资及扩展业务,同时考虑住院病人安全,于5月间在昌化河桥设立分院,恢复原有病床,总院仍驻天目山。除办理辅导卫生行政工作外,该院还开设天目山门诊。1941年6月,奉省政府令,浙西卫生院改称浙西中

心卫生院,内改设总务、医政、防疫3课及会计室。

期间,浙西卫生院做了五个方面工作:①医事行政方面,除督导各县成立卫生机构、指导卫生技术以及介绍卫生人员等工作外,还会同警察当局查禁假药和办理医药技术人员及药商、医院、诊所登记工作。②妇婴保健方面,除开展新法接生、产前检查、产后访视、妇婴护理等工作外,还扩大妇婴卫生宣传,举办妇女卫生识字班和协助学校卫生工作。浙西卫生院曾在《民族日报》每月增加副刊《浙西卫生》2期,共刊17期;在《浙西日报》上刊载《现在卫生》副刊共16期。③防疫方面,制颁传染病管理要点、饬报疫情、派员调查、隔离治疗、预防接种等。④进行医药救济,及空袭、战地救护。⑤进行卫生人员训练。

其他新建的省级医院还有浙江省立医院和第一、第二、第三辅助医院。

(二)各战区中心卫生院

根据战时需要,浙江省依战区划分先后建立了第一至第十一区中心卫生院。第一、第十区中心卫生院于1942年1月创办,内分第一、第二两科,院址设在於潜,由朱学忠任院长。1943年1月,省卫生处将浙西中心卫生院及浙西巡回卫生工作队撤销,与第一区中心卫生院合并组建为第一、第十区中心卫生院,并在孝丰成立第二区中心卫生院。6月,省卫生处将第一、第十区中心卫生院缩改为浙西医疗防疫队,内设第一、第二两股,驻扎在行署所在地。第二区中心卫生院改组为第二巡回卫生工作队,维持浙西医疗防疫及卫生教育事务。第三、第六、第七区中心卫生院,曾于1943年筹备,后因战事被迫停顿。第四区中心卫生院于1942年设置,并由张坚忍任院长,原院址设于金华,后移宣平,并于1943年6月1日改组为第一巡回卫生工作队,仍由张坚忍任队长。第五区中心卫生院于1942年2月设立,由郑熊任院长,12月改由顾保罗任院长,院址在衢县,后裁撤。第八区中心卫生院于1942年设置,至1943年6月改组为第一传染病院,院址设在永嘉,由张景飞任院长。第九区中心卫生院于1941年设置,至1943年6月改组为第二传染病院,院址设在丽水,由向柏年任院长。第十一区中心卫生院由前浙西中心卫生院组建于1943年,由盛光远任院长,6月改组为浙西医疗防疫队,仍由盛光远任队长,院址设在天目山。

(三)其他

浙江省其他新建的医疗卫生机构还有浙西卫生巡回工作队、浙江省医疗防疫队、浙江医药器材经理委员会、浙江省会卫生事务所,归属浙江省卫生处管理。在县级卫生院中,1941年,浙西成立富阳、余杭等8县卫生院,后又成立余姚、上虞等15县卫生院。1942年,金华、缙云、丽水3县卫生院成立。绍兴县卫生院于1941年绍兴沦陷时停顿,至1942年又宣告恢复。1943年,浙江省已成立63

家县卫生院、35 家区卫生分院、12 家乡镇卫生所,保卫生员未统计。

四、浙江省医学社团筹建

医学社团是由医疗卫生领域的专业人员、管理人员或服务于医疗卫生行业的机构人员组成的。医学社团的结成基于两个方面的社会需要:一是社团内所属成员的需要,执行为社团成员谋取利益服务的职能;二是政府职能的需要,履行服从国家和社会利益的管理职能。在浙江的省级医学社团中,红十字会组建较早,其次是中医医学社团,西医医学社团随西医进入浙江后逐步建立。

(一)浙江红十字分会

清宣统三年(1911 年)十月十五日,浙江第一个红十字分会——中国红十字会杭州分会在杭州广济医院(现浙江大学医学院附属第二医院)成立。会址设在大方伯医院屋舍。会长由英国圣公会派的传教士梅滕更兼任。红十字会杭州分会是由广济医院内设的广济医学堂学生发起并得到院方认可而成立的,成立之时设有两个救护队。会长梅滕更的名字先后出现在当年 11 月 26 日《民立报》和 11 月 27 日《申报》刊登的《红十字会第一届分会职员一览表》中,中国红十字会总办事处亦有备案。

1912 年 9 月 30 日,中国红十字会第一次会员大会在上海南京路议事厅召开,包括浙江在内的各地分会代表共 1352 人出席。会议主席沈敦和报告会务,浙江定海籍旅沪商人朱葆三等 34 人被推举为首届中国红十字会常务议员。大会通过了《中国红十字会章程》,明确中国红十字会总会设在北京,总办事处设于上海,具体事务由总办事处负责实施等。是年 10 月 30 日至 11 月 1 日,中国红十字会首次统一大会在上海黄浦滩汇中旅馆五楼大会堂举行,浙江的唯一代表是绍兴红十字组织代表谢培铭。这是中国红十字会历史上的一次重要会议,会议宗旨是规定红十字会办事章程、筹备运行及推广各事,以固基础,以期统一。此次大会对统一全国思想、解决各地分会自创自立、规范组织发展具有重要的推动作用。大会制定并通过了《中国红十字会分会章程》5 章 16 条,统一分会名称为“中国红十字会某处分会”,规定分会所用旗帜、袖章均由中国红十字会总会给发。

1913 年,《中国红十字会杂志》创刊号记载了辛亥革命时中国红十字会暨各分会活动成绩,在所列分会或临时医院名单中,全国计 56 处,其中浙江有杭州、绍兴、宁波、嘉兴(临时医院)4 处。在地方分会成立后,浙江组织爱国人士为赈灾救济捐洋。次年 6 月 19 日,豫皖受灾,浙江镇海王康伯捐洋 200 元,其太夫人复捐洋 100 元。绍兴电灯公司经理张荣堂赞助红十字会事业,捐洋 200 元,由绍兴分会理事长核收。9 月 21 日,浙军将领朱瑞、浙江巡按史屈映光捐洋 1000

元,充作红十字会救灾经费。11月22日,青岛战事虽定,然哀鸿遍野,嗷嗷待哺,加之北方天气苦寒,无衣无食,饥寒交迫,杭州安乐居士特拨巨款洋2000元赈救灾民。11月30日,山东省兵灾之后继以水荒,上虞倪陈氏捐洋100元,捐助山东救济急赈。翌年2月5日,余姚余吉人也为山东捐洋300元;3月5日,余姚周春祺捐洋125元。对以上捐助,中国红十字会总办事处在《申报》上分别登报致谢。

1914年11月10日,普陀山锡麓禅院主持余大和尚创立中国红十字会普陀分会,详报红十字会总办事处立案。由于该山僧侣甚多,近处素无医院,患病者往往远道求医,跋涉颇为不便。为此,普陀分会在珠宝岭山麓建红十字临时医院1所,中西医并用,施治则僧俗一体,以解决当地求医难题。

1922年6月25日,中国红十字会第二届会员大会在上海总商会议事厅举行,浙江省5个分会派代表出席;6月29日,大会选举常务议员48人,浙江籍人士王一亭被推举为常务议会议长。截至次年12月,全国各地成立的红十字分会达241处之多,其中以江、浙、闽3省居多,因时局不稳,各地士绅均请组织分会以便预防救护,时处于筹备中的亦有31处之多。当时,浙江是红十字运动发展较快的地区之一,杭州、宁波、绍兴、嘉兴、湖州、舟山等地都建立起了红十字组织,并积极发展会员,领导和组织地方红十字运动,参与筹款救护。

1924年9月3日,由派系军阀角逐导致的江浙战争爆发。直系军队从江苏、福建、江西攻入浙江,战火在浙江南北燃烧,给浙江民众带来深重苦难,农民失田,工人失业,平民失所。浙江红十字活动应时而起,积极开展救援,筹备救援组织。各地士绅因惧怕战乱,也纷纷加入红十字分会,出资寻求保护。地方分会亦积极向总会请求,登记备案,交纳会费,建立组织,发放会员证。8月27日,由蔡龄、程步云、徐焕奎、吴仰贤等创办人发起成立的中国红十字会龙泉分会,有会员34人,于9月2日筹办难民收容所,9月3日组织医疗救护队。8月30日上午,杭州绅商组建的杭州分会商议会在杭州总商会举行,浙江陆军医院院长厉绥之、浙江病院院长盛佩葱、浙江省立医药专门学校校长陆慎微,及金润泉、於异三、陆佑之等10余人参会。9月2日,经会议讨论,中国红十字会杭州分会成立,厉绥之任会长,梅滕更为名誉会长,会址设在杭州总商会内。

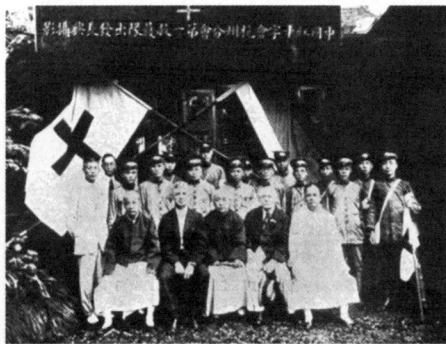

1924年9月3日,中国红十字会杭州分会成立时合影

9月8日,嘉善代表徐士寿、吴兴代表吴颂芳到中国红十字会总办事处(上海)要

求设立分会,按照章程缴费立案,领取旗章,嘉善分会、南浔分会正式成立。9月12日,平湖代表许兆麟、嘉善西塘代表李熙谋到中国红十字会总办事处办理成立分会手续,由总办事处备案,发给凭证,平湖分会、西塘(今属嘉善县)分会宣告成立。9月18日,衢县分会、濮院(今属桐乡市)分会、新市(今属德清县)分会、兰溪分会成立。9月23日,金华分会、丽水分会成立。9月25日,濮院分会召开成立大会,到会代表40余人,公举沈纯卿为会长,章镜明、郑寿庄为副会长,钟艾吉为理事长,徐崇谐为资产委员,夏岁光为议事长,范稼民为副议事长,并议定濮院医院为临时收容所,指定翔云观及香海寺两处开始收容难民。同日,温州分会成立,分会负责人为林卓、杨赈炘、白文俊。11月22日,原为临时设立的中国红十字会杭州分会,经决议变更为永久机构,酌留办事员3人,日常驻会,俞人蔚担任会长。

1934年9月24日至28日,中华民国红十字会第一次全国会员代表大会在上海召开,全国各地100个分会的226名代表出席大会,浙江参加大会的有西塘、宁波、孝丰3个分会的9名代表。9月27日,代表大会第四次会议决议另设审查章程条例细则委员会。经推荐,浙江王立三成为15名成员之一。

1937年7月7日,日本蓄意制造卢沟桥事变,侵华战争全面爆发。8月14日,日军飞机轰炸杭州笕桥机场;11月5日,日军地面部队在杭州湾北岸嘉善、平湖等地登陆;12月24日,日本侵略军占领杭州。自此,浙江红十字运动进入战乱成长期。为适应新的情况,实施战地救护、接济难民等活动,各地商议重新成立红十字组织。在杭州沦陷前,杭州分会更名为中华民国红十字会杭州国际分会,会址设在中正街广济医院内,会长蔡竞平,副会长高会督、梅主教,常务理监周象贤、金润泉、蔡竞平、谢芸庭、范光荣、张信培、宣绥降、胡海秋、徐佐青、吴特、高会督。由于杭州国际分会设在广济医院,广济医院则成为红十字组织的主要依靠力量。该院既要负责抢救伤员等业务工作,又要承担难民收留、分流等具体救济任务,成为当时杭城几个避难所的联络中心。"8·14"空战开始后,广济医院开始接治受伤的中国空军及其他受伤人员,同时更多伤兵自上海郊外战区搭乘火车来到杭州,数星期内达万人,住满了杭州所有医院、学校、寺庙及其他公共场所。广济医院受浙江省政府主席兼民政厅厅长朱家骅委托,承办浙江省临时重伤医院(即广济医院第二分院),主要救治从上海前线和杭州笕桥机场送来的空战重伤员。

在浙江遭受日军侵略时,各地分会也都积极开展战地救护和救难工作。据1940年《中华民国红十字会各地分会地名录》载,浙江省共13个分会设有联系地址(见表2-1)。

表 2-1　中华民国红十字会浙江分会联系地址一览表(1940 年)

地方分会	联系地址
德清	德清县城关公祠
绍兴	绍兴城内小校场 6 号
孝丰	孝丰城内南街里仁坊 54 号
吴兴	湖州城内爱山路
杭县	杭县临平镇
兰溪	兰溪庆成镇绳武小学校
嘉善	嘉善西塘镇平园
金华	金华县城迎恩门外电汽公司
余姚	余姚东驿镇节孝祠
临海	海门镇通衢桥
富阳	富阳萃和镇满洲弄周宅江边 13 号
鄞县	宁波中山路救火联合会
永嘉	永嘉县商会

　　抗日战争胜利后,中华民国行政院于 1945 年 12 月 8 日公布了《复员期间管理中华民国红十字会办法》,明确在"复员时期"中华民国红十字会的工作重点转为和平建设与社会服务。次年 5 月 19 日,中华民国红十字会理事会决定在全国开展征募活动,以征集会员,募捐基金。复员期间的红十字会员分三种,其名称按一次缴纳会费数额分:名誉会员 5 万元,特别会员 1 万元,团体会员 10 万元。浙江各地红十字分会在征募活动中成绩突出的,可以得到中华民国红十字会总会的奖励。1947 年 6 月 18 日,中华民国红十字会总会颁发奖状登记册载,永嘉分会于 1946 年征募成绩优良,符合发奖办法第四条之规定,给予颁发奖状。为适应新的形势,浙江各红十字分会又纷纷重组。1948 年,经中华民国红十字会批准,杭州分会重新成立,会员 202 名,会址设在杭州市孝女路 2 号。中华民国红十字会浙江省地方分会地址及负责人姓名见表2-2。

　　民国时期,浙江省行政区域内建立的地方分会并报中国红十字会总办事处登记备案的市、县、镇共 45 个,包括杭州、杭县、余杭、临平、富阳、西兴、萧山、於潜、建德、绍兴、绍县、上虞、普陀、吴兴、安吉、孝丰、德清、南浔、泗安、新市、宁波、余姚、奉化、鄞县、嘉兴、新塍、嘉善、濮院、天台、海门、临海等。

表 2-2　中华民国红十字会浙江省地方分会地址及负责人姓名一览表(1948 年)

地方分会	地址	会长	副会长	总干事
永嘉	永嘉城内铁井栏底 44 号	翁来科	吴百亨、朱胜千	邵尧夫
於潜	於潜长春药房	邵展成	高德馨、王伯勋	黄士豪
鄞县	鄞县宁波北郊路 5 号	周大烈	朱维琯、张天锡	张天锡
海盐	海盐上海威海卫路 92 弄 8 号	徐梅孙	朱凤蔚、吴鹿鸣	祖棣生
临海	临海台州公立医院	陈良	柳晓青、周文达	陈就新
德清	德清县城	王文卿	潘蕴珊、沈枝连	——

(二)浙江省中医协会

1927 年 4 月 8 日,浙江省中医协会成立,200 余人参加成立大会。协会设在杭州市织造马弄 10 号,负责人汤士彦、沈仲圭,会议还颁布了《浙江省中医协会修正章程》。1948 年 10 月 19 日,在浙江省中医协会第三次理事联席会上,时任理事长邢熙平因事务繁忙提请辞去理事长职务,建议由汤士彦常务理事兼任理事长,并报请浙江省政府社会处同意,协会办公地址迁入杭州市武林路 128 号。

(三)浙江省医学会

1932 年冬,经中华医学会总会牛惠生医师敦促,浙江西医师组建成立了中华医学会在浙江省的分支组织,并以组织所在地命名为中华医学会杭州分会,王吉民为分会会长,沙近德为副会长,陈万里为书记兼会计。惜此事未报总会,又与总会缺少联系,许多会员又纷纷离杭,分会无形停顿。1934 年 6 月 14 日,广济医院院长苏达立借开年会之机,召集 14 名会员改选分会责任人,会议决定仍由王吉民任会长,苏达立为副会长,钱仲青为书记兼会计,并正式通过分会会章。

1938 年至 1949 年,由于会员迁徙各地,中华医学会杭州分会责任人历经 4 次改选。第一次于 1938 年选举钱仲青为会长。第二次于 1940 年选举古德胜为会长,并更名为中华医学会杭州支会。第三次于 1946 年选举王季午为会长。第四次于 1947 年 5 月 8 日召开发起人会议,并于 1948 年选举徐世伦为会长。1949 年,中华医学会杭州分会由王季午任理事长、陈礼节任副理事长。自成立之日起,学会的一些会员就协助浙江省卫生行政部门制定医疗卫生政策法规。

第二节　近代医政管理和卫生防疫

民国时期,浙江省虽然逐步建立起了各级医疗卫生机构,但由于经费严重不足,医药卫生技术人员奇缺,医药工业十分落后,城乡缺医少药,疾病流行,国民政府的医政和医事管理薄弱,卫生防疫局限于传染病管理,所制定的医政和医事规章仅足以应付于当时混乱的局面。

一、医政管理和医事规章

民国初期,浙江医政管理由民政厅负责,而之后成立的浙江省卫生处为全省最高卫生行政管理机构。浙江省卫生处建立的一些医疗卫生机构开展医政管理和医事服务,针对当时发生的瘟疫进行疫情防控工作,并出台医政医事的一些规章制度。

(一)医政管理和医事服务

民国初期,杭州市府奉浙江省民政厅医令,由地方主管官署逐一调查各地执行镶牙业务者:凡符合《牙医师管理暂行规则》第 2 条第 1、2 两款规定者,依照第 4 条的规定呈请领证;对符合甄别办法第 7 条的医师进行甄别,如不符合前述两项资格,则由该官署另定训练、取缔办法,酌予登记或限制其开业地域。

1934 年,杭州市政府加强对医护人员及医疗设施的管理,如对中西医、牙医、药师、药剂生、助产士、接生婆、看护妇等进行管理,对中西药物、成药、毒剧品有害物、医院、诊所、药房、剂药师公会等进行管理。在杭州市开业的医师需依据部定办法领取执照,国医开业领照须由资望夙著的 3 名国药师出面保证,其资格学历经杭州市府认定合格者,方准予领照。1935 年 8 月,杭州市政府核发 4 件医师执照、1 件药师执照、12 件助产士执照、2 件医院开业执照、5 件中医师执照、2 件中药商执照、3 件西药商执照。

1937 年 7 月,浙江省民政厅第五科负责主管卫生,内设医政、防疫、保健 3 股。1939 年,省民政厅卫生科提出并要求各县建立卫生院,各区设卫生分院,各乡(镇)设卫生所,各保设卫生员。1940 年,省民政厅卫生科设置直属卫生院 2 处:一是设丽水卫生院于松坑口,共有病床 50 张,并在丽水城区及碧湖分别设卫生所,在九龙设卫生分所;二是在迁移后的省会所在地设方岩卫生院。省民政厅卫生处按照浙江省三年施政计划纲要的规定,督促各市、县成立卫生院。之后,部分市、县逐步建立县卫生院,乡镇公所设立乡镇卫生所,在保内设卫生员。1945 年,全省有县卫生院 65 个,县以下的区称分院,职能与县相同,大的乡镇卫生院建立中心卫生院。

1940 年至 1942 年,浙江省对各县级卫生院的诊疗工作进行了统计(见表 2-3)。

表 2-3　浙江省县级卫生院诊疗情况(1940 年至 1942 年)

时间	初诊/人	复诊/人	诊治新病/次	诊治旧病/次
1940 年	116127	229957	137894	221813
1941 年	87651	185165	112220	210600
1942 年	114665	223596	146259	246143

1943 年,浙江省卫生处公布医药人员及医院药商注册规则,医药人员及医院药商想在市、县开业者,均须依照注册规则办理,同时取缔不合格者。1944 年 1 月 5 日,浙江省卫生处要求各医院制定医疗服务规章制度《病人求诊须知》。

1946 年 8 月至 1947 年 9 月,浙江省市、县医务工作者均由浙江省依照医师法、药剂师法、助产士法及其他有关法令调验证书核准,由市、县发给开业执照。当年,海宁 7 人领医师证书,4 人领通字医师证书,共计 11 人。无法定资格在原市、县继续开业者,依照开业医事人员管理办法规定,发给临时开业执照。无法定资格的医务工作者,依照医事人员规定办法直接向考选委员会申请登记,听候审查,予以变通给证,使得其能够继续开业。国民政府对该项规定办法定有限期,逾限不再办理。经调查,浙江省当时有 362 个药房、2458 个中药铺、123 个设摊零售药商均依照管理药商规则及浙江省零售药商暂行规则由县、市发给执照。

(二)中医管理

古代中医没有医师执业管理制度,清末"新政"揭开了近代中医管理的序幕。清光绪三十四年(1908 年),清民政部颁布了取缔医生规则,与此同时太医院作为旧时代中医界在中央政府的象征及代言机构作用完全丧失。

1922 年 5 月,北洋政府颁布《医师(士)管理法令》,分中、西医两套,西医称医师,中医称医士,并对开业人员进行调查登记,开始举行中医考试。绍兴警察所曾委托绍兴医学会具体负责考务事宜,何廉臣等人还编撰了《绍兴县警察所考取医生试艺选刊》等书。

1928 年,国民政府卫生部成立,下设"中央卫生委员会"作为卫生决策的议决机关,当时委员担任者无一具有中医背景。第一届中央卫生委员会于 1929 年 2 月 23 日在南京召开。会议以"中医妨碍全国医事卫生"为由,通过了余岩等人提出的《废止旧医以扫除医事卫生之障碍案》。该案因引起全国中医界的抗议而终止实施。

1933年1月31日,杭州市政府借址惠兴女学举行杭州市第一届国医笔试,2月1日举行口试,共计合格者420人,此外免考合格者12人。1934年1月,第二届国医的笔试、口试分别开始,有29人报名参加,其中13人已领有外埠行政官署所发给的正式行医执照或曾在中医学校受过训练的有效证书,照章予以免试,不必复考;13人经杭州市政府审查会审查,概由国医审查委员会申请市长核发中医开业执照。同年10月21日,杭州市举行第三次国医考试,22人及格、12人免试、3人不及格。1935年4月,杭州市举行第四届国医审查工作,61人报名,经召集委员会议审定资格,所有考试及格和免试人员,请杭州市市长核准后,发给中医开业执照。1935年9月2至21日,95人报名杭州市第五届国医审查,除36人完全免试外,其余于10月6日上、下午在杭州市政府卫生科举行笔试。1936年9月至10月,杭州市第六届国医进行考试和资格审查,77人准予考试,22人免口试,19人免试,合格者89人,由卫生科检查证明文件及试卷等呈请杭州市市长核准,发给执照。

1936年,国民政府卫生部发布《中医条例》,确立了中西医并存的立法格局,规定了中医职业资格条件。全省按照该条例对中医进行管理。

1943年,国民政府卫生部发布《医师法》,对中医资格的取得作出明确规定,中医和西医在诊疗上具有同等地位,享有同等权利,履行同等义务,但当时并未建立起完善的中医管理机构和法律规范,使中医缺乏组织与法制保障。

(三)医政和防疫规章

1.医政医事

1924年9月,浙江省政府颁布《浙江临时赤十字病院简章》,阐明设置浙江临时赤十字病院以救护"江浙战争"战时伤兵及作战区域受伤人民为宗旨,以战事发生为开始,以战事终了伤病治愈为结束。病院拨借杭州旧贡院前第一中学校舍充之,俟战事终了即行缴还,战地分院遇有必要时临时设置,开办费除各慈善家捐集外,请求本省长官量予补助,成立救护队分赴各战地救护受伤军民,必要时得于各地设立妇孺收容所。

1934年4月26日,杭州市政府第135次会议决议通过《修正杭州市立病院附设护士科简章》,要求杭州市立病院为养成护士人才起见附设护士科,修业年限3年,第3年为实习期,志愿投考者为女性,30岁以下17岁以上,体格强健,无不良嗜好,初中毕业或有同等学力者。入学者须经考试和体格检查,考取入学者须填具志愿书,并觅本市人士填具保证书,缴纳保证金20元,毕业时发还,在学学生概由市立病院供给膳宿、讲义及制服。

1936年,杭州市政府公布《修正杭州市卫生委员会章程》(简称《章程》)。《章程》阐明设置杭州市卫生委员会为谋杭州市卫生事业的发展和卫生行政实施的便利,以杭州市市长、卫生科科长、公安局局长和各分局长、各区长、各法团代表为当然委员,另聘杭州市区领有部证的开业医师、热心地方公益人员4~6人为聘任委员,共同组成,设委员长1人,由各委员公推,常务委员3~5人。

1940年,浙江省政府颁布《浙江省各县乡镇公立卫生所设置办法》,对本省各县捐资设置的乡镇公立卫生所,予其称谓、董事会设置及任务、经费物资筹集、卫生所设置及任务等厘定十一条规定。5月18日,国民政府行政院颁布《浙江省各县各级卫生组织大纲》共三章十二条,规定浙江各县为改善全县卫生,增进居民健康,依各级组织区域设置县卫生院、区卫生分院、乡(镇)卫生所、保甲卫生员。县卫生院隶属于县政府,兼受省卫生处之指导,办理全县卫生行政及技术事宜。县卫生院应设门诊部及20~40病床,办理门诊治疗、住院治疗、巡回治疗等,除直接诊治患者外,还需收治各卫生分院及卫生所转送的患者。在传染病流行时,得设传染病室实行隔离治疗。其后,浙江省政府颁发《浙江省各县办理卫生行政规则》,对浙江各县及境内抗日游击区的各级卫生机构设置、设备标准、卫生经费、人员任用、会计事务、行政事务、规划实施等厘定二十二条规则。

延 伸 阅 读
县卫生院职掌

①拟具全县卫生事业计划。②承办全县卫生行政事务。③造报全县卫生经费预算及决算。④指导视察并协助各卫生分院及卫生所技术和设施事项。⑤训练初级卫生人员。⑥实施医疗工作。⑦推行种痘及预防注射,并办理关于传染预防及遏止事项。⑧办理全县学校卫生及妇婴卫生。⑨改善全县环境卫生及街道房屋清洁事项。⑩管理全县医药事项。⑪办理全县生命统计。⑫研究及防止全县地方病。⑬编制卫生宣传材料并推广卫生急救知识。⑭办理其他有关卫生事项。

2.医政药业

1930年8月29日,浙江省政府委员会议制定《浙江省管理零售药商暂行规则》(简称《规则》)十三条;9月6日,由浙江省民政厅发送各县市政府施行。该《规则》认定凡沿途或设摊零售的药商,依本规则管理,凡零售药品须呈地方卫生行政官署申领营业执照;不论设摊或沿途兜售,均须携带营业执照,以备责查验;不得贩卖春药及违禁药。

1938年9月29日,浙江省民政厅卫生处颁发《非常时期药剂生领照暂行办法》(简称《办法》),《办法》规定曾在医院或药房调剂3年以上,得有学习证书或曾在地方政府立案药学讲习所或药剂生训练班修业1年以上,毕业得有毕业证书者得依本《办法》请领药剂生执照。1942 年,浙江省卫生处拟订的《战时医疗药品售销登记管理办法》公布施行,对药商囤积药品实施严格管制。

1943 年,浙江省政府颁布《浙江省巡回卫生工作队组织规程》八条,阐明浙江省卫生处为协助各县实施卫生工作,依照规程设置巡回卫生工作队,工作队设置队数、地点及工作区域以卫生处以命令定之,按照成立先后冠以番号,称为"浙江省第×巡回卫生工作队"。同年,浙江省卫生处制定《省政府暨各厅处局员工免费诊疗办法》,省党部员工亦享受救济,以减轻公务员医药费负担,这项福利普及各县。5 月 31 日,浙江省政府颁布《浙江省医药人员及医院药商注册规划草案》,对领有证照之医药人员及医院药商欲在本省各县市请求注册给照开业者厘定十五条规则,适用于牙医师、中医药师、药剂师、药剂生、护士、助产士等领有中央或省颁之证书执照者。

3. 疫情防控

1916 年 3 月,北洋政府内务部颁布了《传染病预防条例》,并于 1919 年成立中央防疫处,掌管有关传染病研究、防治,及生物制品的制造、鉴定等工作。1928 年 9 月,国民政府重颁《传染病预防条例》,10 月 30 日又公布《传染病预防条例细则》,并于 1929 年 9 月 1 日开始施行。据不完全统计,至 1948 年,国民政府先后颁布了 10 个有关防疫的法规条例,16 个有关公共卫生的法规条例,如针对食品卫生监督的条例就有《饮食物及其用品取缔条例》《清凉饮料水营业者取缔条例》等。

抗日战争期间,日军在浙江萧山、宁波、衢州、义乌、金华、丽水、云和等地实施细菌战,投放伤寒杆菌、霍乱弧菌、鼠疫跳蚤。在疫情暴发后,浙江省政府委员会第 1327 次会议通过《浙江省会临时防疫委员会组织规程》十三条,阐明为防止鼠疫事宜,特组织浙江省会临时防疫委员会,委员会主任委员由省卫生处处长兼任。之后,浙江省卫生处颁发《浙江省各县临时检疫所组织通则》十四条,要求浙江各县于必要时,应遵照省令指示或呈省核准后设置临时检疫所,已设有防疫专业机关之县份,得合并办理。检疫所隶属于县政府,受卫生院指挥,并同受省卫生处督导,经费由县筹拨,需用药品、器械由县置办。检疫所检疫规则由省订定通颁遵行,办事细则由各县自行拟订。

1943 年,浙江省政府颁布《浙西医疗防疫队组织规程(草案)》九条,阐明浙江省卫生处为推进浙西各县医疗防疫工作,设置浙西医疗防疫队,直隶于卫生处,兼受浙西行署指挥监督。防疫队于必要时得呈准设置门诊部、传染病隔离所、巡回工作组。

1944 年 4 月,浙江省政府颁布《浙江省各县防疫实施办法》,要求浙江各县防止疫病蔓延,并切实推动防疫工作,防疫工作实施力求迅速、切实有效,尤需于事先制订工作计划,按其性质由当地各机关分别承担,不得推诿,对防疫机构组织、防疫干部人员训练、卫生宣传工作、疫情报告、棺木统制和疾病死亡登记、推行环境卫生、按季普遍注射各种预防疫苗、法定传染病地点与患者隔离、交通检疫、疫情点调查、各种防疫用品设备购贮管理、防疫基金筹储标准、防疫事务劳绩奖惩、拒绝防疫或破坏疫政罚办等十九条进行了规定。同年 7 月,浙江省卫生处编制出版了《防疫法规法令汇编》,其中规章制度十分详备,对全省各地的卫生防疫工作有重要的指导和规范意义。

1945 年 1 月,浙江省政府颁布《修正浙江省医疗防疫组织规程》七条,规定浙江省医疗防疫队直隶于浙江省卫生处,并按成立先后冠以番号,称为浙江省第×医疗防疫队。

1948 年,浙江省政府颁布《浙江省各县市防治霍乱实施办法》,确定各县市防治霍乱实施时间暂定为 5 月 1 日至 9 月底,如有必要可延长。各县市应成立防疫委员会,策划办理防治霍乱事项,所需霍乱疫苗及漂白粉由浙江省卫生处部分免费拨给,其余经费应在各县市预算所列防疫经费项下开支,如有不敷,得征求国民意见,机关发动,地方力量筹募补充,并按如下 7 项办法实施:①各县市应在 5—6 月间举行预防霍乱及其他急性肠胃传染病宣传周活动。②每至夏初应积极推行霍乱预防注射。③疫情报告应严密,尤迅速确实。如发现呕吐患者,应立即报告附近卫生机关,派员检验,并加处理。④诊断霍乱患者,力求确实,检验霍乱弧菌,以定是否真性。⑤发现霍乱及疑似病例,应立即予以留院隔离治疗。⑥凡发现检验确定的真性霍乱一例,或 5 天内在同一地区发现疑似霍乱 5 例以上时,应立即实施检疫。⑦改善环境卫生。

4. 环境和餐饮卫生

浙江省政府卫生处于 1940 年颁发了《夏令卫生运动实施办法》,要求各地政府推行夏令卫生,并联合当地各机关团体及开业医药人员等,组织夏令卫生运动委员会。委员会得视当地实际情形,以推行于乡村为目标,选择举行各种形式的夏令卫生运动宣传周活动(5 月 1 日至 8 月底),如卫生展览会、卫生清洁竞赛运动、卫生讲演会,扑灭各种传染病菌媒介物运动,施行饮用水源地井消毒、沟渠疏浚、公私厕所及污物渣滓堆集场所清除,霍乱、伤寒预防注射,露天饮食摊贩检查、改善与取缔,劝导民众革除饮食生冷物及随地吐痰等不良习惯。

1946 年,浙江省政府颁布《浙江省各市县管理饮食业规则草案》三十条,其中涉及卫生管理的条款规定:凡开设饮食店铺或制造饮食品厂商应由卫生主管机关发给卫生检验执照,方得开业或制造。卫生主管机关得随时提取货样化验或派员前往制造场所检查。卫生检验执照每年更换一次,概不准转让他人,变更或歇业时须将执照缴销或换领执照。1947 年,杭州市政府颁布《杭州市菜酒茶饭面点业管理规则》二十七条,其中涉及卫生管理的条款规定:各菜、酒、茶、饭、面点店铺应向市卫生局申请登记核发许可证后,始准营业。

二、疫情控制和卫生防疫

民国时期,由于社会管理混乱,卫生防疫工作处于空白状态,各种传染病暴发流行,使得浙江省每年传染病患者不计其数,民不聊生。

(一)疾病流行和防控

民国时期,政府忽视社会公共卫生防疫工作,各种传染病猖獗。1912 年、1920 年、1947 年,东北 3 次鼠疫流行死亡人数达 10 万;广州、香港鼠疫死亡人数超过 10 万。据不完全统计,在 1937 年至 1946 年这短短的 10 年间,全国霍乱死亡人数达 10 万以上。在 1939 年至 1949 年间,全国各地天花患者达到 38 万余人,在天花危害严重的区域,流传“生儿只算生一半,出了天花才算全”的谚语。据浙江省卫生处统计,1940 年至 1946 年,浙江省报告传染病患者 184256 人次,死亡 11038 人,历年传染病患病和死亡人数详见表 2-4。

表 2-4　1940 年至 1946 年浙江省主要传染病患病和死亡人数表

(人数)

年份	回归热		合计		霍乱		伤寒		赤痢		斑疹伤寒	
	患	死	患	死	患	死	患	死	患	死	患	死
1940 年	37555	2281	10588	2248	80	/	1830	34	2	1	83	
1941 年	19151	641	72	29	267		2258	96	7	1	159	4
1942 年	10737	946	1820	327	115		2856	108	9	1	140	4
1943 年	32576	859	176	1	417		3222	106	179	43	211	5
1944 年	30161	3267	18	3	391		284	158	133	6	222	6
1945 年	25454	1227	448	53	416		2170	66	111	13	949	190
1946 年	28572	1817	4220	975	655	/	202	62	112	5	612	21

注:浙江省政府卫生处.浙江省历年传染病患病和死亡人数比较表(1940 年至 1946 年 8 月).浙江省档案馆,档 L036-0-167,第 373 页.

1. 近代浙江省疾病控制和疫情史

1920 年,杭县流行性脑膜炎发病 12 例,死亡 11 例;余杭县染病 46 例,死亡 5 例;3 月 28 日,《申报》报道:“嘉兴时疫流行,近又加剧,邑死亡人数已达千人以上,目下之脑膜炎,染者不及半日,急行毙命……”。

1923 年,美国学者福斯特和梅伦奈在嘉兴杨庙乡和绍兴陈家桥找到日本血吸虫病中间宿主——钉螺,并镜检到尾蚴,证实嘉兴、绍兴为血吸虫病流行区。翌年在《美国卫生杂志》上发表论文“绍兴发现日本裂体血吸虫软体动物中间宿主”。1925 年,绍兴福康医院美籍医师鲍罗氏对该病作了系统研究,并研究了姜片虫的发育过程。鲍罗氏报告称,在绍兴福康医院,有 40%~50% 的患者携带有姜片虫。绍兴安昌镇的居民,90% 以上存在姜片虫感染。

1928 年 5 月,绍兴福康医院内科医师应元岳从绍兴县兰亭 2 例住院患者的痰液和粪便中检出肺吸虫卵,首次证实我国存在人体肺吸虫病,并用土根素治疗。这是国内最早对人体肺吸虫病的发现。1930 年,应元岳将其对人体肺吸虫病的发现及治疗方法写成医学论文"并殖吸虫二例报告",发表在《中华医学杂志》英文版 1930 年第 16 期(卷)上。同年,中央卫生署派驻小队人员吴光、屈荫杰等研究绍兴兰亭地区的肺吸虫。

《浙江民政》1933 年第 5 卷 1 期刊载:"民国 18 年春,衢、龙、江 3 县发生流脑流行,疫势甚烈。"1929 年 12 月,《浙江民政特刊》刊载"衢县城乡有蛔虫病流行""衢县大南乡属橡皮脚病流行地区"。1930 年,吴兴县流脑流行,病势凶猛,县政府在青铜门外永福寺建传染所,免费收治流脑患者,自 2 月开始至 5 月 10 日止,门诊 44 人,收治 23 人,其中死亡 3 人;11 月,东阳中学流脑流行,死亡 2 人。

1931 年,浙江省卫生处记载在杭州郊区人群疟原虫感染率高达 39.05%,其中恶性疟占 82.4%。德清武康的人群脾肿率为 23%,原虫率为 21%,恶性疟与三日疟各半。德籍卫生顾问罗塞(Rose.G)和葛福臻氏在开化县调查,发现克绿夫脱氏丝虫。

1933 年 1—6 月,宣平 352 人染天花,死亡 35 人;200 人口的水乡(即现在新宅乡)李村有 60 余人死于天花,全村白天看不到玩耍的儿童,晚上家家户户不敢出门;700 余人口的岭下汤村有 60 多人病死。

1934 年,民国中央防治血吸虫工作队姚永正、甘怀杰等一行 5 人驻开化县池淮畈专事防治血吸虫病,浙江省卫生实验处处长陈万里、卫生顾问罗塞兼任督察指导。同年 8 月,中央防治血吸虫病工作队在衢县千塘畈叶派碓村设诊疗所,用酒石酸锑钠、浮亚丁、吐素等药品设门诊,治疗早、中期血吸虫病患者 3521 名。罗塞在衢县发现了钉螺并检出 6 名血吸虫病患者,其中 2 例在粪便中找到虫卵(刊于浙江省立医院季刊 1 卷期 24 页)。陈万里皆同罗塞在绍兴兰亭董坞村对6 例患者进行痰检,均检到肺吸虫卵,随后他们调查了兰亭、兰渚两地 29 个自然村的 685 人,查得痰检虫卵阳性 134 人,阳性率 19.5%。同年,杭州热带病研究所医生陈超常检查萧山湘湖师范附属小学学生 466 人,其中阳性 355 人,感染率74.2%。5 月,县立医院门诊患者粪便直接涂片检查,首次发现 3 例姜片虫卵阳性者。同年,中央卫生署派驻小队人员吴光、屈荫杰在兰亭进行肺吸虫史研究,证实该地肺吸虫第一宿主为川卷螺,第二宿主为溪蟹(石蟹),溪蟹囊蚴感染率为7.4%~27%,并对虫卵大小作测量。

1936 年,吴光又报告在兰亭检查的 55 头猫的肺吸虫感染率为 20%。同年,嵊县麻疹流行。1937年,衢、江两县再次发生天花流行,江山廿八都镇发病400人,死亡80人,发病率高达350/10万。1938年,金华县发生天花流行,发病率达164.79/10万,病死率54.3%。

1939年至1944年,日军的细菌战地域遍及大半个浙江省,致使许多无辜平民死于鼠疫,造成极大的灾难。第一次是1938年至1940年间,日军对萧山、宁波、衢州、义乌、金华等地的细菌战攻击;第二次是1942年浙赣战役期间,对金华、衢州、丽水、云和等地的细菌战攻击;第三次是1944年,在丽温战役期间,对丽水、衢州、温州等地的细菌战攻击。

据统计,1939年至1948年,衢县有5400多人死于血吸虫病,其中仅莲花乡就有1493人死亡。1940年,全省流脑发病3392例,死亡1526人,死亡率为45%。1940年至1948年,绍兴市5县统计报告伤寒共532例,死亡18例;1949年发病1134例,死亡198例。1940年至1949年,全省各市县均有痢疾流行,10年间共发病16894例,死亡1007例。1941年,龙游南部山区发现较多甲状腺肿患者。1942年,浙江省舟山定海发现流行班氏和马来丝虫病,此后在宁波、绍兴、萧山发现的微丝蚴也属马来丝虫。1942年至1949年,临海县记载曾有钩端螺旋体病例。衢州、龙游、常山、江山、开化5县卫生院门诊伤寒发病347人,死亡27人,平均病死率7.78%。据5县调查统计,实际发病约12000余人,死亡4500余人。1944年1月至5月,杭州地区流脑发病1399人,死亡644人;3月,杭县云会、东塘、金平、独山、宏礴诸乡发生317例,死亡162人。杭县卫生院防疫队巡回防治,预防注射3次,共61904次,耗用疫苗1050瓶。1946年,省立绍兴医院和绍兴县卫生院门诊登记肺结核病356例。甘怀杰在开化调查发现儿童疟原虫阳性率高达43.9%。1947年,定海福仁医院门诊记录肺结核387人,肠结核4人。宁波华美医院集体防痨检查70022人,发现患者7261例,患病率为10.37%。1948年10月,浙东血吸虫病防治所为衢县皖江小学学生粪便检查255人,检出姜片虫卵阳性15人,阳性率5.88%,并用药免费为学生驱虫;发现中小学生蛔虫卵阳性率高达99.2%,并用山道年片予以集体驱虫。

(二)食品卫生和防疫

民国时期,浙江省在卫生防疫方面,尤其在食品卫生管理方面开展了一些工作,制定了一些规章。浙江省政府制定了《浙江省各市县管理饮食业规则》,主要针对在本省各市县内开设酒、饭、茶店等足以供人就地饮食之店铺、摊贩或制造贩卖单体、复体或复合物之食品、饮料、水果、糖果、香料等食物,均依本规则规定管理,具体的内容分三章二十九条。

1923年,绍兴县卫生局局长薛瑞骧发出通令,要求各城乡分所警察严厉取缔一些不符合卫生条例的食品,如猪羊肉类未经警察检验盖印者不准售卖,病死牲畜不准售卖,蔬菜瓜类水果已经霉烂变色者不准售卖,鱼肉及一切油腻食品过夜的不准售卖,熟食品店、糖果店摆摊必须加盖纱罩以防蚊蝇叮吸,一切妨碍卫生的食物饮料不准售卖等。

1929年6月,鄞县政府颁布《取缔有害卫生饮食物品规则》,并开始在城区饮食服务行业中施行;后又公布了《取缔夏秋两季店摊不洁饮食物品规则》《取缔熟食摊贩规则》《管理菜市场规则》《菜馆饭店业卫生检查组织服务规则》等规定,执行限于城区。

1933年,衢县警察局对肉商进行管理,规定"肉色不正、陈腐或隔夜陈肉一律禁止出售"。1936年,衢县举办卫生警察、厨师卫生训练班,讲授食品卫生常识。1941年,该县颁布《饮食店卫生营业规则》。1946年,衢县举办菜馆、饭店、茶店、水作业卫生竞赛。1947年,该县颁布卫生管理办法,并给75家检查合格的店铺颁发卫生执照,县卫生院派员稽查饮食店摊,取缔不符合卫生管理办法的冷食摊贩11家,对出售腐败变质食品及瘟猪的肉店处以罚款。是年2月,县参议会第六次大会通过《严禁猪肉灌水案》。

1934年,杭州市各牛乳厂每天递送各户的鲜乳在1900斤以上,连同乳制品达4400斤以上。牛乳若保存、运输不当,亦是食品中最易导致疾病的媒介。杭州市政府及时派员检查牛乳挤取、贮藏、制造、递送、贩卖等过程及牛舍饲料用具的卫生,规定A字牛乳1立方厘米的乳汁微菌不得超过3万,遇有患病服药或分娩未久的母牛,禁止挤取乳汁。厂中一切用具均应严格消毒,以免传播病原。一切患有传染病的工作人员,如结核病、梅毒、麻风病等或身体露出部位化脓性发疹,均禁其处置牛乳或洗涤用器。牛乳递送者若无许可证,禁其从业。同时,杭州市府规定清凉饮料店需有政府执照才能营业,省立卫生试验所会不定期对其饮料进行抽样化验,加强管理。1934年夏季酷热,冰淇淋、刨冰、酸梅汤等冷饮十分畅销,向杭州市府请求给照者纷至沓来。为防范疫病等传播,杭州市政府派员调查申请仿照者内部设备及调制方法,从严取缔不合格店铺,并随时派员提取冰淇淋、刨冰、酸梅汤等饮料送卫生试验所检验细菌含量,以不发现大肠杆菌、1毫升饮料内细菌数不超过10万者为优质;在其标准之下者为不及格,予以警告,指出整改方法,如经警告仍不见好转者,予停业处分。在停业期间,店铺须按照通告积极改善,听候复验;如再不合格,即吊销执照,不准营业。同年7—8月间,杭州市政府组织检查160次,9月后,清凉饮料停售。

1935年11月,为保障饮食卫生安全,杭州市政府派员检查各饮食品及工厂卫生,凡屡教不改者,送局罚办。其间送局惩处者有信义巷聚元豆腐店器具不洁案、延龄路新一家酒店用具不洁案、菜市桥庆春阁菜饭馆案及东街路新桥勇利染坊及菜市桥合兴染坊污水排入河流案。

1936 年 2 月,杭州市规定售卖各种饮食物品,均应遵守取缔规则。除一些纠正者外,取缔者有富三桥金记酒店、南星桥伍以乃豆腐店、东坡路鑫兴点心店、盐桥春华园饭店和仓桥鑫记肉店等 43 家,又有用具不洁或售卖劣质食品者有新民路晶晶酒店、河埠路阿元酒店等 8 家,均送交各该管公安分局分别罚办。同年夏季,杭州市政府又检查了市区各种清凉饮料,每天指派人员稽查,向各冷饮店调取冰淇淋、酸梅汤等用消毒瓶固封,送卫生试验所检查,以在 1 毫升内细菌数不超过 3 万及 1/10 毫升内不含有大肠杆菌为及格,不及格者轻则酌量处罚,重则吊销营业许可证。9—12 月,杭州市政府派员检验了 37 家牛乳厂的 492 头乳牛,患结核病牛不准充当乳牛,并在牛角上加烙火印,勒令隔离,不得与健康乳牛混养在一起,其余分别给予牲畜健康检验证。

1942 年,嘉兴县公署令各警所对于公众饮食之店所集食品严加检查,如有妨碍卫生即禁止出售。各警所抄录警务处所颁卫生规则 30 余条,分给各商号,令其逐条遵守,以保公安。

1946 年 7 月,嘉兴县防疫委员会第二次会议决定:"各有关饮食商店、摊贩均得向本会申请卫生执照,始准营业。""如有不遵守者一次予以警告,二次停业若干日,三次吊销执照,勒令停业。"1946 年 1 月至 1947 年 10 月,嘉兴县共发放卫生营业许可证 1038 张。1948 年 8 月 7 日,嘉兴县府令警察局"冷饮样品送省检验,除鸿运牌棒冰及明星牌、金中牌、鸿运牌鲜橘水含菌最少准予出售外,其余均应严予取缔"。

三、西医学进入浙江

西医学通常指西方国家的医学,起源于欧洲古希腊。16 世纪,欧亚交通逐渐发达,一批欧洲的天主教传教士开始进入中国,其中以医学传教士为主,有的开设门诊部或诊所,有规模的建成教会医院。

据《舟山志》记载:"明嘉靖二十四年(1545 年),葡萄牙人在六横双屿港建医院两座,采用传统西医疗法,为海上互市的中西方商人服务。"这是有关西医进入浙江最早的记载。葡萄牙人费尔南·门德斯·平托(1509—1583 年)在《远游记》中也对舟山双屿港设立医院有所描述:"我们行驶了 6 天,来到了双屿门。谓门,实为两个相对的岛屿。距当时葡萄牙人的贸易点有三里路远。那是葡萄牙人建立

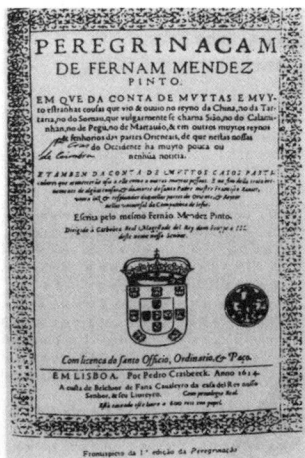

葡萄牙人费尔南·门德斯·
平托著《远游记》一书封面

在陆地上的村落,房屋逾千。有市政官、巡回法官、镇长及其他六七级的法官和政府官员……该城充满自信和骄傲,有些房屋的造价已高达三四千克鲁札多。"《远游记》中记载双屿有 3000 多居民,其中 1200 为葡萄牙人,其余为中国、马来西亚、占城(今越南中部)、暹罗(今泰国)、婆罗洲(加里曼丹岛,位于东南亚)、琉球等国人,有 1000 余座房屋,2 座医院,6~7 所教堂,1 所仁慈堂等。

在第二次鸦片战争之后,清朝廷开放宁波等五地为通商口岸,西医借助殖民势力和教会进入浙江。自清道光二十三年(1843 年)起,西方教会传教士在舟山、宁波、杭州、温州等地兴办诊所和医院,借医传教。以下按诊所、医疗机构初建时的时序分地区列出。

(一)舟山地区

1. 定海医院

清道光二十年(1840 年)九月,英国基督教伦敦公会医学传教士威廉·洛克哈特(又称雒魏林,Dr. William Lockhart)随英军到定海开设医院。清道光二十一年(1841 年)二月,英军撤离舟山,该医院关闭。清道光二十二年(1842 年),《南京条约》签订后,雒魏林重回舟山,于清道光二十三年(1843 年)六月十三日重新开办该院。据不完全统计,在不到一年的时间里,该院共医治病患 3502 人。

2. 沈家门存济医院

1917 年,舟山刘寄亭等捐资创办时疫医院,后改名为沈家门存济医院。1924 年,该医院有正厅 5 间,余屋 15 间,中医、西医、护理各 2 人,司药、会计等共 10 人。1931 年,地方人士张晓耕先生以其父张子良七十寿辰,得寿礼五千大洋,并斥私财五千,在宫下地段购置地皮为存济医院造二层西式楼房一幢,并在房后山上建病房 20 余间,设病床 10 张;1939 年,日寇侵占舟山,医院业务衰退;抗战胜利后,医院成立董事会,聘请名医李企良任院长,地方各界募捐在门诊后山坡建平房为住院部,二层门诊楼加层作手术室,有病床 36 张,并购置 X 光机等设备,设检验科,开展妇产科和下腹部手术。时为沈家门存济医院全盛时期,与宁波华美医院、余姚阳明医院并称为"浙东三院"。1950 年 5 月 15 日,国民党军队携带大部分器械、药品及主要技术人员前往台湾,该医院停止门诊。5 月 17 日,舟山解放。8 月,定海县人民政府派人整顿医院。9 月,恢复门诊和收住患者。1954 年 2 月 6 日,该医院由普陀县人民政府接管,并更名为普陀县人民政府卫生院;1956 年 6 月,改名为普陀县人民医院。

(二)宁波地区

1. 华美医院

清道光二十三年(1843 年),美国基督教浸礼会派玛高温(D. J. MacGowan)

到宁波一边传教一边行医。最初,他在北门佑圣观厢房向道士租借了几间房,开办"浸礼老医局"。玛高温擅长眼科,常带装有 24 种普通药品的药箱。他还在月湖书院传授西医,培养学生。清道光二十七年(1847 年),继玛高温后,白保罗(S. P. Barchet)接盘诊所,诊所从佑圣观迁往姚江边,建男病室,设 20 张床位。清光绪六年(1880 年),得绅士张让三等赞助,诊所进而建立女病室,设 10 张床位,并改名大美浸礼会医院,为国内开办最早的西医医院之一。该医院还去溪口、江口、沈家门行医。清光绪十五年,兰雅谷(J. S. Grant)继任,将自己在宁波海关港口检疫官酬金全部捐给医院,带动了地方绅士募捐,医院初具规模,时已有 40 张床位,内、外科齐全。

为了纪念兰雅谷和华人业绩,留芳中美合作佳话,1915 年,医院改名为华美医院,并建立手术室。1920 年,医院的宗旨为"身灵并治""以救济贫民,传扬圣道为目的""施诊期内凡挂号后须先入讲道处静听圣道,以为修德养心之助"。医院占地约 5 亩,共有医疗用房 500 平方米,分门诊部和住院部,住院部设男、女病床 60 张,还设有手术室、诊疗室、显微镜室等,临床分科有内科、外科、产科,能进行腹部肿瘤切除、唇裂修补和输尿管结石取出等手术,能采用血清疗法治疗破伤风、白喉、菌痢等,化验科除能够检测三大常规外,还能开展血清学检查。医院从美国购得 30mA X 线诊断机 1 台,开展了透视和摄片,此外还对癣症、疥疮等皮肤病进行放射治疗。清同治十年(1871)至 1940 年,医院还承担了宁波海关的港口检疫工作。医院设有临时防疫所,主要开展伤寒、霍乱、天花等传染病的治疗。在 1915 年至 1924 年霍乱流行期间,医院先后筹设临时防疫医院救治病患。

1921 年,华美医院设有内科、外科、手术室、眼科等科室,并装备 X 光机,有 30 名员工,其中医师 6 名。1926 年,医院大楼兴建,并于 1930 年完工,耗资 12.7 万余美元,共建成四层住院大楼、二层门诊楼和三层附设护士学校用房各 1 幢。1930 年 7 月 4 日,美国浸礼会委托美国牧师赫培德签署了医院移交文件,将医院所属院舍、仪器设备及地基一并交给中华基督教浙沪浸礼会管理,院务仍由董事会管理,由任莘耕任院长,这是华美医院第一位华人院长。1931 年,医院增设了妇科。1934 年,华人丁立成就任院长,美籍医生汤默思(Harold Thomas)仍担任外籍院长。1935 年,医院又设立了营养室;9 月设立公共卫生部,主要开展卫生宣教和市民预防接种,并对宁波全体中学生进行一年一次的胸透检查,此外还向中华基督教青年会、母亲会、儿童会及其他一些社会团体进行卫生演讲。

1936 年,医院增设了肺结核诊所和气胸诊疗所。1938 年 8 月,除了内科、外科、产科、放射科、化验科、眼科外,医院还设立了传染病科,并开设了一家时疫医院,收治霍乱病患。1940 年,医院共有职工 97 名,其中医务人员 32 名。10 月27 日,日军在宁波市区投下了带有鼠疫蚤的细菌弹;2 天后,开明街口居民中突发高热且死亡的人数日益增多,患者纷纷前往医院救治,省、市政府及医院采取一系列措施,迅速控制了疫病蔓延。

1941 年 4 月 20 日,宁波沦陷。12 月 7 日,华美医院的美国人全部撤离,为了保护财产和技术力量,医院聘请曾留学日本的夏禹民医师为医院监督。抗日战争结束,宁波局势趋于稳定,医院恢复原名,美国医护、宗教人员陆续返回医院,华美医院有所发展,已设有内科、外科、皮肤科、小儿科、妇产科、眼科、耳鼻喉科、放射

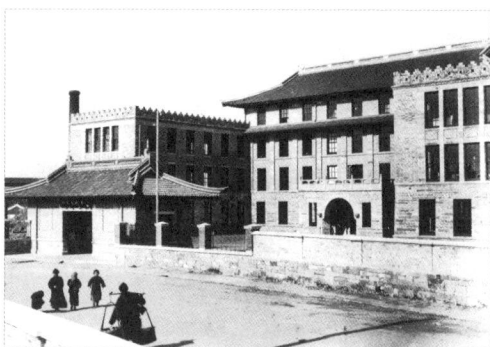

20 世纪 30 年代,宁波华美医院住院大楼

科和化验科,有约 120 张床位,主要医疗设备有基础代谢机、心电图机、膀胱镜、喉镜、直肠镜、骨科、腹部手术和五官科手术器械、全身麻醉机、人工呼吸机以及 200mA X 线和小型 X 线诊断机各 2 台、牙科 X 线机以及深度 X 线治疗机、伦琴测量机,医院的放射科设备在省内处于领先地位,并在浙江省最早开展了放射治疗。医院在化验方面也处于领先地位,检验工作分普通检验、细菌学检验、生化检验、血清学检验及病理学检验共 104 项,此外还有病理组织切片和涂片检查。医院的制剂药品也很多,葡萄糖、氯化钠、肝浸膏、咳嗽合剂、抗菌痢药和仙鹤草素均由医院自制,还供应给其他医院和诊所。

1945 年至 1948 年,华美医院设有 136 张病床,分设内、外、妇产、五官、肺结核等科室。1946 年 11 月,医院增建住院大楼东西两侧的第四层,于 1947 年 4 月完工,由宁波邬全顺营造厂承建。至此,从 1922 年破土兴建的医院主楼,历时 25 年最终完成。1947 年,医院门诊就诊达 37820 人之多。医院又在住院大楼前盖起了 3 间平房,供门诊使用,同时在孝闻街开设了一家简易诊所,另外还附设一家妇孺简易门诊所,但仍不能满足门诊需要。1948 年医院再次扩建门诊楼。1947 年 10 月 4 日,华美医院发起组织宁波防痨委员会,由吴元章任总干事、丁立成等任副总干事,这是浙江省最早的防痨组织。1948 年,中国善后救济总署赠送华美医院 1 台小型集体 X 线胸片拍摄机及 70mA 自动化缩影集体拍片机。

1949 年 12 月 18 日傍晚,国民党飞机投下的燃烧弹将医院主楼四楼顶和华美护校烧毁。1949 年,医院与中国盲民福利协会在孝闻街 263 号设立了防盲砂眼诊疗所。1951 年 10 月,医院由宁波市军管会接管,时有医务人员 30 名,职工 17 名,床位 120 张,随后改名宁波市第二人民医院。

2. 其他医院

清道光二十四年(1844年),美国长老会医生麦卡第(Dr. D. B. Mccartee)在宁波江北岸槐树路佑圣观内施医传教,并开办惠爱医院。道光二十八年(1848年),英国圣公会和同治三年英国循道公会先后来宁波传教,约于清道光三十年(1850年)至同治九年(1870年)间在江北岸白沙路开办体生医院(1922年,英人燕乐拔回国后停办;1923年,吴莲艇接办,改名为天生医院),城区孝闻街开办仁泽医院(1934年2月停办)。清咸丰六年(1856年),美国南方美以美会泰勒在宁波开设私人诊所。清咸丰九年(1859年),英国圣公会开始在宁波开展医疗活动,设立戒烟所,由高夫(F. E. Gough)主持;但不久,戒烟所迁往杭州。清光绪九年(1883年),宁波北门姚江边建起了兰雅谷为院长的浸礼会医院,宁波舟山教会诊所为驻扎在舟山的英军提供大量药品。宁波城内的教会医院和广州伯驾医院的大部分经费由伯驾在美国各地筹集。清道光二十三年(1843年),伯驾先后2次到上海观察建诊所的地形,经过对比,于次年2月正式进入上海工作,之前在舟山开诊所达半年。

(三)杭州地区

1. 广济医院

清同治八年(1869年),天主教在杭州设圣文森特(St. Vincent)医院。同年,英国安立甘会派Meadows在横大方伯巷建立戒烟所,在此基础上于清同治十年(1871年)创办大方伯医院,后以"广行济世"之意改称广济医院,清同治二十年(1881年)改派传教士梅藤更来杭掌管广济医院。广济医院分别有一个演讲厅、接待室、图书馆、会议室和手术中心,在宝石山顶和山下大佛寺西侧分别筹建了肺病疗养院和麻风病院。清光绪三十二年(1906年),医院又建立了广济医学堂,梅藤更任校长,并设立病理实验室。

清宣统三年(1911年),杭州广济医院(现浙江大学医学院附属第二医院)从国外进口了X线机,配置了用于医院工作的电机、电炉、电疗器、电灯、电话机等设施。梅藤更在杭州期间还担任中国红十字会杭州分会名誉会长。1926年12月,梅藤更与夫人从上海乘坐"马其顿号"返乡。至1926年,广济

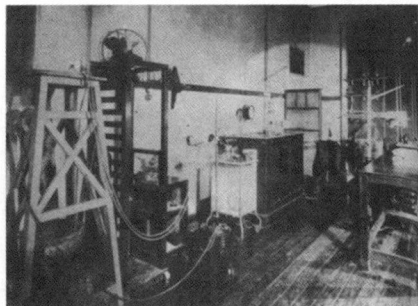
清宣统三年,广济医院配置X线机

医院已拥有500张病床、3个手术室,其下有男女病院、花柳皮肤病院、产科院、肺病疗养院和麻风病院、广济医校、男女护士学校、孤独院。

2. 杭州红十字会医院

1928 年 1 月 6 日,法籍天主教修女郝格助(Sr. Hacard)在刀茅巷 222 号创办的杭州仁爱医院,又名圣心医院,第一任院长为中国籍修女孙儒理,后由法籍修女大姆姆彭(Sr. Apolline Bowlby)任院长。彭主持医院期间,修建哥特式教堂和 X 光室、施诊所、免费病室、海星小学校舍等,医院共有病床 100 多张。1941 年 12 月,太平洋战争爆发,彭在上海集中营中病死,医院由匈牙利人和爱洁姆姆(Sr. Vulcsik)掌管,仍实行修女院长制。1947 年 1 月,医院设立董事会,董事长胡海秋,董事有法籍人梅占魁(Mgr. Deymier)、荷兰籍人和凤鸣(Mr. Classen),以及国人吴义崇、王克谦 4 人,曾聘吴义崇为院长。1948 年,吴义崇赴英国深造,由朱人伟继任院长。1949 年 5 月,杭州解放,医院仍由外籍修女掌管,后收归杭州市卫生局管理,即今杭州市红十字会医院(杭州市第五人民医院)。

3. 仁慈堂

清同治七年(1868 年),天主教仁爱会修女在杭州天汉洲桥(今中山北路)创立仁爱会医院分院,称"仁慈堂"。

4. 浙江病院

清宣统三年(1911 年),慈溪人韩清泉在杭州羊市街租赁一所四开间前后两进的西式楼房,开设医院,取名浙江病院。这是中国人在杭州自办的第一所西医医院。该院开诊后,由汤尔和主持内科,韩清泉主持外科。数月后,由于疗效显著,服务优质,收费低廉,深得社会人士的好评。辛亥革命后,请准政府将运司河下前盐运使署址数十亩地拨给浙江病院以求发展。

(四)温州地区

1. 定理医院

清光绪七年(1881 年),英国传教士苏慧廉(W. E. Soothill)舶来温州,在城西设循道公会,办教堂,指导教会办医,为教徒治病,请求英国教会前来办医,是温州西医第一人。光绪九年(1883 年),英国传教士海和德(Rev. J. W. Heywood)牧师携带奎宁、阿司匹林等常规药品,为人治病,与苏慧廉共办诊室。光绪十六年(1890 年),在海关的劳莱(Dr. J. H. Lowry)医师从事医疗工作,在温州的城西礼拜堂边建立医务室。光绪十九年(1893 年)冬,传教士霍厚福(Dr. Alfred. Hogg)来温州任专职医师,收治病患,设立数张病床,温州籍教徒李少波随他学习西医。由于医务发展快速,加上教堂要收回租房改作他用,光绪二十二年(1896 年),苏慧廉通过好友华克(A. J. Walkden)牧师特邀建筑师约翰先生来温。清光绪二十三年(1897 年),英人约翰·定理(Mr. J. Dingley)捐献 200 英镑,苏慧廉牧师与约翰·定理合作在温州杨柳巷(即现墨池小学)买地建房,建成定理医院,门上的青石匾刻"定理医院"①4个大字,霍厚德任院长,有员工20多名。清光绪二十三年(1897年),定理医院设有男女病床22张。清光绪三十年(1904年),霍厚德离任,鲍来茂继任,培养戚文樑、章梦三、郑叔鸣等西医人才。

2. 白累德医院

白累德医院的前身是台州普济医院,于清光绪三十二年(1906年)由英国人韩永泉创建,基督教中华内地会上海教区筹款建立,地址设在台州临海县城旧仓头。1921年,医院由美国人劳·赫切接管;1929年,由国人汤舜和张华恩分别主持医务和日常工作。1930年,汤舜和向教会购得该医院产权。1949年前,汤氏出走,医院停办。同年,英国人享利·白累德捐资,在温州城内建白累德医院,医院占地114亩,建筑面积4500平方米,并有X线机等医疗设备,原定理医院并入,鲍来茂(W. E. Plummter)继任院长。因定理先生的好友白累德为此捐款占资金总额的三分之二以上,故命名为白累德纪念医院,后简称白累德医院。1914年,鲍来茂归国。其后3年,循道公会聘Augus、Bury两位英国医师任代理院长职务。

1917年,英国医师施德福(Stedeforg)接任院长,施氏任职历时32年,业绩卓著。1922年,教会派英国人裴悟女士来医院担任护士长,第2年又派英国人薛美德任护士长,护理队伍有了起色。1929年,白累德高级护士职业学校创立,校址设在艺文学校内,薛美德任校长,培养了首届学生叶兰珍、陈舜华、朱德音、施子哲。翌年,肺病疗养院在艺文学校内创办。1930年,医院医护人员增至30人,主要设备有30mA X线机、显微镜等。1933年,肺病疗养院改为产科医院。

1935年,白累德医院在兵营巷购地,筹划扩建院舍。1942年7月11日至8月15日,温州第2次沦陷,白累德医院迁至永嘉枫林。1944年7月,在温州第3次沦陷前夕,白累德医院奉命疏散。1945年6月,温州光复,医院同仁公推郑济时医师负责筹措,于8月1日恢复医院业务。1960年8月底,院长施德福一行离任回国,于施公里召集医院11名医护骨干开会,提请他们选出院长,续办白累德医院,经推选,由汪起霞任院长,陈梅豪、郑求是任副院长。

3. 鸥海医院

1919年6月,温州社会名士吴璧华、杨玉生、潘鑑宗、黄溯初与瓯海道尹黄庆澜协议发起,租赁古炉巷58号民房,创办温州首家国人办管的西医医院,公推吴璧华为董事长,杨玉生为院长,正式定名为瓯海医院。1922年仲春,医院迁到城东积谷山麓(现址)。1933年,医院移交给永嘉协济善堂管理,由该堂承担经济扶助。抗日战争爆发,时局动荡,温州三度沦陷,医院解散。日寇溃退时,医院

---

① 2010年时仍在温州医学院附属第二人民医院住院大楼门前

设施被洗劫殆尽。

(五)嘉兴地区

1.嘉兴福音医院

清光绪十九年(1893年),美国医生文渊博创立嘉兴福音医院,直属美国基督教长老会管辖,自任院长,最初雇用民船,停泊嘉兴大王庙前传道行医,后租赁间前街私屋,复迁秋泾桥堍,梧桐树街樊公桥东南首租屋开诊。清光绪二十四年(1898年)四月,医院迁入新院舍(即现嘉兴市第二医院院址),共有床位44张,卫技人员8名。清光绪三十三年(1907年),医院建立手术室等。

1939年,医院门诊分设内科、外科、产科(含小儿科)、耳鼻喉科、眼科、花柳科、皮肤科、X光科、检验科等,每年平均开展大小手术473人次,门诊29420人次,有50mA X线机1台、900卷老式显微镜2架、电光镜、膀胱镜、消毒蒸汽高压锅、手术台各1台(架)及普通手术用具,占地17亩,院舍7470平方米。太平洋战争发生后,医院因被日军占用而停办,1946年4月10日恢复开诊,经费支出来源三分之一靠业务收入,其余依靠美国长老会拨款,以及浙江省卫生处拨款和慈善家捐助。

2.圣心医院

1920年,法国天主教巴黎仁爱会在嘉兴建立圣心医院,归嘉兴仁爱堂管辖,院址嘉兴县姚家埭2号,院长先后由仁爱堂神父巴底希、修女白曼丽兼任。据1947年4月嘉兴公、私立医院调查表记载,该院设床位120张,实际使用20张左右,有工作人员26名,设内、外、肺痨、眼、皮肤、花柳科等,平均日门诊量98人次,月均住院患者215人次,占地2032平方米,院舍1218平方米,有显微镜2架,蒸汽消毒炉和电气消毒炉各1台及普通手术用具,经费来源三分之一靠医院收入,其余靠天主教会津贴,行政院救济总署偶有少量药品捐赠。

(六)湖州地区

1.早期医局、诊所

清光绪十六年(1890年),嘉兴籍基督教传教士曹子实到南浔传教,初在南浔便民桥旁租赁民房设布道所,建立医局;次年,又在南浔的西栅设立分医局以扩大医务。曹子实于光绪二十八年(1902年)病故。光绪二十五年(1899年),美国传教士于友鹏偕夫人在湖州租赁东街浮星桥堍沈谱琴房屋一处,设布道所,并在东街城门口望舟桥药店旁租民房设诊所,于友鹏擅长外科,吸收中草药郎中吴春林充当助手。

1948年,湖州基督教监理会请苏州博习医院毕业生陆舜道医生来湖,在马军巷河上桥该会助理牧师凌学诗宅中设立诊所。翌年,陆舜道脱离湖州监理会去常州另设诊所行医,该会旋即又请美国人韩明道医生来湖主持医务。

2.湖郡医院

美国在华传教的基督教监理会于1912年创办的湖郡医院(今湖州南宁长路19号、原沈郎轩居所)和中华基督教浸礼会办的福音医院(原湖州东门街城门口望舟桥旁)于1915年秋合并,创立成为一所新的福音教会医院。原福音医院初创时期租赁马军巷吴济清的5间房屋(今马军巷213号),有病床60张,设内、外、妇、儿、五官等科,6名工作人员分别是孟杰(首任院长)、奈尔逊、霍贾罗(女、主持医务科工作)、沈阶平、张尚义、徐元喜(分管药剂、总务、财务工作)。1918年,因医护人员缺少,福音医院开设私立福音教会医院高级护士职业学校,由美国人洛根女士任校长。1921年,首届10名毕业生毕业。

1922年,福音教会医院得到美国洛克菲勒基金会、美国慈善家和乡绅温选臣等和教会、公司、钱庄赞助,集资购买了南门马公桥旁的一块地皮以扩建。1924年5月,医院竣工搬入。新院为四层水泥钢筋结构西式楼房,分设头、二、三等病房,可同时收治住院病例129名,设手术室、化验室、X光室、门诊室、药房、办公室、图书馆等。

1928年,浸礼会与福音医院脱离,医院由监理会和医院董事会共同负责。1930年

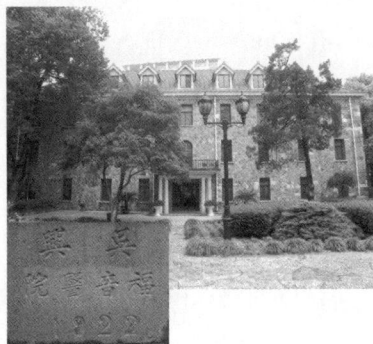

建于1922年的湖州福音教会医院

冬,吴兴流行脑膜炎,福音医院受县长委托协助防治,派医师下乡,办临时诊所,还与湖郡三余社开设学生体格检验所,为学生体检和种痘长达5年。1935年,经当地绅士、卫生署和浙江省政府资助,福音医院在织里、菱湖分设诊疗所。1937年,湖州沦陷,医院被日军占领,医务工作者撤至杭州广济医院,院长孟杰奔赴上海通过美国使馆与上海日军军部交涉,日军同意归还医院。1938年5月,孟杰率15名医务工作者返回湖州,遭到日军拒绝,后经交涉,日军只给一座教堂(今衣裳街基督教堂)作院址。6月,医院重新开张,而当时正值霍乱流行,孟杰在教堂内设60张病床,两个月内收治350名病例,并为万余名群众注射疫苗。9月26日才进入原医院。1941年12月8日,孟杰因太平洋战争爆发而回国,转由翟培庆主持院务。1946年5月7日,孟杰回医院重掌院务。

(七)台州地区

清光绪二十七年(1901年),英国传教士白明登创建恩泽医局,地处今临海市古城文化社区(台州卫生学校内),现属台州学院医学院,占地面积917平方米。恩泽医局由3座楼构成,北面为主楼,西侧由两座廊桥连接两幢附屋,门窗

呈教堂式尖顶。1921年，教会推荐广济医院陈泽平、陈省儿来临海县城续办。1932年8月5日，陈省儿购买恩泽医局产权。1933年，恩泽医局改称恩泽医院，陈省儿自任院长，医院附设医校，为台州最早的培训西医医务人员的基地。1940年11月，医院有50多名职工，其中医师5名、护士8名，设外科、内科、妇产科、调剂室、手术室、病房、治疗室等16个科室，普通床位50张，头等病床20张，并附设戒烟病房。

1942年抗战期间，美国"飞虎队"与日军作战，两架战机因燃料不足迫降三门湾，机上5名飞行员受伤，陈省儿之子陈慎言医师成功为飞行员劳逊施行下肢截肢术并一路护送至桂林、昆明，成为中美交往史上的佳话。1946年，台州七县县长、参议长联席会议决定设立台州公立医院，省立医专（今浙江大学医学院）教授、热带病专家周文达担任首任院长，期间医院几经易名。1948年4月，陈省儿病故，其长子陈慎言继任院长，现恩泽医局旧址在台州卫生学校内，已修葺一新，环境优美，保存完好。

(八)绍兴地区

1.福康医院

清光绪二十九年（1903年），美国基督教北美浸礼会国外宣道会派遣高福林（F. W. Goddard）从宁波到绍兴传教行医。光绪三十一年（1905年）三月，高福林在绍兴大坊口（今真神堂隔壁）租用民房开设诊所施医传教，并创设西药房，兼售西药；四月，他居南街，办眼科诊所。清光绪三十三年（1907年）初，高福林在附近购得地皮，三月动工建造医院；清光绪三十六年（1910年）三月十日竣工并开诊，医院名为"绍兴南街基督教医院"，对外用英文称"The Christian Hospital Shaohsing·China"（中国绍兴基督教医院），高福林自任院长。医院设眼科，并以眼科为主，占地4.24亩，建筑为西式2层楼房。1912年2月23日，医院正式开张，由美国基督教北美浸礼会直接管辖，高福林被委任为院长，这是绍兴第一家西医医院，院址绍兴南街马坊桥（今延安路），医院设病床10张，时有医务人员4名，收治内科、外科、眼科、妇产科等科病。

1914年，医院改名绍兴福康医院，美国人毕德明担任护士长，同时开始培养护理技术人员。民国时期，医院开始培训助产人员，推行西法接生技术。1921年和1933年，医院两次扩建院舍，设内、外、妇产、小儿科、皮肤科等科病房及化验、手术等科室。1928年，医院药剂科购置蒸气锅，开始自制生理盐水。

20世纪30年代，医院设检验科、放射科和肺结核隔离病房，开展普通常规检查和胸部透视。1936年，医院共有病床90张，有工作人员27名。

抗日战争全面爆发后，美籍院长高福林回国。1938年，美国医生施乃德任福康医院代理院长，抢救了无数炸伤的市民，每天医治100多人，为中国抗日战争做出了杰出的贡献。1943 年,日美交战,福康医院代理院长施乃德被日军遣送返美,国人潘莲奎任院长。

20 世纪 40 年代,福康医院首先使用人工气胸术、人工气腹术治疗肺结核病,用土根素治疗肺吸虫病。时医院放射科仅限于透视胸及胃肠。20 世纪 40 年代后期,医院检验科开展细菌培养、康华氏反应、肥达氏反应和胃液分析检查。医院药剂科开始调配部分西药酊剂、合剂及散剂。绍兴福康医院这所极具特色的百年建筑是绍兴市文物保护单位,2010 年绍兴市政府对福康医院进行全面修复。

2. 余姚惠爱医院

1941 年 4 月,余姚创设惠爱医院。余姚城沦陷后,惠爱医院人员散离,不久由汪伪政府接管,董事会改组,伪县长劳乃心为名誉董事长,院长施明德;次年,路荫棠复任院长,后改为县立惠爱医院,劳乃心任董事长兼院长。抗战胜利后,医院归还教会,复称惠爱医院,聘请德籍冷格尔医师主持院务,业务日见发展。1950 年 12 月,医院由县人民政府接管,时占地 12.02 亩,有 4 幢 14 间楼房,19 间侧屋,总建筑面积 1478.95 平方米,其中医疗用房 996.19 平方米(病房 835.39 平方米、门诊部 160.8 平方米),生活及其他用房 479.76 平方米,有病床 35 张、显微境 2 台、X 光机 1 台、腹部手术器械、部分产科器械及临床科室常规设备。

(九)金华地区

1. 金华福音医院

清光绪三十一年(1905 年),美国北美浸礼会因传教需要决定在金华办一所医院,并在金华八角库头(今金华市四眼井)购得一块地,计十四亩五分四厘四毫;清光绪三十四年(1908 年),浸礼会用教会及其向伊文思夫人募捐所得开始建筑施工。宣统二年(1910 年)五月,医院建成开业,取名为金华福音医院,由 20 世纪初即在金华设诊所行医的美国传教士马铿哲任首任院长兼医师,美国人胡海伦为护士总管,有几名医师和护士。护士由教会吸收,采取边工边读方式进行培训。1920 年,院长之职由伊文斯夫人资助赴美国学医回国的梁寥鹏继任。1927 年,金华福音医院移交给浙沪浸礼会,并成立董事会,仍由梁寥鹏任院长至民国 26 年。1937 年,沈延斌医师代院长之职。1939 年,浙沪浸礼会委派金华真神教堂牧师、美国人戴斐斯任院长。5 月 17 日,医院在武义县耶苏堂内开设了金华福音医院武义分诊所。此时,医院组织开始扩大,设有内科、外科、宗教部、护士部。1942 年初,日寇侵华日趋疯狂,金华也随时面临沦陷,戴斐斯和沙乐满在从金华逃往福州之前,将金华福音医院交由院务主任陈树汉负责。1942 年,金华沦陷,陈树汉带领部分医务人员避迁到武义分诊所;同年 11 月中旬,又搬迁到丽水,并设立金华福音医院丽水分诊所。1944 年,日寇进逼丽水,医务人员沿瓯江水路到青田县南田村落脚。1945 年秋抗战胜利后,金华福音医院搬回丽水。1946 年 3 月,福音医院重返金华整修旧院准备恢复工作,并于 6 月 1 日重新开诊,8 月 1 日收治住院病例。9 月,教会委派绍兴福康医院(也是教会医院)外科主任施乃德兼任金华福音医院院长。是时,金华福音医院有医师、护士、工友等共 20 余名工作人员,床位 31 张。1947 年,徐君赐任医院外科主任。1948 年初,施乃德辞去院长职务,由徐君赐接任。

1951 年 9 月,金华福音医院由人民政府接管,徐君赐改任浙江省立金华医院院长之职至 1953 年 5 月,金华福音医院院长由时任浙江省立金华医院副院长徐坤兼任。1953 年 6 月后,徐君赐再任金华福音医院院长。1949 年,金华福音医院门诊就诊总数为 12568 人次,出院 932 人次,接生 121 人。死亡率:内科 1.69%,外科 2.62%,妇产科 2.91%。1950 年,全院共有在职职工 55 人,其中卫技人员占 70%,事务、勤杂工占 30%,设有内科、外科,妇产科附设在外科,辅助科室有 X 光室、化验室、药房、保障手术室等,床位 55 张,床位使用率仅为 38%,医疗仪器设备有小型 X 光机 3 台,显微镜 3 架,氧气筒 2 只,回形手术灯 1 只,烘箱 1 只,仅能开展阑尾炎、疝气、肠梗阻、脾破裂等急诊手术。

(十)其他地区的西医医院

清光绪二十年(1894 年),龙泉县西医西药由德籍基督教徒传入。季步峰、蔡文蔚从上海、杭州学习西医回龙泉县办医。1939 年,外籍人士创办龙泉县圣十字施诊所(白嬷嬷医院),位在镇西街天主堂内;1942 年,迁到中山路,有修女 5 名、医师 5 名、护士 2 名;1951 年 5 月,由龙泉县人民政府接管。

清光绪二十三年(1897 年),德国耶稣教会传教士在松阳县开设博爱医院,西医传入松阳县。

清光绪三十三年(1907 年),云和县基督教会萃英学堂设医务所,是为云和县第一所西医医疗所,德国女教士满志贤兼医师,治病对象为教会信徒和学堂学生。1918 年,王仁、郭路德夫妇从台州临海普济医院学习回云和县,在城镇三思桥下开办璐珈医院。医院内、外、眼、小儿、妇产科疾病的诊疗技术都较好,尤其擅长小儿科。3 年后,医院迁至大街(新华街,原农业局内),有卫生技术人员 5 名,病床 20 多张,设内科、外科、妇产科、戒烟室、药房等,除正常门诊外(最高时日门诊达 200 余人次)还经常出诊、巡回医疗。1933 年,天主教会在城关镇大猷街办诊所,后称圣心医院。

清宣统元年(1909 年),德盟会女教士贝安定自云和来景宁传播基督教,信徒陈星如带头入教,在景宁城中桥底设立支堂,其子陈耀波被送往上海习医。

清宣统二年(1910 年),牧师陈天福在衢州城开设仁寿医室。1929 年,衢县设医疗所，采用西医西药治病；1940 年，衢县医疗所改称衢县卫生院，有医务人员 4 名；1946 年，衢县县立医院建立，设院舍于衢州城南月山之麓。

四、中西医学之争

在鸦片战争之后，伴随着欧美传教医生的活动，西方医学大量传入中国。在当时的历史条件下，一些当权者和民族虚无主义思想严重的人士，不能正确地对待我国传统医学，错误地把祖国医药学当作封建文化的糟粕加以歧视和反对，在一个较长的时期内，处心积虑地排斥、摧残中医中药，使中医药学濒于被消灭的境地，激起了中医药界和社会人士的愤慨和不断抗争。

(一)北洋政府对中医药的歧视排斥

早在北洋军阀统治时期，歧视、排斥中医药的活动就已揭开帷幕。1914 年，北京中医界派代表向北洋政府教育部申请准予北京中医学会注册，教育总长汪大燮等以"吾国医术毫无科学根据"为由，决定禁止中医开业和废除中草药，并把中医排斥于医学课程之外，遭到中医界的反对。上海神州医药总会等团体联合19 省中医界组织了"医药救亡请愿团"，推举叶晋叔、刘筱云、陈春园为代表晋京，向国务院、教育部呈请保存中医中药，力求中医加入学校系统，均遭到拒绝。北洋政府对中医学术的歧视直接影响了中医药学的正常发展。

1925 年 8 月，中华教育改进社在山西太原召开会议。会上，江苏省中医联合会会长李钟钰、丁甘仁等建议教育部将中医学校加入学校系统，浙江、湖北、山西代表亦有此类提案。9 月，全国教育联合会在长沙召开第十一次会议，浙江、湖南、湖北教育会重申提案，并经大会讨论通过，议决"请教育部明定中医课程并列入学校规程案"，强调中医学是我国固有国粹，应当从我国实际出发，对中医学术精心研求，使之成为有系统的科学；认为振兴中医，必须迅速开办中医学校，培养中医药人才。提案向北洋政府教育部大声疾呼："学校课程有西医而无中医，致令办此项学者，无矩程可遵，住此项学校者，无学位可望，是不啻以法律限制学术，为自灭文化之政策。故欲振兴中医，非办学校不可，欲办学校，非明定课程不可。"为切实解决中医课程纳入学校规程，他们提出了两项办法：一是请教育部聘请中医专家议定中医学科课程；二是医学校内应设中医一科，遇需要时，亦得设立单科中医学校。1925 年 11 月，全国教育联合会议决"请教育部明定中医课程并列入学校规程案"，但北洋政府教育部对此项提案并不重视，在拖延几个月之后，又以提案"不合教育原理，未便照办"而再次拒绝。

(二)国民政府废止中医药过程

在国民政府统治期间，歧视、摧残中医的活动达到高潮，逐步形成了一套消灭中医的反动政策，其中影响最大的是余云岫等关于废止中医的提案。该提案实际上被政府部门作为制定消灭中医政策的理论依据。

1929年2月23—26日，国民政府卫生部在南京召开第一届中央卫生委员会议。会议由国民政府卫生部副部长刘瑞恒主持，出席者有褚民谊、颜福庆、伍连德、胡宣明、余云岫等十余人。会上讨论有关废止中医药的提案有四：①废止旧医以扫除医事卫生之障碍案；②统一医士登录办法；③制定中医登记年限；④拟请规定限制中医生及中药材之办法案。后三案实际上已为余云岫"废止旧医案"所概括。余云岫在提案中对中医学理论加以全盘否定。

余云岫所提出的消灭中医的具体办法归纳起来有以下几项：①处置现有旧医。由卫生部施行旧医登记，给予执照，许其营业，登记限至1930年底为止。②政府设立医事卫生训练处。凡登记之旧医，必须受训练处之补充教育，训练终结后，给以证书，享受营业之权利。至训练证书发给终了之年（1933年），无此项证书者即令停业。③旧医研究会等纯属学术研究性质，其会员不得藉此营业。④旧医（1929年）满50岁以上，且在国内营业20年以上者，得免受以补充教育，给特种营业执照，有效期以15年为限。⑤禁止登报介绍旧医。禁止非科学医学之宣传。⑥禁止成立旧医学校。

经过中央卫生委员会议讨论，议决将前四项提案合并为"规定旧医登记案原则"，委托卫生部施行。甲：旧医登记限至1930年底止。乙：禁止旧医学校。丙：其余如取缔新闻杂志等非科学之宣传品，及登记介绍旧医等事由，卫生部尽力相机进行①。

与此同时，余云岫还向国民政府教育部另立提案，请求明令废止旧医学校，重申他的见解，并明确提出"伏请明令禁其传习，废其学校，取其四千年经验所得之部分，归之医学院、药学院中，以真正科学实验之方法，整理而亭毒之"②。

废止旧医提案遭到全国中医药界的强烈反对后，余云岫仍未改变他的错误主张。"中央国医馆"成立前夕，他还坚持提出"若要布新，先要除旧。先要把阴阳、五行、六气、十二经等，绝对无研究余地的旧说，和寸口、三部九候分配脏腑的诊法，绝对无诊断学上价值的老把戏，通令废止……以振全体民众的耳目"③。

综观余云岫的学术主张，尽管他曾有科学救国的愿望，关心提高我国医学文化，强调广立医学校加速培养西医师，以促进卫生行政的进展，并终身致力于"医学革命"，但由于他对待祖国医药学术的某些偏见和偏激情绪，其所提倡的"医学

① 见《医界春秋》34期9—11页，1929年4月。
② 见《医界春秋》34期，"请明令废止旧医学校"。
③ 见《医学革命论》二集。

革命"，实质上只强调发展西医而废弃我国传统医学，最终走上了"废医存药"的道路。

延 伸 阅 读

　　余岩（1879—1954年），字云岫，浙江镇海人。清光绪三十一年（1905年）公费赴日本留学，原攻读物理学，清光绪三十四年（1908年）转入大阪医大学习。辛亥革命爆发后，他曾一度随留日学生组织的"赤十字社"回国参加救护，之后又重返日本继续学业，1916年于大阪医科大学毕业回国。

　　据余氏自述，他学医的目的原是为了研究我国传统医学，"以为中国的医学，是一定有研究的价值，一定有很好的成绩可以研究出来"（《医学革命论》初集、二卷）。余氏在日本留学期间，目睹日本明治维新以后学习西方科学技术，国势日益强盛，因而极力主张仿效日本，走科学救国的道路，然而他却错误地认为必须清除、抛弃旧有的文化技术，才能取得科学新成果，并照搬日本"医学革命"（其实质是消灭"汉医"）的一些做法，成为国民政府消灭中医活动的代表人物。

　　余氏一向蔑视我国传统科学文化，直到晚年并未改变。他认为，"我国人对于科学思想，简直还在梦里，尤其是医学，真是莫名其妙，大部分还不能脱离野蛮民族的气味"（《医学革命论》初集，1928年第一版自序）。他把祖国医药学视为"二千年来传统的神话、古典哲学、占星术、唯心论、主观唯物论和庸俗经验论的杂货店"（《医学革命论》初集，1950年第三版自序），尤其对中医基础理论极力贬斥和攻击。1914年，他在大阪学习期间即着手写《灵素商兑》（1916年出版），回国后又先后写了《六气论》《我国医学革命之破坏与建设》《研究国产药物刍议》等，连同其他论著、杂文，汇编为《医学革命论》三集。他在《我国医学革命之破坏与建设》一文中写道："故著《灵素商兑》，以痛诋阴阳五行、十二经脉、五脏六腑之妄，从实地指谪谬误，以忠告国人，使学士大夫……号称教育者之辈，得怳然于岐黄学说，乃自欺欺人之事，绝无学术上之价值，庶几不至坠入罗网，误用心力……"余氏曾写了不少文章攻击中医学，视中医理论为伪学，说什么"医学革命扼要之点，在于葆真而去伪，阴阳五行，伪说也；寸口诊脉，伪法也；十二经脉、五脏六腑，伪学也。吾人之所以竭力主张医学革命者，欲祛除此伪也"（《医学革命论》二集卷二）。对于国产药物的研究，他强调从动物实验、化学分析入手，以发现提取新药，认为古人的用药经验可以作为研究药物"最良之导线"，他在《药理学序》中写道："我国旧医之理论，荒唐诞怪，无可掩讳，唯有听其沦丧而已耳……欲保存国粹，于方药尚有一线之望。"这段话充分体现出余氏对待祖国医药学的主要思想。

在全国中医药界坚决反对和社会舆论的强大压力下,国民政府表面上虽未核准废止旧医提案,事实上却在较短期间内利用行政手段由所属有关机构对提案内容加以推行。1929 年 4 月,教育部发布命令,将中医学校一律改为"中医传习所",不准立案①。不久,卫生部又以"中医习惯,向只诊脉开方"为借口,下令将中医医院改称医室(或医馆、医社);禁止中医参用西药及器械(只准用寒暑表测体温),并通过药商管理规则对中药经营等加以种种限制。此外,上海市教育局还转发卫生部训令,认为中医报章及著述"不合现代科学,陈腐荒谬,应予取缔"。由此可见,国民政府丝毫未改变摧残、消灭中医的既定方针。嗣后,按照中央国医馆组织大纲规定,国医馆可附设中医学校及中医院,但行政院又依据教育部呈文,于 1932 年 10 月 6 日训令中央国医馆,所有学校一律改为学社,不准立案,不得列入学校系统,严重限制培养中医药人才②。

(三)中医药界抗争之经历

国民政府中央卫生委员会议决议取缔中医中药的各案,事关我国具有几千年悠久历史的中医学术的存亡,以及中药贸易等国计民生等重大问题。提案的通过立即引起了全国中医药界的极大愤慨和强烈反对。上海中医协会邀集神州医药总会、中华医药联合会、中医学会、中医专门学校、中国医学院、医界春秋社等 40 余中医药团体,首先发起召开上海特别市医药团体联合会,并决定向全国发文进行宣传和发起关于召开全国医药团体代表大会的倡议,得到了全国各地的积极响应。

全国中医药团体代表大会于 1929 年 3 月 17 日在上海总商会正式召开。为了表示对大会的支持和拥护,上海中医、中药界分别停业半天,药店门前张贴许多醒目的标语,例如,"拥护中医药就是保持我国的国粹""取缔中医药就是致病民的死命""反对卫生部取缔中医的决议案"等。会场上悬挂巨幅对联"提倡中医以防文化侵略""提倡中药以防经济侵略",四周张贴的标语甚多。出席大会者有江苏、浙江、安徽、江西、福建、广东、广西、湖南、湖北、四川、河南、河北、山西、山东等 15 省 132 个团体的代表 262 人。会议推选陆仲安、随翰英、蔡济平、陈调五、张梅庵 5 人为大会主席团③。全国医药团体代表大会历时 3 天,提案 193件,经大会议决的重要提案计有 7 项。

---

① 见 1929 年 4 月《上海医报》。
② 见《国医公报》1 卷 8 期,1933 年 8 月,中央国医馆须由政府赋予管理权之说明。
③ 见《医界春秋》34 期,全国医药团体代表大会第一日盛况。

延 伸 阅 读

　　1929 年全国医药代表大会通过的 7 项决议：①发表宣言，宣传大会宗旨，否认废止旧医提案，吁请各界人士赞助。②组织全国医药永久机构，定名为"全国医药团体总联合会"，经选举产生总联合会各委员（执行委员 45 人，监察委员 15 人）。③请愿问题，议决由执行委员负责办理。推选谢利恒、随翰英、蒋文芳、陈存仁、张梅庵（秘书张赞臣）组成请愿团晋京，向第三次全国代表大会、国民政府、行政院、立法院、卫生部、教育部……等请愿，要求撤销废止旧医提案。④建设问题，请求将国医药学校加入学校系统，准予立案，并设立各省国医药学校。提高国医药的地位，奖励国医药的发明；增加西药进口税，减轻国药税，限制国药出口。设立中医药研究所、医药图书馆、药物陈列所等机构。⑤扩大宣传，宣传妨害中国医药之利害，宣传中国医药之实效，唤起全国民众主持公道。⑥确定三月十七日为中医药界大团结纪念日——国医节。⑦各省代表返里后，分别集合民众团体，组织反对中央卫生会议取缔中医药后援会。

　　在反抗国民政府废止中医药的斗争中，全国各地医药团体紧密团结，并得到社会各界人士的热情支援。在废止旧医案通过后，上海各路商界联合会、天津药业研究会、上海幸福报馆、上海市药业商民协会、上海药业职工会、南洋华侨代表纷纷发表宣言和通电表示反对；上海中医协会、医界春秋社、全国商会联合会、中华国货维持会、医药新闻报等先后致电国民政府、行政院、卫生部要求撤销提案；各地许多医药团体亦致函电，坚决拥护全国中医药团体代表大会决议。

　　浙江省中医协会、杭州医业职工会、杭州三三医社、杭州医学公会、杭州商参业分会、杭州中医学校等也参加了这场声势浩大的保卫国粹的抗争活动。时赴沪的代表有杭州市医学分会沈靖尘、李天球，杭州三三医社裘吉生，浙江省中医协会汤士彦、沈仲圭、刘瑶栽，杭州国药公会俞绣章、方惠卿、方亦之，杭州药业职工会叶滋芬等。杭州医学公会电呈国民政府卫生部："少数西医诋斥国医，倡议废止，视国医如仇，甘充西医之贩卖人。忘本求标，乃欲消灭我国固有之文化和学术，直接使帝国主义经济侵略政策完成。揣其居心，诚不堪问。"语虽痛斥西医，实际指责政府。卫生部复电："中药一项本部力主提倡，唯中医拟设法改进，以期其科学化。"期间，宁波中医界组成"医药救亡请愿团"，推王宇高、吴涵秋、董庭瑶等为代表赴沪参加全国中医药团体代表大会。

　　全国医药团体请愿团代表谢利恒、随翰英、蒋文芳、陈存仁、张梅庵等于 1929 年 3 月 20 日乘夜车启程赴南京，分别向国民党第三次全国代表大会、中央党部、国民政府、行政院、立法院……请愿,先后呈交"请求排除中国医药发展之障碍,以提高国际上文化地位""明令收回废止中医之议案,并于下届卫生委员会加入中医"两份请愿书。3月21—24日,代表向国民党第三次代表大会、行政院长谭延闿、监察院长陈果夫等陈述请愿意旨,又分别向卫生部、教育部呈交请愿书,卫生部长薛笃弼表示"本部长对于行政方针,以中国国情为左右;对于中西医并无歧视,并深信中医之限制,非政治势力所能收效,当本良心主张,对于中西医学,断不有所偏祖"①。此外,国民卫生部还在复医界春秋社的电文中说:"查中药一项,本部力主提倡,惟中医拟设法改进,以期其科学化。中央卫生委员会议决案,并无废止中医中药之说。"②国民政府文官处亦复函医界春秋社表示中央卫生委员会议并无废止中医中药等决议案。但其后的诸多事实表明,国民政府并未改变既定的废止中医政策。全国医药团体代表大会闭会不到半年间,国民教育部、卫生部等相继发布训令,禁止中医设立学校、医院,令中医学校改称传习所,中医院改称诊室,禁止中医参用西法西药,取缔中医报章及著述。国民卫生部还下令修改"全国医药团体总联合会"会章,引起全国中医药界的更大愤怒,于是决定召集临时代表大会,互换意见和商讨对策。

　　1929年12月1日,全国医药团体总联合会临时代表大会在上海西藏路宁波旅沪同乡会召开,17省及南洋菲律宾223个团体出席,代表达457人,会议历时一天,与会者群情激愤,提案达百余件,通过5项③。

延 伸 阅 读

　　1929年全国医药团体总联合会临时代表大会5项决议④:①组织请愿团。选出程调之、祝味菊、谢利恒、陆渊雷、蒋文芳、张梅庵、伍耀庭(华侨)等为请愿团代表。②请愿事宜。请求政府延聘中医参加卫生行政工作;另订管理药商规则,并延聘中药人才。向政府力争学校、医院名称;否认医校改称传习所、医院改称医室。提倡中医中药,确定中医的地位。③修改会章事关重大,议决保存"全国医药团体总联合会"名称,具体细节交修改会章委员会讨论。④学术问题。组织学术整理委员会,推选项中、刘正字、徐相任、卢宗强、梁炳煌、辛元凯等起草学术

---

①　《医界春秋》34期,全国医药团体请愿团之报告。
②　《医界春秋》34期3月28日。
③　《医界春秋》34期,全国医药团体临时代表大会纪要。
④　《医界春秋》42期,1929年2月,全国医药团体临时代表大会纪要。

整理委员会组织法。编订国医必修课程及改组教材编辑委员会等,交学术整理委员会办理。编订国医药典、药品审查、统一药名及炮制方法等项,由各分组委员会另行开会讨论。以大会名义与日本皇汉医药界在学术上进行联系交流。⑤设立"全国医药团体总联合会筹募建设经济委员会",以促进国医药的发展。

1929年12月7日,请愿团代表赴南京向国民政府各部院请求撤销阻碍中国医药进展的各项政令,几经周折,请愿呈文终于得到国民政府的批复。国民政府文官处公函:"迳启者,奉主席交下来呈,为请愿撤销禁锢中国医药之法令,摒绝消灭中国医药之策略,以维民族民生一案。奉谕据呈教育部将中医学校改为传习所,卫生部将中医医院改为医室,又禁止中医参用西械西药,使中国医药事业无由进展,殊违总理保持固有智能、发扬光大之遗训。应交行政院分饬各该部,将前项布告与命令撤销,以资维护,并交立法院参考等因,除函交外,相应录谕函达查照。"

(四)中央国医馆成立

1930年1月,全国医药团体总联合会裘吉生、蒋文芳、汤士彦曾提议仿照"国术馆"之例,设立全国性的中医学术机构国医馆,但没能引起当局的重视。为了缓和中医药界的抗争,同年5月7日,国民党中央委员会在举行第226次政治会议时,以谭延闿、胡汉民、陈肇英、朱培德、邵元冲、陈立夫、焦易堂七委员的名义,提出设立"中央国医馆"提案。提案中写道:"现在我国提倡西医,各省分设医科专门学校,又或派遣留学(生)分赴各国,所以希望西医精粹输入我国者至殷。第以我国地广民众,而西医人才骤难培养足用,又中西医互有长短,亦有中医治愈之病而西医束手者,故中医在今仍须并行提倡,以期收普遍疗救之功。"提案提议按照国术馆之例,设立国医馆,以科学的方法,整理中医学术及开展学术研究。其工作约分为学说的整理、诊断法的整理、药品的研究、针灸法的整理;同时还拟定组织大纲,主张于首都设立中央国医馆,于各省会及各特别市设立国医分馆;国医馆得附设国医学校及国医医院①。该提案当即被议决通过。

1930年11月19日,国医馆筹备会在南京召开,会议推选陈郁(主任委员)、焦易堂、彭养光、周仲良、陈立夫、施今墨、陈奠圻7人为筹备委员。经过几个月的筹划,"中央国医馆"于1931年3月17日正式成立,行政院任命焦易堂、陈郁、施今墨为正、副馆长。同年8月,国民政府核准《中央国医馆组织章程》及《中央国医馆各省市国医分馆组织大纲》。不久,许多省市及一些海外侨胞相继筹建国医分馆。据不完全统计,截至1936年,全国有20余处国医馆。

---

① 见"设立国医馆原提案"《国医公报》1卷10期,1933年10月。

1932 年 11 月 6 日,中央国医馆第 12 次理事会常委会还通过了"各县市设立国医支馆暂行办法"。根据《中央国医馆组织章程》,中央国医馆"以采用科学方式整理中国医药,改善疗病及制药方法为宗旨",下设秘书、医学、药学、推行四处①。为了推进中医药学术和教育事业的发展,中央国医馆还设立了学术整理委员会、编审委员会等组织。学术整理委员会由中央国医馆聘请医药专家施今墨、陆渊雷、冯端生、时逸人、随翰英、郭受天、谢利恒、刘古衡、裘吉生、杨伯雅、张山雷、周伟呈等为专任委员。

1933 年 4 月,中央国医馆学术整理委员会讨论通过《中央国医馆整理国医药学术标准大纲》;5 月,经中央国医馆第 16 次常务理事会议修正通过。这份大纲又引起了医药界的异议和反对,被评批为"四不象之标准大纲(既新、既旧、亦中、亦西)",按此大纲整理国医药学术,实难与"国医"二字相合。不久,中央国医馆又根据大纲精神,发布统一病名建议书,意欲统一中西病名。建议书引起了医药界更多的评议。如秦伯未指出:"国医病名之不能统一,实为不可不整理之重要工作;惟目的在求国医界之统一,非求与西医相统一……况立名有标准,今名词既从西医,则其理论亦必从西医,势至国医之病名亡,而国医之实际亦亡,此根本上之差误"②。

中央国医馆是国家设立的中医学术机构,但自开办以来即面临重重困难,经费严重短缺,且理事会理事及馆长等均由行政院圈定和指派,大多不懂中医药学术,无力领导。由于上述先天性缺陷,中央国医馆肩负的中医药学术研究工作难于推动。中央国医馆自成立后,除制订整理国医药学术标准大纲、统一中西病名、编审部分中医药教材之外,主要忙于应付业务行政工作,例如筹设各省市国医分馆,调解各分馆与医药团体间的纠纷,管理各中医学校登记、立案、签发毕业证书,以及拟定《国医条例》等。抗日战争爆发,日寇践踏我国大部领土,战火连年,中央国医馆更难有所为,名存实亡。

(五)《中医条例》的制订

由于中央国医馆与卫生部门的职责和权力没有明确的界限,两者在中医药业的管理等诸多方面常出现严重分歧,造成混乱。为了改善这种局面,中央国医馆馆长焦易堂联合中央委员石瑛、褚民谊、居正、叶楚伧、邵力子等 29 人,于1933 年 6 月 7 日在中央政治会议第 306 次会议上,提出了"制定国医条例,责成中央国医馆管理国医以资整理而利民生案"③,建议参照 1930 年 5 月 27 日国民

---

① 见《国医公报》创刊号,1932 年 10 月。
② 见《中医世界》5 卷 4 号,1933 年 7 月,秦伯未:中央国医馆之自亡政策。
③ 见《国医公报》1 卷 8 期,1933 年 8 月。

政府公布的《西医条例》，制定《国医条例》。《国医条例》原则（草案）提出"国医非经中央国医馆登记、给证后不得行医，其施行细则由中央国医馆另定之""中央国医馆审查国医资格，得组织审查国医资格委员会，其章程另定之"等有关条款，但立即遭到汪精卫的反对，说什么"国医言阴阳五行，不重解剖，在科学上实无根据，至国药全无分析，治病效能殊为渺茫"，主张"凡属中医不许执业，全国中药店，限令歇业"①。经过激烈的辩论，会议议决将《国医条例》（草案）送交教育、内政两部审查。在审查《国医条例》（草案）的过程中，行政院长汪精卫极力从中作梗，并在6月27日行政院举行的第112次会议（教育、内政两部均隶属行政院）上，以中央国医馆为学术团体，不宜管理中医为由否决此案。不久，焦易堂（法制委员会委员长）主持法制委员会第43次会议通过了《国医条例》，而在送交立法院核准时，汪精卫又致函孙科说："对于所谓《国医条例》……弟意此事不但有关国内人民生命，亦有关国际体面，若授国医以行政权力，恐非中国之福……唯盼吾兄设法补救，是所至祷。"②由于行政、立法两院的反对和拖延，《国医条例》迟迟未能公布。

1935年11月，国民党召开第五次全国代表大会，冯玉祥、石瑛等联合中央委员、各省市及海外代表82人，提出"政府对中西医应平等待遇以宏学术而利民生案"。提案认为"岐黄行中国上下数千年，治效昭著。自西医东渐，政府锐意维新，举凡卫生行政一俾西医，而国医不与焉，似不免失之偏执……倘举数千年无数先贤先哲体验研究所结晶之国医，一旦委之沟壑，不惟数典忘祖，即于民生上、实业上、学术上，亦均蒙不良影响"，并拟定三条办法：一是前经立法院议决通过之《国医条例》迅予公布实施；二是政府应于医药卫生等机关中添设中医；三是应使国医设立学校③。此案经议决并交中央执行委员会办理。1936年1月，由国民政府主席林森、立法院长孙科签署，国民政府训令126号明令公布《中医条例》。尽管条例中仍有不少限制中医的内容，但《中医条例》的公布仍然得到拥护和欢迎，各地先后举行庆祝大会，并向中央国医馆致函电祝贺。然而，由于程序未备，《中医条例》无从执行。

1936年12月4日，立法院召开第82次会议。根据法制委员会的审查报告，会议决议通过《修正卫生署组织法》，其中规定卫生署设"中医委员会"，负责掌理中医有关工作，并为中医资格受审机关（原定为内政部）。这一决议又引起了中医药界的反对。1937年3月10日，卫生署中医委员会于正式成立，委员陈

① 见《国医评论》1卷2期，1933年7月，范天磬：汪精卫先生废弃国医国药之检讨。
② 见《医界春秋》105期，1935年9月，汪精卫致孙科书。
③ 《明日医药》1卷4、5期合刊，1936年1月。

郁、彭养光、刘通、张简斋、随翰英、丁济万、张仲毓、黄谦、茅子明9人受卫生署聘任。中医委员会第一次会议提案达10余个,其中包括确定中医设校标准、编制中医学术教材、制定中医医院规程、筹办中医医院、编订中华药物实用辞典、调查中国药物等。所提议案大部分被通过。同年4月,行政院核准卫生署制订中医教学规程,并将其编入教育学制系统。训令中规定,养成医师之学校,在学制系统中,应遵专科以上学校之规定,以收高中毕业生为原则;教学规程,由教育部会同卫生署中医委员会,参照医学专科学校暂行课目表,妥为订定;本国药物,应特别注意,由教育部指定研究机关切实研究①。在此项命令公布后,依据条文规定,中医学校取得了合法地位,然而这仍是一纸空文。直到中华人民共和国成立之前,中医院校仍遭歧视,不断被勒令关闭或取缔;中医资格的审查、考试、登记等,更是对中医药从业人员加以种种限制。总之,歧视、消灭中医与中医药界的反抗斗争一直在延续,中医药学在苦难的旧中国始终未能得到正常发展。

五、全面抗日战争时期医政和医事

抗日战争时期,日本侵略者在浙江发动细菌战,在残酷屠杀浙江人民的同时,也给细菌战幸存者带来了极大的痛苦。国民政府开展卫生救济措施,浙江人民积极投入抗战,留下了可歌可泣的故事。

(一)政府开展卫生救济措施

1.卫生机构救济

据浙江省通志馆编著的《重修浙江通志稿》(第九册)记载:1937年全面抗战以来,浙江省垣于同年12月14日为日寇侵占,后方各县迭遭轰炸,沿交通线各地区,时有日军流窜,兵灾之外,各地复有水、旱、风、虫之浸,浙人烽镝馀生,重以饥寒,颠沛流离,备尝艰苦,当局怒焉忧之,经本省振济机构于1937年起不断办理振济外,后迭电中央,呼吁救济,计中央振济委员会之拨款救济,对全省8个地区都给予了补助。

延 伸 阅 读

国民政府中央振济委员拨款救济的8个地区

一是补助金华各医院。金华伤民医院为救济日机滥施轰炸必要之设备,于1938年始行设立,成绩甚佳,经随时拨款补助。又民众医院关系民众健康,并呈准予以补助。又1940年,金华发生霍乱,县府筹设时疫医院,医药开支浩大,请

---

① 《中国医药研究月报》1卷9期,1937年7月。

求补助,亦经准予拨款。更有武义履坦镇金华师范学校为救济当地贫病,特设诊疗所,请求补助,并予拨款。

二是补助临海各医院。该县卫生院于 1941 年 2 月 3 日开始免费诊治征属及赤贫病人。未 3 月,遭日机炸毁,经呈请拨款补助。又救济院施医院被日人窜扰,经费亟待补助,呈奉中振会饬知拨款交院领存药号,切实施行。更有恩泽医院,请求购置 X 光镜,以利诊断,亦准予以补助。

三是补助诸暨县振济会诊疗所。该所设备尚属妥善,常年施政,因贫病者较多,医药殊感不敷,请求补助,经准拨款。

四是补助浙西行署卫生院。浙西时遭日寇流窜,医院缺乏,该院开办后,往诊者颇众,药械不克应付,特予补助药械费。

五是补助富阳县抗卫会诊疗所。该所为救济难民而设,其时地临前线,药料缺乏,开单请求补助,当准发给现金,饬令自办应用。

六是补助长兴县卫生院。长兴一带医院缺少,前线兵士负伤,不能就地治疗,殊感不便,该县拟将原有医务所扩充为卫生院,电请补助,经予呈准拨补。

七是补助分水县施医所。该县于 1939 年筹款创设施医所,因经费支绌,设备简陋,拟当予照准拨补。

八是补助乐清县新生绅筹设新生医院于柳市,免费诊疗贫病,呈请酌给设备经费,经呈奉中央核准补助。

此后,民国中央和浙江省振济委员会又间隙给予卫生救济。如:1943 年,浙江省振济委员会第七次会议指定为补充难童教养机构儿童营养、被服、药品及抢救难童之用,拨救济款一百五十万元,经由省社会处派员视察各地难童教养实情,拟具支配数,提付省振济会第九、第十次全体委员会会议决议通过。

战争给医疗卫生系统造成的损失是巨大的。在全面抗战爆发前,浙江省医药卫生事业本有相当基础,民政厅设立有卫生实验处,下设卫生试验所、省立产院、省办卫生所、血吸虫病工作队各一,市县立医院 10 所,公立及教会医院 41 所,连同其他私立医院,共有病床 4000 张以上,惟其分布地区多在浙西及宁绍温繁盛城市,偏僻县域先进医药设备。在抗日战争全面爆发后,浙西首遭沦陷,不久宁绍温一带亦相继失守,所有医事卫生机关均无法正常开展工作,加以海口封锁,物资来源断绝,即使在未沦陷各地,卫生设施亦不免因陋就简。经过 8 年的全面抗战,全省仅医疗病床损失破坏就达 3200 张之多。在抗日战争胜利以后,虽勉力恢复,以各医院人力、财力、物力之困难,即已恢复 2160 张病床,但亦多数简陋非常,各科设备尤形缺乏,因损失过重,且战后财力困难,救济设施刻不容缓。兹将全面抗战前后浙江省医疗卫生机构存废情况列表,详见表 2-5。

表 2-5 浙江省全面抗战前后医疗卫生机构存废情况统计表

机关名称	战前成立者	病床数	战时成立者	病床数	战时破坏者	病床数	战后恢复者	病床数
省立医院			1	40	1	40	6	100
省立产院	1	100			1	100		
市立医院	1	60			1	60	1	60
市立传染病院	1	50			1	50		
县立医院	9	250			9	250	13	250
县卫生院			60	300	45	200	75	250
省办卫生所	1				1			
公立及教会医院	41	2500	5	200	27	2000	23	1500
私人医院	19	200	6		2	500		
血吸虫病工作队	1				1			
省医防队			2		2		1	
卫生试验所	1				1		1	
卫生材料厂			1		1			
合计	75	3160	75	540	93	3200	120	2160

　　浙江省卫生分署对本地区卫生善后救济工作即以医院善后为主,凡关于省市县立公立及教会医院,有充分之院舍经费及合格之医务人员,莫不根据其实际需要予以整套病床设备之补助,如各院尚无足用之院舍,则以工振方法协助其修建,并与浙江省卫生处会同分配行政院配发之善后救济基金(地方医院修建补助费),共 4 予以补助.8 亿元。此外,实施情形分列如下:对于医院善后物资之接收、支配、分发,本署办理卫生善后救济,以运用物资为中心,因此物资之接收、保管、分配、分发各项工作至为重要,分署成立之初,联总物资运来至少。至 1946年 4 月间,物资逐渐到来,即成立卫生材料库,设置专任人员 5 人,借广济医院余屋为库房,负责处理接收、保管、分发等工作。9 月间,又组织医药器材分配委员会,会同联总区域办事处主任医官,省卫生处处长共同组织。旋又改组为浙江区卫生委员会,凡关于医药卫生器材之分配,经该会商讨决定,根据医院损失情形,配发成套医院设备,以病床数为计算标准,计分 500 床、250 床、100 床、50 床四种,视病床多寡,以定应有之药品器械等数量。浙江省病床设备,经总署规定共2525 张,计 250 床者 2 套,100 床者 6 套,50 床者 28 套,25 床者 1 套,又加产科病床 380 张,计 40 床者 5 套,20 床者 9 套。

2.医疗救济

医疗救济是以医药为救济工具,以期减少贫病及难民无力就医者之苦痛,迅速恢复其健康。分述如下:一般医疗救济。浙省各公立性质之医事卫生机关,均按其需要,予以救济药品之分配。并规定凡受分署药品补助之医院,其免费额应占门诊人数三分之一,住院人数五分之一,以利各地贫苦民众,且为切实执行此项规定,由分署随时派员分赴各地随时视察,并订定表式,按月填报免费人数,以便稽核。此外,行总浙闽分署还制定了配发配尼西林暂行办法十条。

延 伸 阅 读

行总浙闽分署配发配尼西林暂行办法十条

第一条,行政院善后救济总署浙闽分署(以下简称本署)配发配尼西林,照本办法办理之。

第二条,本署配发之配尼西林,应免费施用。

第三条,凡病例先以硫醯质药品治疗无效后,方可施用配尼西林。

第四条,配尼西林,不得作为治疗花柳病之用。

第五条,各医院经用配尼西林,应依照本署规定格式,将治疗经过详细填报,否则得停止配发。

第六条,凡申请配发配尼西林之医院,必须有完备之病床、检验室、冰箱设备,预先报告本署,经审查合格后,公告办理之。

第七条,凡经本署核准配给配尼西林之医院应用时,可填具申请书,径向本署请领,其设在外埠者,得先拨发若干支备用,唯仍须补办申请手续。

第八条,凡本市开业医师,发现病人须用配尼西林时,可将该病人送至本署指定之医院施以治疗。

第九条,凡核准配发配尼西林之医院,本署得随时派员抽查管理之。

第十条,本办法自公布日起施行。

难民医疗就杭州、金华两个主要难民集散中心地点,特约当地医院(如杭州之市立医院、仁爱医院、广济医院、省立金华医院)代办难民至院医疗,除药品免费供给外,其他住院伙食费,则由分署补助。难民医疗救济由行总浙闽分署制定《特约医院办理难民医疗救济实施计划》。该《计划》概述如下:紧急医疗救济,为分署主要工作之一,除总署已与卫生署及中国红十字会救护总队,驻浙闽两省各重要地区办理医疗救济工作外,复正由本署成立善后救济工作队,加强其卫生股之组织,即可分头出发开展工作,惟目前交通情形日益好转,流徙他乡之难民行将纷纷归来,又浙闽两省八年苦战,贫病益增,为扩展是项难民及各地赤贫医疗救济工作起见,特订定本计划,以利施行。

3. 传染病防治方面

(1)沙眼及花柳病防治:设立沙眼及花柳病门诊所,特请联总驻浙专家贝克夫妇,分区会商青年会及杭州市南区诊疗所,会同设置沙眼及花柳病门诊,药械均由分署供给。

(2)天花防治:分署成立之初,浙江省各地天花异常猖獗,先向省卫生处洽借痘苗,分配各地免费应用,一面电请总署拨发,并派员赴沪采购痘苗,委托各县卫生当局代办免费种痘,所消耗之酒精棉花由分署津贴。杭州市由分署组织临时防疫队,会同中国红十字会第三十三中队及市卫生局防疫队,巡回设站,免费种痘,并办理全体中小学学生集体种痘,共计消耗痘苗 64468 支,种痘人数74721 人。

(3)霍乱防治:分署即与杭州市卫生局合组工作队(先后几十队),遍施预防注射。计杭市注射人数为 120366 人,占全市人口总数四分之一,配发各地卫生机关 100 毫升装霍乱疫苗 4200 瓶,40 毫升装伤寒霍乱混合疫苗 198 瓶,漂白粉50 桶,以利防治,并恢复建传染病院,配发帐篷及帆布床,以为医疗霍乱之助。

(4)鼠疫防治:瓯江流域一带鼠疫流行,死亡相继。分署除与省卫生处、卫生署东南鼠疫防治处切取联络,配发疫苗 23160 瓶,DDT 642 桶,大批磺胺类药品,以力谋防治外,并组织卫生工作队一队,常川驻温,协助防治工作,颇著成效。后衢县鼠疫复炽,当饬该队派员驰往调查防治。

(5)其他传染病防治:分署发出白喉明矾沉淀类毒素 80 盒(每盒 12 支)。白喉抗毒素 2210 瓶,脑膜炎苗浆 130 瓶,防治全省白喉或脑膜炎之蔓延。

(二)日军发动细菌战

1. 细菌战背景

19 世纪末,日本细菌学家北里柴三郎和瑞士细菌学家耶辛于清光绪二十年(1894 年)分别在我国香港发现了引起鼠疫的病原体——鼠疫杆菌。此后,许多科学家和医学家纷纷探索防治鼠疫的途径和方法。可是,丧心病狂的日本军国主义侵略者及由石井四郎组建的"731 部队"利用鼠疫杆菌这个凶恶的疫魔,把浙江作为疫区,残酷屠杀浙江人民,成为国际上侵略者使用生物武器的重要罪证。

1939 年,中方谍战人员侦察到日军准备在浙江发动细菌战的企图,时任第三战区司令长官顾祝同在致蒋介石特急电文中报告:"冬日,敌运大批毒性药前往浙东岱山,分发海匪汉奸投浙东各地井河。"1940 年 6 月 5 日,日军参谋总部作战课荒尾兴功(中佐)、"支那"派遣军参谋井本熊男(少佐)、中"支那"防疫给水部长代理增田知贞(中佐)受命策划与制订对浙实施细菌战的作战计划。8月16日,井本熊男到杭州对奈良部队传达关东军司令部命令,决定将已侵占的中国杭州原笕桥机场及航校校舍作为细菌战基地,派飞机到宁波、衢州、金华搜索细菌战的攻击目标,并于9月10日根据航空照片确定了宁波、衢县、金华三地的目标位置。9月18日,井本熊男与奈良部队的将校共同商定对宁波、衢县、金华及江西省玉山实施细菌武器攻击的方案,同时还制订了对温州、台州、丽水3个城市的细菌战计划。

2. 衢县疫情

1940年10月4日上午9时许,一架侵华日军飞机从衢县东北方向的高空直接向衢城上空飞去,旋转一周后,便快速俯冲下降至200~300米低空,即沿着城西的西安门、上营街、水亭街、下营街、县西街、美俗坊等居民区撒下大批麦粒、黄豆、麦麸、碎皮、粟米、棉花、跳蚤、小纸包(每包约有10个跳蚤)及宣传单等物品(带鼠疫菌的跳蚤和含霍乱菌的食物),敌机来回往返撒布2次后,约于上午9点30分,从原方向飞离衢州。当时,在上述各街道、里弄的地面上,居民住宅的瓦片上,以及废墟的垃圾瓦砾上,到处可见日军飞机撒下的食物与物品(跳蚤)。

10月10日,衢城上营街、下营街、天皇巷、县西街、宁绍巷等居民区陆续发现死鼠(自毙鼠)。同时,该地区相继有多人突患急症死亡。据死者家属反映,死者在患病期间均有高热、畏寒、腋下淋巴结肿痛等症状。县卫生院医生初步分析诊断为疑似鼠疫。11月2日上午,又有柴家巷3号1名12岁女童发病;下午又有罗汉井巷5号2名40岁妇女相继发病。县卫生院分别对患者穿刺淋巴液进行染色镜检,均发现革兰阴性杆菌,初步诊断3名患者均染鼠疫。

11月12日,衢县城区暴发大规模鼠疫。11月23日,中央卫生署第三战区防治鼠疫委员会在接到电令的当天即对已发现鼠疫患者的县西街、水亭街、罗汉井、柴家巷、宁绍巷、进士巷、美俗坊、上营街等8条街巷实行封锁。县防治鼠疫委员会警卫组派出军警200余人担任警戒,在上述街巷出入口设立岗哨,实行封锁,只准防治鼠疫的工作人员进出,禁止一切居民自由出入疫区。同日,县防治鼠疫委员会工程组雇用泥工60余人,分别在疫区的出入口建造土墙(墙高约2米,厚约0.5米),每幢土墙各留一个出入口,有军警日夜看守。在对疫区实行封锁隔离的同时,他们还对疫户实行封门上锁,强制患者及家属分别迁送隔离病室及留验所(设在衢江木船上),禁止与外人接触。

11月25日,关东军参谋长长杉山元(中将)发布命令称本次对浙江省细菌战的攻击计划在11月底结束。12月7日,石井、井本、吉桥、福寿、山本、太田、金子、增田、野畸等将校在总结浙江省细菌战攻击时称,使用鼠疫带菌跳蚤攻击后获得很好效果,衢县、宁波已发生鼠疫流行。

1941 年初夏,衢城疫情已继续扩散,先后有下营街、天皇巷、县学街等 58 条街巷流行鼠疫,而且还扩散蔓延到沙埠、上姚、下窑等 13 个乡镇的 30 多个村。随着疫区的不断扩大,县防治鼠疫委员会决定实行全城封锁,即在大西门、西安门、北门、东门、小南门、大南门、新城门、小西门等 8 个城门出入口设立检疫站,军警岗哨看守,所有城乡居民、学生、职员、军人一律凭鼠疫预防注射证放行。在全城封锁期间,城区所有学校停课,商店关门停业,工厂停止生产,实行交通管制,凡经衢州的客货车辆概不得停靠。在 1941 年 8 月 19 日后,日军飞机轰炸衢城日趋频繁,为了居民防空安全起见,根据第五区行署指令及衢县临时防疫处第十四次会议讨论决定,防疫策略暂改全城封锁为疫户封门上锁,实行就地隔离措施。

3. 宁波疫情

1940 年 10 月 27 日晨约 7 时,一架单翼日机入侵宁波城区上空,散布荒谬传单。传单上画着日、德、意国旗和有两手相握,表示"中日亲善"的图画,写着"重庆正在闹饥荒,民不聊生,日本人民则丰衣足食,尚有余粮来接济你们"等谎言。在传单散布后,该机向西逸去。下午 2 点多,日机再次入侵,在宁波市中心开明街一带上空撒下大量面粉、麦粒。日机过后,当地居民发现跳蚤骤多,红红的颜色,种类亦异。人们后来才知道这些就是吸

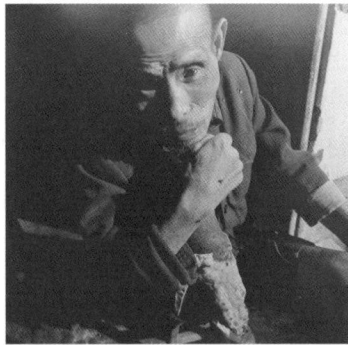

日军细菌战幸存者的烂腿至死
难以痊愈(2002 年摄)

饱了鼠疫试验者血液,体内充满着亿万个鼠疫杆菌的疫蚤。日本"731 部队"在我国哈尔滨市郊的实验场所,将鼠疫杆菌注入中国平民体内,人为造成鼠疫患者。该部队的支队遍布我国各地,例如南京中华门内就设有荣 1644 部队。这是一个研制毒菌、培育疫蚤的基地。据日本战犯供认,在宁波空投的一批黑色疫魔就来自荣 1644 部队,细菌战主犯为石井四郎。

10 月 29 日,宁波市内就有人感染鼠疫发病。30 日晚,开明街口的滋泉豆浆店店主夫妇首先暴死。接着,隔壁大饼店、骨牌店,以及中山东路的元泰酒店、宝昌祥服装店,还有东后街一带,相继多人暴死,至 11 月 3 日,死亡 16 人,次日又死 7 人,一天后又死 20 人,呼天唤地的哀号声此伏彼起,丧服裹身者比比皆是,愁云惨雾,骇人听闻。据查证,在这场人为的鼠疫中,有名有姓的死亡人数为106 人,其中宝昌祥户主及其家属、职工共 15 人,死 14 人,仅 1 人幸存。全家死死的有 12 户,计 45 人。在开明街暴死事件发生后,患者纷纷去医院求治,华美医院丁立成医师从患者身上做淋巴腺穿刺液涂片,经亚甲蓝染色镜检,找到两端

染色较深、肥大短小的革兰阴性杆菌。这种杆菌就是典型的鼠疫杆菌。

1940 年 11 月 30 日晚,国民政府决定,在省府当局(派卫生处长陈万里为代表)和专署(专员徐箴)监视下,焚毁开明街以东、北太平巷以西、中山东路以南、开明巷以北的 5000 余平方米疫区内的 115 户 137 间房屋。宁波市中心留下的这一片废墟,人们称之为"鼠疫场"——这是日本侵略者在宁波犯下滔天罪行的铁证。

4. 细菌战的滔天罪行

据了解,在 1939—1945 年间,以日军"731"部队石井四郎为总指挥的细菌部队对浙江实施的细菌战,致使许多无辜平民死于非命,造成极大的灾难。第一次是 1939 年至 1940 年,日军对萧山、宁波、衢州、义乌、金华等地进行的攻击;第二次是在 1942 年浙赣战役期间对金华、衢州、丽水、云和等地进行的攻击;第三次是在 1944 年丽温战役期间对丽水、衢州、温州等地进行的攻击。三次攻击造成浙江省超过 230 万人身染疫病,死亡人数超过 65 万人。

2014 年,国家社科基金项目"中日民间保存的细菌战文献文物搜集、整理与研究"课题组公布了一批侵华日军细菌战部队的往来公文和命令文件,其中一份"731"部队参与浙江细菌战的作战命令,直接证明了日军参谋本部组织策划对浙江发动的细菌战。

(三)陈慎言勇救美国飞行员

1941 年 12 月 7 日,日本偷袭珍珠港,美国海军的太平洋舰队遭受重挫,太平洋战争爆发。同年的 12 月 8 日,美国对日宣战。1942 年 1 月,美军海军参谋部设计了一个方案,从航母"大黄蜂"号出动陆基中型轰炸机 B-25B 对日本东京进行轰炸,但中型轰炸机无法在航母上降落,完成轰炸任务后需飞往中国,这项秘密任务由詹姆斯·杜利特尔中校率领的第 17 轰炸机大队的志愿者来完成。

1942 年 4 月 18 日,美国国防部向陆军航空队下达了空袭的密令,飞行员志愿去完成一项极为秘密又非常危险的任务,机队在完成任务后,由于机场遭到了破坏及其他复杂的原因,与地面失去了联系,又碰到天黑,风雨交加,除一架飞机飞到苏联外,其他 15 架飞机全部飞到中国,在中国境内不同的地区迫降。七号机组由机长劳逊带领,在中国浙江三门县鹤浦镇大沙村的海上岩礁区迫降,5 名机组人员 4 名受伤。目击飞机坠落的渔民从四面八方赶来,大沙村的保长许昌冲带人将机组人员营救上岸。此时,中国方面已接到美国方面关于救护迫降在中国领土上的美国飞行员的求助,时任浙江省政府主席黄绍竑在临海视察指示临海县县长庄强华,与台州各县加强联系,注意观察,寻找美军飞行员下落。18日,三门县县长陈诚报告,有 2 架美军飞机在三门湾附近海域坠毁,多名飞行员受伤。于是,三门方面立即组织抗日自卫队第二大队赶赴现场,将伤员送到县城海游三门卫生院实施救护。因三门卫生院设备、技术条件差,当地医生紧急向天台人陈省几在临海开办的恩泽医院求救。

4月19日下午,临海县县长庄强华亲自到临海恩泽医院通知陈省几院长,组织救护组赴三门县救护美国受伤飞行员。陈省几立即指派长子陈慎言医师协同沈听琨医师和张雪香护士及临海县政府组织的救护队星夜出发,急行8小时,于4月20日清晨到达三门县海游。陈慎言医师仔细查看了受伤飞行员劳逊、达文波(Devenbon)、麦克伦(Makalen)、克拉文(Kolavon)4人的伤情。劳逊的伤势严重,陈慎言医师在对其做了简单的处理后,旋即向上级请示,经台州杜伟专员允准,决定翌日将全部伤员抬回临海恩泽医院进行治疗。4月21日晚10点多,伤员们终于转送到恩泽医院。由于战时药品奇缺,医生们倾全院之力,并组织传教士派克夫妇、玛丽斯貌尔护士,一起参与救治。陈省几先生毕业于杭州广济医院,陈慎言先生毕业于东南医科大学,两个人晓通英文,在治疗过程中还能与伤员进行交流。

4月24日,同机群降落的随队军医华特先生也被三门县政府接到恩泽医院与陈慎言医师一起参与治疗。不幸的是,劳逊由于开放性粉碎性骨折,还感染了炭疽杆菌,加上组织坏死,病情不断恶化,左膝腿部水肿区坏死面迅速扩大,且严重化脓。5月3日,劳逊腿部伤口恶化,高烧不退,如果不采取进一步治疗措施将危及生命。华特医师、陈慎言医师商定必须进行截肢手术,才能保住劳逊的生命。在征得劳逊的同意后,由华特负责实施奴佛卡因腰麻(硬膜外麻醉术)并主刀,陈慎言做助手,对劳逊行截肢手术,同时还电请战时迁移在缙云壶镇的浙江省立医药专科学校派医师增助。当该校丁学敏(士明)等医师携带输血器等医疗器械赶到时,手术已告完毕。手术进行得比较顺利,术后伤员身体非常虚弱,与其他伤员在恩泽医院疗养。

当时浙东战事吃紧,日军到处搜查受伤美军飞行员,为了保护美军伤员,时设永康方岩的浙江省政府电示将伤员转送重庆疗养,由陈慎言负责全程护送。陈慎言和华特及4名伤员共有6人,陈慎言是唯一的中国人,千里迢迢要避开日本人,陈慎言责任重大。他们坐轿子经过仙居、缙云绕道丽水,再乘军车到泰顺,从江西转湖南衡阳,然后乘火车到广西桂林,等待美国飞机来接。1个月后,一架美国军用飞机把美军伤员转到印度再回美国。临别时,华特医

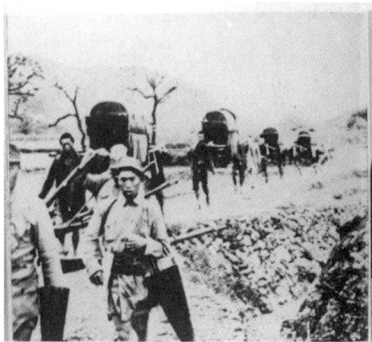

陈慎言医师千里护送美军
飞行员至广西桂林

生写了一封信汇报了抢救飞行员的经过,由陈慎言送美军驻重庆总部。美军驻重庆总部为表示感谢,问陈慎言有什么要求。陈慎言回答:"我是个医生,抢救伤病员,是人道主义,是我应尽职责,不加条件的。"完成了护送任务,陈慎言如释重负。劳逊回国后,写下了《东京上空30秒》,文中以大量篇幅详尽陈述了陈慎言一家的救治。书中写到:"我再也没有见到C医生,就此失去联系。我从来都没能说声再见,也没有感谢他。他是我见过的最忠实的朋友,在临海和路上的那几个星期,他为了我们,没有不愿做的事。他不分昼夜地照顾我们,毫无怨言。他没有得到过一分钱,也不曾想要过钱。后来,战争部要求我们提供一份曾经帮助过我们的中国人名单。我想在信中竭力表达我对C医生的感激和尊敬,但没有文字可以写得出我真挚的感情。"一段话充分表达了这位美国飞行员对中国C医生的敬意。这位中国C医生就是陈慎言医师。后来,美国好莱坞拍摄了同名电影《东京上空30秒》,轰动美国。

1990年9月19日,美国"杜立德飞虎队"中国考察团亨利·波特先生等6人专程来到浙江省台州医院,会见当年救护美飞行员的医生,向陈慎言赠送了由44名幸存美飞行员签名的"多谢"铜质小匾。1992年1月7日,浙江省人民政府组织"出席美机轰炸日本本土50周年纪念会代表团",陈慎言作为代表团成员之一于当年3月随团出访美国,受到美国人民的广泛欢迎和国务卿助理的接见。前人恩泽,后人牢记。美国前总统乔治·布什在回顾这段历史时说:"在突袭以后,那些善良的中国人不顾自己的安危,为我们的飞行员提供掩护并为他们疗伤,是他们的帮助才使我们的飞行员能够安全返回。美国永远不会忘记为自由和正义事业做出贡献的中国人。"

1994年5月6日,原美国西北航空公司副总裁布莱恩·穆恩率领美国杜利特尔赴中国访问团一行19人,再次来院与陈慎言相聚。陈慎言被誉为促进中美交往的"民间大使"。2003年10月18日晚,应美国方面邀请,由中国国务院新闻办公室主办的大型展览《历史的记忆》在美国俄亥俄州代顿的美国空军博物馆开幕。展览用大量图片和实物再现了二战期间美国士兵与中国人民并肩抗击日本侵略者的动人场面,重温了中美两国人民结下的深厚友谊。这次展览分为3个主题,其中的1个主题就是中国人民冒死营救迫降美军飞行员的"营救杜利特尔轰炸机队",展览详细展示了当年陈慎言抢救美飞行员的史实。该展览曾于2002年10月首次在美国华盛顿和得克萨斯州的休斯敦展出,在当地引起强烈反响。应美方要求,展览于2003年2月底至3月中旬先后在美国国会两院展出。10月18日,展览在美国俄亥俄州代顿的空军博物馆展出后,美方又提出将展期从半年延长至一年的请求,于2004年6月25日才结束。恩泽医院抢救美飞行员的史实,作为《历史的记忆》展览中一个重要组成部分,已成为浙江省乃至国家对美宣传的一个品牌、一张"名片"。

延 伸 阅 读

陈慎言简介

陈慎言(1912—1996年),出生于天台,幼随父陈省几定居临海,1927年9月就读于省立第六中学;1931年7月进上海私立东南医学院(安徽医学院前身)读书,于1927年7月毕业,任杭州广济医院实习医师。

1927年12月25日,国民政府军留下的500伤兵均由杭州广济医院接收,慎言积极参与抢救。1938年8月,慎言实习期满,因不堪日军统治,毅然返回临海,到恩泽医院帮父亲理事;12月,驻江西古田的国民政府第29军司令部军医处及野战医院刚组建,急需医务人员,军长陈安宝中将(黄岩路桥人)来电乡梓,请求支授,慎言获此信息后,商请得父亲省几同意,赴江西29军任军医处文书、二等正军医,授中校主任衔,协助处长许章生(天台水南人)处理公文等。

1939年5月6日,在惨烈的南昌战役莲塘反攻战中,陈安宝将军不幸以身殉职,许章生扶其灵柩回黄岩后即不复返,陈慎言后回临海任恩泽医院医师。1942年4月18日,美国杜立特机组轰炸日本东京,返航时因燃料不足迫降中国,其中两架战机迫降于三门湾海涂,机上有5名飞行员,其中有4名受伤。慎言受其父省几之命冒雨前往三门,将美国飞行员接回恩泽医院治疗。一名叫劳逊的飞行员腿伤较重、恶化迅速,在无输血设施和有效抗菌药物的情况下,协助美随机军医为劳逊成功施行下肢截肢术。伤员伤情稳定后,慎言又不辞辛苦,千里辗转,一路护送美伤员至桂林、昆明。随机军医华特离开时,介绍省几到重庆美军总部,重庆美军总部征得慎言愿意留在军队服务的意向后,即将其介绍至周至柔将军的航空委员会,任空军第二总站军医。

1944年12月,慎言应美国政府邀请赴美学习;1945年3月13日,慎言抵达华盛顿,15日,在美远东师师长派克导引下,受到美国副总统杜鲁门的接见,先入约翰翟布金大学医院见习,后入加利福尼亚大学研究院深造。

1947年8月,慎言学成返国,任浙江省立嘉兴医院外科主任;1948年12月,回临海任恩泽医院负责人。1951年5月,遵其父省几遗嘱,动员家族将恩泽医院赠给人民政府,自任浙江省立台州医院副院长。此外,陈慎言还是临海县二届人民代表,县政协一届委员,县科普会主任委员及中国农工民主党临海支部负责人。1973年10月,陈慎言退休。1996年9月14日,病逝。

第三节 近代医学教育和科研

晚清时期,清朝廷主张自办教育,开办了"京师同文馆",教习太医院医士、医生,开设的课程有《素问》《难经》《脉诀》,及本草、方书等,每年春、秋二季由教习厅派员考试,每届六年,太医院会同礼部大试。这个医学馆虽是近代较早的医学校,却仍然是太医院办学的延续。自鸦片战争后,英、美、法等国侵略者在我国通商口岸建造教堂、医院和学校,教会医院在我国日渐增多,并随着侵略势力的深入而遍及内地。近代西医医学教育经历了教会医院和医学教育萌芽及发展时期。中医医学教育方面,虽然国民政府数次企图废止中医药学,但即使是在这种特定历史背景和异常艰难的情况下,中医药界仍然通过建立附属医院、组织学术团体、出版医药期刊、创办中医医学院校来发展中医教育。整个时期的医学教育有中西医教学并举发展的模式。

一、西医学教育和机构

在鸦片战争后,西方医学开始传入中国,西医医院在全国各地相继开设,并通过举办院校开展西医学教育。清道光二十三年(1843年),美国浸礼会派玛高温(D. J. MacGowan)到宁波北门附近设立诊所,玛高温曾教授当地学徒西方的解剖学和生理学,这是浙江始见传授西方医学的事例。此后,西医学校在浙江省内逐步建立。

(一)广济医院医校

浙江较早开设的西医院校是清光绪九年(1883年)由英国人梅藤更(David Duncan Main)夫妇在杭州创办的广济医院医校。医校校址附设在医院内,建有教室和实验室进行教学。

医校第一期学生刘铭之、张葆庆等10人于清光绪十五年(1889年)毕业;光绪十六年至三十一年(1890—1905年),医校先后招收了第二至五期学生,添设了生理、化学、病理、实验室等。与此同时,医院方面也新建女病室,增设了皮肤科、产科、妇科、麻风科等,配合临床教导实习,医院和医校规模均有扩大。

清光绪三十二年(1906年),医校独立,并以大方伯巷屋舍为校址,正式定名为广济医学堂。在辛亥革命后,学堂改称广济医学专门学校,先后招收第六至七期学生,梅藤更自兼医校校长,朱伯龙(海宁人,早期毕业生)曾任教务长。在此期间,广济药学堂成立,后改名为广济药学专门学校,以英国人莫尔根为主任。以后又添设了广济科学堂,以梅藤更夫人为主任。清宣统二年(1910年),梅藤更休假回英国,翌年返杭,他从英国添购了各种医疗器械以及各种电疗器具,充实医院和医校的设备。

1917年,医校招收第九期至第十期学生,并经历届同学建议立案筹备学校,接受政府监督。同年,梅藤更将校产、经费、学课以及学校附属医院的组织概况等造册呈请北京教育部立案。1918年春,教育部批准立案,广济医学专门学校得到政府的认可。期间主要课程有:国文、英文、神道学、

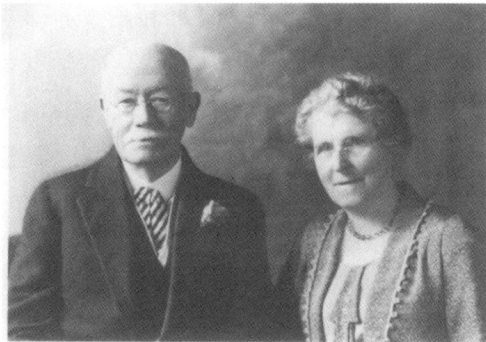
梅藤更夫妇

物理、化学、解剖组胚、病理、生理、毒理学、细菌组织、细菌学、法医学、医学化学、校医学、内科、外科学、妇产科学、儿科学、五官科学、皮肤花柳科学、卫生学、拉丁文、动植物学、药物学、放射学、诊断学、体育。主要教员:英国梅藤更、美国赫尔德、加拿大沙近德、浙江刘铭之、江苏陈闻达、福建林洞省。

1925年,"五卅运动"爆发。6月3日上午,杭州各界5万人举行示威游行,当队伍到达广济医院门前时,愤怒的学生将医院门口的英国国旗拉下撕毁,院长梅藤更压制医院附属的医护专科学校学生参加反帝运动,并软禁了数名爱国学生,6月6日全体学生断然决定全体退学,护士相继离院,以表示反帝爱国的强烈决心。学生的反帝运动给予梅藤更沉重的打击,广济医、药、产、护4科从此停止招生。

1927年,国民革命军到达杭州并将广济医院收回自办,国民政府派洪式闾、钱潮(曾任杭州医院院长)接管,后英国政府又将医院要回。1949年5月3日,杭州解放,该院由杭州市人民政府接管。

(二)浙江公立医学专门学校

1912年6月1日,耳鼻咽喉科专家、慈溪人韩清泉集同仁创办浙江公立医学专门学校。期间,浙江省教育司司长沈钧儒热忱赞助,拨款筹备,并报北京教育部核准。该校租赁板儿巷民房,教育司任命韩清泉为校长,招收第一期60名医科学生,学制5年,聘请留日药学专家李绳其为药科主任,这是国内创办药科的开始。

1913年7月,学校改名为浙江公立医药专科学校。1914年,该校迁至法院路张曜家大园,并筹款在浙江病院修建新屋,辟为高年级临床实习教室和基础课的细菌、医化以及化学实验教室,作为分校及临床实习医院。1916年12月,教育总长范源濂授予学校"绩学宏仁"匾额。1917年,钱崇润继任校长。至1919

年,学校已有专职教工 121 人,其中校长 2 名、书记 1 名、学监 1 名、日本教员 4 名、中国教员 83 名、职员 32 名。1920 年,省议会决定拨给学校建筑费 7 万元,购刀茅巷地皮建新校舍。学校拟定办学宗旨是"教授应用科学养成医药技术人材",校训是"仁肃勤朴"。1922 年,学校设诊察所于菜市桥直街供学生实习之用。1924 年,受浙江警务处之托,学校兼办卫生警察训练班,由余继敏教授主持教务。这是浙江卫生行政教学的开端。同年,学校增建阶梯教室及解剖实习教室。

1925 年,学校增设医、药、护、产特班,收容"五卅惨案"后因反帝而离校的广济医专学生继续深造,称"六六"特班。1926 年 2 月,分校迁花市路,诊所迁岳王路。1927 年,浙江公立医学专门学校改名为浙江省立医学专门学校。1928 年 6 月,分校迁往惠兴路。1929 年 5 月,分校因失火裁撤。1930 年,诊所迁至盐桥大街。

1931 年 8 月,学校改名为浙江省立医药专科学校。1932 年,筹建附属医院及门诊部,取消盐桥诊察所,并入该院门诊部。1933 年 8 月,附属医院开诊,接收住院者,并添建纪念厅及药科教室。1934 年 4 月,学校添设护士训练班。1935 年 2 月,王吉人为校长,增办药剂科职业补习班。同年秋,护士训练班改为高级护士职业科。1937 年 8 月,学校设立通俗卫生陈列室,布置公共卫生及个人卫生的模型标本图表等,终日开放,供市民自由参观,以提高市民的卫生知识。此为杭州市公共卫生宣传的开始。1937 年春,校园内添建松茂国药研究馆。

1937 年,发生卢沟桥事变,杭州青年学生普遍开展抗日宣传活动,省立医药专科学校的学生也积极参加反帝爱国运动,并于 9 月组织慰问团奔赴淞沪前线慰问抗日军队。10 月,学校为避免战争空袭,将部分学生转移至玉泉及灵隐上课。11 月 12 日晚,浙江省府决定各医院、学校于 5 天之内向浙西撤退,学校迁往淳安,全体师生携带图书资料、仪器设备及数百件重要物品仓促离杭,跋涉桐庐、淳安、缙云及永嘉等地。1938 年 1 月,学校迁往临海县城,初借三台书院朱子祠(台州中学)为校址,继迁原清旧校士馆内的杨社(哲商小学)和东岳庙(今广文路临海城关幼儿园)等处,添聘一部分教学人员继续开课。同年 7 月招生时,学校奉令将浙江省卫生处附属助产学校与医药专科学校附属病院高级护士科合并,改称浙江省立杭州高级医事职业学校。时全校设有医科、药科、高级助产职业科、高级护士科等专业,有在校生 176 人,毕业生 55 人,教职员工 79 名。医药专科学校附属病院先设立于炭行街(现紫阳街南段),后迁至麒麟桥青年巷(今璎珞街 25 号)杜棣华住宅,并设妇产院。1939 年 8 月,在临海的学校遭日机轰炸,被迫迁至天台溪头,再迁东郊坑边村,教学设在村中丁氏宗祠,开设 2 班,教师暂住丁式贤及周边 3 户村民家中,后医专迁至平桥上庞。同年,浙江省政府筹设英士大学医学院,医专奉令改组,停止招生,王吉人被聘任为英士大学校务委员会委员兼任院长。10月26日,英士大学开学,有工、农、医3个学院,医学院设在丽水通惠门,由浙江省立医药专科学校改组而成,设医学、药学两系,专科停止招生。

1940年春,省立杭州高级医事职业学校奉令单独设置,校长由王吉人兼任。1941年,浙江省立医药专科学校与省立杭州高级医事职业学校再迁缙云县壶镇、雅湖一带。1942年夏,学校迁回临海,继续招生。1942年后,因专科学校中断招生而无毕业生。1943年,学校脱离英士大学,恢复专科学校建制。在临海期间,王吉人以他在吕公岙的自家房屋作为教室,又租赁村中盘谷小学进行授课。1945年5—7月,日军从温州撤往宁波,途经临海吕公岙,校长组织学生躲避山野,后因日军骚扰移至城内上课。浙江省立医药专科学校在临海期间以基督教中华圣公会浙江教区创办的台州恩泽医局作为教学基地,附属病院设在东湖西侧军体路一带(原台州军分区营房,今台州学院附属中学)。1943年,学校奉令招收初中6年制医科;1944年,开始招收高中4年制医科。1945年7月,英士大学医学院并入浙江省立医药专科学校。

1946年10月,学校重返杭城。1947年,学校改名浙江省立医学院,设医学、药学两系。1948年,教育部核准浙江省立医药专科改名为浙江医学院。

自1912年成立,到1948年,浙江省立医专屡经挫折,为浙江等省培养了许多医药学生,许多毕业生后来成为国内外著名的医药学专家。1952年,该校与浙江大学医学院合并成为浙江医科大学。

(三)浙江省立女子产科学校

1925年,在"五卅运动"爆发后,浙江省立医药专门学校和广济医专召开了两校联席会议,决定由浙江医专增设医、药特班和护士特班六个班级(当时称"六六特班"),收留脱离广济医专的学生入学,并由广济医专中国籍教员执教。助产科从广济医专脱离,于同年6月6日创办成浙江省立女子产科学校,这就是浙江医学高等专科学校的前身,郑企因任首任校长。学校创办时租用清泰门珍珠巷13号民房为校舍,每年招生1次,每次招收初中毕业生40名,学制2年,时在校学生近百人。

1926年,校名改为浙江省立女子产科职业学校,由省教育厅主管。同年6月8日,省政府决定设立省立助产学校;6月14日,又决定将其与省立女子产科职业

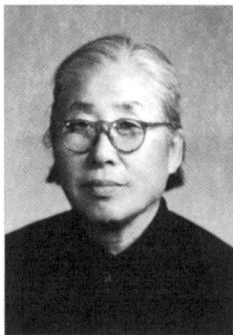
浙江省立女子产科学校
首任校长郑企因

学校合办,改隶民政厅,称浙江省立女子助产学校,校长王味根,在校学生达120余人。1931年6月,学校由省教育厅和省民政厅卫生实验处合办,附设在省立医院(即浙江病院)内,改称浙江省立医院附设助产学校,校址在中马市街80号,校长改称主任,由省立医院产妇科主任兼,设助产班及公共卫生护士班。学生由各县保送,毕业后回原籍,时有在校学生73人。1932年春,程浩为学校主任。1935年,学校改隶省民政厅卫生实验处,改称浙江省民政厅卫生实验处附设助产学校,由该厅技正葛成慧兼主任,设助产、助产特科2班,在校学生50余人,仍由各县保送,学制3年。1936年夏,浙江省政府决定学校仍归省教育厅主管,校长暂由卫生实验处陈万里兼任。1937年,黄胜白任校长,学校设护士、助产士5个班。

在抗日战争全面爆发后,杭州告急,学校于1937年11月迁至永嘉,后又于1938年8月迁至临海,并由浙江医药专科学校接办,称高级助产职业科,设有护士、助产5个班。1939年8月,学校随浙江医药专科学校并入英士大学。1940年4月,英士大学医学院附设的高级护士、助产两职业科单独划出,成立浙江省立杭州高级护士助产职业学校,校址设在天台东乡坑边村,校长由原医专校长王佶教授兼任。当时学校毫无实验设备,仅有几副不完整的骨架标本,在艰苦条件下办学,设护士科3班、助产科3班及助产特科3班,有近100名学生。后又在邻村八都和南乡南街设产院,供助产特科学生上课、实习。学校设校长1人,由教育厅提请省政府委员会会议通过任命。1941年4月,日军攻陷宁波、绍兴,天台县告急,学校迁往缙云县壶镇,时设护士、助产、助产特科共6班,学生110名;年底,增设看护补习班。1942年夏,学校迁至临海。1943年学校增设药剂科,由教师王钦华负责筹办,学校改为省立杭州高级医事职业学校,设护士、助产、助产特科、药剂共9个班,学生126名。1944年,学校增设卫生行政科,培养卫生行政人员36人,同时筹设卫生事务所,作为学生补习基地。

1946年春,学校于当年春迁回杭州,蒋善钧任校长,暂借玉泉清涟寺为临时校本部,东山弄杨宅为分部,开学复课,设助产、护士、药剂、卫生行政4个专业,共8个班级,学生201名,学制3年,招收初中毕业生;是年夏,在湖滨一公园设湖滨分部。学校设校长1人,教导主任、总务主任各1人;教学方面,设4个专业科,助产科主任李碧华,护士科主任李郁,药剂科主任董振舜,卫生行政科主任方植民。学校除聘请基础课与专业课的25名专职教师外,同时还聘请实习医院12名医师为兼任教师。

1947年春,省教育厅拨款购置教仁街(今邮电路)15号房产,将前面的约三分之二房屋作为校本部校舍,后面的约三分之一房屋改建为附设产院,聘蒋彦民为主任。校本部于次年2月1日迁入该新址,改玉泉本部为分部,以浙江省立医院和杭州市立医院为护士专业实习基地。学校聘请医院护理部主任和护士长兼任教员,指导学生实习。5 月,学校的附设产院和卫生实验所先行开放门诊业务,逐步解决助产专业、药剂与卫生行政专业学生的实习。

在 1925—1949 年的办学过程中,虽国内时局动荡,战争频繁,但学校在广大师生员工的坚持下得以保存和发展。特别是在建校初期,学校广大师生爱国爱校,在非常艰苦的环境中办学,取得了令人瞩目的成就。期间,学校前后设置 10 个专业(班),计护士 19 期,护士特班 1 期,助产 26 期,助产特科 9 期,产科 12 期,公共卫生护士 1 期,药剂 3 期,卫生行政 2 期,看护补习班 1 期,代办药剂 1 期,共计培养毕业生 993 人。

(四)国立浙江大学医学院

1945 年 8 月,教育部决定在北京大学、浙江大学、山东大学和武汉大学分别增设医学院。1946 年 4 月,教育部拨款 2 亿元旧法币(约合十万美元)作为浙江大学医学院的开办费。是年,浙江大学总校从贵州迁回杭州,浙江大学校长竺可桢邀请李宗恩组建浙江大学医学院筹备小组。筹备工作开始不久,李宗恩受聘为北京协和医学院院长并主持协和复校工作,因而推荐王季午主持浙江大学医学院的筹备工作。医学院院址在今杭州市大学路。同年,医学院招进首批学生共 27 名。浙江大学医学院在招生的同时,开始着手筹建附属医院。1947 年 3 月,教育部正式批准成立国立浙江大学医学院,首任院长为王季午。

1949 年 5 月 3 日,国立浙江大学医学院与其附属医院由军管会文教组接管。国立浙江大学医学院学制 7 年,包括医预科 2 年,医本科 5 年,其中 2 年为医学基础课,3 年为医学临床课。1949 年,医学院学制改为 6 年,其中医预科由 2 年缩为 1 年,是年招生数由 20 余名增至 80 名。国立浙江大学医学院采用学分制教学,学生至少修满 252 分始得毕业,每名学生每学期所修课程学分除特殊情形外,不得少于 14 分,也不得超过 27 分。

国立浙江大学医学院秉承竺可桢校长倡导的求是精神,在教学实施时采取三大措施。一是因材施教,严格要求高质量,实行淘汰制,宁缺毋滥。第一届新生入学时 27 人,到毕业时仅剩 13 人。二是扎实自然科学、人文科学和临床基础知识。国立浙江大学有高水平的文理学院,是医预科生学习得天独厚的条件,学生不仅要有扎实的数学、物理、化学、生物等自然科学基础,而且还要有扎实的人文科学基础知识。学校生物系的实验胚胎学、高级细胞遗传学、实验进化学、原生动物学,都是国内医学院校最先设置的课程。三是聘请名教授任教和指导。医预科 2 年,学校聘请著名遗传学家谈家桢教授担任主任,著名生物学家贝时璋教授讲授比较解剖学,蔡堡教授讲授实验胚胎学。当时,国立浙江大学医学院的解剖、生理、胚胎学、生物化学、病理、微生物、寄生虫学、药理等学科的师资力量与教学质量,在国内堪称一流;临床各学科也有全国著名的专家、教授,包括郁知非、张沅昌、夏镇夷、伍正谊、项全申等,其中多数是毕业于协和医学院,在国内有较高学术声望的名师。自 1946 年秋起至 1952 年,全国院系调整时止,国立浙江大学医学院共招学生 6 届。

(五)护士学校

1917 年,福康医院护士学校由美国人高福林在绍兴创办,附设在福康医院内。至 1949 年,护校共办护士班 30 期、医士班 2 期、卫生班 1 期、训练班 1 期,培养学生 213 人。第一届招收护士生 2 名均系男生,第二届男女兼收,第三届开始全部招收女生。1921 年,护士学校向全国中华护士会登记注册,定名福康医院护士学校,后来又更名福康医院高级护士职业学校。护校的学制起初为 4 年制,自 1936 年起招收中学毕业生后,根据入学时学历高低而分别对待,高中毕业者学习 3 年,初中毕业者学习 3 年半,同等学历考取入学者须学习 4 年。护校于每年秋季招收新生,报考者必须有基督徒介绍或有可靠的保证人。学生在校期间都是半工半读,而且主要是在福康医院病房工作中学习,课堂教育时间不多,学习期间由学校负责提供食宿。在 1929 年之前,学生白天到医院上班,晚上上课,课程只有护理学 1 门;而在 1929 年之后,学生的课程略有增加,白天也开始上几节课;自 1938 年起,课程内容渐渐充实,包括内科学、外科学、解剖学、病理学、护理学等。

1918 年,宁波华美医院设立护士学校(即华美护士学校)及华美医学院,培养学生多名。白累德护士职业学校成立于 1929 年,由白累德医院设立,校址在海坦山艺文中学(今温州第二中学),首任校长为英国人薛美德;1934 年,私立白累德助产职业学校开办,由陈舜华、陈梅豪担任校长。

嘉兴医院附设高级护士职业学校于 1947 年春建立,核定学制 2 年,由嘉兴、海宁、嘉善、平湖、崇德、海盐、桐乡各县保送学生参加培训,每期 20 名,共办 3期,学生毕业后回各县卫生院工作。

(六)训练班

1932 年,空军军医训练班在杭州笕桥成立,其主要任务是训练航空医官和研究航空医学。1940 年 7 月,卫生工作人员训练班于丽水、缙云两县卫生院设立,计划开设 4 个班。公共卫生护士训练班招收正式护士学校毕业生,训练时间6 个月。调剂员训练班招收初中毕业生,训练时间 3 个月。卫生稽查训练班招收初中毕业生,训练时间 6 个月。卫生助理员训练班招收初中肄业或完全小学毕业生,训练时间 3 个月。后根据招生实况开设了 3 个班,分别为调剂员训练班(10 人)、卫生助理员训练班(27 人)、助产妇训练班(20 人),开设的课程达 40

门,涵盖医药学的主要课程,1940 年 8 月初 3 个班同时开课。

(七)留学教育

近代医学教育除办校教育之外,浙江官府还派留学生出国接受教育。浙江官派留学生教育始于清光绪二十二年(1896 年),由浙江蚕学馆派学生赴日本学习;清光绪三十年(1904 年)派往欧美留学,其中有学医人士;据清宣统二年(1910 年)登记,赴国外习医者 1 人。1913—1916 年,浙江籍学生考取清华庚款留美习医者 2 人。

二、中医学教育和机构

由于清廷腐败,我国国力衰退加快,近代的官办中医教育已徒具形式,在中医人才培养上基本不起作用。在辛亥革命后,浙江中医界的许多仁人志士为拯救中医学,冲破重重阻力,在汲取西方教育先进理念的同时,在各地开始举办具有现代教育模式的中医学校,其中较著名的学校有瑞安利济医学堂等。

(一)瑞安利济医学堂

瑞安利济医学堂创办于清光绪十一年(1885年),是国内最早的一所新式中医学堂。学堂位于利济医院内,创办人陈虬(1857—1903 年),教材为陈虬所撰《利济教经》等,陈虬自任院长兼主讲习。利济医院为全国最早的中医院之一,而《利济教经》为全国最早的自编新式教科书之一。学堂学制 6 年,只要年满 14 岁即可入学,并全部住校。学员分成 3 个

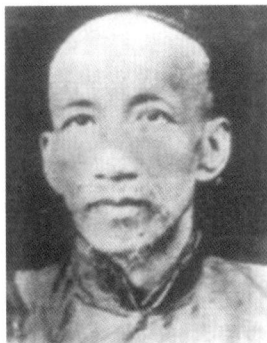

陈虬,创办中国最早的新式
中医学校——利济医学堂

班,每季汇考一次,学满 6 年经考试合格者既可留院业医,亦可在外悬壶。学堂所设课程分为普通课与专业课,前者主要有国文、历史、音韵、书算、术数、制造、种植、时务、体操等,后者为陈虬自编的《利济医药讲义》与医经及各家医籍等。

陈虬采取启发与讨论式教学,提倡既博采诸家,由博返约,又学习名医独到的学术思想,并以利济医院为临床实习场所,给予学员充分的实习机会。学堂还建立了图书馆——心兰图书馆和生药局、鲜药圃,编辑出版《利济学堂报》,半月刊,发行全国。学堂后又在温州、永嘉、平阳等地设立分校,但开办 10 年后终因经费拮据而停办。

利济医学堂作为国内近代较早且较正规的中医学校,对中医教育事业的发展起到了很大的推进作用。学堂共培养学生 300 多人,许多学员成为省内外名医,名噪一时。

延 伸 阅 读

陈虬(1857—1903年),原名国珍,字志三,号蛰庐,年少时勤奋好学,精通诗文音律,人称"温州三杰"之一,多次赴省乡试,都未录取,便致力研究医学,26岁出议方药,立医案,为人治病。陈虬30岁时著《蛰庐诊录》,提供了辨证施治、解决疑难疾病的范例,医名甚著,中举进京后,又有"天下名士,浙江二蛰"之美誉。他立志改革国事,系康有为"公车上书"的主要人物之一。陈虬在京时与蔡元培等筹立保浙会,曾是同盟会元老辈人物。辛亥革命后,他不满军阀混战与统治,抱着"不为良相,便为良医"之旨,回家乡创办了利济医院,并在院内创设医学堂,以所撰《利济教经》等为教科书。

(二)松龄医学堂

松龄医学堂于清光绪三十四年(1908年)在平阳建立,是国内较早的中西医结合学校之一。创办人徐润之(1855—1919年),号松龄。徐润之出身于"五世明经四岐黄"的中医世家,家学渊源,学验俱丰,并提倡中西医汇通,为晚清革新派医家。他十分重视中医教育,认为中国必须要有自己的学校,中医事业才能自强。在戊戌变法之后,他受维新思潮影响,更有志于办学兴医。据《松龄医铎》记载,松龄医学堂办学方针是"创办中西医学专门学校",故"延订教习必以兼通中西医籍,于西法实有经验或中医具有专长者""将古今医书及中译西籍,再加研究,编为课本"。

(三)浙江中医专门学校

浙江中医专门学校是由浙江药业公司于1915年在杭州创办的,并于1917年起正式招生,首任校长傅懒园,兼医务主任。该校学制5年,分预科和本科,入学资历必须是初中毕业。该校在课程设置与教学内容上注重结合现代科学,除中医基础理论与临证各科外,还开有解剖、生理、医学通论等西医课及国文、伦理、理化及体育等课。学校考试制度严格,每学期、学年末均有考试,且分甲、乙、丙、丁四等登记。毕业考试分为理论与实习两个方面,后者还分成"处方实习"与"临床见习"二步:先由教师提出病案,学生处方,合格者方能进入临床见习,即直接面对患者处方。该校办学严谨正规,历时21年,共招生20个班,培养毕业生425人,后亦因日寇侵华停办。

(四)兰溪中医专门学校

兰溪中医专门学校建立于1919年,由浙江兰溪药业公会在兰溪创办。校长诸葛超(字少卿)有鉴于兰溪是国内著名的中药材与中药成品的集散地,药业贸易十分兴旺,却缺乏既懂药又明医理的人才,故办学兴医,特聘张山雷为教务主任,全面主持学校的教学事务。张山雷到校后提出"发扬国粹,造就真才"的办校宗旨,引进规范的现代教育模式与先进的教学方法,同时又根据中医的特点,强调临床实践。学校每2年招生一次,学制5年,分预科和正科。预科2年,以基础理论、基本知识课为主;正科3年,以临床课为主,且每天上午临证,下午上课。学生医疗实践课时甚多,学校设有门诊部作为实习基地,期末进行闭卷考试,毕业前则开卷考试,且须完成论文数篇。学校还开办了函授教育,招收爱好中医而未能入学者,且只收讲义费。学满考试及格者还发给毕业证书。该校办学15年,受业学生多达600余名,其中不少学生后来成为省内外著名医家。1937年,学校因日寇侵华停办。

(五)温州国医学校

温州国医学校于1933年建于温州,由金慎之、潘澄濂个人集资所办。学校学制4年,以讲授中医经典为主,并开有解剖、生理等课,共招4期学生,每期20余人,1937年因经费不济停办。

(六)宁波中医专门学校

宁波中医专门学校于1936年建于宁波,由宁波药材行业捐资,吴涵秋会同庄云庐、钟一桂创办,吴涵秋任校长。学校以中医经典为主要教学内容,并选讲《医宗必读》《辨证奇闻》等医著。首批学员50余人,半年后因日机轰炸宁波而被迫停办。

(七)杭州中国医学函授社

杭州中国医学函授社建立于1947年,创办人何任。该社是国内较早的一个专门进行函授教育的中医教育机构,共办学8年,培养学生2000余人,当时在国内具有相当影响。学校办学颇为规范,不仅制定了《中国医学函授社教学计划》和《招生简章》,并报市教育局批准备案,还在上海《新闻报》刊登招生消息。

学校开办初期,何任既编讲义又授课,还兼理许多社务,后授业学生渐多,遂聘请当时杭州市名中医汤士彦等协助指导教学。所招学生分为高、中、初三个班级,教学程度不同。高级班以讲授中医经典为主,中级班讲授临床技术,初级班讲授一般常识。学制1年,且十分灵活,学生可从初级班学到高级班,也可只学其中任何一个班次。学校自编讲义与辅导材料。为使所编讲义全面系统与内容丰富,在当时资料匮乏的环境下,何任不辞辛苦地寻遍杭州书店与图书馆,陆续编成《中医内科学》《中医外科学》《中西医病名对照和治疗》等由浅入深、具有现代概念的函授教材。学生学业有规定进度,分段布置作业。学期与年末均须考试,并须作论文 2 篇,及格者方颁发毕业证书。可见其教学设置已相当接近现代的中医函授教育。

在中华人民共和国成立之后,何任被推选到市中医协会兼职并任省卫生人员训练所的中医教师,又要门诊、出诊,终劳累致病,后函授社不再招生,并逐步收缩,直至停办。

三、医学科研机构

浙江省的医学科研始于民国初期,当时研究机构稀少,其主要从事基础医学研究和卫生实验检验,具有代表性的两所机构分别是杭州热带病研究所和浙江省立卫生试验所。

(一)杭州热带病研究所

1928 年 8 月,受国民政府教育部委托,时任私立杭州医院院长的中国寄生虫学开拓者、热带病学家、病理学家洪式闾创办了中国第一个寄生虫病研究机构——杭州热带病研究所,经费主要来源于中央教育部和浙江省政府及洪式闾私人资金。该所设董事会,蔡元培任董事长,汤尔和任所长,洪式闾任副所长,共有 8 名职员。研究所原计划设立六组二部二馆,后因经费不足,仅成立了病理学、细菌学及寄生虫动物学三组。至 20 世纪 30 年代初期,该所已初具规模,有馆藏中外图书杂志 1020 册,显微镜 2 架,切片机、孵卵器、干燥消毒器、蒸馏器各 1 具,寄生虫标本 100 多种,病理组织及血液染色体标本 2000 多种,各种玻璃器具若干。

杭州热带病研究所成立后,先后在浙江开展了姜片虫病、血吸虫病、疟疾、钩虫病等地方病的调查和防治研究,如杭州地区疟疾发病情况的调查、疟原虫在宿主细胞内的斑点染色法、恶性疟疾的临床治疗经验总结、萧山地区居民肠道中各种姜片虫的调查、霍乱菌在国产茶酒等饮料中存活能力的调查、嗜酸性粒细胞的黄色呈现实验等。

抗日战争全面爆发后,该所内迁贵阳继续工作,因日机轰炸,仪器、资料所存甚少。在四川北碚(今重庆)时,依靠仅有的仪器和书籍,洪式闾先生(时任南通学院医科系任主任兼寄生虫病教授)带领该所继续从事寄生虫病研究,直至1949 年,期间以热带病研究所名义发表论文。

(二)浙江省立卫生试验所

1929 年 7 月,浙江省立卫生试验所设立,它是国内最早创建的一所卫生实验与检验机构。浙江省民政厅厅长朱家骅重金聘请德国籍犹太人罗赛为顾问,由民政厅第五科负责人陈万里协同罗赛等建该所。该所最先择址里西湖智果寺前第一届西湖博览会的一个展览馆里。试验所的重要仪器设备有显微镜、电冰箱、孵箱、电离心机等，均购自德国。成立之初，所内设细菌和化学两科。细菌科的主要工作为临床细菌学及血清学检验、疫苗制造及地方性寄生虫病（姜片虫、肺吸虫、日本血吸虫）的调查研究等，除罗赛亲自负责检验外，还有徐良董、楼融等人员。化学科主要工作为药品鉴定、毒物分析等，由留学德国的药学博士黄鸣驹负责。该所事务工作初由留德陈宗棠博士担任，后由兼任罗赛翻译的留德学者张鸣皋继任。为了研究姜片虫及肺吸虫病，试验所多次派人去萧山、绍兴一带流行区进行实地调查。为了研究日本血吸虫病，该所曾在当时杭州市郊区古荡设立卫生所进行临床研究。1931年7月15日，该所并入浙江省立医院。

第四节　近代医学交流

清末民初，国事艰难，文化沉沦，交流式微。西方殖民者带来火炮的同时，也带来了科学技术。西学东渐，浙江是当时西医药学说与技术、西药工业化生产的主要输入地。中外医学交流的主要内容为西医药学说与技术的传入，主要形式为民间传播交流、西医药典籍翻刻等。

清光绪二十一年（1895年），英国人J. Dudgeon以英文节译钱塘（今杭州）人高濂（1573—1620年）《遵生八笺》，收入其所辑《功夫：道家健身术》，并在天津出版，传播国外。清光绪二十三年（1897年），慈溪刘廷桢参考西医解剖以图示藏象骨度绘《中西置搔图说》，该书有石印本藏于四川省图书馆。清光绪二十五年（1899年），钱塘（今杭州）人连文冲参考西说阐发地土、气候和霍乱发病关系，撰《霍乱审证举要》一卷，列表辨析脉证，分论阴阳，末附王孟英《霍乱论》方剂，曹炳章又作增补，收于《中国医学大成》。清宣统元年（1909年）四月，绍兴医药学研究社特邀在绍兴行医的美籍医生高福林与会，演讲绍兴福康医院西医学科情况。

1929年7月，杭州举行第一届西湖博览会。西湖博览会卫生馆馆长为朱其辉，总干事为沙古山，共有工作人员55名。卫生馆馆歌："身心并重不稍轻，六艺久垂名。海通借得他山石，旧新智都匪无凭。快快病夫耻雪，昂昂千里驹行。何缘小集浪推萍，好友和莺鸣。娇荷灵桂撩人最，几偷闲容与攀登。珍重共抛汗血，国花点染星星。"馆址分散在西泠

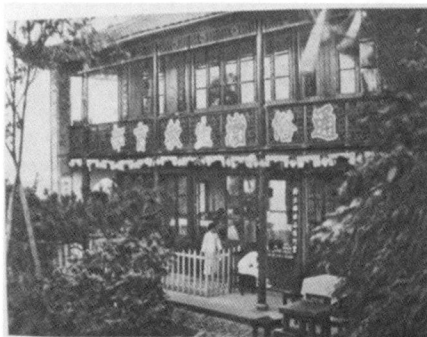

第一届西湖博览会卫生展馆

印社、寂盦、俞楼、盛公祠 4 处,总面积达 28756 平方米,东与教育馆为邻,南面西湖,西界西冷桥临时商店,北隔里西湖。卫生馆共分成 17 个陈列室,分别为药学部陈列室(2 组),化妆品部陈列室,食品及嗜好品部陈列室,个人卫生部陈列室,保健部陈列室(3 组),防疫部陈列室(2 组),通俗卫生教育部陈列室,医学部陈列室(4 组),卫生教育部陈列室,学校卫生部陈列室。展品有生药标本、药学各科目系统表、本草沿革表、毒物鉴定书、各种片药针药、各种化妆品、各国罐头食品、汽水果露、各类瓜果蔬菜和禽肉鱼蛋、衣食住行项卫生事项、旧法接生与新法助产比较图、各种食物分析、湖水井水分析、德国式厕所模型、德国式垃圾箱模型、各种寄生虫映片、各种传染病传播途径、公共卫生要点、公共会场卫生事项、各种人体组织标本、吸毒危害模型、学生体格检查比较表、学校运动比较表、牙病眼病比较表、工作休息时间比较表、学童行走坐立姿势优劣比较表、各种电疗器械影片、各种 X 光透视照片、各种病理幻灯玻璃影片、各种特异病变照相、胎儿顺次发育状况标本、生理产位图、病理产位图、平产分娩手术图及器械分手术图等。展览期间,卫生馆参观团体达 145 个,人数达 4028 人。

1934 年 6 月 14 日,中华医学会杭州分会举行年会,邀请杭州广济医院英籍医师苏达立演讲"X 光今昔发明与进步"。1937 年,鄞县曹炳章辑《中国医学大成》134 种 567 卷,含日本医家著作 4 种,有大东书局铅印本存留。1938 年 6 月 15 日,鲁迅全集出版社出版《鲁迅全集·第十四卷》,其中收有鲁迅翻译的日本刘米达夫著作《药用植物》。

下篇

现代卫生事业发展

在中华人民共和国成立之后，为改变贫困落后、满目疮痍的面貌，浙江省人民政府对卫生事业的发展采取了一系列卓有成效的措施。20世纪50年代和60年代前半叶，在经济基础较差、行政管理体制欠全、公共卫生体系较薄弱的情况下，浙江省仍能在短时间内快速应对一些传染病、地方病的流行和突如其来的自然灾害，并先后在全省范围内消灭了天花、鼠疫、古典型霍乱、斑疹伤寒和梅毒，对白喉、麻疹、脊髓灰质炎等急性传染病实行疫苗接种，使这些疾病的发病人数大幅度下降。

在"文化大革命"期间，全省掀起大办农村合作医疗的热潮，这一热潮培训了大批"赤脚"医生。"赤脚"医生以中草药为主进行防病治病，对保障广大农民的身体健康起到了积极作用。

自改革开放以后，浙江省的医疗卫生事业进入了一个新的历史时期，各地各级医疗卫生部门在中国共产党的领导下解放思想、转变观念、大胆探索、坚持改革，全省医疗卫生事业发展迅速，取得的成绩尤为显著。

第三章 卫生行政组织

卫生行政组织是指对卫生事务实施管理的行政组织,包括政府直属的卫生行政部门和卫生行政部门隶属的事业单位,以及具有卫生行政职能的议事协调机构等。在中华人民共和国成立之后,浙江省级卫生行政部门由国民政府的省卫生处直接提升而来,名为浙江省卫生厅。此后,浙江省卫生厅及其所属机构和卫生社团组织不断壮大,卫生政务和专项事务也不断增加,同时为适应医疗卫生事业发展的特殊性、时代性和综合性的要求,在不同时期建立了一些具有卫生行政专项职能的省级议事协调机构。省卫生厅的这些所属直属机构、卫生社团组织及议事协调机构在全省卫生行政管理、突发公共卫生事件应急处置和医疗卫生事业全面发展方面发挥了重要作用。

第一节 浙江省卫生厅发展历程

1949年5月7日,中国人民解放军华东军区杭州市军事管制委员会政务部设立卫生处;5月30日,接管国民政府浙江省卫生处;6月,接管国民政府中央临时派驻的卫生部医疗防疫总队。1949年8月,浙江省卫生厅正式成立,地址在杭州市民生路1号,设医政、药政、防疫、保健、教育处,浙江省人民政府任命李蓝炎为浙江省卫生厅副厅长,主持工作。

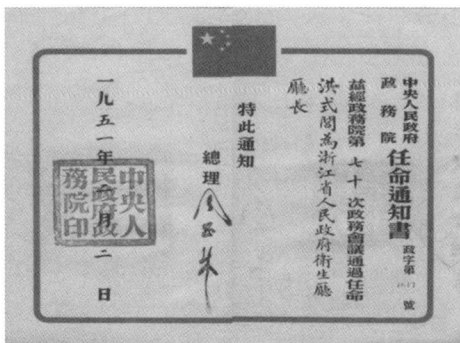

1951年2月2日,中央人民政府政务院任命洪式闾为浙江省人民政府卫生厅厅长

1950年11月12日,浙江省人民政府决定由洪式闾担任浙江省卫生厅厅长,李蓝炎为副厅长,并于1951年2月2日获中央人民政府政务院正式任命。

1951年3月,浙江省卫生厅接管外国医疗机构11所,同时一并接管附设护士学校 6 所。11 月,浙江省卫生厅成立基本建设委员会,下设办公室。

1953 年 1 月,浙江省卫生厅调整部门机构,设康复医院管理处,秘书、管理 2 室,医疗预防、药政、妇幼保健、防疫、医学教育、财务、人事、基本建设 8 科,接办外资津贴的温州白累德医院。

1954 年 4 月,浙江省卫生厅再次调整部门机构,撤销防疫科,将其并入省卫生防疫站;撤销药政科、妇幼保健科、医政科,成立医疗预防处,下设城市医疗预防、乡村医疗预防、妇幼保健、药政 4 个组;撤销基建科、财务科,成立计划财务处,下设计划统计、财务、基建 3 个组;增设党委办公室、人事处、医学教育处、康复医院管理局。

1955 年 2 月 14 日,浙江省人民委员会第一次会议任命洪式闾为省卫生厅厅长。4 月 24 日,浙江省卫生厅厅长、寄生虫病专家、教授洪式闾因高血压病复发医治无效逝世,由省卫生厅党组书记、副厅长李蓝炎任代厅长,主持工作。

1957 年 6 月,浙江省人民委员会任命李蓝炎为省卫生厅厅长。9 月 2 日,浙江省人民政府确定浙江省卫生厅是浙江省人民委员会的工作部门之一,在浙江省人民委员会和中华人民共和国卫生部的领导下,根据卫生工作四大原则,贯彻卫生工作方针、政策,主管浙江省卫生行政和卫生技术工作,并组织人民进行卫生保健工作。浙江省卫生厅机关设办公室、人事处、医疗预防处、药政处、妇幼保健处、计划财务处、医学教育处、中医处、中共浙江省卫生厅基层委员会;同年 11 月,增设妇幼卫生处、药政处;同时又成立了浙江省除"四害"指挥部。

1963 年 11 月 26 日,浙江省人民委员会决定成立浙江省计划生育委员会,其办公室设在省卫生厅,归省卫生厅领导。1966 年 6 月 5 日,浙江省人民委员会任命王博平为浙江省卫生厅厅长。

1967 年 1 月 16 日,"浙江省卫生厅革命造反总部"宣布接管浙江省卫生厅。1968 年 6 月 1 日,浙江省革命委员会(以下简称省革委会)确定成立浙江省卫生厅生产领导小组,并颁发新印章;9 月 28 日,浙江省卫生厅革命领导小组批准成立。

1970 年 2 月 9 日,省革委会决定在生产指挥组辖属建立卫生局等 14 个局,各局建立革委会;浙江省卫生厅改为浙江省卫生局,其工作范围为卫生、医疗、防疫和计划生育等;明确浙江省中西药公司归省卫生局领导。1972 年 11 月,浙江省委任命李蓝炎为省卫生局革命领导小组组长。1973 年 1 月 12 日,省革委会生产指挥组决定,浙江省医药公司划归浙江省商业局领导。1975 年 11 月,浙江省医疗器械工业公司成立。1978 年 9 月,浙江省计划生育技术指导站成立,为事业单位,编制人数 50 名,归省卫生局领导。1979 年 4 月 7 日,浙江省委同意撤销公费医疗管理委员会,在浙江省卫生局内设立公费医疗办公室。

1979年12月5日,浙江省委任命王祥长为浙江省卫生局党组书记、局长。

1980年5月10日,浙江省委决定,浙江省卫生局改为浙江省卫生厅,任命陈过为厅长。1981年9月5日,浙江省委决定单独成立浙江省计划生育委员会。

1983年6月22日,浙江省委任命戴迪为浙江省卫生厅党组书记、厅长。10月,省委机构改革领导小组同意省卫生厅机关设办公室、人事处、计划财务处、医政处、卫生防疫处、科学教育处、中医处、妇幼卫生处、药政管理处、外事处,其他处室按规定设立党的纪律检查组和机关党委、共青团委、工会等。浙江省卫生厅机关编制定为120名。省地方病防治领导小组办公室、省爱国卫生运动委员会办公室、省公费医疗办公室均设在省卫生厅,承担日常工作,其人员编制包括在厅机关编制人数内。

1984年11月20日,浙江省卫生厅设立"浙江省卫生厅医疗器材服务部";12月22日,设浙江省干部保健委员会办公室。1986年6月6日,省卫生厅同意设立浙江省卫生厅职称改革工作办公室,由谢兰生担任办公室主任;9月22日,浙江省委任命庄炳瑾兼任省卫生厅纪律检查组组长;12月5日,浙江省机构编制委员会同意增设省保健委员会办公室,编制3名。

1987年1月19日,浙江省政府同意建立浙江省中医管理局,由省卫生厅领导负责管理浙江省中医工作;8月25日,浙江省机构编制委员会同意将省卫生厅药政处改为省药政局,隶属于省卫生厅,机构级别不变。1988年12月9日,浙江省卫生厅同意设立浙江省卫生厅监察室。1990年3月23日,浙江省机构编制委员会同意省卫生厅妇幼处增挂计划生育技术指导处牌子。1992年6月1日,浙江省机构编制委员会同意建立省卫生厅世界银行贷款血防项目办公室,配备临时编制5名。

1993年3月3日,浙江省第八届人民代表大会常务委员会会议决定任命张承烈为省卫生厅厅长。1995年,浙江省政府印发《浙江省卫生厅职能配置、内设机构和人员编制方案的通知》,明确省卫生厅是省政府主管全省卫生工作的职能部门,内设10个职能处(室、局)和直属机关党委,另设省公费医疗管理办公室、省干部保健委员会办公室、省爱国卫生运动委员会办公室,机关行政编制130名(含后勤服务人员),设厅长1名、副厅长4名、正副处长32名(含直属机关党委专职副书记1名)。这一时期,浙江省卫生厅主要职责是:①研究制订全省卫生事业发展的总体规划和战略目标,拟订有关卫生工作法律、法规、技术标准,制定部门的规章制度。②行使医疗卫生监督职权。③对主要疾病及医疗质量等实行监测,实行医务人员资格认可和医疗机构从业许可证制度。④组织重大医药卫生科研的攻关。⑤负责中医工作的行政管理。⑥完成爱国卫生工作任务,组织实施全省农村改水、改厕规划,开展全民健康教育,动员全社会参与卫生工作。⑦管理卫生统计与信息工作。⑧促进医疗卫生对外交流、合作与援助。

1998年2月28日,浙江省第九届人民代表大会常务委员会会议任命李兰娟为浙江省卫生厅厅长。2000年6月20日,省政府印发《浙江省卫生厅职能配置、内设机构和人员编制规定》的通知,更新省卫生厅的主要职责。省卫生厅设10个职能处室,另设省中医药管理局,机关编制81名(含后勤服务人员编制11名),其中厅长1名、副厅长4名、处级领导职数29名(含直属机关党委专职副书记1名)。7月1日,省卫生厅决定撤销浙江省卫生防疫站和浙江省卫生厅公共卫生监督所,成立浙江省卫生监督所和浙江省疾病预防控制中心。

2003年2月28日,浙江省第十届人民代表大会常务委员会会议任命李兰娟为浙江省卫生厅厅长。10月17日,省编委同意省卫生厅基层卫生妇幼保健处增挂农村合作医疗管理处牌子,具体承担新型农村合作医疗工作协调小组办公室日常工作,增加厅机关处级领导职数1名。

2005年5月,省卫生厅成立构建惩治和预防腐败体系领导小组及其办公室,组长李兰娟。这一时期,浙江省卫生厅的主要职责:①研究起草卫生行政(行业)管理的地方性法规、规章草案,研究制订全省卫生事业发展规划和战略目标。②依法行使卫生行政管理和监督职能。③组织对重大疾病的综合防治,紧急处置全省重大灾情疫情、突发事件。④负责中医药的继承、创新及中西医结合工作。⑤管理全省社区卫生服务等初级卫生保健工作。⑥组织重大医药卫生科研攻关项目的实施。⑦研究指导医疗卫生机构改革,管理医疗机构内部的药品和医疗器械。⑧制订卫生机构编制标准和卫生技术人员资格认定的有关规定。⑨组织开展医疗卫生对外合作、交流和援外工作。⑩承担省爱国卫生运动委员会等日常工作。

2008年3月,浙江省第十一届人民代表大会常务委员会会议任命杨敬为浙江省卫生厅厅长。2009年3月30日,省卫生厅成立浙江省卫生强市强县考核管理办公室,由副厅长张平任主任,主要负责卫生强市、强县考核工作的组织、协调、实施和日常管理。4月30日,省政府成立深化医药卫生体制改革领导小组,旨在加强浙江省深化医药卫生体制改革的领导和管理。

2009年10月,浙江省政府印发《浙江省卫生厅主要职责内设机构和人员编制规定》,明确省卫生厅是主管卫生工作的省政府组成部门。省卫生厅内设16个职能处室,另设省中医药管理局,行政编制100名,其中厅长1名,副厅长5名,处级领导职数41名,卫生监察专员3名,后勤服务人员12名。

2011年10月,浙江省卫生厅成立县级公立医院综合改革试点工作指导小组,组长杨敬,成员由省发改委等有关厅局的负责人组成,指导小组办公室设在省卫生厅,马伟杭任办公室主任。

2013 年 3 月 28 日,浙江省第十二届人民代表大会常务委员会会议任命杨敬为浙江省卫生厅厅长。除食品卫生监督、新型农村合作医疗制度实施两项行政职能划出外,省卫生厅的其他职能保持不变,这一时期,厅机关处室数、人员编制数保持不变。其主要职责是:①推进医药卫生体制改革,拟订卫生改革与发展战略目标、规划和相关政策。②组织实施国家基本药物制度。③承担食品安全综合协调工作。④统筹协调全省医疗卫生资源配置。⑤制定农村卫生和城市社区卫生服务发展规划和政策措施。⑥制定新型农村合作医疗政策制度。⑦制定并实施重大疾病防治规划与策略。⑧负责卫生应急工作。⑨负责妇幼保健的综合管理和监督。⑩组织制定中医药、民族医药发展规划。⑪指导规范卫生行政执法工作。⑫组织拟订医院改革政策措施,负责医疗机构医疗服务的全行业监督管理。⑬组织制定医药卫生科技发展规划。⑭组织实施卫生方面的国际、国内交流合作与卫生援外工作。⑮负责管理省级卫生事业单位。

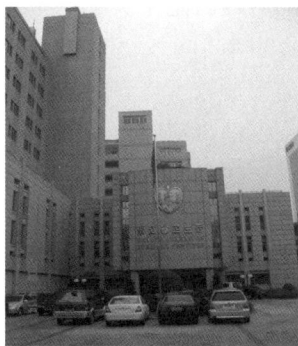

2001 年 9 月,浙江省
卫生厅办公楼

2013 年 12 月 15 日,浙江省机构编制委员会将省卫生厅的职责、省人口和计划生育委员会的计划生育管理和服务的职责进行整合,组建省卫生和计划生育委员会,为省政府组成部门,将省人口和计划生育委员会研究拟订人口发展战略、规划及人口政策等职能划入省发展和改革委员会,将省发展和改革委员会承担的省深化医药卫生体制改革领导小组办公室职能划入省卫生和计划生育委员会,不再保留省卫生厅、省人口和计划生育委员会。

2017 年 11 月 30 日,浙江省第十二届人民代表大会常务委员会第四十五次会议任命张平为省卫生和计划生育委员会主任。2018 年 3 月 15 日,省机构编制委员会办公室印发《关于设立省中医药发展研究中心等事项的函》,同意设立省中医药发展研究中心为省卫生和计划生育委员会所属公益二类事业单位,机构规格相当于正处级,核定事业编制 12 名;将省卫生信息中心与省人口与计划生育信息中心整合,设立省卫生计生信息中心为省卫生计生委所属公益一类事业单位,机构规格相当于正处级,核定事业编制 22 名。

2018 年 10 月 23 日,浙江省第十三届人民代表大会常务委员会第六次会议任命张平为浙江省卫生健康委员会主任。10 月 25 日,浙江省卫生健康委员会举行揭牌仪式。11 月 2 日,浙江省深化机构改革协调小组办公室印发《关于调整省卫生监督所机构编制事宜的函》,省卫生监督所更名为省卫生健康监测与评价中心,为公益一类事业单位,参照公务员管理,核定事业单位编制 28 名。

2019 年,浙江省卫生健康委积极推进政务服务"放管服"改革,转变政府职能,成立由委主要领导任组长、分管领导任副组长的"最多跑一次"改革领导小组,定期召开专班会议。全省全年卫生健康政务服务事项承诺时限压缩比例80.11%、跑零次率 100%、即办事项比例 59.2%、材料电子化比例 100%、网上办事率 100%、掌上办事率 91.01%、民生事项"一证通办"实现率 100%。加大简政放权力度,坚持把工作重心从事前审批向事中、事后监管转变,对没有明确依据的事项一律取消,该下放的下放,做到"应放尽放、能放尽放"。

2020 年 1 月 18 日,因突发疫情,省卫生健康委迅速成立新型冠状病毒感染的肺炎疫情防控工作领导小组,主任张平任组长;同日,组织召开全系统电视电话会议,研究部署全省疫情防控工作。1 月 25 日,浙江省抗击新型冠状病毒感染的肺炎疫情紧急医疗队共 141 人(其中医务人员 135 名,行政管理及后勤人员5 名,随队记者 1 名)紧急驰援武汉抗击疫情,副省长成岳冲、省卫生健康委主任张平到机场送行。同日,省委有关领导到省卫生健康委检查疫情防控工作,看望慰问在疫情防控指挥一线的工作人员。11 月 13 日,全省抗击新冠肺炎疫情总结表彰大会在浙江省人民大会堂举行,全省卫生健康系统 51 人、15 个集体分别荣获全省抗击新冠肺炎疫情先进个人和集体称号,16 人获"全省优秀共产党员",5 个集体获"全省先进基层党组织"称号,受省委省政府表彰。

第二节　浙江省卫生厅直属机构组成

浙江省卫生厅直属机构是指在省卫生厅直接领导下主办的专业事务机构,具有独立的职权、法人和专门职责,可以在专业事务主管范围内发布行政命令、政策,实施专项行政管理,因而这些直属机构也是浙江省卫生行政组织的组成部分。在不同时期,浙江省卫生厅所属的直属机构会根据全省卫生工作的需要,在名称、职能上有所变化。

一、浙江省卫生实验院

1950 年 2 月,浙江省卫生实验院成立,首任院长洪式闾。该院由杭州热带病研究所更名而来,院址为杭州孩儿巷布店弄 28 号一民宅,时有职工 20 余人,占地 42 亩,设有寄生虫学、流行病学、卫生教育 3 个研究组,并以寄生虫病研究为重点开展工作。该院初期的任务是调查研究浙江省地方病、急性传染病以及工矿、学校和环境卫生等有关问题。1951 年,实验院研究组发展到 4 个,增加了1 个环境卫生组,主要研究给水卫生和厕所卫生,人员增加到 52 人。1957 年

1月,屠宝琦任浙江省卫生实验院院长。同年,实验院迁移至庆春路原浙江大学的旧址(阳明馆)。1960年4月,浙江省人民委员会人字第258号文件将当时的浙江医学院、浙江中医学院、浙江省卫生实验院、浙江中医医院、浙江中医研究所合并,成立浙江医科大学和浙江医学科学院。1963年9月,浙江省委决定恢复浙江省卫生实验院,归属省卫生厅领导,院址迁至庆丰新村当时浙江医科大学停建的一座教学大楼内。1966—1976年,浙江省卫生实验院改名为浙江人民卫生实验院。1984年4月,浙江人民卫生实验院恢复为浙江省卫生实验院原名;同年12月,又改名为浙江省医学研究院。1987年9月29日,省政府决定将浙江省医学研究院改名为浙江省医学科学院。2019年10月28日,浙江省医学科学院与杭州医学院合并组建为新杭州医学院。

二、杭州卫生学校

1952年,浙江省立杭州高级医事职业学校更名为杭州卫生学校,原助产科划出,与新建的宁波产校合并,护士科与新建的杭州护校合并,省立杭州医院附设的医士专业并入学校,校址在教仁街15号。1954年6月,省卫生厅将浙江大学校舍(即老浙大)划拨给杭州卫生学校,学校遂于1956年夏迁往老浙大(即杭州市环城东路25号)内办学,并与杭州市第一医院、第二医院、红十字会医院挂钩协作。

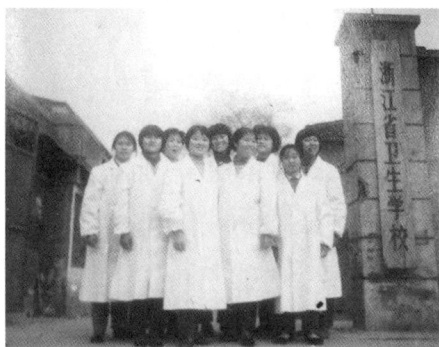

1983年,浙江省卫生学校部分学员
在大门前合影

1962年,杭州药材学校、浙江省卫生干部进修学校、杭州卫生学校三校合并,合并后学校对内一套班子、对外二块牌子,即杭州卫生学校、浙江省卫生干部进修学校,主要承担中专和全省卫生干部的进修任务。1971年4月,杭州卫生学校撤销,校舍、人员、仪器设备另用,人员下放或提前退休。1973年,省卫生厅成立复校筹建组,于1974年10月在原杭州卫生学校的基础上新建"浙江省卫生学校",设置卫生医士等5个专业。

三、浙江省卫生防疫站

1949年10月17日,浙江省医疗防疫大队成立,下设第一、二医疗防疫队,第一、二防疫站和环境卫生队。1950年,浙江省医疗防疫大队在杭州成立大队部,分别设置医疗防疫队4队,一队派驻嘉兴,一队派驻温州,两队暂驻杭州。1951年10月7日,经浙江省人民政府批准,原各防疫部门人员混合编为浙江省医疗防疫大队,并派两个分队赴永嘉、衢县设置防疫站。

1952 年 8 月 28 日,浙江省医疗防疫大队及环境卫生工作队改组为浙江省卫生工作大队,下设 5 个卫生工作队,共 120 人。1953 年 3 月,浙江省医疗防疫大队和浙江省卫生工作大队合并,成立浙江省卫生防疫站。建站初期,防疫站与设在棚桥路 2 号的省卫生厅防疫科合署办公。1955 年 2 月,省卫生防疫站迁入法院路 38 号新建的办公大楼。1957 年 6 月,省卫生防疫站药品检验科独立建制,成立浙江省药品检验所。1958 年 3 月,浙江省卫生防疫站与浙江省卫生厅合署办公。

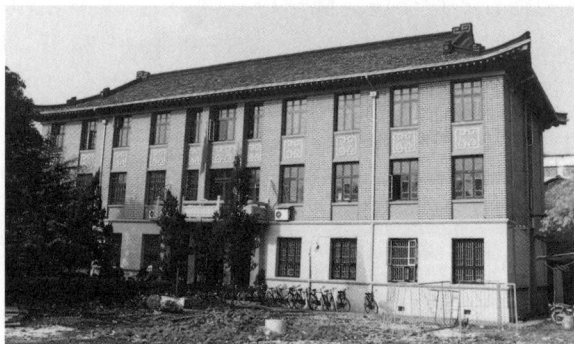

1955 年 2 月,浙江省卫生厅和省卫生防疫站合署办公楼

1961 年,浙江省鼠疫防治所由温州迁入杭州并入省卫生防疫站。1963 年,浙江省卫生防疫站恢复独立建制,内设行政管理科(秘书科)、卫生防疫科、化验科、宣传科、血吸虫病防治科(寄生虫病防治科)、工业卫生科(劳动卫生科)、药检科等,先后担任大队长、站长的有王恒耀、吴惠公(代)、戴雨霖、蒋养民、陈敏书等。其职能是:①根据国家的卫生工作方针政策和有关规定;②组织指导、监督和执行所辖区内的卫生防疫业务工作;③对工农业劳动卫生、环境卫生、食品卫生、学校卫生进行经常性和预防性监督,改善卫生条件;④预防急性传染病、职业病、寄生虫病、食物中毒等发生和流行;⑤提高人民健康水平和劳动生产力,为社会主义建设服务。

1971 年 7 月 1 日,浙江省卫生防疫站迁入大学路原杭州卫生学校旧址办公。改革开放以后,省卫生防疫站遵循"预防为主,防治结合"的方针,积极开展传染病、地方病、寄生虫病的预防、控制和治疗,实施儿童计划免疫、公共卫生监督、群众性爱国卫生运动,有效地消除和控制疾病的传播流行,使全省传染病的总发病率明显降低。2000 年,浙江省卫生防疫站一分为二,分别成立浙江省疾病预防控制中心和浙江省卫生监督所。

四、莫干山疗养院

1953 年 6 月,莫干山疗养院建立,收治对象主要为 15 级以上干部,时有病床 40 张。据浙人字第 1461 号文件,省人民委员会批准吴光胜为浙江莫干山疗养院副院长。1955 年 10 月,浙江省委指示,莫干山疗养院再增加床位 40 张。1966 年 1 月,浙江省人民委员会决定将莫干山疗养院划归莫干山管理局管理。

五、浙江省望江山疗养院

浙江省望江山疗养院创建于 1961 年,时有床位 200 张,主要收治对象为肝炎患者(县、团级以上干部)。1963 年,该院开设外宾病房,先后接收东南亚、非洲地区一些国家的外宾来疗养。1972 年,该院改名为浙江省望江山医院,扩大收治对象。1979 年,该院停止收治肝炎患者,改为收治非传染性疾病患者。1984 年,该院复称浙江省望江山疗养院,主要任务是接收省直机关离休干部、在职厅(局)级以上干部和高级知识分子中的非传染性慢性病患者进行康复疗养,并逐步建设成为浙江省综合性康复和疗养的医疗、教学和科研中心。1986 年,该院共有 3 幢疗养楼、8 个疗区、300 张床位,中国康复医学会浙江分会挂靠在该院,设有办公室。1988 年 9 月,省卫生厅同意浙江省望江山疗养院成立浙江省康复中心;1993 年 10 月,增挂浙江省望江山医院的牌子,实行一套班子,两块牌子。2006 年 1 月,经省人民政府批准,浙江省望江山疗养院正式并入浙江省人民医院,成为浙江省人民医院望江山院区。

六、"文化大革命"时期浙江省卫生厅(局)直属医疗卫生机构

从中华人民共和国成立到"文化大革命"结束,浙江省卫生厅(局)直属的医疗卫生机构有新成立的,有撤销的,有临时性的,有更名的,也有一直延续至今的。至 1968 年,省卫生厅(局)拥有直属医疗卫生单位(不包括大学)20 个,详见表 3-1。

表 3-1 1968 年浙江省卫生厅(局)直属的医疗卫生单位名单

序号	单位名称	序号	单位名称
1	浙江省卫生防疫站	11	浙江省药检所
2	浙江中医院	12	浙江省中医研究所
3	浙江省卫生实验院	13	浙江省计划生育工作队
4	浙江医院	14	浙江医大一院
5	莫干山疗养院	15	浙江医大二院
6	望江山疗养院	16	浙江省妇女保健院
7	浙江省血防队	17	儿童保健院
8	杭州卫生学校	18	杭州医疗器械厂
9	浙江省卫生干校	19	杭州中药厂
10	浙江医大科研所	20	浙江省肿瘤医院

注:数据来源于浙江省卫生厅档案室

七、2010—2013年浙江省卫生厅直属医疗卫生机构

2010—2013年,浙江省卫生厅直属医疗卫生机构共19个(详见表3-2),限于字数,本文不作详解。

表3-2　2010—2013年浙江省卫生厅直属医疗卫生机构名单

序号	机构名称	序号	机构名称
1	浙江医院	11	浙江省皮肤病防治研究所
2	浙江省人民医院	12	浙江省血液中心
3	浙江省肿瘤医院	13	浙江省献血管理中心
4	浙江省立同德医院	14	浙江省卫生信息中心
5	浙江省卫生监督所	15	浙江省卫生系统后勤服务中心
6	浙江省公共卫生工作委员会办公室	16	浙江省医学科技教育发展中心
7	浙江省疾病预防控制中心	17	浙江省干部保健中心
8	浙江省医学科学院	18	浙江省医疗卫生国际合作发展中心
9	浙江省医学高等专科学校	19	浙江省药械采购中心
10	浙江省医学学术交流管理中心		

注:数据来源于浙江省卫生厅档案室

2019年,随着委厅局部门的调整和改革,直属机构增加了浙江省卫生计生服务中心、浙江省医院发展中心、浙江省计划生育协会、浙江省卫生和计划生育宣传教育中心、浙江省妇幼和生殖保健中心。

第三节　浙江省级卫生议事协调机构

议事协调机构是指为了完成某行业、某领域、某项目等一些特殊性、综合性、临时性任务而设立的跨部门的协调机构。这些议事协调机构不设实体性部门,不单独确定编制,确因工作需要的编制由承担具体工作的行政机构解决。

一、浙江省爱国卫生运动委员会

1953年3月,浙江省爱国卫生运动委员会(简称省爱卫会)成立,主任委员为霍士廉。3月26日,省爱卫会颁发《浙江省各专区、市、县爱国卫生运动委员会组织通则》,通则内容包括浙江各地爱国卫生运动委员会的组成人员结构、职

责任务、下属办公室设置、爱国卫生队设置及任务、会议规范、行文用章、经费来源与使用、各地会址确定等十二条。1969 年,省爱卫会重新组建,主任委员为王子达,下设办公室,由刘炎负责。1978 年,省委、省人民政府决定调整和加强省爱卫会领导班子,以省委常委王家扬为主任。1989 年 4 月,省政府决定对省爱卫会组成人员进行调整,主任委员由李德葆担任。2005 年 9 月,省爱卫会印发《关于调整省爱卫会组成人员的通知》,调整后的主任委员由副省长盛昌黎担任,省卫生厅副厅长杨敬兼任省爱卫会办公室主任。2006 年后,省爱卫会的工作和新成立的浙江省公共卫生工作委员会并行,主要职能是统一领导、统筹协调全省公共卫生工作。

二、浙江省地方病防治领导小组

1955 年 12 月,浙江省委防治血吸虫病(简称血防)五人小组成立,由时任省委副书记任组长,省委文教部、省卫生厅主要负责人为委员。1958 年 2 月,省委决定将原省委血防五人小组改为省委除"四害"讲卫生领导小组。1960 年 3 月,省委对除"四害"讲卫生领导小组成员作了一次调整。1964 年 5 月,浙江省委成立省血防领导小组。1970 年 2 月,浙江省革命委员会建立省血防领导小组,各血吸虫病流行区相继成立地、市、县革命委员会血防领导小组。1977 年 12 月,省委将省革命委员会血防领导小组的名称调整为中共浙江省委血防领导小组,之后分别于 1978 年 12 月和 1981 年 4 月两次调整充实小组成员。

1983 年,省委血防领导小组增加了地方性甲状腺肿、地方性氟中毒、鼠疫、布鲁杆菌病等地方病的防治任务。9 月,省委办公厅发出《关于建立地方病防治领导小组的通知》,并将省委和地、市、县委血防领导小组改名为地方病防治领导小组,主要职责为负责血吸虫病和其他地方病的防治工作。12 月,省委决定省地方病防治领导小组由李德葆、马寿根、庄炳瑾、郑际泉、何幼康同志组成。

1988 年 5 月,省地方病领导小组印发《浙江省有关部门防治地方病工作职责》,明确全省各有关部门防治地方病的工作职责。11 月,省委同意将省委地方病防治领导小组改为省人民政府地方病防治领导小组。1988 年 12 月,省政府调整地方病领导小组成员,组长由李德葆担任;1994 年 2 月,组长调整为徐志纯,领导小组办公室设在省卫生厅;1998 年 8 月,组长为鲁松庭;2004 年 4 月,副组长为杨敬等。2006 年,省地方病防治领导小组职能归并至省公共卫生工作委员会。

三、浙江省医疗事故鉴定委员会

1981 年 3 月,浙江省医疗事故鉴定委员会成立,主要职能是承担医疗事故技术鉴定。1987 年 4 月,委员会成员调整,由陈过任主任。1989 年 1 月,浙江省政府批准成立浙江省医疗事故技术鉴定委员会。3月,省政府公布首批浙江省医疗事故技术鉴定委员会组成人员,顾问为陈过,浙江医科大学教授钱礼任主任委员,浙江医科大学教授丁德云等20名医学教授、主任医师任委员,委员会下设办公室,办公地点在省卫生厅医政处,由赵怀峰任办公室主任。1995年6月,委员会成员调整,由张承烈任主任、沈世竑任办公室主任。委员会先后制定了《浙江省医疗事故处理暂行办法》《浙江省医疗事故处理实施细则》《省医疗事故技术鉴定委员会成员工作守则》《省医疗事故技术鉴定工作程序》。2002年7月,浙江省医疗事故技术鉴定委员会撤销,自撤销日起,浙江省医疗事故技术鉴定转由浙江省医学会组织开展。

四、浙江省医院评审委员会

1989年6月,浙江省医院评审委员会成立,省卫生厅副厅长庄炳瑾任主任,医政处处长赵怀峰等任副主任,有关厅局和卫生厅有关处室负责人为委员。委员会负责全省医院资格和医院等级评审工作,并制定《浙江省医院评审暂行标准》,下设办公室,由汤莞莞任主任。1990年5月,浙江省中医医院评审委员会成立,由省卫生厅副厅长王绪鳌任主任,下设6个专业组,同时制定《浙江省中医医院评审暂行标准》。1991年,浙江省医院评审委员会成员调整,由厅长戴迪任主任;1993年12月,委员会成员再次调整,由厅长张承烈任主任。至2001年,浙江省医院评审委员会先后公布了16批等级医院名单。

2010年,浙江省医院评审委员会启动第三周期医院等级评审工作,并修订出版了《浙江省综合医院等级评审标准(2010版)》。2019年,浙江省医院评审委员会修订《浙江省医院等级评审管理办法》,制定《浙江省综合医院等级评审标准》(2019版),并组织三期培训,培训2000余人。

五、浙江省初级卫生保健委员会

1991年9月19日,浙江省卫生厅成立浙江省初级卫生保健领导小组,组长由厅长戴迪担任。领导小组下设办公室,由喻华芝担任主任。其主要职责是制定实施初级卫生保健规划和计划,负责有关部门工作的联系和协调,承担全省初级卫生保健信息的收集处理和初级卫生保健的日常工作。11月5日,省卫生厅同意成立浙江省初级卫生保健检查评估组,由喻华芝担任组长。

1992年4月20日,浙江省政府发文成立浙江省初级卫生保健委员会,由李德葆担任主任委员,委员会办公室设在浙江省卫生厅内,喻华芝兼任办公室主任。1993年12月14日,省卫生厅调整初级卫生保健委员会办公室领导,由张承烈担任主任。1994年4月1日,浙江省政府调整浙江省初级卫生保健委员会组成人员,由徐志纯担任主任委员,委员会办公室地点和负责人不变。2006年3

月,省政府决定成立浙江省公共卫生工作委员会,将浙江省初级卫生保健委员会的机构职能归入该委员会。

六、浙江省卫生信息化工作领导小组

1998年5月,浙江省卫生厅将厅计算机领导小组更名为浙江省卫生信息化工作领导小组,厅长李兰娟任组长。领导小组负责全省卫生信息化建设的协调、指导和管理工作,下设办公室和专家技术组。2000年11月,省卫生厅对浙江省卫生信息化工作领导小组成员进行调整,增补副厅长杨敬为领导小组副组长,厅机关各处(局、室)处长(局长、主任)、省卫生信息中心主任为领导小组成员。2005年7月,省卫生厅信息化领导小组成员再次调整,厅长李兰娟任组长。该领导小组制定了《浙江省卫生信息化建设管理办法》《浙江省卫生系统计算机软件评审细则》《浙江省医院信息系统功能规范》等10余项规章制度。

七、浙江省非典型肺炎防治工作领导小组

2003年4月,浙江省非典型肺炎防治工作协调小组成立,省长吕祖善任组长,副省长盛昌黎任副组长,省卫生厅厅长李兰娟等有关厅局负责人为委员,目的是加强全省非典型肺炎预防控制工作,一旦出现非典型肺炎疫情,协调小组即转为浙江省非典型肺炎防治工作领导小组。协调小组办公室设在省卫生厅,李兰娟任办公室主任。9月,协调小组转为浙江省非典型肺炎防治工作领导小组,并制定了《浙江省防治传染性非典型肺炎应急预案》。

八、浙江省公共卫生工作委员会

2006年3月,浙江省公共卫生工作委员会成立。该委员会是在归并原有浙江省政府地方病防治领导小组、浙江省非典型肺炎防治工作协调小组、浙江省防治艾滋病性病协调委员会、浙江省爱国卫生运动委员会、浙江省初级卫生保健委员会等省级议事协调和临时机构职能的基础上成立的,委员会主任由副省长盛昌黎担任,浙江省级有关部门及厅局的47名领导担任委员。委员会职能为统一领导、统筹协调全省公共卫生工作任务,办公室设在浙江省卫生厅,省卫生厅副厅长杨敬兼任办公室主任。委员会下设艾滋病性病防治、地方病防治、传染病与突发公共卫生事件防控、食品与公共场所卫生、职业病与慢性病防治、城乡社区卫生等6个专业工作组,后根据公共卫生任务和重大传染病防控形势,适时调整和增减。

九、浙江省深化医药卫生体制改革领导小组

2009年4月,浙江省深化医药卫生体制改革领导小组成立,浙江省医药卫

生体制改革工作协调小组同时撤销,旨在加强对全省深化医药卫生体制改革工作的领导。领导小组办公室设在浙江省发展改革委员会。

十、浙江省级公立医院综合改革领导小组

2013 年 3 月,浙江省级公立医院综合改革领导小组成立,由省政府副秘书长李云林任组长,省卫生厅厅长杨敬任副组长,有关厅局负责人任委员,旨在加强省级公立医院综合改革工作的统筹协调。领导小组办公室设在浙江省卫生厅,马伟杭任办公室主任。

2010—2013 年,浙江省卫生厅下设的承担行业职能的部分省级议事协调机构名单见表 3-3。

2019 年,省政府直属部门职能改革对省级议事协调机构作了调整。

表 3-3　2010—2013 年浙江省卫生厅承担行业职能的部分省级议事协调机构

序号	省级议事协调机构	序号	省级议事协调机构
1	省国防动员委员会	16	省实施食品药品放心工程领导小组
2	省社会主义新农村建设领导小组		
3	浙江生态省建设工作领导小组	17	省流动人口服务管理工作领导小组
4	省对口帮扶和山海协作领导小组		
5	省产品质量和食品安全工作领导小组	18	省质量强省工作领导小组
		19	省禁毒委员会
6	省城乡规划协调委员会	20	省救灾工作领导小组
7	省公共卫生与基层医疗卫生事业单位实施绩效工资领导小组	21	省危化品安全管理专项整治工作领导小组
8	省食品安全委员会	22	省食品工业发展工作联席会议制度单位
9	省安全生产委员会		
10	省公共卫生工作委员会(爱卫办)	23	省核电厂事故场处应急委员会
11	省经济体制改革工作领导小组	24	省建设"平安浙江"领导小组
12	省人民防空指挥部医疗防疫组	25	省政府政务公开领导小组
13	省整顿和规范药品市场秩序工作领导小组	26	省实施基本公共服务均等化行动计划工作协调小组
14	省禁毒工作领导小组	27	省平安办成员单位
15	省防治动物疫病指挥部	28	省人口普查领导小组

续表

序号	省议事协调机构	序号	省议事协调机构
29	省援藏工作领导小组	50	省节能降耗办公室
30	省援疆工作领导小组	51	省全国残运会领导小组
31	省人口与计划生育领导小组	52	省实验动物管理委员会
32	省妇女儿童工作委员会	53	省城市生活无着的流浪乞讨人员救助管理工作协调小组
33	省关心下一代工作委员会		
34	省计划生育宣传协调小组	54	省反恐怖工作协调小组
35	省未成年人保护委员会	55	省级单位职工定点医疗机构考核领导小组
36	省农民工工作联席会议制度单位		
37	省青少年工作领导小组	56	省残疾人工作协调委员会
38	省家庭教育工作协调小组	57	省劳动鉴定委员会
39	省民族工作领导小组	58	省消费者权益保护委员会
40	省老龄工作委员会	59	省药品集中采购工作领导小组
41	省初级卫生保健委员会	60	省高值医用耗材集中采购工作协调小组
42	省防震减灾工作领导小组		
43	省生物物种资源保护联席会议	61	省消防工作联席会议单位
		62	省社会治安综合治理委员会
44	省医药储备管理领导小组	63	省社会主义新农村建设领导小组办公室
45	省法医鉴定工作委员会		
47	省基本医疗保险药品目录乙类药品调整工作领导小组	64	省太湖流域水环境综合治理领导小组办公室
46	省部分军队退役人员劳动和社会保障工作领导小组	65	省城乡社区建设领导小组
		66	省火灾隐患排查整治工作领导小组办公室
48	省城镇居民基本医疗保险试点工作领导小组		
49	省支援青川灾后重建工作办公室	67	省发展循环经济建设节约型社会工作领导小组办公室

注:数据来源于浙江省卫生厅档案室

第四节　浙江省各市、县级卫生行政机构组成

自 1950 年开始,浙江省各专区(市)卫生局相继成立,主要负责当地卫生行政管理,调查各县及市内医务人员、审批个体医馆开业、报告传染病疫情及组织开展除"四害"、讲卫生的爱国卫生运动。1952 年,各县(市、区)开始建立卫生科,部分地区的卫生科与教育行政机构合并,称文教卫生科;至 1954 年,全省各县(市、区)都设立了卫生局。此后,受政治因素影响,各市、县卫生局组织遭受严重破坏,人员下放、工作涣散、管理职能削弱。1976 年,各市、县卫生局得以恢复重建,卫生管理工作得到加强,各市、县的医疗卫生事业得以快速发展。

2014—2019 年,省级卫生行政部门职能调整,部门整合,名称变更较大。

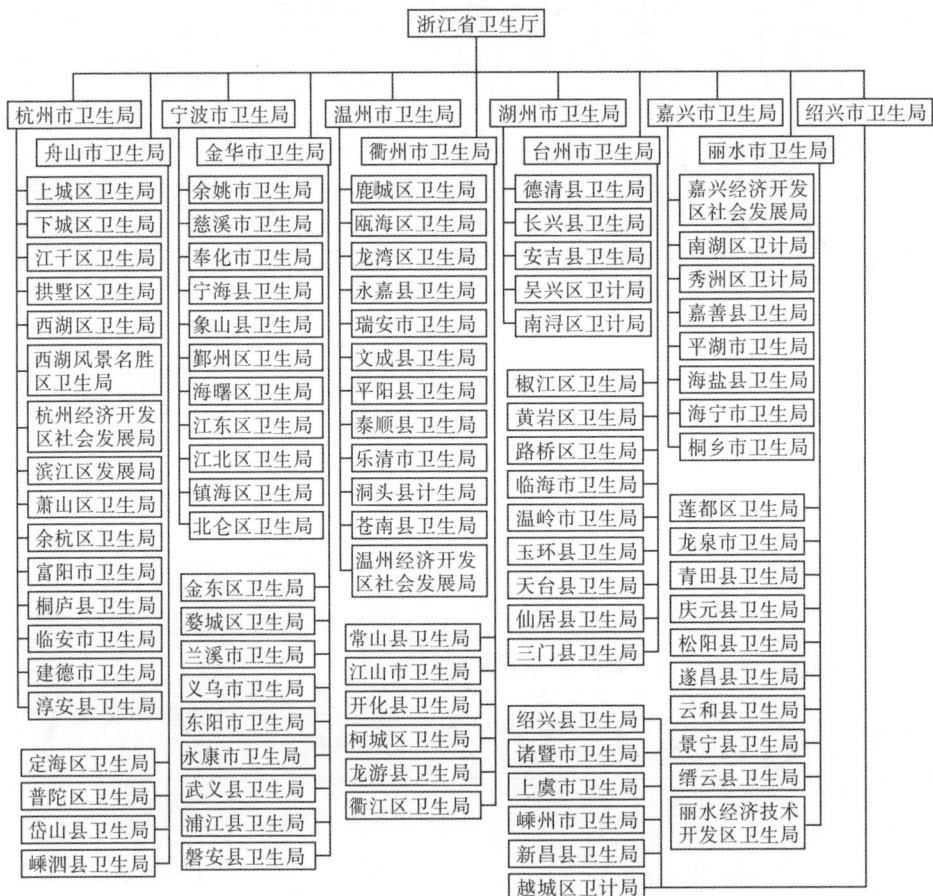

2013 年浙江省、市、县(市、区)三级卫生行政机构组成

第五节　浙江省医学社团和组织历史沿革

　　2018年,浙江省卫生和计划生育委员会所属的医学社团和组织累计27个。由于浙江省红十字会组织曾属浙江省卫生和计划生育委员会管理,所以本节也作叙述。

一、浙江省医学会

　　浙江省医学会成立于1932年,是由浙江省医学科学技术工作者自愿组成,并依法登记成立的学术性、公益性、非营利性法人社团,也是浙江省历史最悠久、影响最广泛、作用最显著的医学科技团体之一。1949年,其前身中华医学会杭州分会由王季午任理事长。1953年1月,浙江省医学会经浙江省人民政府核准登记为社会团体。1958年1月,学会正名为中华医学会浙江分会,选举时任浙江省卫生厅厅长李蓝炎为第一任会长。期间,学会活动受政治因素影响被迫停顿,至1978年1月3日才得以恢复,并延续第一届委员任期,会长仍由李蓝炎担任。1980年10月,学会召开第二次会员代表大会,会长由陈过担任;1984年11月29日,举行第三次会员代表大会,会长由戴迪担任;1989年1月27日,召开第四次会员代表大会,会长由戴迪连任。1992年,中华医学会浙江分会在浙江省民政厅注册登记,并更名为浙江省医学会,但在涉外活动时仍可使用中华医学会浙江分会称谓。1994年9月7日,学会召开第五次会员代表大会,会长由张承烈担任;1999年12月1日,举行第六次会员代表大会,会长由李兰娟担任;2006年2月27日,召开第七次会员代表大会,会长由李兰娟连任;2013年1月15日,召开第八次会员代表大会,会长李兰娟。2018年,学会第九次会员代表大会召开,时有93个专科分会、160个专业学组,共有会员2.3万余名,团体会员108家,会员中有4位两院院士。2019年,学会共承办中华医学会全国学术会议3个,承担长三角、江浙沪等地区会议4个,省级学术会议63个,举办专题研讨会、报告会、学术巡讲126场。

二、浙江省中医药学会

　　1979年2月,浙江省中医学会筹备委员会成立并召开会议,参加会议的筹备委员有来自浙江省中医学院、浙江省中医研究所、浙江省中医院、杭州市第一人民医院等的有关领导。会议推选浙江省中医学院院长何任担任筹备委员会主任委员,并设副主任委员和秘书若干人。会议初步拟定1979年学会学术活动内容,并对学会及学术活动提出建议。是年11月,浙江省中医学术会议暨全国中医学会浙江分会成立(恢复)大会在杭州隆重开幕,浙江省委部分领导受邀到会并讲话,会议选举产生全国中医学会浙江省分会会长陈过,常务副会长何任。1984年,学会选举产生第二届理事会,会长何任;1991年,举行第三次会员代表大会,会长何任。1995年,根据民政厅有关规定,学会更名为浙江省中医学会。1999年,学会第四次会员代表大会召开,会长张承烈。2000年3月10日,学会更名为浙江省中医药学会。2010年10月9日,学会第五次会员代表大会召开,选举肖鲁伟为会长。至2018年,学会有个人会员5087人,团体(单位)会员171个,专科分会和专业委员会53个。

三、浙江省护理学会

1954年5月,中华护理学会浙江分会成立,理事长傅淑芳。1964年,分会召开第二次会员代表大会,理事长傅淑芳;1977年,召开第三次会员代表大会,理事长徐爱光;1982年,召开第四次会员代表大会,理事长傅淑芳;1987年,召开第五次会员代表大会,理事长王菊吾。1992年,分会在浙江省民政厅注册,更名为浙江省护理学会,同年召开第六次会员代表大会,理事长王菊吾。1995年,学会召开第七次会员代表大会,理事长姚蕴伍;1999年,召开第八次会员代表大会,理事长夏秋欣;2003年,召开第九次会员代表大会,理事长陈爱初;2007年,召开第十次会员代表大会,理事长陈爱初。2018年,学会召开第十二次会员代表大会,理事长胡斌春,拥有注册会员86924人,团体会员141家,出版学术期刊《护理与康复》。2019年,学会共举办各类学术交流和继续教育培训班43次,总参加人员数量10752人次,投稿论文1575篇,培训形式多样,创新性强,覆盖面广,广受学员好评;举办竞赛类项目8场,总参赛人数570人,由学会推荐至中华护理学会参加竞选,均获得较好成绩。

四、浙江省针灸学会

1979年11月30日,浙江省针灸学会成立,隶属于浙江省中医学会,由楼百层担任主任委员。1986年4月,经主管部门批准,学会晋升为一级学会,是全国第一个省级针灸学会。同年,学会召开第二次会员代表大会,会长王绪鳌。1992年,学会在浙江省民政厅注册。1995年12月,学会召开第三次会员代表大会,会长王绪鳌;2000年11月,召开第四次会员代表大会,会长王绪鳌;2008年1月,召开第五次会员代表大会,会长王坤根,学会有13个专业委员会,注册会员1559名,团体会员26家。2018年,会长方剑乔,学会拥有注册会员1710名,团体会员29家,出版针灸专著《浙江近代针灸学术经验集成》《宋明浙江针灸》。

五、浙江省中西医结合学会

1981年12月,中国中西医结合研究会浙江分会成立,王竹昌任会长。1986年和1990年,分会召开第二次和第三次会员代表大会,会长由戴迪连任。1992年,分会在浙江省民政厅注册,并更名为浙江省中西医结合学会。1995年,学会召开第四次会员代表大会,会长陈晓非;2005年,召开第五次会员代表大会,会长陈晓非。2008年11月,学会召开第六次会员代表大会,会长吴章穆,有31个专业委员会,注册会员3115人,团体会员69家。2018年,学会已拥有专科委员会53个,个人会员5087名,单位会员171家。

六、浙江省卫生记者协会

1985年,浙江省卫生记者协会成立,会长戴迪。1992年,协会在浙江省民政厅注册登记。2000年,协会召开第二次代表大会,会长李兰娟;2004年,召开第三次代表大会,会长杨敬。协会开展全省卫生好新闻评选,至2019年已连续评选33届,累计评选获奖作品1100余篇。

七、浙江省卫生经济学会

1984年,浙江省卫生经济学会成立,会长戴迪。1988年,学会召开第二次会员代表大会,会长戴迪。1992年,学会在浙江省民政厅注册登记,并召开第三次会员代表大会,会长戴迪。1996年,学会召开第四次会员代表大会,会长张承烈;2000年,召开第五次会员代表大会,会长张承烈;2004年,召开第六次会员代表大会,会长刘钟明;2008年,召开第七次会员代表大会,会长刘钟明。2018年1月,学会以通讯方式召开第九届理事会第二次全体会议,选举唐杭琴为理事长、秘书长,并兼任学会法定代表人。

八、浙江省防痨协会

1954年,中国防痨协会杭州分会成立,理事长陈礼节。1979年,分会正名为中国防痨协会浙江分会,并召开第一次会员代表大会,理事长陈过。1983年,分会召开第二次会员代表大会,理事长陈过;1986年,召开第三次会员代表大会,理事长庄炳瑾。1992年,分会在浙江省民政厅注册登记,更名为浙江省防痨协会,召开第四次会员代表大会,理事长庄炳瑾。1998年,协会召开第五次会员代表大会,理事长周坤;2004年2月,召开第六次会员代表大会,理事长郑伟。2018年,第八届理事会任期内,协会已有5个专业委员会,注册会员745人,团体会员63个。

九、浙江省抗癌协会

1986年11月,中国抗癌协会浙江分会成立,理事长郑树。1991年12月,分会召开第二次会员代表大会,理事长郑树。1992年,分会在浙江省民政厅注册,更名为浙江省抗癌协会。1996年12月,协会召开第三次会员代表大会,理事长郑树;2002年2月,召开第四次会员代表大会,理事长周坤;2007年3月,召开第五次会员代表大会,理事长郑树森。2018年,协会处于第七届理事会任期,已拥有39个专业委员会,注册会员5545人,团体会员120家。

十、浙江省麻风防治协会

1987年3月,浙江省麻风防治协会成立,理事长陈德友。1992年,协会在浙江省民政厅注册登记,并于6月召开第二次代表大会,理事长陈德友。1996年12月,协会召开第三次代表大会,理事长李玉林;2002年6月,协会召开第四次代表大会,理事长尤卫平;2007年11月,协会召开第五次代表大会,理事长尤卫平。2017年11月,协会召开第七次代表大会,理事长姚强,时有注册会员520人。2019年7月9日,协会召开七届三次常务理事会议,强调清廉社团建设和意识形态工作,审议并通过《浙江省麻风防治协会结对帮扶活动方案》《浙江省麻风防治协会志愿者服务活动方案》等工作方案。

十一、浙江省预防医学会

1988年7月3日,中华预防医学会浙江分会成立,会长庄炳瑾。1992年,分会在浙江省民政厅注册登记,更名为浙江省预防医学会。1994年、2000年、2006年,学会召开第二、三、四次会员代表大会,会长由周坤连任。2017年9月,学会处于第六届理事会任期,有39个专业委员会,注册会员3000余人,团体会员192家,出版学术期刊《浙江预防医学》。2019年7月26日,学会召开第六届四次常务理事会会议,会议审议通过《浙江省预防医学会职工薪酬管理制度》《浙江省预防医学会职工考勤管理办法》2个管理办法,《浙江省预防医学会章程》《浙江省预防医学会专业委员会管理办法》《浙江省预防医学会财务管理办法》《浙江省预防医学会学术会议管理办法》4个管理制度。

十二、浙江省卫生系统思想政治工作促进会

1989年12月,经全国卫生系统思想政治工作研究会理事会批准,浙江省卫生系统思想政治工作促进会成为全国卫生系统思想政治工作研究会团体会员。2008年,经浙江省民政厅注册登记,促进会正式成为浙江省卫生系统思想政治

工作促进会,会长杨敬。2010年1月,促进会主办了首届感动浙江卫生十大人物、十大事例评选颁奖典礼。2018年,促进会疾控专委会征集专委会主题论文62篇,党建研究课题10个;三级医院专委会开展年会征文,收到论文318篇。

十三、浙江省卫生信息学会

1988年,浙江省卫生医疗计算机用户协会成立,会长李兰娟。1992年,协会在浙江省民政厅注册登记。2010年,协会筹备更名为浙江省卫生信息学会,会长葛忠良。学会以浙江省医疗卫生系统广大用户为主体,吸收卫生信息化科研、教学、经营和技术服务等部门的代表和个人自愿组成,主要开展卫生信息理论与应用技术的学术研究及卫生信息科技宣传与普及工作。2018年,学会协办中华医院信息网络大会,6000余名代表参会。2019年,学会拥有291家会员单位,其中医疗卫生机构会员单位236家,企业会员单位55家,共设有7个专委会,分别为医院信息化专业委员会、信息安全专业委员会、卫生统计专业委员会、中医药信息化专业委员会、基层卫生信息化专业委员会、公共卫生信息化专业委员会、医学人工智能与大数据专业委员会。学会及各专委会针对医疗卫生信息化热点、难点、重点共开展各级各类学术活动24次。

十四、浙江省基层卫生协会

1988年11月,浙江省农村卫生协会成立,会长庄炳瑾。1992年,协会在浙江省民政厅注册登记。1994年,协会召开第二次会员代表大会,会长喻华芝;1998年,召开第三次会员代表大会,会长杨泉森;2004年,召开第四次会员代表大会,会长叶真;2009年,召开第五次会员代表大会,会长王国敬。2018年底,协会召开六届常务理事会会议,总结2018年工作和征求2019年工作计划,学会有3个专科分会,注册会员3.7万余人,团体会员511家。

十五、浙江省性病艾滋病防治协会

1989年5月,浙江省性病防治协会成立,会长吕世亭。1992年,协会在浙江省民政厅注册登记。1994年,协会更名为浙江省性病艾滋病防治协会,召开第二次会员代表大会,会长吕世亭。2000年,协会召开第三次会员代表大会,会长吕世亭;2008年12月,召开第四次会员代表大会,会长叶真。2018年,协会召开第五届理事会第三次常务理事会,明确年度工作任务;协会共有5个专业学组,注册会员7215人,团体会员195家。

十六、浙江省优生优育协会

1991年2月,浙江省优生优育协会成立,会长马寿根。1992年,协会在浙江省民政厅注册登记。1995年,协会召开第二次会员代表大会,会长杨丽英;2001年,召开第三次会员代表大会,会长杨泉森;2006年,协会召开第四次会员代表大会,会长周坤。协会由热心于优生优育事业的单位组成,共有团体会员97家。

十七、浙江省老卫生科技工作者协会

1992年,浙江省老卫生科技工作者协会成立,并在浙江省民政厅注册登记,会长庄炳瑾。1997年,协会召开第二次会员代表大会,会长庄炳瑾;2002年,召开第三次会员代表大会,会长庄炳瑾;2010年,召开第四次会员代表大会,会长徐龙仁。2018年,协会开展卫生扶贫"银龄行动",选派医疗专家前往贫困、边远地区送医、送医疗技术,协会有8个专业委员会,注册会员700余人。

十八、浙江省卫生体育协会

1989年3月,浙江省卫生体育协会成立。1992年,协会在浙江省民政厅注册登记。2010年,协会召开第六次会员代表大会,会长蔡新光。2011—2016年,协会先后3次被评为全省群体工作先进单位,2次被评为先进体育协会,5次被评为体育宣传工作先进单位。

十九、浙江省康复医学会

1986年11月,浙江省康复医学会成立,会长庄炳瑾。1992年,学会在浙江省民政厅注册登记。1993年6月,学会召开第二次会员代表大会,会长庄炳瑾;1999年4月,召开第三次会员代表大会,会长庄作民;2004年6月,召开第四次会员代表大会,会长徐伟伟;2009年11月,召开第五次会员代表大会,会长徐伟伟。2018年4月,学会六届四次常务理事会同意成立营养康复专委会;学会共有专科委员会22个,注册会员2000余人,团体会员32家。

二十、浙江省口腔医学会

1999年,经浙江省民政厅注册登记,浙江省口腔医学会成立,会长赵士芳。2005年,学会召开第二次会员代表大会,会长赵士芳;2010年6月,召开第三次会员代表大会,会长王慧明。2018年,学会为第四届理事会任期,拥有专业委员会9个,注册会员3704人,团体会员31家。

二十一、浙江省医师协会

2001年4月,经浙江省民政厅注册登记,浙江省医师协会成立,会长李兰娟。2007年12月,协会召开第二次会员代表大会,会长李兰娟。协会自2007

年起,每年评选"浙江省优秀医师奖",至 2011 年已举行 5 届,共评选出 100 名优秀医师。2018 年,协会三届四次理事会批准成立 9 个新的专委会,专委会增至 44 个,注册会员 3500 余人,团体会员 50 家。

二十二、浙江省输血协会

2003 年 7 月,经浙江省民政厅注册登记,浙江省输血协会成立,理事长严力行。2008 年 1 月,协会召开第二次会员代表大会,理事长严力行。2018 年,协会召开第四次会员代表大会,选举产生新一届理事会和领导班子,共有单位会员 199 家,常务理事 34 名,理事 100 名。

二十三、浙江省医院协会

2003 年 12 月,经浙江省民政厅注册登记,浙江省医院管理学会成立,会长杨泉森,其前身是创建于 1982 年 12 月的浙江省医学会医院管理学分会。学会于 2009 年 4 月更名为浙江省医院协会,并召开第二次会员代表大会,会长杨泉森。2015 年 7 月,协会召开第三次会员代表大会,选举产生第三届理事会,设有 23 个专业委员会(分会),注册会员 1850 人,团体会员 303 家。

二十四、浙江省性学会

2004 年 12 月,经浙江省民政厅注册登记,浙江省性学会成立,会长陈昭典;2018 年,增补委员 18 人,设 15 个专业委员会,共有注册会员近 500 人,团体会员 12 家。2019 年,学会性教育专业委员会举办两期浙江省性与生殖 MDT 专家咨询会;学会召开工作会议,围绕工作要求及性教育专业委员会的工作重点,在浙江中医药大学两校区校园及周边高教园区开展一系列形式多样、富有趣味性的青春健康同伴教育活动,帮助大学生提高性与生殖健康保健意识与能力。浙江省性学会性教育专业委员会以青年群体为主要服务对象,积极提升社会影响力,强化社区服务职能,以浙江中医药大学及滨江高教园区作为工作主阵地,积极开展日常教育工作。

二十五、浙江省无偿献血志愿者协会

2009 年 5 月,经浙江省民政厅注册登记,浙江省无偿献血志愿者协会成立,会长吕杭军。2018 年,协会开展《中华人民共和国献血法》实施 20 周年活动,安排志愿者参加服务 4701 人次,服务近 3.5 万小时;有注册会员 2300 余名,团体会员 55 家。

二十六、浙江省卫生监督协会

浙江省卫生监督协会成立于 2011 年 11 月,是由省内卫生监督管理工作者和卫生监督、疾病预防控制、医疗技术服务机构、科研院校及有关企事业单位自愿组成并依法登记的全省性、专业性、非营利性的社团法人。2016 年 1 月,协会召开第一届理事会第五次会长会议。2018 年,协会设有名誉会长 1 人,会长 1 人,副会长 8 人,常务理事 40 人,理事 106 人,共有单位会员 144 家,个人会员 428 人。

二十七、浙江省健康服务业促进会

浙江省健康服务业促进会成立于 2014 年 9 月,是由省内医学院校、医疗卫生单位、健康管理机构等共同自愿组成,并依法登记的全省性、联合性、非营利性的省一级社会团体。2015 年 11 月,促进会召开第一届第二次会员代表大会,审议并通过了健促会更名决议、专委会申报、2015 年科研项目总结、2015 年出国(境)交流项目总结以及新增会员名录等。2018 年 12 月,促进会共有单位会员 446 家,个人会员 313 人。2019 年,促进会制定了 10 余项管理制度并汇编成册,包括《会员管理办法》《会费收取标准》《财务管理办法》《专业委员会管理规定》《宣传工作管理办法》《印章管理制度》《档案管理制度》《信息公开制度》等,进一步提升了该会规范运作的管理水平。

二十八、红十字会

1949 年 5 月 5 日,红十字会杭州分会召开业务会议。会议主要内容是成立红十字会杭州分会救护队,并从广济医院、浙江省立医学院附属医院、省立杭州医院、仁爱医院、浙大医院、浙江病院、省立杭州高级医事职业学校附设产院、市民医院等抽调一批医护人员充实到救护队中,同时还规定上述各医院保留 20%的病床用于收治战争伤员。

在中华人民共和国成立之后,原中华民国红十字会秘书长胡兰生等 7 人于 1950 年组成代表团前往北京,申请由中央人民政府接管红十字会。中央人民政府决定:鉴于红十字会的特殊性质及历史状况,采取改组而不是接管的方式将旧中国红十字会改组为新中国红十字会。浙江各地旧分会相继接受整顿改组,有的则自行解散。至 1950 年底,全国第一批 38 个分会完成改组任务,杭州和温州位列其中。1951 年 4 月,中国红十字会杭州分会改组成立,并与杭州市卫生局合署办公。1951 年,杭州分会成为中国红十字会总会选定重点试办发展会员的分会之一。1956 年 4 月 16—24 日,中国红十字会在北京召开的工作会议上肯定了杭州等9个重点城市试行发展会员工作的做法。

1956年12月，浙江省开始筹建浙江省红十字会。翌年5月24日，浙江省红十字会筹备委员会会议在杭州召开。会议选举产生浙江省红十字会筹备委员会正副主席、常务委员和正副秘书长，李蓝炎任主席，戴文邦为秘书长。7月13日，浙江省编制委员会下发〔1957〕编字第699号函，同意浙江省红十字会编制7人。浙江省红十字会筹备委员会成立后开始履行工作职责，重点指导宁波、嘉兴、湖州、金华4市建立市红十字会筹备委员会，省编制委员会于1957年3月1日以浙编字第0108号批复同意，4市均配备一定的专职人员，其中宁波3人，其余3市各2人；办公经费在政府党团补助费内开支，业务经费在卫生事业费内解决。1957年9月，浙江省红十字会和市县红十字会人员编制均得到落实，全省共30名。1964年6月24日，浙江省红十字会召开第一次会员代表大会，选举产生浙江省红十字会第一届执委会（理事会），由30名执委会成员组成，时任浙江省卫生厅厅长李蓝炎当选浙江省红十字会会长。"文化大革命"期间，浙江全省红十字会组织瘫痪，工作停止。

1978年，在党的十一届三中全会以后，浙江省红十字活动逐渐开始恢复。4月10日，国务院国发〔1978〕63号文批转卫生部、外交部《关于恢复红十字会国内工作的报告》，明确杭州市红十字会是全国第一批恢复工作的10个市级红十字会（其余9个为北京、上海、天津、南京、广州、长沙、武汉、西安、沈阳）；11月24日，杭州市红十字会正式恢复活动。1984年4月25日，浙江省人民政府办公厅浙政办〔1984〕35号文同意浙江省红十字会恢复活动。7月20日，浙江省红十字会商定请示后公布出任省红十字会理事人选名单，第二届理事会由37名理事组成，副省长李德葆当选会长。1989年3月17—18日，浙江省红十字会召开理事会扩大会议，确定第三届理事会由58名理事组成，省人大常委会副主任厉矞华当选会长。至1993年，全省11个设区市和85个县（市、区）建立了红十字会（均由卫生部门代管），发展基层组织1836个，团体会员单位6297个，会员55.89万人。1997年9月1日，浙江省第八届人大常委会第三十九次会议通过《浙江省实施〈中华人民共和国红十字会法〉办法》，并于9月9日颁布施行。2000年1月6日，浙江省红十字会第四次会员代表大会召开，选举产生由49名理事组成的第四届理事会，副省长鲁松庭当选会长。2002年1月29日，经省机构编制委员会批准，浙江省红十字会着手理顺管理体制。2004年4月29日，中共浙江省委决定成立中共浙江省红十字会党组，自此浙江省红十字会真正具有依法独立自主开展工作的组织体制和运行机制。

第四章　卫生行政管理

卫生行政管理是卫生行政部门依据国家卫生法律、法规、政策、条例等,治理、管理和执行卫生事务的社会活动。卫生行政管理包括贯彻落实国家制定的卫生工作方针、开展疾病预防控制、医政医事管理、医学科技教育和实施医疗保障制度等。

第一节　卫生工作方针和体制机制改革

在中华人民共和国成立之初,受社会、经济、自然因素影响,全国面临疾病丛生、缺医少药的严重局面,各种急慢性疾病严重威胁人民的生命和健康。党和政府从实际出发,制定新的卫生工作方针政策,同时为了卫生事业发展,不断推进卫生体制机制的改革。

一、卫生工作方针

(一)国家制定的卫生工作方针

1949 年 9 月,中央人民政府和中央军委总后卫生部在北京召开第一届全国卫生行政会议。会议的主要任务是研究全国军事部门和地方卫生工作的方针、任务,以及筹备召开第一次全国卫生会议等有关事宜。针对当时全国严重缺医少药、医疗卫生条件极差及传染病、寄生虫病流行猖獗的状况,会议初步确立了全国卫生建设以"预防为主,卫生工作的重点放在保证生产建设和国防建设方面,面向农村、工矿,依靠群众,开展卫生保健工作"的卫生工作方针。

1950 年 8 月 7—16 日,中央人民政府卫生部和中央军委总后卫生部在北京联合召开第一届全国卫生会议,会议确定我国的卫生工作方针为"面向工农兵、预防为主、团结中西医";同年 9 月 8 日,中央人民政府政务院第 49 次政务会议正式批准这一方针。

1952 年 12 月 8—13 日,卫生部在北京召开第二届全国卫生会议,经政务院第 167 次政务会议批准,我国的卫生工作四大方针为"面向工农兵,预防为主,团结中西医,卫生工作与群众运动相结合"。卫生工作四大方针的提出和确立,体现了党和政府对卫生工作的关怀,代表了人民群众的根本利益,为新中国卫生事业的发展指明了前进的方向,使中国人民在很短的时间内彻底丢掉了"东亚病夫"的帽子,开创了我国社会主义卫生事业的新局面。

据统计,截至 1978 年,全国卫生机构由 1949 年的 3670 个发展到 16.97 万个,医院床位数由 8 万张发展到 185.6 万张,卫生技术人员由 50 万人发展到 246 万人;平均每千人口医院床位数由 0.15 张发展到 1.94 张,平均每千人口卫生人员数由 0.93 人发展到 2.57 人;传染病发病率由 200‰下降到 23.64‰,婴儿死亡率由 200‰下降到 31.4‰,人均预期寿命由 35 岁提高到了 68.2 岁。

自改革开放以来,我国人民的生活水平得到明显改善,绝大多数人的温饱问题基本解决,人民群众对健康的重视程度日益提高,全社会对增进人民健康、发展卫生事业逐步达成共识,但同时我国卫生事业也面临着严峻的挑战。疾病结构的变化、医学模式的转变以及经济体制改革给卫生工作带来了许多新的矛盾和困难;防病治病的任务依然十分繁重,一些急、慢性传染病尚未得到完全控制;人口不断增长和老龄化带来的卫生服务需求增加及疾病谱的变化,慢性非传染性疾病已日益成为严重危害人民健康的因素;生态破坏、环境污染、工业化带来的职业性危害也成为重要的卫生问题;工作节奏加快、人际关系广泛而复杂、精神心理紧张加剧,产生了一些现代社会心身疾病、精神疾病。所有这些都对我国的卫生事业提出了更高的要求。

1990 年 3 月 11—14 日,全国卫生厅(局)长会议总结了此前 10 年卫生改革的经验,部署了进一步深化卫生改革的工作。卫生部和国家中医药管理局组成《中国卫生发展与改革纲要》起草小组,制定了《中国卫生发展与改革纲要(1991—2000)》,确定我国新时期的卫生工作方针为预防为主,依靠科技进步,动员全社会参与,中西医并重,为人民健康服务。此方针被纳入《中共中央关于制定国民经济和社会发展十年规划和"八五"计划的建议》第四十八条,并在党的十三届七中全会中审议通过。这也是党的文献第一次对新时期卫生工作方针的表述。

1991 年 3 月,第七届全国人民代表大会常务委员会(以下简称全国人大常委会)第四次会议批准国务院提出的《国民经济和社会发展十年规划和第八个五年计划纲要》,明确肯定了我国"八五"期间卫生工作方针及其取得的成绩。1996 年 3 月 17 日,第八届全国人大常委会第四次会议批准的《中华人民共和国国民经济和社会发展"九五"计划和 2010 年远景目标纲要》提出我国的卫生工作方针是坚持以农村为重点,预防为主,中西医并重,依靠科技进步,为人民健康和经济建设服务。1997年1月15日,中共中央、国务院在下发《关于卫生改革与发展的决定》文件中明确指出新时期卫生工作方针是以农村为重点,预防为主,中西医并重,依靠科技与教育,动员全社会参与,为人民健康服务,为社会主义现代化建设服务。

迈入21世纪,我国经济和医疗科技水平飞速发展,医学技术和人民健康保障水平得到前所未有的提高。2016年8月19—20日,全国卫生健康大会在京召开,会议提出了"以基层为重点,以改革创新为动力,预防为主,中西医并重,将健康融入所有政策,人民共建共享"的卫生工作方针;10月25日,中共中央、国务院印发《"健康中国2030"规划纲要》,将其确立为新时期我国卫生与健康工作方针。

(二)浙江省贯彻落实国家卫生工作方针

浙江省通过会议和各种举措把国家制定的卫生工作方针落到实处。

1.1950—1959年

1950年6月15日,浙江省第一次全省卫生工作会议在杭州召开,会期7天,出席代表210人。会议贯彻落实中央人民政府确定的"面向工农兵、预防为主、团结中西医"的卫生工作总方针和共同纲领规定的"推广医药卫生事业,并注意保护母亲婴儿和儿童健康"的政策,确定了浙江省此后卫生事业发展的方针政策。

1952年7月26日,第二次全省卫生工作会议讨论爱国卫生运动和实行国家工作人员公费医疗问题。

1952年9月25日,第三次全省卫生工作会议深入讨论关于进一步开展爱国卫生运动的问题。

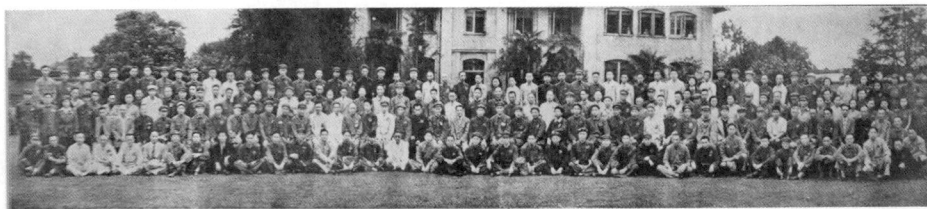

浙江省第一次全省卫生工作会议参会人员合影(1950年6月)

1953年5月20日,浙江省第四次全省卫生工作会议召开。会议传达了第二届全国卫生会议精神,以反对官僚主义为主,检查、总结过去4年的卫生工作。会议还指出,自1951年以来,全省无霍乱发生;天花年发病人数从1950年的417人减至27人;产妇死亡率从1949年前的15‰降低到9.3‰;卫生机构从93个增至993个,病床由1982张增至10412张。

1953年10月12日,浙江省第五次卫生行政会议召开,会期5天。会议讨论贯彻中央关于"增加生产,增加收入,厉行节约,紧缩开支,超额完成国家计划"的号召。

1954年6月,中共浙江省卫生厅党组召开扩大会议和浙江省第六次卫生行政会议,会议提出贯彻党的七届四中全会和第三届全国卫生行政会议精神,开展批评与自我批评,着重批判卫生工作脱离政治、脱离党的领导、脱离中心的错误倾向,明确卫生工作必须依靠党的领导和加强政治思想工作,依靠群众,发动群众,贯彻"预防为主"方针,为生产、为政治服务,并需大力整顿组织,发掘潜力,以适应社会发展需要。

1955年4月4—11日,浙江省第七次卫生行政会议召开,确定了1955年的卫生工作任务,认真做好国防建设卫生工作,在城市首先加强对工业卫生工作的领导,在农村有计划逐步开展国营农场和农业生产合作社卫生工作,继续开展爱国卫生运动。

1956年3月17日,浙江省第八次卫生行政会议召开,确定1956年的卫生工作以消灭血吸虫病为中心,继续开展爱国卫生和除"四害"运动,其他各项工作都必须围绕这一中心全面安排

1957年4月26日至5月3日,浙江省第九次卫生行政会议在杭举行,提出贯彻全国卫生会议整顿、巩固、提高卫生质量的精神,"充分依靠群众、发挥群众力量,勤俭办好卫生事业"的方针,讨论贯彻群众运动与科学技术相结合的卫生发展原则等问题。

2. 1960—1969年

1960年3月2—6日,浙江省第十次卫生行政会议在临安召开,传达全国卫生厅局长会议精神,根据卫生部提出的1960—1962年卫生工作总任务总结了浙江省1959年的卫生工作,布置了1960年的卫生工作任务。

1963年5月3—12日,浙江省卫生行政会议和防疫站长会议在杭州召开。会议确定浙江省的卫生工作应贯彻"调整、巩固、充实、提高"的八字方针,提出1963年度的卫生工作重点是疾病防治和计划生育工作,特别是夏秋季的疾病防治。

1969年11月20日至12月5日,浙江省卫生工作会议在杭州召开,会议主要分析了自中华人民共和国成立以来浙江医疗卫生领域两条路线的斗争概况。

3. 1970—1979年

1970年10月25日至11月1日,浙江省卫生革命现场会议在安吉县章村公社召开,出席会议的代表共300人,其中驻浙三军代表6人,公社、大队干部78人,"赤脚"医生63人,地、县卫办和浙江省、市卫生医疗单位代表153人,中国人

民解放军 6409 部队九八医院医疗队也参加了会议。

1975 年 11 月 16 日,浙江省卫生工作会议预备会议召开,参会的有各地、市、县卫生局(办)主要负责人及浙江省军区、浙江省直有关单位代表 89 人。11 月 22 日,浙江省革命委员会卫生工作会议正式召开,各地、市、县革委会的卫生行政领导,医院、防疫站、医学院校、药检所及血防、计划生育办公室等负责人,重点公社、大队干部和"赤脚"医生代表,浙江省级有关单位、驻浙三军、新闻、浙江省属厂矿、浙江省属卫生单位代表及其他医药卫生工作人员共计 503 人出席了会议。会议由浙江省卫生局党的核心小组长李蓝炎主持,浙江省委常委有关领导作了大会动员报告并宣布了大会领导小组名单。李蓝炎宣读了大会的指导思想和会议日程安排,陈冰做了血防工作的报告,并分 44 个小组学习讨论。

1978 年 1 月 12 日,浙江省卫生工作会议在杭州开幕,出席会议的有各地、市县卫生行政领导和防疫站、医院、医学院校、科研、药检等单位,及部分区、社卫生院、驻浙部队和浙江省属厂矿卫生部门负责人,以及浙江省有关局、委代表共 467 人。会议上传达学习了中共中央中发〔1977〕50 号文件和全国卫生局长会议精神。

1979 年 7 月 6 日,浙江省卫生局长会议在宁波召开,参加会议的有各地、市、县卫生局的局长、财会人员和浙江省卫生局党组成员以及局机关各处室负责人,局直属单位负责人,浙江省属厂矿、高等医学院校的负责人,《浙江日报》、广播电台也派代表参加,共 214 人。会议学习了五届人大常委会第二次会议上的政府工作报告和全国卫生局长会议的主要文件。

4.1980—1989 年

1981 年 4 月 21 日至 5 月 5 日,浙江省卫生厅召开了浙江省卫生局长会议。

1986 年 2 月 25 日,浙江省卫生局长会议在杭召开。会议传达了全国卫生厅局长会议精神和浙江省常委扩大会议精神,交流 1985 年卫生工作改革经验,研究加强卫生战线精神文明建设的措施,重点研讨何如加快农村基层预防保健体制改革,发展中医和中西医结合工作、人才培养及浙江省卫生事业发展等有关问题,并部署 1986 年浙江省卫生工作改革任务;浙江省副省长参加会议并讲话,浙江省卫生厅厅长戴迪作题为"坚持把改革放在首位、努力提高卫生工作社会效益"的卫生工作报告。

1987 年 2 月 10 日,浙江省卫生局长会议的主要内容是学习贯彻全国卫生厅局长会议精神,总结交流浙江省 1986 年卫生工作改革情况,研讨 1987 年如何加快农村卫生改革步伐、巩固和完善农村基层卫生保健网、推进医疗卫生协作联合体和家庭病床、人才培养及振兴中医工作等有关问题,部署 1987 年浙江省卫生工作。

1988 年 2 月 26 日,浙江省卫生局长会议的主要内容是学习贯彻全国厅局长会议精神,总结浙江省九年来卫生工作改革情况,交流卫生工作经验,共商 1988 年加快卫生改革的任务和措施。浙江省卫生厅厅长戴迪作题为"加快和深化卫生改革,为浙江四千万人民健康服务"的卫生工作报告。

1989 年 5 月 30 日,浙江省卫生局长会议的主要内容是学习贯彻全国厅局长会议精神,总结浙江省卫生改革情况,交流卫生工作经验,研究整治医疗卫生秩序,深化卫生改革的配套措施,部署 1989 年卫生工作任务。浙江省政府领导参加会议并讲话,浙江省卫生厅副厅长吕世亭作卫生工作报告。

5. 1990—1999 年

1990 年 5 月 23 日,浙江省卫生局长会议的主要内容是学习贯彻中共中央十三届四中、五中、六中全会精神,重点研究治理整顿医疗卫生秩序,加强农村卫生建设和精神文明建设,深化卫生改革的措施,部署 1990 年工作任务。浙江省政府、中共浙江省委有关领导参加会议并讲话。浙江省卫生厅厅长戴迪作题为"总结经验、治理整顿、深化卫生改革"的卫生工作报告。

1991 年 3 月 20 日,浙江省卫生局长会议在杭召开,主要内容是贯彻全国卫生厅局长会议精神,总结"七五"期间卫生工作经验,交流深化卫生改革和发展卫生事业的经验,研究以初级卫生保健为重点,加强农村卫生工作的具体意见和措施,讨论和修改"八五"期间卫生事业发展规划,研究今后加强预防保健、农村卫生、振兴中医、初级卫生保健、整顿治理医疗秩序、深化卫生改革等有关问题。卫生部和浙江省政府有关领导参会并讲话,浙江省卫生厅厅长戴迪作题为"总结经验、求实创新、继续推进卫生事业发展"的卫生工作报告。

1992 年 3 月 23 日,浙江省卫生工作会议在杭召开。会议提出学习贯彻全国卫生厅局长会议精神,落实中央"关于进一步加强农业和农村卫生工作的决定",总结交流浙江省卫生改革的措施和经验,讨论部署今后如何加强和发展农村卫生事业,研究加快卫生改革的步伐,深化卫生改革的途径和办法。浙江省政府有关领导参会并讲话,浙江省卫生厅厅长戴迪作题为"突出农村卫生重点、深化城市卫生改革、加快发展浙江省卫生事业"的卫生工作报告。

1994 年 9 月 15 日,浙江省卫生工作会议在杭召开。会议传达学习全国卫生工作会议和全国中医药会议精神,总结浙江省 1993 年卫生工作情况,研究讨论"九五"期间浙江省卫生改革的措施和发展规划,部署下阶段救灾防病工作和 1994 年卫生工作任务。浙江省政府有关领导出席会议并讲话,浙江省卫生厅厅长张承烈作卫生工作专题报告。

1995 年 3 月 4 日,浙江省卫生局长会议的主要内容是学习贯彻全国卫生厅局长会议精神和浙江省政府对卫生工作的要求;回顾总结 1994 年卫生工作,交流各地在妇幼卫生、农村卫生等方面的经验;研究进一步深化卫生改革、突出妇幼卫生、加强农村卫生工作、推进浙江省卫生事业发展的措施,部署 1995 年卫生工作任务。浙江省政府有关领导参会并讲话,浙江省卫生厅副厅长喻华芝作卫生工作专题报告。

6. 2000—2009 年

2002 年 3 月 16—17 日,浙江省卫生工作会议在杭州召开。省政府和省有关厅局,民主党派,省高等医学院校,省级医疗卫生单位,各市、县卫生局,部队、厂矿企业代表近 200 人出席会议。省政府有关领导到会并讲话,省卫生厅厅长李兰娟作卫生工作报告,卫生厅副厅长陈晓非作中医工作报告,台州市政府、绍兴县政府、宁波市卫生局和嘉兴市卫生局作大会发言,还有 12 个市、县和单位的经验作了书面交流。

2003 年 2 月 27—28 日,浙江省卫生工作会议在杭州召开。会上,厅长李兰娟作卫生工作报告,副厅长陈晓非作中医工作报告。浙江省政府有关领导到会并讲话。

2005 年 1 月 27 日,浙江省卫生厅召开全省卫生工作电视电话会议。会议传达学习了全国卫生工作会议精神,总结 2004 年全省卫生改革与发展经验,部署 2005 年卫生工作任务。会议提出,要按照浙江省委十一届七次全会提出建设"卫生强省"的要求,采取切实有效的措施,努力加快建设"卫生强省"步伐,全面提升全省医疗卫生事业发展水平,不断增强卫生工作对经济社会发展全局的促进和保障能力。

2006 年 1 月 23 日,浙江省卫生工作会议在杭州召开。浙江省政协、浙江省纪委、浙江省人大教科文卫体委员会、浙江省政府办公厅、浙江省政协文卫体委员会有关领导出席会议。会上,李兰娟代表厅党组作题为"加快卫生强省建设,提高人民健康水平,为浙江经济又快又好发展提供有力的卫生保障"的卫生工作报告,叶真作题为"建设卫生强省实施攀登工程努力推进浙江省中医药事业健康持续发展"的中医工作报告,李凤英作题为"加强反腐倡廉为卫生强省建设作保障"的纪检工作报告。

2007 年 1 月 18—19 日,浙江省卫生工作会议在杭州召开。李兰娟传达了中央政治局第 35 次集体学习会议的精神,作题为"重民生 办实事 创和谐 持续保持浙江卫生又好又快发展"的卫生工作报告,张平作题为"遵循自身规律 发挥特色优势 切实把中医药事业转入科学发展轨道"的中医药工作报告,蔡新光作题为"构建惩防体系促进和谐卫生为建设卫生强省提供政治和纪律保证"的纪检工作报告。会议表彰了卫生信息先进单位、县级新型农村合作医疗经办机构建设先进单位和卫生应急先进集体。浙江省有关单位领导,各市卫生局局长、纪委书记、办公室主任,各县(市、区)卫生局局长,浙江省级各医疗卫生单位负责人、纪委书记等共 200 余人参加了会议。

2008 年 1 月 24—25 日,浙江省卫生工作会议在杭州召开。李兰娟作题为"重民生实事 图改革创新 办人民满意的医疗卫生事业"的卫生工作报告,张平作题为"紧贴民生健康 共创卫生和谐 以十七大精神指引浙江省中医药事业科学发展"的中医药工作报告,蔡新光作题为"全面贯彻党的十七大精神 扎实推进全省卫生系统反腐倡廉建设"的纪检工作报告,杨敬作了会议小结并提出了贯彻意见。会议还表彰了全国卫生工作先进集体和先进个人,全国优秀乡村医生,全省优秀基层站所,全省卫生政务信息先进单位和先进个人。浙江省政府有关领导出席会议并讲话。浙江省人大、省政府、省政协和省级有关单位的领导,各市卫生局局长、纪委书记、办公室主任,各县(市、区)卫生局局长,省级各医疗卫生单位负责人、纪委书记等共 200 余人参加了会议。

2009 年 1 月 13 日,浙江省卫生工作会议在杭州召开。省政府有关领导充分肯定了 2008 年卫生工作所取得的成绩,对 2009 年工作提出了要求。厅长杨敬作题为"着眼民生和谐 立足改革创新 积极推动卫生事业科学发展"卫生工作报告,副厅长张平作题为"把握机遇 夯实基础 努力推动中医药工作再上新台阶"的中医药工作报告,纪检组长蔡新光作了"以科学发展观为指导进一步加强卫生系统反腐倡廉建设"的纪检工作报告。

7. 2010—2019 年

2010 年 1 月 12 日,浙江省卫生工作会议学习贯彻全国卫生工作会议精神,总结交流浙江省卫生改革与发展取得的成绩和经验,部署浙江省 2010 年卫生工作任务。

2011 年 1 月 13—14 日,浙江省卫生工作会议召开,其主要内容为深入学习、贯彻和落实党的十七届五中全会、省委十二届八次全会和全国卫生工作会议精神,认真总结"十一五"时期以及 2010 年卫生改革发展成效,科学谋划"十二五"卫生事业发展,全面部署 2011 年卫生工作任务。大会表彰了浙江省首批先进卫生强市、县(市、区),杭州市卫生局、宁波市卫生局、苍南县卫生局等 11 个单位在会上做典型经验交流发言。

2012 年 1 月 18—19 日,浙江省卫生工作会议召开,其主要内容为深入贯彻落实科学发展观,全面学习贯彻党的十七届四中、五中、六中全会,省委十二届八次、九次、十次全会和今年全国卫生工作会议精神,总结 2011 年卫生工作,研究部署 2012 年卫生任务,进一步巩固和扩大深化医药卫生体制改革成果,推动卫生事业科学发展,努力开创全民健康新局面。卫生厅厅长杨敬在会上作卫生工作报告,副厅长叶真作会议总结讲话,纪检组长蔡新光作纪检工作报告,省中医药管理局主要负责人作中医药工作报告。大会为 2011 年全省 13 个国家卫生城镇颁发了奖牌;杭州市、宁波市、温州市等 11 个市、县(市、区)卫生局做典型经验交流发言。

2013 年 1 月 16 日,浙江省卫生厅召开全省卫生工作电视电话会议。会议传达了浙江省省长对本次会议的批示,厅长杨敬作全省卫生工作报告,纪检组长蔡新光作纪检工作报告,省中医药管理局局长徐伟伟作中医工作报告。省卫生厅领导班子成员,省发改委、省财政厅、省编办、省人力社保厅、省物价局等部门负责人,在杭省级医疗卫生单位党政主要负责人、纪委书记,厅机关全体干部职工在主会场参加会议,各市、县(市、区)卫生局机关全体干部和市县级医疗卫生单位党政主要负责人、纪委书记在各地分会场参加会议。厅党组书记、厅长杨敬作了题为"深入贯彻党的十八大和省第十三次党代会精神努力实现浙江卫生更高水平的发展"的工作报告,全面总结了 2012 年我省卫生工作及过去五年的工作经验,分析了当前卫生工作面临的形势和挑战,提出了需要深入思考和认真研究解决卫生改革发展中的重大问题,强调了 2013 年八项重点工作任务。

2014 年 2 月 19 日,浙江省卫生和计划生育委员会(简称省卫生计生委)召开全省卫生和计划生育工作电视电话会议。省政府有关领导出席会议并讲话,省卫生计生委领导班子成员,省发改委、省财政厅、省人力社保厅等单位相关领导参加会议。省卫生计生委主任杨敬分别作全省卫生计生工作报告和全省卫生计生系统党风廉政建设与反腐工作报告,副主任张平作全省中医药工作报告。

2015 年 1 月 19 日,全省卫生计生工作电视电话会议召开。省卫生计生委党组书记、主任杨敬作卫生工作报告,并代表党组作党风廉政建设和反腐纠风工作报告,副主任徐润龙作中医药工作报告,副主任包保根主持会议。

2016 年 1 月 13 日,全省卫生计生工作会议在杭州召开,省卫生计生委主任杨敬作全省卫生计生工作报告,副主任张平作《浙江省"十三五"卫生计生事业发展规划(草案)》说明,副主任徐润龙作中医工作报告,驻委纪检监察组组长杨援宁作纪检监察工作报告。

2017 年 1 月 11 日,全省卫生计生工作会议在杭州召开。会议总结 2016 年卫生计生工作,分析卫生计生领域推动健康浙江建设所面临的形势与挑战,研究部署 2017 年卫生计生工作任务。省卫生计生委主任杨敬作题为"建设健康浙江服务全面小康 努力开创浙江卫生计生事业发展新局面"的卫生工作报告。

2018 年 1 月 17 日,全省卫生计生工作会议在杭州召开。省卫生计生委主任张平作全省卫生计生工作报告,省纪委省监察委派驻省卫生计生委纪检组组长杨援宁作纪检监察工作报告,省卫生计生委副主任徐润龙部署健康浙江建设工作,省卫生计生委副主任马伟杭部署县域医共体建设工作,杭州市卫生计生委等 8 个单位作大会发言交流。

2019 年 1 月 14 日,全省卫生健康工作会议在杭州召开。省卫生健康委党委书记、主任张平作题为"立足新起点 聚焦新使命 再创新业绩 奋力推进卫生健康事业再上新台阶"的卫生工作报告,省卫生健康委副主任曹启峰作全省中医药工作报告,巡视员马伟杭介绍县域医共体建设相关工作,医政处处长俞新乐介绍深化医药卫生服务领域"最多跑一次"改革相关工作,宁波市卫生健康委等 10 家单位作大会交流发言。

二、卫生体制机制改革

卫生体制机制是贯彻执行国家卫生工作方针的重要载体,也是提高卫生行政管理效率的有效途径和方法。对卫生体制机制的改革,可以把国家卫生工作方针更好地贯彻落实到各级卫生行政部门、医疗卫生机构,并使各级卫生行政部门、医疗机构正确履行职责。

1950 年 8 月,第一次全国卫生工作会议要求全国各地逐步建立起由公费医疗、劳保医疗、合作医疗组成的福利性医疗保障制度。浙江省于 1952 年 7 月 26 日在全省第三次卫生工作会议上专题研讨国家工作人员公费医疗问题,从 1951 年开始建立到"文化大革命"结束,浙江省一直沿用这项由公费医疗、劳保医疗、合作医疗组成的福利性医疗保障制度。

1956 年 8 月,浙江省卫生系统工作会议讨论贯彻卫生部"关于 1956 年全国卫生事业机构各类工作人员工资标准及有关规定",研究卫生系统工资改革问题。1958 年,浙江省着手改进医疗制度,开始推行苏联模式,在浙江省较大城市有条件的工厂中重点推行门诊预约制、车间巡回医疗制和月经卡制度。1959 年 7 月,浙江省卫生行政会议讨论抓好夏秋季传染病、医疗机构整顿、药品管理及增产节约问题。

1962 年 6 月 5 日,浙江省卫生厅向浙江省委整编精简委员会汇报了 1960 年以来浙江省卫生部门的整编精简情况,专业学校由 83 所调整为 14 所,并精简出一批劳动力支援农业第一线。1963 年 8 月 14 日,浙江省卫生厅和浙江省人民委员会民族事务处联合发出通知,提出加强少数民族卫生工作的意见。1964 年 10 月 31 日,浙江省委批转省卫生厅党组贯彻执行关于干部保健工作问题的指示意见,决定撤销各级保健委员会,浙江医院向群众开放,坚持实行划区医疗等。1965 年 12 月 31 日,卫生部通知,县医院、防疫站、妇保站等卫生机构应适当调整合并,精简人员,但应兼顾三方面工作。

1979 年,卫生部等三部委联合发出了《关于加强医院经济管理试点工作的通知》,对医院开展了"五定一奖"(定任务、定床位、定编制、定业务指标、定经济补助,完成任务奖)和"定额补助,经济核算,考核奖惩"办法的试点。

1985 年 4 月,国务院批转卫生部《关于卫生工作改革若干政策问题的报告》,提出"必须进行改革,放宽政策,简政放权,多方集资,开阔发展卫生事业的路子,把卫生工作搞好",由此拉开了医疗机构转型的序幕。

1986 年 2 月 25 日,浙江省卫生厅在全省卫生局长会议上重点研讨了如何加快农村基层预防保健体制改革,发展中医和中西医结合工作、人才培养及浙江省卫生事业发展等有关问题。11 月 3 日,省卫生厅公布浙江省卫生技术人员职务评审委员会组成人员名单,钱礼担任评审委员会主任委员。11 月 24 日,首次浙江省卫生技术人员职务评审委员会会议在杭州召开。12 月 12 日,首届浙江省高级卫生技术职务评审工作会议在杭州召开。

1987 年 1 月 2 日,经省编委批准,浙江省卫生厅核定省属各医院人员编制,分别为浙江医科大学附属第一医院 1043 人,浙江医科大学附属第二医院 1171 人,浙江医科大学附属妇女保健院 832 人,浙江医科大学附属儿童医院 706 人,浙江医院 550 人,浙江省人民医院在病房楼建成前人员控制在 600 人以内,浙江省肿瘤医院 520 人,浙江省望江山疗养院 360 人,浙江省精神病研究所 310 人,浙江武康疗养院 115 人,浙江省中医学院附属医院 1015 人,浙江中医学院附属门诊部 65 人,温州医学院附属第一医院 1014 人,温州医学院附属第二医院 528 人。1 月 21 日,浙江省编委批准核定省卫生厅事业单位人员编制分别为浙江省防疫站 400 名,浙江省医学科学院 520 名,浙江省中医药研究所 200 名,浙江省卫校 211 名,中华医学会浙江分会 8 名。1 月 31 日,浙江省编委批准同意浙江省防疫站劳动卫生科建制,并入浙江省医学科学院职业病防治所,从浙江省卫生防疫站划出 21 名人员编制给浙江省医科院。浙江省防疫站编制为 379 名,浙江省医学科学院编制为 541 名。

1988 年 9 月 15 日,浙江省卫生厅下发《关于试行省级医院深化改革方案的通知》,并与浙江医科大学附属第一、第二医院签订了医院改革方案协议,确定附属第二医院为浙江省首家省级医院改革试点单位。

1989 年 3 月 16 日,浙江省机构编制委员会批准同意核定浙江省中医药研究所编制 200 名,中医杂志社编制 20 名;省卫生厅核定中华医学会浙江分会编制 8 名,原核定浙江省红十字会 7 名编制不变,同意编辑出版部配编 35 名(包括《心电学杂志》《浙江医学》《生活与健康》报以及合署办公的学会、协会、研究会所需人员编制),共计核定总编制 50 名。同年 9 月 30 日,浙江省机构编制委员会批准同意核定浙江省人民医院配备编制 878 名,省卫生学校省人民医院护士分校配备编制 25 名,省临床检验中心、征兵招飞、防育等工作人员控制在 24 名以内,全院合计配备编制 927 名。

1990年1月15日,浙江省编委批准同意省红十字会办事机构独立设置,由省卫生厅代管,人员编制在原定7名基础上增加3名。3月14日,省编委、省审计局等批准同意增加省卫生厅内审机构人员编制2名。3月25日,省编委批准同意将挂靠在浙江省中医药研究院的中华全国中医学会浙江分会、浙江省针灸学会和中国中西医结合研究会浙江分会的8名事业编制连同工作人员划转到中华医学会浙江分会。在编制调整后,浙江省中医药研究院的事业编制为192名,中华医学会浙江分会的事业编制为16名。12月23日,浙江省编委核定批准浙江省卫生厅所属自收自支事业单位机构编制如下:浙江省卫生系统培训中心人员编制120名,机构规格相当县处级;浙江省卫生厅建筑设计所人员编制25名,相当于科级;浙江省卫生厅医疗器材服务部人员编制10名,相当于科级;《卫生经济研究》杂志社人员编制6名,相当于科级;中华医学会浙江分会编辑出版部人员编制20名,相当于科级;《浙江中医杂志》社人员编制15名,相当于科级;同意撤消浙江省农村改水服务站和浙江省药品检验所科技咨询服务部。

1992年3月7日,浙江省卫生厅决定将金华市、杭州市上城区、桐庐县、萧山市、嘉兴市、桐乡县、海宁市、平湖县、海盐县、湖州市、德清县、长兴县、绍兴市、嵊县、武义县、浦江县、兰溪市、东阳县、临海市、温岭县、龙泉县、普陀区、定海区、江山市、遂昌县中医院及富阳县中医骨伤科医院等26所中医院转为全民所有制单位。3月23日,全省卫生工作会议讨论部署如何加强和发展农村卫生事业,研究加快卫生改革步伐,深化卫生改革的途径和办法。4月18日,浙江省政府批准浙江省医学科学院级别为相当于副厅级事业单位。

1993年11月6日,省人事厅、省卫生厅批准同意将浙江省麻风病医院工作人员的浮动工资转为固定工资,并继续给予向上浮动一级待遇。

1994年11月5日,省人事厅、省卫生厅联合下达《关于浙江省医疗卫生事业单位工作人员工资制度实施补充意见的通知》,在全国率先实行按医院等级确定行政管理人员工资标准的办法,其中三级甲等医院院长起点职务工资按副厅级标准执行,对麻风病院、传染病院、结核病院、肿瘤医院工作人员给予浮动一档工资和提高5%津贴比例待遇。

1995年4月21日,浙江省卫生厅批准同意成立"浙江省卫生厅机构改革领导小组",组长张承烈,副组长喻华芝、傅颂恕。7月10日,浙江省编委、省纪委、省监察厅联合颁发《关于省直单位纪检监察机构设置和人员编制问题的通知》,确定浙江省卫生厅纪检监察人员编制4名。

1998年,根据医学科研机构实行"一院两制""一所两制"科技体制改革方针,省卫生厅对浙江省医学科学院创办的高新技术企业、宁波市微循环和莨菪类药研所的"一所两制"、温州市实验动物中心实行股份制等科技改革试点进行了调查和指导,使这些机构不断发展壮大。

2000 年,浙江省卫生厅制定出台《浙江省深化城镇医疗机构人事制度改革的若干意见》《关于积极推进了人事代理工作的通知》,成立了浙江省卫生人才交流分中心,对新入职的毕业生、新调入的人员、新建机构的人员实行人事代理制。浙江省普遍推行院长负责制,通过公开招聘等多种形式选派院长,并为进一步明确院长的责、权、利,制定了《关于浙江省属医院实行院长负责制的若干规定》。

2001 年,浙江省卫生厅制定下发《浙江省医疗机构分类管理实施办法》和《关于做好浙江省医疗机构分类管理的实施意见》,明确医疗机构分类核定的政策性问题,并举办培训班。至年底,浙江省完成县级及以上医疗机构的分类核定工作,共核定医疗机构 9445 家,其中县级及以上医疗机构 399 家(其中,被核定为政府举办的非营利性医疗机构 331 家,非政府举办的非营利医疗机构 67 家,营利性医疗机构 2 家)。在县级以上医疗机构中,政府办非营利医疗机构 2096 家,非政府办非营利性医疗机构 4010 家,营利性医疗机构 3339 家。1 月 5 日,浙江省政府下发《浙江省人民政府关于推进城镇医药卫生体制改革的意见》。3 月 2 日,省政府召开浙江省城镇医药卫生体制改革工作会议,提出要通过体制机制创新,努力解决群众"看病难、看病贵"问题。3 月 6 日,省卫生厅、省编委联合下发《关于进一步推进市、县(市、区)卫生监督和预防保健体制改革的意见》。到 2002 年,浙江省绝大部分中医院已进行医院运行机制的改革,94%的中医院实行院长负责制,75%的中医院实行中层干部竞争上岗和全员职工聘用制,82%的中医院进行分配制度改革,83%的中医院实行患者选医生,70%的中医院实现住院一日清单制,90%的中医院参加药品集中招标采购,70%的中医院实行后勤服务社会化。

2003 年 3 月,浙江省卫生厅、省发展计划委员会、省财政厅等五部门联合制定《浙江省县域卫生规划编制实施指导意见》。该意见规定:①县级应设置政府举办的、独立的疾病预防控制中心、卫生监督所、妇幼保健机构。②政府举办各类县级医疗机构,每个乡镇原则上应有一所政府举办的卫生院。11 月,省委、省政府印发《关于进一步深化医药卫生体制改革的若干意见》,出台鼓励发展民营医院的有关政策。之后,外资、民资在浙江省投资办医有所增加。至 2003 年底,浙江省共有民营医院 79 家,总床位 9470 张。

2004 年 3 月 5 日,省卫生厅出台调整民营医疗机构设置审批权限的有关规定,审批权限由原来的省级卫生行政部门统一审批调整为视其设置规模分别由省、市、县卫生行政部门负责审批。

2006 年 6 月,国务院成立由国家发展改革委和卫生部牵头,财政部、原人事部等部门组成的深化医药卫生体制改革部际协调工作小组。小组的主要任务是研究提出深化医药卫生体制改革的总体思路和政策措施。

2008 年 10 月,国家发改委公布《关于深化医药卫生体制改革的意见(征求意见稿)》,明确新一轮医改方向是以建立基本医疗卫生服务制度为目标的实施方案,并于 2009 年正式公布。方案指出,要把基本医疗卫生制度作为公共产品向全民提供,强化政府在基本医疗卫生制度中的责任。

2009 年,浙江省委、省政府发布《关于深化医药卫生体制机制改革的实施意见》。该意见根据《中共中央国务院关于深化医药卫生体制改革的实施意见》和《国务院关于印发医药卫生体制改革近期重点实施方案(2009—2011年)的通知》的精神,依据浙江实际,提出了浙江就深化医药卫生体制改革的实施意见。4 月 20 日,省卫生厅发布了《关于成立浙江省卫生厅机构改革工作

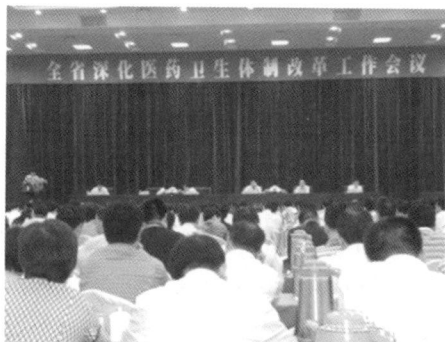

2010 年 7 月,浙江省深化医药卫生体制改革工作会议在杭州召开

领导小组及其办事机构的通知》,决定成立厅机构改革工作领导小组及其办事机构,领导小组组长为杨敬,下设办公室。9 月 1 日,省政府召开浙江省深化医药卫生体制改革工作会议,省长吕祖善明确提出,浙江省深化医药卫生体制改革的总体目标是"建立健全覆盖城乡居民的基本医疗卫生制度,为群众提供安全、有效、方便、价廉的医疗卫生服务"。

2010 年,按照中央的决策部署,浙江省卫生厅强化医改组织机构,建立统筹协调机制,加强制度研究,完善政策体系,先后制定出台深化医药卫生体制改革意见和 35 个配套政策,加大筹资力度,建立财政投入保障机制。浙江省政府出台《关于公立医院改革试点的指导意见》,明确公立医院改革的总体目标和发展方向,全面指导浙江省公立医院改革工作。全年共有 214 家城市医院参加对口支援,463 家基层医疗卫生机构受援,约 1400 余名医师长驻基层工作。7 月1 日,省长吕祖善主持召开浙江省政府会议,研究全省公共卫生和基层医疗卫生事业单位实施绩效工资相关工作,并听取了基本药物制度实施、城镇居民医保和新型农村合作医疗有关情况的汇报。7 月 27 日,浙江省深化医药卫生体制改革工作会议在杭州召开,会议就学习贯彻 2010 年全国医改工作会议精神、进一步推动浙江省医改工作会议作出全面部署。7 月 28 日,省卫生厅召开全省卫生系统医改会议,学习贯彻省医改工作会议精神,并部署下一步工作任务,浙江省卫生厅厅长杨敬,副厅长王国敬、马伟杭,驻厅纪检组组长蔡新光等参加了会议。9 月 8 日,省政府召开由试点县政府和相关部门领导参加的中期交流座谈会。

2011年2月25日,全省基本药物制度和药械集中采购工作会议在杭州召开。会议总结了2010年全省基本药物制度实施和药品集中采购工作,部署2011年基本药物制度实施和药械集中采购工作任务,探索基本药物带量采购和医用耗材集中采购新机制。8月30日,浙江省政府在杭州召开县级公立医院综合改革试点工作会议,全省11个市、29个县(市、区)的政府分管领导、卫生、财政、物价、人力社保等部门主要负责人参加会议。浙江省卫生厅厅长杨敬对《浙江省县级公立医院综合改革试点指导意见(征求意见稿)》作了详细解读。会议对县级公立医院综合改革试点工作进行了研究部署,确定富阳等29个县(市、区)为试点地区,并选取乐清、桐乡、绍兴、嵊泗、遂昌5个试点重点联系县(市)先行先试,在年底前启动实施。

2012年5月17日,全省深化医药卫生体制改革工作会议在杭州市召开。副省长郑继伟出席会议并讲话,同时代表省政府与各市签订2012年医改责任书。省政府办公厅印发了《浙江省深化医药卫生体制改革2012主要工作安排》。2013年3月5日,浙江省卫生厅召开实施基本药物制度和药械集中采购工作视频会议。浙江省卫生厅厅长杨敬,省纪委驻卫生厅纪检组组长蔡新光出席会议并讲话。杨敬充分肯定了浙江省实施基本药物制度和药械集中采购取得的成绩。11月19日,省卫生厅在台州市召开全省深化基层卫生综合改革推进会,会议总结了全省基层卫生综合改革工作进展,部署了下一步基层卫生综合改革工作任务。

2014年,浙江省政府出台《关于促进健康服务业发展的实施意见》,健康服务业重点项目累计签约项目36项、预计投资506亿元。省、市、县级公立医院综合改革实现全覆盖,全省共计47家县级医院与城市医院形成紧密型合作办医关系。稳妥实施"单独两孩"政策,进一步加强再生育审批管理和出生人口信息的动态监测,严格控制政策外生育。

2016年,浙江省被国务院医改领导小组纳入第二批综合医改试点,年度工作重点着眼于落实好综合医改7个方面任务,提出了12项试点配套政策文件。在推动多元办医格局方面,省政府办公厅出台加快发展社会办医的政策意见,在5个市及14个县(市、区)深入开展"做强做优公立医院、放开放活社会办医"改革试点。

2017年,全省54家城市三级医院与122家县级医院全部开展紧密型合作办医,实现县(市、区)全覆盖。浙江省所有公立医院均实行药品零差率销售,所有地级市全部纳入国家城市公立医院综合改革试点市。

2018年,浙江省政府办公厅下发《关于印发浙江省医疗卫生服务领域深化"最多跑一次"改革行动方案的通知》,省卫生计生委出台《关于印发2018年改善医疗卫生服务项目工作细则的通知》,推出"看病少排队""付费更便捷""检查少跑腿"等 10 项举措。在卫生行政审批方面,省卫生计生委印发《关于深化"放管服""最多跑一次"改革的通知》,进一步明确公共场所卫生许可证承诺制工作流程,先后修改 27 项和取消 60 项权力事项。

2019 年 1 月 22 日,"浙江省互联网医院平台"上线仪式在浙江大学医学院附属第一医院举行。这是全国首个集服务、监管于一体的互联网医院平台。国家卫生健康委医政医管局副局长焦雅辉,省卫生健康委主任张平,阿里健康董事会主席吴泳铭以及省委改革办、省医保局、省大数据管理局等相关负责人出席上线仪式。6 月 20 日,省卫生健康委、中国科学院肿瘤与基础医学研究所,与杭州钱塘新区管委会在杭州举行三方框架协议签约仪式,副省长成岳冲、省卫生健康委主任张平及杭州市副市长柯吉欣等见证签约仪式。9 月 19 日,省政府与国家卫生健康委在北京签订委省共建国家区域医疗中心协议,浙江省省长袁家军与国家卫生健康委主任马晓伟共同出席签约仪式并签署协议。10 月 22 日,全省县域医共体建设工作推进会在常山召开。11 月 13—14 日,全省卫生健康事业发展"十四五"规划思路研讨会在杭召开,会议认真学习了党的十九届四中全会和省委常委会扩大会议精神,研讨全省卫生健康事业发展"十四五"规划思路。

第二节 疾病预防和控制

在疾病预防和控制方面,浙江省认真贯彻落实国家疾病预防控制相关的法律、法规、规章、政策、标准和疾病防治规划,逐步建立和完善了疾病预防控制体系,重点开展对传染病、地方病、慢性非传染性疾病等重大疾病发生、发展和分布规律的流行病学调查、监测及防治工作,参与开展疫苗研究、应用效果评价和免疫规划策略研究及实施工作。

一、疾病预防控制体系建设

在中华人民共和国成立之初,浙江省的疾病预防控制体系十分薄弱,传染病、地方病流行十分严重。在需要迫切解决人民疾苦的情况下,政府所采取的对策是优先解决最迫切而又最可能解决的问题,即建立急需的疾病预防和控制机构,对危害人民最大的急性传染病开展大规模的群众性防治工作。

1949 年 5 月 30 日,杭州市军事管制委员会接管原浙江省卫生处及原杭州市卫生局,成立杭州市防疫筹备委员会。10 月 17 日,浙江省医疗防疫大队建立,下设第一、二医疗防疫队,第一、二防疫站及环境卫生队。1950 年,国家卫生部在《1950年工作计划大纲》中提出"目前全国卫生工作百废待举,但因经费有限,人力不足,只能就现有条件,有重点的解决几个主要问题,首要的是防治主要传染病的流行""为预防鼠疫的发生,要在鼠疫原发地区(如黑龙江、吉林、辽宁、察哈尔、绥远、福建、江西、浙江、云南、广东等地)建立与健全各种防疫机构"。

1953年1月,中央人民政府政务院第167次会议决定"在全国组建各级卫生防疫机构",华东军政委员会下达了建立省级卫生防疫站的计划指标。浙江省卫生厅决定由厅防疫科科长戴雨霖、技正王毓榛负责组织筹建浙江省的卫生防疫站,定编50人,由行将撤销建制的浙江省卫生试验所及从厅直单位中拆出部分专业人员组成。浙江省卫生防疫站于1953年3月正式建立;同年,宁波、温州、绍兴市卫生防疫站相继成立。1955年,浙江省卫生防疫站迁入法院路38号新建的办公大楼,原设在杭州市卫生防疫站的化验科与有关人员同时迁回,原驻衢州的鼠疫防治所奉省政府指示迁回杭州,与省防疫站合署办公。

1955年2月14日,在各市(县)都建立卫生防疫站(所)的基础上,浙江省召开首次全省卫生防疫站站长会议,研究各级防疫站组织编制、职责范围、工作方法及工作关系等问题。1956年4月,浙江省卫生实验院的卫生教育组并入省卫生防疫站宣教科,而省卫生防疫站化验科的细菌组归并到省卫生实验院的流行病学组,工业卫生科改建为劳动卫生科,血吸虫病防治科扩建为寄生虫病防治科。1957年12月,根据上级精简机构的指示,省卫生防疫站由8个科室裁并为5个科室(卫生科、防疫科、检验科、宣教科、秘书科),工作人员由63人减为45人。1958年4月,浙江省委批准省卫生厅机关的建制为2处(人事医教处、医疗预防处)、1室(办公室)、1站(省卫生防疫站),省防疫大队建制撤销,下属4个队分别下放到嘉兴(1个血防突击队)、温州(2个性病防治队)、舟山(1个海上防疫队),回归专署领导。省鼠疫防治所迁往温州专区,省疟疾防疫站建制撤销,人员并入省卫生实验院和省卫生防疫站。此后,省鼠疫防治所于1961年6月由温州迁回杭州,再次与省卫生防疫站合署办公。

在"文化大革命"期间,多数卫生防疫机构被撤并,房舍破坏、设备弃置、图书资料散失,损失巨大。卫生防疫人员同人民群众相结合取得的卫生防疫成绩被否认,爱国卫生、疾病控制等公共卫生工作几乎陷于停顿。全省卫生防疫保健机构和队伍的垮塌和爱国卫生运动的停滞,使得老鼠、蟑螂、蚊子、苍蝇等"四害"迅速回升,不少传染病疫情骤然上升,甚至大面积流行,其后果十分严重。

1968年7月,浙江省暴发流行性感冒疫情,仅杭州、温州两地入夏后报告的发病人数就超过万人,其他如痢疾、伤寒、虫媒传染病、血吸虫病等都有大幅度的回升。受限于当时机构瘫痪、工作停滞和人员流放等因素,众多其他传染病疫情数据未得到有效保存和记录。针对反复暴发的传染病疫情,浙江省公共卫生工作者克服重重困难,不畏动荡不安的政治局面,积极组建应急防疫队伍,采取一系列防治措施。在发生脑膜炎疫情期间,为控制疫情流行,浙江省卫生厅组织防疫队伍奔赴余姚、仙居、奉化、东阳、青田等高发县,大力宣传防病知识,采取预防服药措施,在控制流行性脑膜炎疫情和减少死亡病例中发挥了重要作用。此外,20世纪60年代中期至70年代初期,浙江省相继暴发了4次钩端螺旋体病大流行疫情。

1970年10月5—11日,"文化大革命"以来的第一次浙江省卫生防疫工作会议在绍兴县召开。会议总结了"文化大革命"以来浙江省公共卫生管理工作的情况,并部署了下一步的工作计划。

1972年,国务院发出《健全卫生防疫工作的通知》,一些被撤销的卫生防疫和防治机构开始恢复或重建。1973年后,浙江省各级卫生防疫站加强了业务技术建设,还进行了疾病防治科研工作试点,对主要水域和有关支流的水源系统环境卫生进行监测,并且逐步开展劳动卫生、放射卫生、学校卫生等监督监测工作。

自改革开放以后,全省各级疾病预防控制机构遵循"预防为主,防治结合"的方针,积极开展传染病、地方病、寄生虫病的预防、控制和治疗;采取实施儿童计划免疫、公共卫生监督、群众性爱国卫生运动等措施,有效地消除和控制疾病的传播和流行,使全省传染病的总发病率明显降低。

2000年,根据医疗卫生体制改革需要,浙江省卫生防疫站一分为二,分别建立浙江省疾病预防控制中心和浙江省卫生监督所。1月7日,浙江省疾病预防控制中心正式成立,为直属省卫生厅的社会公益一类事业单位,行使政府疾病预防控制技术管理与服务职能,是全省疾病预防控制工作业务技术指导中心、检验检测中心、科研培训中心、信息管理中心。

2002年,浙江省中毒控制中心在浙江省疾病预防控制中心成立。该中心在国家中毒控制中心的业务指导和有关部门配合下,直接指导和参与全省重大或疑难急、慢性职业中毒、食物中毒、环境污染、生物恐怖等突发性公共卫生事件的调查处理工作,为社会大众提供化学性与生物性毒物的检测、鉴定及咨询服务,对专业技术人员进行中毒诊断、防治与急救知识培训,并逐步建立全省范围的中毒控制业务与技术网络。至2002年底,浙江省、市、县三级疾病预防控制机构全部建立。

2003年10月,浙江省疾病预防控制中心和法国生物梅里埃公司合作创建的微生物示范实验室正式在中心挂牌成立。该实验室借助法国生物梅里埃公司提供的先进微生物检测系统,大大提高了浙江省对食品、水、化妆品和环境微生物的检测能力。至2006年,中心建有流行性出血热重点实验室、浙江省公共卫生应急检测关键技术重点实验室、艾滋病确认实验室、二噁英检测实验室等国家级和省级重点实验室;630 项检测项目通过了国家级计量认证和国家实验室认可;在预防医学和公共卫生领域获得包括国家科技进步一等奖在内的国家级科技成果 17 项,省部级科技成果 115 项,厅级科技成果 47 项;建立了 SARS、人禽流感及病毒性脑炎等病原分子生物学快速检测技术和荧光定量 PCR 核酸检测技术,能够从容应对 SARS、禽流感等病毒性疾病和突发公共卫生事件;建立了快速、准确、稳定、可靠的核酸检测技术,能够在较短的时间内对常见的突发疫情做出病原学诊断,使实验诊断时间由原来的 7～10 天缩短到 2～3 小时,为及时明确病因,防止疫情蔓延提供了科学依据,赢得了疾病控制的有利时机。中心还与加拿大合作建设二噁英实验室,掌握二噁英和多氯联苯等污染物的检测技术,并开始对钱塘江等水系开展污染物监测。2007 年,浙江省疾病预防控制中心搬入杭州市滨江区。2010 年,中心在编人员 339 人,有各类专业技术人员 310 人,占职工总数的 91.45%,其中高级职称 108 人,占 34.84%,中级职称 132 人,占 42.58%;拥有 1 个 P3 实验室、23 个 P2 实验室、6 套标准的 PCR 实验室、保健食品功能测试实验室等专业实验室。

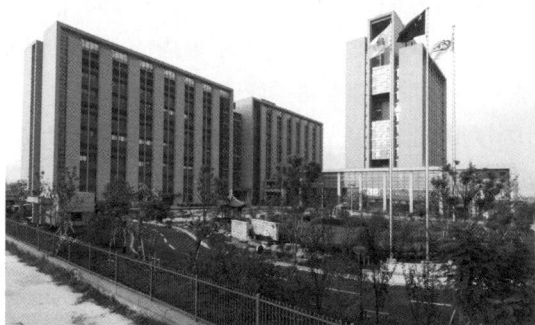

2007 年的浙江省疾病预防控制中心大楼

2010 年,全省各级疾病预防控制中心共有在职职工 5835 人,其中省级 442 人,市级 1276 人,县级 4117 人;职工中,大学本科及以上学历比例省级为 71.4%,市级为 62.5%,县级为 44.7%。全省疾控机构工作条件全面改善,省疾病预防控制中心建筑面积 44986 平方米,使用面积 29241 平方米;市、县级疾控机构平均使用面积为 14276.1 平方米和 4950.0 平方米,高于全国平均水平。全省市级疾病预防控制中心共设有 74 个专业实验室,其中 1000 级净化实验室 15 个,P2 实验室 40 个,艾滋病初筛实验室 5 个,艾滋病确认实验室 11 个;县级疾病预防控制中心共有专业实验室 224 个,其中 1000 级净化实验室 50 个,P2 实验室 75 个,艾滋病初筛实验室 83 个。2011 年,浙江省疾病预防控制中心升格为副厅级单位,总编制人数在原有 340 人的基础上新增 100 名。

2013 年,全省各级疾病预防控制中心共有在职人员 5322 人,其中省级 477

人,市级 1156 人(各市平均 105 人),县级 3689 人(各县平均 41 人)。2017 年,省卫生计生委联合省编办出台《浙江省各级疾病预防控制中心机构编制标准》,加强了全省疾控机构的人员配备,从政策上保障了全省专业疾病防控的力量。

2015 年,浙江省积极推动疾控机构编制政策落实。中心向省机构编制委员会办公室报送《关于要求制定出台我省疾病预防控制中心机构编制标准指导意见的函》,提出具体政策建议;配合省编委办开展实地调研,推动政策落实;配合国家卫生计生委疾控局开展浙江省疾控中心机构编制标准指导意见落实情况调查工作。在加强疾控机构能力建设方面,省财政安排 800 万元补助淳安等 17 个欠发达县疾控中心实验室设备建设,提高县级实验室检验检测设备装备水平和检测能力;编制 2016—2018 年 2.1 亿元的疾控体系能力建设补助方案。在加强疾控信息化建设方面,以宁波市鄞州区为试点,实现传染病信息自动采集与实时报告。

2018 年,按照省卫生健康委"三定"方案,原省卫生计生委疾控处、食品处和隶属于原安监局的职业安全健康监管处整合,组建为疾病预防控制与职业健康处(挂食品安全标准与监测处),配备 12 个编制,履行疾病预防控制、职业健康、食品安全等公共卫生管理职能。省职业病危害预防中心整体划入省疾控中心,划入 8 名业务技术人员和 15 个编制;原省卫生监督所承担的食品安全标准和职业健康相关职能划入省疾病预防控制中心,整合技术资源和力量,承担相关工作职责。

2019 年,浙江省卫生系统坚持预防为主,围绕中心,服务大局,推动建立县域医共体公共卫生工作新模式,在全国率先建立"两员一中心一团队"工作机制;推进公共卫生服务领域"最多跑一次"改革,261 家接种门诊上线运行"疫苗和预防接种综合管理信息系统";积极实施"15＋X"健康浙江行动计划,急性、重点传染病防控常抓不懈,甲类、乙类法定传染病发病率稳中有降;艾滋病、结核病、血吸虫病等重大传染病防控成效显著。

二、法定传染病疫情报告

传染病疫情报告是为各级政府、卫生防疫部门提供传染病发生、流行和控制信息的重要途径,也是实施传染病管理的一项重要举措。

(一)病种变化

自中华人民共和国成立之后,国家对法定传染病疫情报告依据病种的确认经历了数次变化。

1955 年,国家规定报告的急性传染病为 18 种。1978 年 9 月 19 日,《中华人民共和国急性传染病管理条例》颁布实施,其管理的急性传染病分为甲、乙类共

25 种。1989 年 2 月 21 日,第七届全国人民代表大会常务委员会第六次会议通过《中华人民共和国传染病防治法》,规定管理的传染病分为甲、乙、丙三类共 35 种,与 1978 年的《中华人民共和国急性传染病管理条例》相比,甲、乙类传染病中减少了天花、回归热、森林脑炎,增加了艾滋病、淋病、梅毒、登革热等疾病。2004 年,《中华人民共和国传染病防治法》重新修订,法定传染病增至 37 种,其中增加了传染性非典型肺炎(SARS)和人感染高致病性禽流感。此后的 2008 年和 2009 年分别增加手足口病和甲型 H1N1 禽流感。至 2012 年,法定传染病共 39 种。上报的法定传染病根据其传播方式、速度及对人类危害程度的不同,分为甲、乙、丙三类,实行分类管理。

2013 年 6 月 29 日,第十二届全国人民代表大会常务委员会第三次会议公布了《关于修改〈中华人民共和国传染病防治法〉的决定》,自公布之日起施行。2013 版《中华人民共和国传染病防治法》规定,应向国家上报的法定传染病有:甲类传染病鼠疫、霍乱;乙类传染病为传染性非典型肺炎、艾滋病、病毒性肝炎、脊髓灰质炎、人感染高致病性禽流感、麻疹、流行性出血热、狂犬病、流行性乙型脑炎、登革热、炭疽、细菌性和阿米巴性痢疾、肺结核、伤寒和副伤寒、流行性脑脊髓膜炎、百日咳、白喉、新生儿破伤风、猩红热、布鲁杆菌病、淋病、梅毒、钩端螺旋体病、血吸虫病、疟疾;丙类传染病为流行性感冒、流行性腮腺炎、风疹、急性出血性结膜炎、麻风病、流行性和地方性斑疹伤寒、黑热病、包虫病、丝虫病,除霍乱、细菌性和阿米巴性痢疾、伤寒和副伤寒以外的其他感染性腹泻病。

2020 年 10 月 2 日,国家卫健委发布《中华人民共和国传染病防治法》修订征求意见稿,明确提出甲、乙、丙三类传染病的特征。乙类传染病新增人感染 H7N9 禽流感和新型冠状病毒两种。意见稿提出,任何单位和个人在发现传染病患者或者疑似传染病患者时,应及时向附近的疾病预防控制机构或者医疗机构报告,可按照国家有关规定予以奖励,对经确认排除传染病疫情的,不予追究相关单位和个人责任。

(二)传染病疫情报告方式和手段逐步改变

中华人民共和国成立初期,县、乡基本无疫情管理人员,各县以县为单位收集辖区内传染病报告卡汇总成月报邮寄上报,疫情漏报现象比较常见。1978 年党的十一届三中全会以后,疾病监测工作引起国家重视,浙江省陆续建立了鼠疫、霍乱、流行性脑脊髓膜炎、流行性出血热、钩端螺旋体病、流行性乙型脑炎等单病种的监测系统。

1980 年,中国预防医学科学院流行病学微生物学研究所牵头建立了全国疾病监测协作组,浙江省作为首批 13 个省份之一加入全国疾病监测网络,并建立了长期、综合性的疾病监测系统,以传染病监测为主逐渐增加非传染性疾病相关监测。

1985 年,浙江省卫生厅下发《浙江省急性传染病报告程序试行办法》,各地疫情报告管理工作得到进一步加强,市(县、区)级有专职疫情管理人员,各乡镇防保站及厂矿卫生所均有经过培训的兼职疫情统计报告员,形成层层有人管的疫情管理报告网。

1986 年,浙江省卫生厅给省卫生防疫站配置了 1 台 IBM 计算机;1987 年,省防疫站在中国预防医学科学院的指导下开始用计算机进行月报数据的汇总;1988 年 1 月 2 日,浙江省的疫情数据首次通过计算机远程通信直接传送至北京,联网试行成功;6 月,省卫生防疫站正式采用中国预防医学科学院的软件,传染病月报通过计算机传报正式运行。

1990 年,浙江省开始在 16 个监测市(县、区)执行以传染病为主的 4 卡 4 册(出生报告卡/册、死亡报告卡/册、急性传染病报告卡/册、预防接种卡/册)登记报告制度;甲、乙、丙类传染病报告实行以传染病个案报告为基础的报告卡/册登记制度,并以县为基本报告单位,按旬逐级上报。1990 年 7 月,浙江省旬报采用计算机汇总。1992 年 1 月,全省甲、乙类传染病年报采用计算机进行汇总上报。

从 2004 年开始,国家法定传染病报告监测系统启动,浙江省实现了法定传染病个案网络直报。2013 年,浙江省医疗卫生机构网络直报覆盖率达到 100%,疫情信息收集的及时性、全面性、准确性大大提高。2013 年,浙江省共报告甲、乙、丙类法定传染病 33 种发病 351899 例,死亡 262 例,报告发病率为 642.50/10万,报告死亡率为 0.48/10 万。2015 年,全省共报告法定传染病发病 32.0 万例,报告发病率为 580.25/10 万,同比下降 27.81%;共报告甲、乙类传染病发病11.0 万例,报告发病率为 193.24/10 万,同比下降 0.35%;死亡 340 例,死亡率0.62/10 万,同比下降 4.93%。2018 年,全省报告甲、乙类传染病发病 10.29 万例,死亡 403 例,报告发病率为 181.83/10 万,比 2017 年下降 12.12%;死亡率为0.71/10 万,比 2017 年下降 7.17%。2019 年,全省甲、乙类传染病报告发病率175.02/10 万,死亡率 0.75/10 万。

三、传染病疫情分析

传染病疫情分析是指卫生部门对上报的法定传染病数据进行整理、汇总后,应用流行病学和统计学分析方法,描述传染病疫情在人群中的分布特点、发展情况及影响因素,评估传染病预防控制效果的过程,并及时将分析结果发送、反馈给相关机构和人员,用于传染病预防控制策略和措施的制定、调整和评估。

(一)疾病谱变化

1950—2019 年,浙江省各种法定传染病均有病例报告,累计报告的疾病有

43 种。1950—1979 年的汇编资料表明:浙江省人间鼠疫在 1951 年就已绝迹;天花从 1953 年起未再出现;20 世纪 50 年代,回归热在全省各地区均有病例报告,60 年代仅报告 2 例,70 年代后再无病例报告;1950—1954 年,黑热病在浙江省部分市(县)有零星病例报告,嗣后无继续发现,也未发现该病的传播媒介,即中华白蛉存在的确实记载,考虑报告病例为长江以北该病流行区人口南下浙江省所致。自 1981 年起,浙江省有森林脑炎报告,均系归国患者;从 1996 年起,脊髓灰质炎无病例报告;2003 年,SARS 报告 4 例;2006 年,人禽流感报告 1 例;2013 年 3 月 7 日至 4 月 18 日,H7N9 人禽流感确诊病例报告 46 例,之后的年份均无病例报告。2015—2019 年,炭疽、白喉等疾病也无病例报告。

从报告发病率的总体趋势来看,浙江省甲、乙类法定传染病在经历了 20 世纪 50 和 60 年代两个发病高峰后,总发病率呈下降趋势,发病率也由当时年平均 2000/10 万以上下降到 2003 年的 288.81/10 万。从 2004 年法定传染病网络直报开始后,报告发病水平基线上升,但 2004—2018 年报告发病率持续下降,至 2018 年已降至 181.83/10 万。

从报告死亡率的总体趋势来看,浙江省甲、乙类传染病报告死亡率在 20 世纪 50 和 60 年代出现过两个高峰,期间引起死亡的主要病种为麻疹、流行性脑脊髓膜炎、疟疾、细菌性痢疾等,此后死亡率下降明显;1970—2018 年,死亡率虽有小幅波动,但总体呈下降、低发态势。20 世纪 70 年代,致死病种主要为流行性乙型肝炎和流行性脑脊髓膜炎等;80 年代,为肝炎、流行性脑脊髓膜炎、流行性乙型肝炎等;1990—2003 年,新生儿破伤风死亡所占比重较大,肝炎死亡率下降明显;1997 年后,肺结核死亡率逐渐增高。自 2004 年网络直报以来,肺结核死亡所占比重仍较大,但死亡率呈下降趋势;2007 年后,全省艾滋病死亡所占比重快速增加,至 2012 年已占甲、乙类传染病死亡构成的 47%,如将艾滋病死亡纳入统计,其死亡构成比例将更高。2015—2018 年,浙江省登革热发病率上升加剧,从 2015 年的 60 例上升至 2018 年的 237 例,2019 年为 894 例,发病率为 1.56/10 万。

(二)病原谱变化

从 1950 年到 2019 年,浙江省法定传染病的发病病原谱发生了明显的改变。从传播途径来看,20 世纪 50—70 年代,浙江省以麻疹、流行性感冒等呼吸道传染病为主(50%以上),以疟疾为主的自然疫源及虫媒传染病也占了较大比重(32%),肠道传染病所占比重较少,但上升势头较快;80—90 年代中期,细菌性痢疾等肠道传染病所占比重(60%以上)较之前迅速上升;呼吸道传染病在 80 年代仍占较大比重(32%),但到 90 年代中期,所占比重下降较快(4.2%);此外自然疫源性疾病及虫媒传染病比重下降明显(3.5%);在 1997 年将肺结核纳入乙类传染病报告后,呼吸道传染病所占比重重新上升。

进入 21 世纪以后,浙江省肠道传染病比重持续下降,流行季节发病数明显减少,其中细菌性痢疾、肝炎(未分型)、戊肝发病率相对较高;呼吸道传染病呈下降趋势,但受麻疹、甲型 H1N1 流感等疾病影响易产生波动,猩红热发病上升较明显;自然疫源及虫媒传染病发病率总体下降,报告的主要病种为出血热、疟疾等,疟疾、登革热均为输入性病例,布鲁杆菌病上升较快;血源性及性传播疾病维持在较高的发病水平,梅毒、乙肝、淋病为主要病种,乙肝、淋病下降明显,但艾滋病、丙肝发病持续上升,且时有聚集性事件发生。

四、公共卫生事件应急处置

公共卫生事件是指突然发生的,造成或者可能造成社会公众健康严重损害的重大传染病疫情、群体性不明原因疾病、重大食物和职业中毒以及其他严重影响公众健康的事件。

2003 年,席卷我国的传染性非典型肺炎(SARS)给公众的生活蒙上阴霾。由于医疗设施不够齐全,又没有有效的治愈药品和手段,SARS 极高的感染率和死亡率使得人们惶恐不安。彼时,我国尚未能建立起面对突发公共卫生事件有效的防控机制和应急预案,使得全国范围内出现众多影响社会安定的因素。由此,建立健全突发公共卫生事件应急机制,有效预防、及时控制和消除突发公共卫生事件的危害,保障人民群众身体健康和生命安全,维护正常的社会和经济秩序,成为政府履行社会管理和公共服务职能的一项非常重要的任务。

公共卫生事件应急管理的任务应该包括:做好重大突发公共卫生事件预案,建立通畅的疫情信息网络,建立和完善疾病预防控制体系,建立应急医疗救治体系和应急医疗卫生救治队伍,并加强国际合作交流。再者,完善应急物资和应急物资生产能力的储备和定时更新也是必不可少的。

为应对突发公共卫生事件,浙江省强化卫生应急体系建设。浙江省卫生厅于 2004 年制定全省公共卫生应急体系建设的基本原则、目标和工作思路及举措。建设目标是通过 3～5 年的努力,建立省、市、县三级较为完善的、能够有效应对突发公共卫生事件的应急指挥体系;建立和完善覆盖全省城乡的公共卫生监测、预警、报告信息网络体系;加强和完善全省疾病预防控制和卫生监督执法体系、各级疾病预防控制中心和卫生监督所达到规范化建设标准;基本建立应急救治以及传染病、精神疾患、特殊康复(麻风病等)医疗体系。2009 年,全省突发公共卫生事件应急组织管理体系初步建立。全省 11 个市及义乌市成立了卫生应急管理办公室,91 个县(市、区)确定了卫生应急管理机构,省与市级疾病预防控制中心和卫生监督所也成立了应急办公室或应急科;同时为加强基层卫生应急工作,省卫生厅在全省范围内确认了 8 个卫生应急示范县(市、区)。至 2017 年,全省卫生应急示范县(市、区)建设并通过验收的有 76 个,创建率达 85%。

为应对突发重大公共卫生事件,浙江省急救指挥中心于 2005 年组建随时可以出征的应急医疗救援小分队和救治专家组。浙江省急救指挥中心直属、可调动的省应急医疗救援队包括了由浙江省人民医院、浙江大学医学院附属第一医院、浙江大学医学院附属第二医院等 9 家省级医院医务人员组成的应急医疗救援小分队和由 12

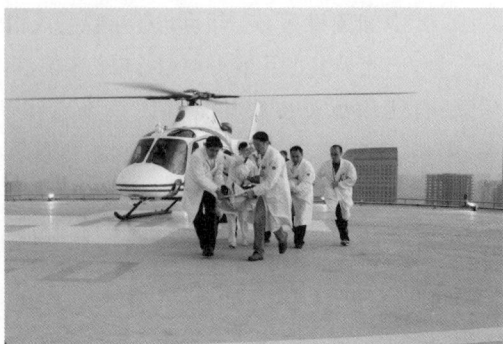

2009 年 12 月 3 日,浙江大学附属第二医院用
直升机成功救治了一名心脏病患者

家省级医院专家组成的救治专家组这两支队伍。应急医疗救援小分队强调反应快,"召之即来,来之能战",小分队成员以外科专家为主,一般由胸外科、脑外科、普外科、骨科、重症监护(ICU)等相关的医生、护士及司机等组成。救治专家组则侧重于技术,例如在应急医疗救援小分队开展工作遇到技术难度大的救治而需要会诊时,专家组能够即刻前去"增援"。应急医疗救援小分队主要为应对重特大交通事故、台风造成重大伤害等重大创伤的急救,同时协同其他部门处理重大化学中毒、传染病、核辐射防护等的救治。与此同时,全省 11 个地市也组建了各自地区的救治专家组,以负责本地区的急救;若有需要,再由省急救指挥中心派遣省应急医疗救援小分队支援。2011 年,浙江省国家紧急医疗救援队成立,并于 2013 年完成国家级紧急医学救援队伍的装备配备和队伍拉练,顺利通过国家验收。2013 年 10 月 13 日,浙江省国家紧急医学救援队伍奔赴受"菲特"台风严重影响的余姚市河姆渡镇参与紧急医学救援,累计救治伤病员 450 余位。

2015 年,应国家卫生和计划生育委员会指示,浙江省先后派出 15 名医护人员和公共卫生专家参加国家援非抗击埃博拉行动,并有 6 人接受国家抗击埃博拉先进个人表彰。2017 年,浙江省圆满完成全省两会、大运会、世界互联网大会等重大活动的卫生应急保障工作。

2018 年,积极推动"卫生应急+互联网"建设,充分发挥现有相关卫生信息平台的作用,努力实现卫生应急信息互联互通、高效应对。

2019 年,浙江省卫生系统结合机构改革和县域医共体建设,不断完善省、市、县各级卫生健康行政部门和医疗卫生健康单位的卫生应急指挥体系,积极构建县乡村三级联动的卫生应急体系;开展《突发公共卫生事件卫生应急预案》和《突发公共事件紧急医学救援行动预案》两部预案的修订工作,指导市县结合当地实际完善专项应急预案;完善应急指挥系统,充分整合现有应急指挥系统的同时,根据形势和任务的需要,依托"视联网"等安全成熟网络信息平台,不断加强对突发事件的有效处置,进一步提升全省应急指挥协同能力;加强监测预警,定期开展突发公共卫生事件常态化风险评估,做到能够识别公共卫生风险,靶向发力、精准防控;建立突发事件舆情监测机制,实现各类重点传染病和突发公共卫生事件预警信息的实时推送。

第三节　卫生监督与执法

卫生监督是卫生行政部门依据卫生法律、法规的授权,对公民、法人和其他组织贯彻执行卫生法律、法规的情况进行督促检查,对违反法律、法规,危害人体健康的行为追究法律责任。其基本任务是保障市场经济和各种社会活动的正常卫生秩序,预防和控制疾病的发生与流行,保护公民的健康权益。

一、公共卫生监督

公共卫生监督通常指公共场所的卫生监测、监督和管理,包括环境卫生(如:饮用水、环境污染、公共场所)、学校卫生、职业卫生等,旨在创造和维护良好的公共场所卫生条件,预防疾病,保障公众的身体健康。

(一)环境卫生监测

环境卫生监测通常是指在人类身体活动周围的所有环境内,监测妨碍或影响身体健康的因素。环境卫生的范围非常复杂而广泛,以下仅述饮用水卫生监测、环境污染(包括空气、水、噪音等)监测和公共场所卫生监督等。

1.饮用水卫生监测

20世纪五六十年代,浙江省城乡居民的饮用水源包括塘水、河水、湖水、溪沟水和少量井水、自来水。省卫生防疫站多次深入乡村基层,宣传指导居民采取分塘用水、江河分段用水、建造河(塘)边沙滤池(井)、打水井以及夏秋季节对疾病地区饮用水消毒等措施,遏制肠道传染病和血吸虫病的流行;同时,结合霍乱防治工作,探索多种形式的改水方案,编印《给水卫生参考资料》,指导农村饮水卫生工作的开展。

20世纪70年代,浙江省农村供水以农户独家独用的打井或建插管井或有一定净水工艺的"三池一塔"式管道供水的小水厂为主。1977年,卫生部发布《生活饮用水检验方法》,中央爱卫会提出"两管五改"要求,为贯彻落实国家文件精神,省卫生防疫站于1978年在德清县组织召开部分市县的"两管五改"座谈会。1979年,省卫生防疫站连同7个县卫生防疫站组成了引泉(溪)水给水站的定型设计科研协作组,开展引泉(溪)水给水站试点工作。省卫生防疫站还联合省城建局等单位,组织开展全省86个水厂水质的检验工作,以促使供水企业提高供水卫生质量。

1982年,由省爱卫会办公室和省卫生防疫站牵头,温州市、金华市、德清县、瑞安县等爱卫办和防疫站参与成立的"浙江省农村改水科研协作组",开展了水网地区饮用水污染与健康关系调查研究和饮用水污染对居民夏、秋季肠道传染病发病率影响的调查。1983—1985年,浙江省组织开展生活饮用水水质和水性疾病调查。通过对生活饮用水基本情况的普查,摸清了全省城乡居民生活饮用水水源类型、供水方式、供水范围、供水人口、其集中式供水普及率、农村水厂规模、人均用水量、缺水情况、采样点水源卫生状况等。1987—1990年,省卫生防疫站与瑞士联邦水资源、水污染控制研究所国际废弃物处理咨询中心(IRCWD/EAWAG)合作,在德清、桐乡及嵊县等地进行平流粗滤/慢滤工艺在农村小型水厂给水处理中的应用研究。1989—1991年,省卫生防疫站与省水利总站等单位协作,开展省科委资助课题"海岛屋面集水水质卫生技术措施研究",在舟山市普陀区葫芦岛研究建造了屋面集水家庭自来水供水系统。

1991年,浙江省开展城市和农村饮用水卫生监督和监测工作。为保证饮水水质监测质量,浙江省采取了一系列质量保证措施,包括统一测试方法、建立健全实验室管理制度、组织开展实验室内分析质量控制考核等。1992—2002年,全省生活饮用水城市监督水源数41.6万个,农村为275.7万个,城乡共监测样品22.1万份。1997—2002年,全省集中式供水实际监督3.4万个,分散式供水监督8.2万个,集中式和分散式供水水样监测数分别为12.3万个和1.3万个。监测充分保障了城乡居民用水的卫生和安全。

2005年,浙江省确定26个县(市、区)作为相对固定的水质监测县,对水源水、出厂水、管网末梢水,分冬、夏(枯水期、丰水期)两季进行采样监测,收集各县(市、区)的水源类型、水处理工艺、饮水消毒、管理情况、饮水受益人数等基本资料。

2007年,浙江省在龙游县、普陀区、义乌市进一步开展农村家庭储水风险因素调查研究,选择嵊州市、慈溪市12家不同规模、不同条件的农村供水设施开展风险评价与应急技术研究,提出相应预防控制措施及应急预案,提高对各类供水突发事故的快速处理能力,选择玉环县、富阳市、海宁市、德清县、常山县、淳安县开展农村学校水与环境卫生设施现状调查,为改善学校饮水水质和环境卫生设施提供基础数据。

2009年,浙江省发放饮用水供水单位卫生许可证532份,量化分级饮用水供水单位 416 家。2010 年,浙江省继续开展城市饮用水卫生监测网络试点工作,完成 2009 年阶段总结和组织召开城市饮用水卫生监测网络试点工作阶段会议,完成 2010 年 1 月和 6 月水质非常规项目监测。2011 年,全省各级卫生监督机构检查了所有持证饮用水集中式供水单位的饮用水生产过程和卫生管理情况,调查辖区内所有未发证的日供水量在 1000 立方米以上的集中式供水单位的卫生管理情况。

2012 年 11 月,浙江省饮用水卫生监测工作领导小组成立,并明确各成员单位的职责分工,制定了《浙江省 2012 年实施国家生活饮用水卫生监督监测工作方案》,组织全省各级卫生监督部门开展饮用水供水单位卫生监督检查等工作。全省 11 个地级市和 58 个县所在城镇均被纳入国家饮用水卫生监测网,覆盖率达 100%。

2013 年,在生活饮用水管理方面,省卫生厅开展的工作如下:①健全完善工作制度;②加强监测网络建设;③组织开展饮用水安全法制宣传;④加强饮用水供水单位监督检查;⑤加强饮用水监督检测;⑥完成省人大饮用水水源保护执法工作检查。在涉水产品方面,浙江省在全国率先完成了通过原卫生部技术审查的 24 个涉水产品的行政许可审批,完成监督检查原卫生部和省级审批涉水产品企业 319 家、产品 589 个。

2017 年,全省共设置水质在线监测点 289 个,较 2016 年增加 108 个;起草《浙江省饮用水卫生水质在线监测工作规程》,完善水质预警体系,规范异常数据的调查处理程序,确保水质在线监测网发挥实效。

2019 年,省卫健委出台《关于加快乡村振兴背景下农村饮用水安全体系提升的建议》,要求农村各地加强饮用水检测和监测,并覆盖全省各县(市、区)及乡镇、村,以保障农村饮用水的安全。

2. 环境污染监测

20 世纪 60 年代,浙江省环境污染监测工作仅对一些局部地区或水域的零星污染事件进行调查处理。1971 年 8 月,浙江省卫生防疫站参加由浙江省卫生局组织的"三废"调查组,主要调查"三废"污染来源、数量、排放规律、地区分布及估计环境污染状况的重要信息。1972 年,在全国第一次环境保护大会召开后,省卫生防疫站积极开展"三废"治理监督监测,预监工作也得以恢复,并于 1973 年审查了 9 个厂矿的工程设计施工方案。1978 年,浙江省环境食品卫生监测站成立。1979 年,省卫生局决定将省环境食品卫生监测站并入省卫生防疫站,不再承担环保"三同时"工作。1980 年,省卫生防疫站成立环境卫生科预防性卫生监督组管理预监工作。此后,监督组共参加了衢州化学公司、镇海石化总厂尿素厂、杭州祥符桥水厂、715 所、包玉刚游泳池等近 30 个项目的环境预监工作。

1982年，环境预监工作主要是进行城镇总体规划审查鉴定，全年开展了杭、宁、温等市总体规划的审查鉴定，莫干山风景区总体规划评审，以及黄泽镇等集镇规划调查与居住小区规划调查。1983年，卫生部颁布《医院污水排放标准》，省卫生防疫站落实专人负责医院污水监测及协助一些医院开展污水治理工作，并调查了解80余家医院污水排放状况，在3家医院开展污水监测和选用氯、臭氧等不同消毒方法的效果监测。

（1）在开展水质污染调查方面

1972年，浙江省组织有关市（地）卫生防疫站，对浙江沿海及钱塘江、甬江、瓯江、河口区及上游水体开展调查。1973年又增加了对椒江水系、杭嘉湖（运河水系）以及丽水等地内陆河流的调查。1976年又增加了对敖江、飞云江、曹娥江及舟山群岛附近海区的调查。1978—1979年，浙江省环境食品卫生监测站（与省卫生防疫站合署办公）经过历年调查工作，较系统地掌握了浙江省主要水系及沿海的水体污染程度、范

20世纪70年代，省卫生防疫站开展浙江主要水系的水质调查

围，主要污染物来源以及清洁河段的本底资料，为浙江省水体污染防治工作提供了全面系统的科学数据，并锻炼和培养了一批环境卫生和水质分析的技术队伍。此次调查工作量大面广，调查水域全长达1953千米，监测水质指标16项，设监测站/位339个，采集水样773份，底质采样229份，获监测数据17213个。

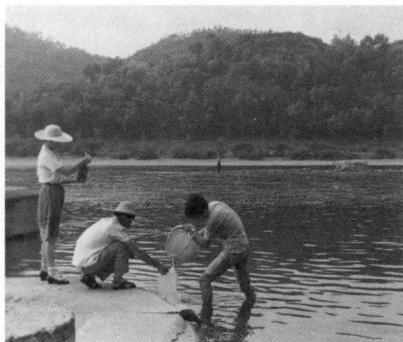

（2）在开展大气污染监测方面

1972年，省卫生防疫站受省计划经济委员会委托，首先在杭州、宁波等地开展管道烟尘监测和消烟除尘效果的监测评价，并提出优选和改进消烟除尘装置的方案。除此之外，省卫生防疫站还扩大开展了对中小型水泥厂水泥粉尘的测试，为控制水泥粉尘的环境污染、资源回收，除尘器的改造起到了积极作用。1973年，省卫生防疫站应北京有色金属设计院和富春江冶炼厂的邀请，对富春江冶炼厂的大气污染开展专题调查，获得冶炼厂造成大气污染的依据。4月，省卫生防疫站对杭州钢铁厂球团烧结车间的大气污染情况开展监测评价，监测结果为该厂的技改扩建废气治理工作提供了重要依据。1975—1976年，省卫生防疫站会同杭州市卫生防疫站对杭州市区进行大气污染物监测分析，调查按功能分区布设了10~13个监测点，在冬、夏两季开展以飘尘等为重点的大气污染监测工作，提出杭州市的大气污染系煤烟型，消烟除尘是控制飘尘污染、防止大气污染极为重要的措施。1978—1979年，省卫生防疫站先后两次应衢州化学公司

的邀请对其101分厂的大气氟污染开展监测评价,调查揭示了该厂氟污染的范围、程度和污染源,为该厂电解铝生产技术改造的设计提供科学依据。1985年,省卫生防疫站与萧山市卫生防疫站协作,对萧山龙山化工区大气污染及人群死因进行回顾性调查研究,提供了化工区大气污染的资料。

(3)在调查环境污染对人体健康影响方面

1977年夏,中国医学科学院卫生学研究所与浙江省卫生防疫站联合开展了对台州地区205铅锌矿周围镉污染的探索调查,提出镉污染对人体健康的影响。1980—1982年,省卫生防疫站承担省科委下达的"浙江省环境镉污染及其对人群健康影响"的研究课题,组织绍兴、台州地区的卫生防疫站,诸暨、三门、临海、黄岩、遂昌、龙泉县的卫生防疫站以及温州市环保站,对五矿一厂周围的农田、土壤、稻谷、小麦、家禽、家畜等进行调查,并在诸暨开展了对人体健康指标的监测,系统地提供了浙江省有关环境镉污染的科学资料。1983年,省卫生防疫站参加由中国预防医学中心卫生研究所组织的环境污染对人体健康影响的调查,在杭州市调查了母乳中有机氯及血中铅镉浓度,结果表明杭州妇女母乳中有机氯含量水平较高,提示有机氯在杭州居民体内蓄积严重与浙江省历年大量使用有机氯农药密切相关。

(4)在调查环境其他污染监测方面

1981年5月,省卫生防疫站在杭州市开展城市交通噪音监测。监测调查了29条主要干道,设监测点98处,提供了杭州市交通噪音监测的基本资料。20世纪70年代末,事故性环境污染事件屡有发生。在各类事故中,废水事故性排放引起的水体污染对居民生活饮用水源、水产资源、养殖业等都会造成很大的威胁。省卫生防疫站多次会同环保、水产及有关工业主管厅局、研究机构,开展此类污染的调查处理。这其中发生最早、危害最大的一次事故是1970年建德化工厂的黄磷废水及磷泥排放污染,污染波及整个新安江、富春江,导致区域内鱼类大量死亡和误食死鱼者中毒。据渔民估计,此次事故造成的渔业资源损失约占上述江段鱼类总量的70%以上,须经3年以上时间的养息才能恢复至原有水平。在20世纪80年代之后,浙江省的环境保护监测和治理职能逐步划归到浙江省环保局管理。

3.公共场所卫生监督

1985年1月,浙江省卫生防疫站举办了一期"浙江省公共设施卫生监督监测学习班"。这是浙江省公共场所卫生监督工作由单纯感官检查向科学化卫生监督监测迈出的第一步。随后,全省公共场所卫生监督监测协作组成立,并开展了普陀海水浴场的卫生学调查等工作。1986年2月,浙江省依据有关文件发放了第一张公共场所卫生许可证——浙江省游泳场所卫生许可证。

1987 年 4 月 1 日,国务院颁布了《公共场所卫生管理条例》,省卫生防疫站于 1988 年元月举办了第 1 期"浙江省公共场所卫生监督学习班"。由此,浙江省公共场所卫生监督工作走向法制化监督轨道。1989 年 3—5 月,省卫生防疫站先后举办了"全省公共场所卫生监督学习班"和全省"红外分析器操作学习班",修订印制了《公共场所从业人员卫生知识读本》1 万余册,并更名为"公共场所卫生讲座"。

1990 年,浙江省着手公共场所卫生监督的分级管理。10 月,经省卫生厅批准,省卫生防疫站对西湖国宾馆、西子宾馆、柳莺宾馆、南屏俱乐部、省机关浴室和杭州剧院等 6 家省级单位的公共场所实施卫生监督。

1991 年,浙江省针对公共场所经营单位消毒工作薄弱的情况,着手制订并下发《浙江省公共场所茶具消毒工作规程(试行)》。根据 1991 年底的统计,浙

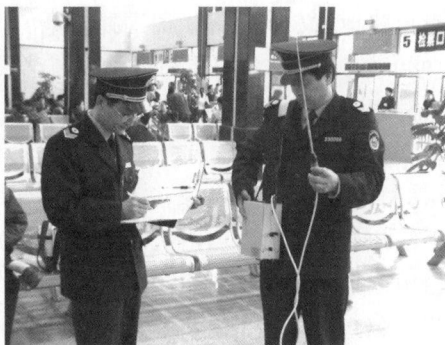

20 世纪 90 年代,省卫生监督所开展公共场所卫生监督和检测

江省共有公共场所(以经营项目计)41688 个,从业人员 137566 人,已发放健康证 118923 本,检出病患 1070 人,调离岗位 1032 人,从业人员卫生知识培训合格 81255 人,监督和监测覆盖率分别达到 92.36％和 23.13％,监测项次合格率达 83.63％。

2010 年,全省卫生监督系统强化组织领导,狠抓宣传培训,严格评审程序,进一步推进全省公共场所卫生监督量化分级管理工作。2011 年,省卫生厅下发《关于公布浙江省公共场所卫生监督具体范围的通知》,根据公共场所卫生安全风险,将七大类 28 种公共场所分为重点公共场所和一般公共场所两大类,同时制定《浙江省公共场所卫生技术服务机构考核办法(试行)》和《浙江省足浴场所卫生规范(试行)》。

2012 年,省卫生厅下发《浙江省公共场所卫生技术服务机构考核管理办法(试行)》,并于 3 月举办全省公共场所卫生技术服务机构专业技术能力考核专家库拟聘人员培训班,7 月对全省 600 余名公共场所卫生技术服务机构专业技术人员进行了培训。

2013 年,浙江省共有各类公共场所 106282 家,持有效卫生许可证的有 105979 家,持证率为 99.71％;有直接为顾客服务的从业人员 612748 人,有健康合格证明的 569235 人,卫生知识培训合格 570658 人。

2017 年,围绕热点,加强对重点公共场所(如婴幼儿沐浴场所、快速酒店、星

级酒店等)的检查,对游泳场所开展了飞行检查,对民宿进行了数量摸底调查工作,全省民宿总共 12179 家,发证率为 46.33%;协助浙江省卫生执法协会开发浙江省公共场所从业人员培训平台。在公共场所监督执法中,全省全年共立案650 余件,罚款近 770 万元。

2019 年,全省共有市、县两级卫生监督机构 106 家,在编卫生监督员 2859人,在岗卫生监督员 2299 人,在编在岗率 81%。全面强化医疗卫生、公共卫生、职业卫生监督执法,全年完成国家双随机监督任务 26984 家,监测任务 22142家,查处率 20%;完成省级双随机监督任务 19542 家;共查办卫生健康领域违法案件 3.1762 万件,罚没款 9521 万元,同比分别增长 44.63%、63%,全年无重大负面事件发生。人均案件数、罚没款金额、国抽任务完结率、国抽案件查处率等指标均位列全国首位;4 个案例被国家卫生健康委评为全国典型案例。

(二)学校卫生

在中华人民共和国成立之后,党和政府十分重视青少年儿童的身体健康。1955 年,浙江省教育厅、省卫生厅、省体委等单位联合成立了浙江省学校保健指导委员会。自 1956 年后,学校爱国卫生运动委员会、体育卫生领导小组亦相继成立,学校卫生专业机构不断扩大,卫生专业人员不断增加。省卫生厅分管学校的卫生机构在 1952 年前有卫生防疫科;1953 年省卫生防疫站成立后,相关职能先后由站内的防疫科、劳卫科、卫生科承担;1978 年起,卫生科中设 2 人专职负责;至 1979 年底,省卫生防疫站成立了学校卫生科,由 5 人组成。

学校卫生工作任务从体格检查、预防接种、身体缺点矫治、卫生教育,发展到学校卫生监督(包括经常性卫生监督、学生用文具、娱乐器具、保健用品等卫生监督)、学校卫生监测(主要为生长发育监测,包括营养状况监测、疾病监测、因病缺课监测等),以及健康教育,学生心理卫生,学生常见病、多发病、传染病防治、校医、保健教师业务培训等。学校卫生工作重点也逐步由城市扩大到农村。

省卫生防疫站拟定了《学校卫生工作考核细则》,并于 1986 年 11 月 20—30日对 11 个地市的学校卫生工作进行了考核。考核内容包括:基本情况、健康监测、学校卫生监督、健康管理、转诊治疗、卫生宣传教育、技术培训、试点工作情况等 8 个部分,评出宁波市、杭州市、台州地区为学校卫生工作先进市(区),得到卫生部的表彰。

1985 年、1991 年、1995 年、2000 年、2005 年和 2010 年,浙江省疾病预防控制中心组织专业人员协助省教育厅、省卫生厅等部门先后开展了六次国家样本的学生体质健康调研工作。根据浙江省经济状况、地理条件选取能代表本省学生体质、健康状况的三个城镇片、三个农村片(1985 年为杭州、宁波、丽水城乡各一片,其后调整为杭州、宁波、金华),每片选择生活水平和体育锻炼为中等水平的中小学,及能代表本省籍学生体质、健康状况的大中专学校(1985 年为浙江大学、杭州大学、浙江水产学院、省交通学校,其后调整为浙江工业大学),作为调查点,进行学生身体形态、生理功能、体能素质和健康状况等方面的调研。省卫生防疫站主要负责调研的组织、人员培训、数据统计、资料分析等工作,并协助撰写《浙江省学生体质健康调研报告》。1985 年的监测结果显示,浙江省学生常见疾病以视力低下、龋齿、肠蛔虫病、贫血、沙眼为主,脊柱弯曲异常、肝炎、肺结核基本得到控制,学生身体瘦长型有所改善。2010 年的监测结果显示,浙江省学生常见病以视力低下、龋齿、贫血为主,营养不良和肥胖情况同时存在,且肥胖呈现增长趋势;学生身高、体重等形态发育指标继续呈增长趋势;肺活量、下肢暴发力、耐力等身体素质得到显著提高,提高幅度均高于全国水平;龋患率得到有效控制,发病率明显下降;上肢肌肉力量、柔韧性等身体素质呈下降趋势。

2011 年,浙江省在 11 个学校设置了卫生省级监测点,对 35 所中小学校近 5 万名学生开展健康状况综合监测。检测结果显示学生营养不良率为 14.60%,肥胖率为 10.88%,视力低下率为 67.27%,龋齿患病率为 18.64%,贫血率为 13.21%,蛲虫感染率为 0.30%;学生缺课的前三位病因是感冒、胃肠道疾病和意外伤害。为加强全省学校卫生工作管理和信息化建设,由省疾病预防控制中心起草、省卫生厅疾控处向教育厅发出《关于运用全省学生电子学籍管理系统网络开展学生因病缺课和健康监测工作的会商函》。

2012 年,浙江省作为试点省,参与全国中小学校卫生监督监测试点工作,试点地区为杭州市、丽水市、宁波市江北区、永康市、玉环县等 6 个县(市、区),试点内容为学校卫生监督、学校卫生监测、学校卫生监督监测综合评价、学校卫生监督信息化建设 4 个方面,相关县(市、区)疾病预防控制中心参与此项工作。

2013 年,省卫生厅开展学校卫生监督情况监测。①在学校饮用水卫生监督方面,全年共检查学校 5540 所,检查覆盖率为 85.10%。②在学校传染病防控监督方面,全年共检查学校 6510 所,检查覆盖率为 100%,其中 97.59% 的学校制定学校传染病突发事件应急预案,72.55% 的学校设立保健室或卫生室(校医院),95.65% 的学校有学生健康档案。全年,学校发生传染病疫情 145 起,涉及 170 所学校,发病学生 1442 人。③在学校教学环境生活设施卫生监督方面,全省共检查中小学校 4059 家,监测 3366 家,监测覆盖率为 51.70%。在监测学校中,87.91% 的学校教室人均面积符合卫生要求,62.03% 的学校课桌椅符合卫生要求,93.23% 的学校教室采光符合卫生要求。

2017 年,浙江省共对 5800 余所学校开展了监督执法检查,立案并予以警告和责令限期改正及处罚的有 330 家;有 98% 的学校成立了以校长为第一责任人的传染病预防控制工作小组,95% 的学校落实了专人负责传染病疫情报告,91%

的中小学校开展晨检,73.4%的学校课桌椅合格;学校饮用水水质合格率近3年都维持在90%以上。6月,国家卫生计生委督查组赴浙江省开展中小学生健康体检督查调研,对浙江省学生健康体检管理工作给予了肯定。

2018年,浙江省组建营养教育讲师团,成立浙江省儿童青少年健康指导中心,继续加强学校卫生工作,做好学生健康状况、常见病与健康危险因素监测,完成2万余名儿童青少年近视调查,不断丰富儿童青少年健康基线数据。

2019年,浙江省完成184所学校49958名儿童青少年的近视调查,摸清"小眼镜"底数(近视率为57.14%);开展近视防控适宜技术研究,发放小学生用眼行为干预工具包,以防控学生近视;与有关部门配合,圆满完成青少年近视率降低1个百分点的国家目标任务。

(三)劳动卫生和职业卫生

1954年,浙江省卫生防疫站在站内设立工业卫生科。5月,卫生部召开第一届全国工业卫生会议。8月,浙江省第一届工业卫生会议召开,学习贯彻第一届全国工业卫生会议精神,同时制定浙江省的工业卫生工作方针为"积极领导、稳步前进、面向生产、依靠工人,贯彻预防为主",确定工业卫生工作主要是抓好厂矿的防暑降温工作。省级有关部门专门召开厂矿企业防暑降温工作会议,由省工业厅、省卫生厅、省工会共同组成厂矿企业防暑降温联合工作组,深入基层协助厂矿企业做好防暑降温工作。据纺织、机械等87个厂矿企业统计,当年全省共投入防暑降温资金89万元,采取自然通风、低温水送风、屋顶喷水、隔绝热源等多种降温措施,有效降低了车间温度,保障了工人健康,取得了良好的社会和经济效益。

1955年,省人民委员会批准成立浙江省工业卫生工作委员会,以加强对浙江省工业卫生工作的领导。省工业卫生委员会由省卫生厅、省工业厅、省劳动局、省建筑工业局和省工会联合会共同组成,并颁布《浙江省工业卫生工作委员会组织法草案》。为加强对工业卫生工作的科学研究与技术指导,组建成立浙江省劳动卫生研究组,省卫生厅厅长任组长、省卫生防疫站站长任副组长。5月,卫生部发文进一步明确工业卫生处(科)和卫生防疫站劳动卫生科的职责范围。根据文件精神,厂矿企业的防疫、劳动卫生及工业卫生的化验等工作由卫生防疫站承担。

1956年,省卫生防疫站工业卫生科改为劳动卫生科。随着浙江省工业的迅速发展,矽尘危害日益严重。1962年,在全国防尘工作会议上,国务院根据矽尘危害状况提出要用3~5年时间解决工业企业矽尘危害问题。

1963年,浙江省农村有机磷农药中毒量日益增加,仅慈溪县一年内就发生3000例中毒案例。为此,全省召开了10个棉区县防治农药中毒座谈会,总结萧山城北公社安全使用有机磷农药及慈溪观城区卫生院抢救农药中毒的经验,讨论制订了《浙江省有机磷农药中毒防治方案》,建立农药中毒报告制度。1964年,省卫生防疫站组织宁波、慈溪、余姚有关人员开展防治有机磷农药中毒试点工作。

1965年,全省石棉尘危害日益严重。据统计,当时全省共有石棉加工厂38个,有从事石棉加工工人11000余人。1966年,省人民委员会批转省卫生厅、省劳动局《关于本省石棉加工石棉尘危害情况和处理意见报告》,同时根据省卫生厅、省劳动局、省社队企业管理局要求,省卫生防疫站对慈溪、余姚农村手纺石棉危害进行调查,撰写了《1886例石棉工人胸片X线分析报告》。

1970年,金华农村某大队由于施用西力生等有机汞农药防治稻瘟病造成粮食严重污染,最终诊断因食用污染食物导致的有机汞中毒患者312例,发病率70.2%。该中毒事件引起国务院的重视。1971年,国务院派出由卫生部、燃化部、农林部、中国预防医科院组成的工作组来浙江指导工作,省、市、县、公社四级政府有关部门组成防治农药中毒小分队,深入现场开展中毒患者治疗和粮食、水样、土壤有机汞含量的测定。1981年,省卫生防疫站劳动卫生科组织专业人员对原有机汞中毒患者进行追踪观察,开展环境有机汞含量消长情况监测,发表了"西力生中毒12年追踪观察"一文。

1974年,根据卫生部要求,浙江省在全省范围开展矽肺普查。据统计,当年全省共有接尘工人146364人,接受普查95368人,受检率65.2%,查出各期矽肺病例5658例,矽肺患病率为5.9%,另有可疑矽肺患者5399例。1976年,省卫生防疫站参加上海军医大学抗矽和治疗矽肺协作组,组织有关厂矿企业进行抗矽研究和患者治疗。

1979年,省卫生防疫站参加全国部分省市噪声调查协作组,组织杭、宁、温三市对丝绸、纺织行业进行噪声监测调查。9月7日,温州市电化厂氯气爆炸造成59人死亡,729人急性氯气中毒,省卫生防疫站立即派员参与抢救及现场调查。

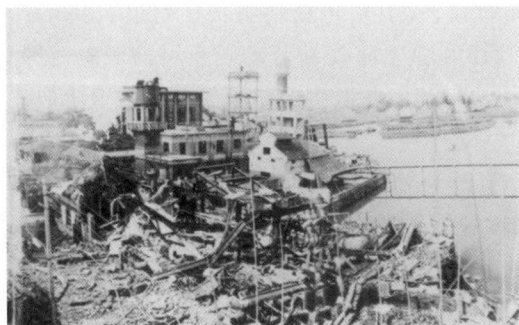

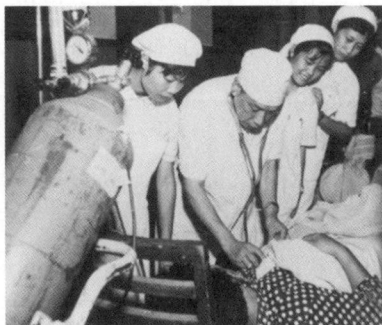

1979年9月,温州电化厂液氯爆炸现场(左图)和医务人员抢救伤员情景(右图)

1981年，根据卫生部、国家劳动总局、全国总工会、国家医药管理总局下发的《关于开展职业病普查工作通知》精神，以省卫生防疫站劳动卫生科人员为主成立浙江省职业病普查办公室，组织专业人员对接触铅、苯、汞、三硝基甲苯和有机磷农药的工人进行体检和生产环境毒物浓度测定，并对全省1901个厂矿的32649名工人进行体检，工人受检率达95.1%，查出各种中毒患者433人，测定有害作业点4465个。

1982年，省卫生防疫站劳动卫生科先后对乌溪江水电站、东风莹石公司、杭州发电设备厂等机构中的浇捣工、风钻工、造型工、打磨工、锻工、清铲工进行局部振动病的流行病学调查，发现局部振动性白指4例，并发表"浙南局部振动病调查"一文。

1984年，省尘肺科研协作组以武义硖矿为基地，开展劳动卫生现场调查。协作组拍摄接尘工人胸部X线片进行科研和指导矽肺治疗，使该矿矽肺发病率明显降低，粉尘浓度基本达到国家卫生标准，取得了明显的社会与经济效益。

1986年，为充分吸取国外尘肺防治方面的先进经验，省卫生防疫站与世界卫生组织合作中心（上海）在东风莹石公司举办尘肺防治现场讲习班。讲习班邀请英国皇家内科学会委员、英国尘肺研究所所长Elmes博士讲学，参加讲习班的有13个省市的70名代表。同年，浙江省共有全民、大集体以上企业6273家，其中建立劳动卫生档案的企业有5891家，建档率93.91%。

1988年1月，根据省卫生厅文件，省卫生防疫站劳动卫生科撤销，科内21名工作人员并入浙江省医学科学院，成立浙江省劳动卫生职业病防治所，之后劳动卫生被称为职业卫生。

2001年10月27日，第九届全国人大常委会第二十四次会议通过了《中华人民共和国职业病防治法》，自2002年5月1日起施行。12月6日，省卫生厅与省政府法制办公室联合召开浙江省宣传贯彻《中华人民共和国职业病防治法》（简称《职业病防治法》）会议。会上，省卫生厅厅长李兰娟就如何认真学习、宣传贯彻和部署实施《职业病防治法》，进一步加强职业卫生监督工作，努力开创浙江省职业病防治工作的新局面作了重要讲话。据统计，截至2001年9月底，浙江省接触有毒有害作业的职工人数为33.59万人，生产环境中物理类、化学类和粉尘类有毒有害因素的卫生监测合格率分别为67.49%、79.60%和68.07%。

2002—2008年，全省各级卫生行政部门认真贯彻实施《职业病防治法》，积极主动与有关职能部门协作，针对浙江省乡镇工业、三资企业、民营企业多的特点，加强宣传教育，6年来共培训企业负责人2.2万人次，劳动者30万人次，企业主和劳动者的职业病防治意识有了较大提高。全省每年检查企业约1.1万家，6年来对5570家存在违反《职业病防治法》行为的企业作出了行政处罚，罚款累计 2394.27 万元。浙江省还制定下发了《用人单位职业卫生管理台账使用指南》,4304 家重点职业病危害企业建立了职业卫生管理台账,促进企业自身管理水平的提高。

2010 年,省卫生厅会同有关部门制定了《浙江省职业病防治规划 2010—2015》,并于 11 月 17 日由省政府办公厅下发,明确浙江省职业病防治工作的目标、任务和主要措施,并建立和完善了工作机制。全年在全省范围内推广用人单位职业卫生管理台账,各级卫生行政部门组织对 19512 家企业进行了台账培训,对 17186 家企业进行了管理台账

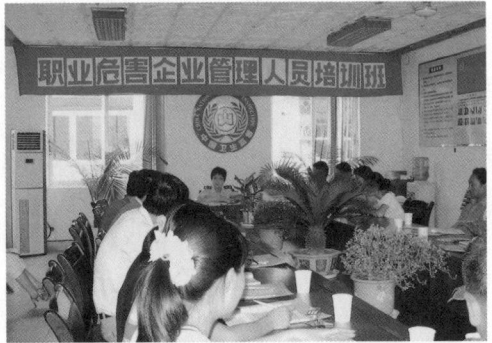

2002 年,省卫生厅举办职业危害企业
管理人员培训班

现场指导,有 17630 家企业实施职业卫生管理台账。全省职业健康检查 40 余万人,其中上岗前健康检查约 8 万人,在岗期间健康检查约 33 万人,离岗时健康检查 4146 人,体检中发现职业禁忌、疑似职业病等处理意见都得到了有效落实。

2011 年,省卫生厅联合省总工会、省人力资源和社会保障厅在全省范围内开展粉尘与高毒物品危害治理专项行动。省卫生监督局组织 11 个地市及义乌市卫生局分管局长成立 12 个督查组,对全省各市粉尘与高毒物品危害治理专项行动进展情况进行了推磨式督查,并及时将每组的督查意见和建议反馈给各市,要求各市积极采取有效措施整改落实。省卫生厅与省人力社保厅、省总工会组成 2 个督查组,邀请省家具协会,对金华、台州、嘉兴、义乌等地粉尘与高毒物品危害治理专项行动开展情况进行督查。省卫生厅与省人力资源和社会保障厅和省总工会联合下发了《关于印发〈浙江省职业健康状况调查工作实施方案〉的通知》,成立浙江省职业健康状况调查工作领导小组,设立专门办公室,具体负责全省职业健康状况调查工作的领导、协调、组织和实施,定期组织检查、开展督导检查和评估。

2012 年,省卫生厅及时转发《卫生部关于贯彻落实〈职业病防治法〉切实加强职业病防治工作的通知》,要求各地积极开展《职业病防治法》的宣传学习活动,同时举办培训班,贯彻落实职业病防治工作新规定。按照全国职业健康状况调查领导小组办公室的工作进度安排,我省在完成第一阶段评估工作的基础上,对重点区职业健康检查机构进行了质量控制管理和盲样考核工作,完成了浙江省职业健康状况调查第二阶段的汇总工作。全省共调查存在职业病危害的企业 23630 家,从业人数 2943638 人,生产劳动者 2253532 人,其中职业危害接触者

600744 人。省卫生厅制定了《浙江省 2012 年国家职业卫生重点监督检查工作实施方案》，组织人员对本辖区内化学品毒性鉴定机构、职业健康检查机构、职业病诊断机构进行全面监督检查。

2013 年，根据国家卫生计生委要求，浙江省对省内化学品毒性鉴定机构、职业健康检查机构、职业病诊断机构、职业病鉴定办事机构进行全面检查。2013年，全省已有 178 家职业健康检查机构、32 家职业病诊断机构和 12 个职业病诊断鉴定办事机构，达到职业健康检查机构县级全覆盖，职业病诊断机构和职业病诊断鉴定办事机构市级全覆盖。全年有 792484 人次参加了职业健康检查，同比增长 43.84％；职业病诊断机构受理职业病诊断 2034 人，同比增长 61.30％。全年各哨点共监测企业 378 家，作业场所职业病危害因素点数 1554 个，合格率96.27％；共调查劳动者 7618 名，其中接触苯及其苯系物作业工人 6116 名，接触粉尘作业工人 1502 名，未发现新确诊的职业病病例，检出苯及其苯系物作业人员职业禁忌 21 例，疑似职业病 6 例。

2015 年，省卫生监督所开展《职业病防治法》宣传与培训。在《职业病防治法》宣传周期间，全省共发放宣传资料 9.52 万份，召开研讨会、主题报告会、员工座谈会、知识讨论会等活动 50 余次，开展职业健康检查义诊 133 次，检查 7867人次。

2016 年，省卫生计生委下发了《关于开展〈职业病防治法〉等法律法规落实情况监督检查工作方案》，由各市负责辖区内《职业病防治法》等法律法规落实情况的调查和抽查工作，省卫生监督所负责省本级机构基本信息调查并组织对各市的督导抽查。截至年底，全省抽查职业健康检查机构 203 家，县级覆盖率100％；职业病诊断机构 35 家，市级覆盖率 100％；职业病鉴定办事机构 12 家，市级覆盖率 100％。

2017 年，浙江省为贯彻落实《职业病防治法》相关要求，继续做好职业健康检查机构、职业病诊断机构、职业病鉴定机构信息公开工作；开展职业病诊断机构监督检查，共检查 35 家，查处 1 件；开展职业健康检查机构监督检查，共检查212 家，查处 15 件，罚款 5000 元。

2018 年，浙江省以落实"职业健康执法年"为重点，加强建设项目职业病防护设施"三同时"监管，全面推进用人单位建立健全职业病危害治理工作机制，全省职业安全健康执法检查案件数量及处罚金额增加一倍以上。全省全年共检查重点行业企业 23119 家，责令限期整改 25988 项，立案 3537 起，下达行政处罚决定书 5872 份，处罚金额共计 1963.4 万元，责令停产整顿 65 家，提请关闭企业 27家，纳入"黑名单"管理企业 3 家。搭建全省职业病及其危害因素子系统，颁布全省职业健康体检数据交换标准，加强职业健康教育和宣传培训，指导用人单位开展职业健康教育和员工职业健康宣传培训。全年确诊职业病 485 人,用人单位职工职业健康体检 235 万人,创建尘毒危害治理规范企业 35 家。

2019 年,省卫生监督所顺利承接职业卫生执法职能,排摸用人单位本底库5.9 万家,开展尘毒危害专项执法行动,职业卫生执法工作分别在全国尘肺病防治攻坚战电视电话会议和 2020 年全国卫生监督大会上作经验交流。

二、医疗机构卫生监督

医疗机构卫生监督是指对各级各类非营利性、营利性医疗机构及对在这些机构中工作的医护、卫技人员执行有关法律、法规、规章和标准的情况进行监督、检查和指导。监督的范围包括:医疗机构是否取得《医疗机构执业许可证》、名称是否符合规范、是否有超范围执业,医护人员是否按规定在注册地点执业或及时变更执业注册地点,医疗废弃物是否按规定处置,是否有效控制院感问题,是否按规定及时上报疫情,是否违规发布医疗广告,以及是否开展放射卫生监督等。

(一)医疗机构监管

2004 年,浙江省卫生厅对医疗机构进行以依法执业、联合医疗、医疗广告为内容的综合执法检查,重点对温州、丽水的医疗市场进行了明察暗访,取缔无证游医 7 家,没收一批药品和医疗器械,联合省工商管理局对违规发布医疗广告的医疗门诊部进行综合执法检查,对有关违法事实立案移送杭州市卫生局查处。

2005 年,依据《浙江省 2005 年度打击非法行医和非法采供血液专项行动实施方案》,全省各级卫生监督机构积极与公安、监察、人口计生、药监、省军区、省武警等部门合作,发挥部门联动机制,对医疗机构开展执法检查。

2006 年,全省共调查 186 家医疗机构和 34 家疾病预防控制机构,其中 2 家医疗机构使用了未经核准的机构名称,31 家存在超范围执业情况,2 家未按规定对《医疗机构执业许可证》进行校验;抽查了 1451 名在从事诊疗活动的医师,无《医师执业证书》的有 56 人;抽查护士 1302 人,无《中华人民共和国护士执业证书》的有 52 人。

2007 年,浙江省卫生厅开展对医疗机构、疾病预防控制机构的传染病防治监督专项检查工作。全省共检查各级各类医疗机构 10929 家、疾病预防控制机构 104 家。检查发现,浙江省绝大多数医疗机构重视传染病防治工作,传染病防治意识较强。

2008 年,浙江省开展全省医疗机构口腔诊疗器械消毒灭菌专项检查工作。截至 2008 年底,全省监督医疗机构 29780 户次(监督覆盖率 100%),建立医疗机构监督档案 29780 户(建档率 100%),对存在违法行为的医疗机构及时立案处罚,并要求其整改。

2009年,浙江省进一步建立健全医疗机构监督管理档案。全省30386家医疗机构已经建档29697家,建档率达97.73%,13家采供血机构建档率达100%。全年共监督检查医疗机构47239户次,平均每家医疗机构监督检查1.55次,对存在违法行为的有证医疗机构共警告373户次,罚款659户次,累计金额260.5万元。

2010年,全省共出动卫生监督员12406人次,取缔各类无证行医4054户,行政立案953起,共计行政罚款716.5万元,没收违法所得108户,罚款金额124万元。

2012年,全省共检查各级各类医疗机构29809家,约谈322家二级以上医院负责人,共查处违法违规医疗机构957家,其中警告373家、罚款706家,

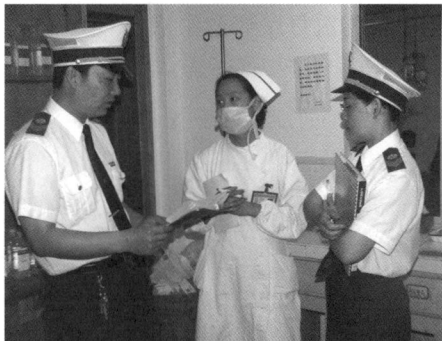

2010年,省卫生厅开展医疗机构卫生监督

累计罚款金额371.5万元,对5家医疗机构进行降格处理,吊销《医疗机构执业许可证》17家,吊销医师资质4人。

2013年,全省各级卫生行政部门组织开展了对大型医疗机构依法执业巡查和中小医疗机构依法执业分级监管,确保医疗机构监督覆盖率达到100%。浙江省卫生厅联合浙江省人社厅开展了中药饮片专项整治,重点检查了30家中医楼堂馆所,对违法行为进行了严肃查处;协助完成国家卫计委、公安部"3·29案件"现场核查、资料查询和当事人笔录制作等工作。

2015年,全省各级卫生监督执法机构共查处非法行医案件638起,行政处罚案件633起,罚款金额286万元,没收违法所得107.3万元,共移送司法机关15件。

2016年,全省各级卫生监督机构共依法查处非法行医案件979户次,罚款金额640万元,没收违法所得210万元,共移送司法机关74件。

2017年,全年共查处非法行医3267件,处罚1458起,罚没款2053万元,行政移送案件13起,司法移送案件117起;并继续将"非法行医致人死残事件"等指标列入平安浙江考核中,敦促各地政府进一步完善打击非法行医工作机制,坚持"疏堵结合"的打非方针,压缩非法行医生存空间。

2018年,卫生执法机构充分利用自检结果互联网公示平台进行数据分析,作为智慧监管手段辅助执法。"放心美"项目的目标是搭建最全面的医美机构、医美从业人员、医美药械的服务咨询平台,最权威医美机构技术评级发布平台,最权威医美机构依法执业情况发布平台,及医美机构与消费者之间优质服务、客

观点评的互动平台。截至 2018 年底,511 家医美机构依法执业情况发布平台基本建成。

2019 年,浙江省在医疗卫生领域开展打击非法行医、一次性输液瓶(袋)处置管理隐患排查、医疗乱象整治等行动,承担医疗服务多元化监管和传染病防治分类监督综合评价两项国家试点工作。

(二)医疗废物卫生监督

2001 年,浙江省开展一次性医疗用品专项整治。此次整治对 7 个市的 21 家一次性注射器、输液器、输血器生产企业进行"地毯式"检查,对 9 个市近 100 家各级各类医疗机构使用一次性医疗用品情况进行监督执法检查,取缔东阳某地一非法收购废旧一次性使用输液器集散地,注销 1 家企业的产品卫生许可证。根据系列摸底发现的问题,浙江省卫生厅起草了《医疗卫生机构一次性使用医疗用品使用管理办法》《一次性使用医疗卫生用品定点回收单位管理办法》等管理措施和标准。

2007 年,浙江省各地把医疗卫生机构医疗废物的监督作为监督检查工作的重点。全省共检查医疗机构 12076 家,对检查中发现问题的,依法及时加以纠正,共责令整改 228 家,立案 106 起,罚款 23.05 万元。

2009 年,全省对 15459 家各类各级医疗卫生机构的医疗废物处置情况进行了监督检查,立案查处违规单位 162 家,处罚 26.17 万元,较 2008 年的立案减少 20.2%,处罚额增加 8.0%。浙江省医疗废物监管工作受到省政府领导的高度重视。

2010 年,浙江省全面实施农村医疗机构医疗废物分类收集规范工作,在全省 11 个地市启动乡镇(街道)卫生院(社区卫生服务中心)医疗废物处置规范化建设工作。2011 年 5 月下旬,省卫生监督局、农卫处组成医疗废物评估小组,对农村医疗机构医疗废物规范化处置指标完成情况进行督查和评估,共评估检查 23 个县(市、区)的 131 家卫生院(社区卫生服务中心)。评估小组通过听取汇报、查阅资料、实地现场检查,最终评定达到规范要求 107 家,合格 20 家,不合格 4 家。

2012 年,浙江省卫生厅开展医疗机构消毒管理监督检查。此次检查共出动监督人员 23473 人次,检查各类医疗机构 19542 家,行政处罚 88 家,罚款 2.29 万元;对各市及义乌市 81 家二级以上医疗机构开展医院消毒隔离监测,对物体表面、室内空气、内镜清洗消毒、口腔科用水、无菌包、医院污水等进行检测,合计采样 3193 份,合格率 90.51%。

2013 年,浙江省医疗废物处置监督覆盖了所有二级以上综合医院、各级疾控机构和采供血机构,共对 222 家医疗机构作出警告的行政处罚,罚款 40.67 万元;同时加强对医疗废物的日常监管,在全省二级及以上医疗机构的医疗废物重点处置环节推广在线监控系统,系统安装率达 44.1%。2017 年,全省立案查处医疗废物相关案件 248 起,罚款近 25 万元。

2018 年,作为全省卫生健康执法服务平台的重要组成部分,全省医疗废物综合监管系统实现平台综合展示、统计汇总、监测预警和短信提醒等功能,并着手建立与环保部门固体废物监管信息系统、处置单位在线监测监控信息系统、卫生健康综合监督行政执法信息管理系统进行信息和数据的互联互通。5 月,省卫生计生委在湖州召开医疗废物智能管理体系建设现场会,在全省二级以上医疗机构全面推广医疗废物的全区域、全过程、全覆盖、全闭环管理模式。

2019 年,全面使用"浙政钉·掌上执法系统",建成"全省卫生执法综合监管与服务平台",建立"医疗废物智能监管系统"并全省统一使用,覆盖所有 380 家二级以上医疗机构,实现医废全流程、实时、可追溯的精准监管;开启卫生健康领域非接触执法先例,在医废监管、口腔消毒灭菌、中小医疗机构诊疗行为等多领域开展实时监测、监控、预警,并查办相关案件 490 件。

(三)放射卫生监督

1979 年 2 月,卫生部、公安部、国家科委联合发布《放射性同位素卫生防护管理办法》,浙江省卫生防疫站负责日常卫生防护和监督管理。其主要工作包括:对放射性同位素工作单位的申请进行核查、初审,并报省卫生厅、公安厅审批,颁发《放射性同位素工作许可登记证》;对放射工作场所基建工程放射防护设施进行预防性监督;监督处理放射事故;对放射性物品及其包装容器的运输实施剂量监测,出具剂量证书等。

1988 年 6 月 4 日,浙江省卫生厅发布《关于实行医用诊断 X 线机使用许可证制度的通知》,浙江省卫生防疫站附发了《浙江省医用诊断 X 线机使用许可证发放管理办法》(以下简称《管理办法》),并于 1988—1989 年对 14 家省级医疗卫生单位使用医用诊断 X 线机的状况进行检测,对工作人员的防护知识进行培训,组织体格检查及个人剂量的监测等监督管理并审发使用许可证。1989 年 10 月,浙江省卫生防疫站按《管理办法》规定进一步加强了放射防护法制化监督管理。1990 年 11 月,根据《管理办法》及《放射防护监督员管理规定》,卫生部经考核审查,任命浙江省卫生防疫站的 3 名同志为国家级放射防护监督员;浙江省卫生厅经考核审查,任命省卫生防疫站的 2 名同志为省级放射防护监督员。截至 1992 年 6 月,浙江省内共有 212 家单位领取了放射性同位素工作许可登记证,其中 58 家领取了新证。

2009 年,全省共有放射诊疗机构 2172 家,放射工作人员数为 8849 人,全年进行职业健康体检的放射工作人员 4663 人,进行检测的放射诊疗设备许可数

1798 台。2010 年,全省进行建设项目预评价的放射治疗、核医学、介入放射学和 X 射线影像诊断新、改、扩建项目共有 103 个。2011 年,全省共有需检测的放射诊疗设备 4517 台,实际检测 3853 台。

2012 年,全省共有开展放射诊疗的医疗机构 1924 家,其中持有《放射诊疗许可证》的 1826 家,持证率 94.9%,5000 多名医疗机构放射工作人员参加了培训和考试;全省 27 家放射卫生技术服务机构接受专项检查,重点检查机构和人员的资质、出具的检测报告、仪器设备情况以及检测过程中的质量控制等内容。

2013 年,浙江省共有开展放射诊疗的医疗机构 1937 家,均持有《放射诊疗许可证》,持证率 100%;各级卫生行政部门对全省开展放射诊疗的医疗机构进行监督检查,共发现 108 家违法医疗机构,罚款 23.54 万元,停业整顿 7 家。

2015 年,浙江省卫生监督所强化放射卫生技术服务机构监管,一是注重强化放射卫生技术服务机构能力建设,二是注重放射卫生技术服务机构许可稽查,三是注重放射卫生技术服务专业技术人员培训和考核。2016 年,浙江省卫生监督所联合各设区市卫生监督所组成 11 个督查组,开展全省放射卫生双随机督导行动。在被督查的 9 家核医学诊断机构、22 家放射治疗机构中,有部分医疗机构存在用许可证的变更来代替校验、未能在规定时间内完成放射诊疗设备的性能检测及医疗机构的核医学科"控制区、监管区"区分不明显等问题。对于存在的问题,各医疗机构均按照有关要求进行整改和落实。

2017 年,浙江省卫生监督所开展放射卫生技术服务机构监督检查,共检查 29 件,查处 1 家,罚款 1.5 万元;开展放射诊疗机构监督检查,查处 197 件,罚款 22 万余元;开展医疗机构放射防护"4+2"监督检查,共处罚 70 家,罚款 7 万余元。

2018 年,浙江省完成医用辐射防护和职业性放射性疾病监测 85 家,放射工作人员个人剂量检测 3480 人,完成核电站周围环境媒介物放射性监测与人群健康影响评估。

2019 年,浙江省疾病预防控制中心成功申请到了中国医科院放射医学研究所联合实验室的建设任务。

三、传染病防治卫生监督

传染病防治卫生监督的任务是对辖区内医疗卫生机构预防接种、传染病疫情报告、传染病疫情控制措施、消毒隔离制度执行情况、医疗废物处置及病原微生物实验室生物安全管理等传染病防治日常卫生工作的监督。

(一)突发性传染病卫生监督

2003年,在传染性非典型肺炎(SARS)疫情防控中,全省各级卫生监督部门依照《中华人民共和国传染病防治法》《消毒管理办法》等卫生法律、法规,围绕"防输入、防感染"这两个重点,加强依法和科学管理,加大卫生监督执法力度,先后开展了消毒剂生产企业和使用单位的专项整治,医疗机构院感控制、传染病报告管理的监督检查,深入

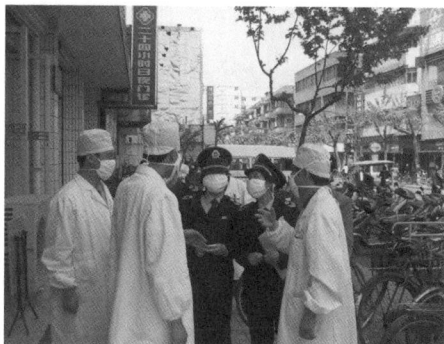

"非典"时期对医疗机构实施监督检查

医院发热门诊和留观隔离室就SARS预防控制措施落实情况进行依法检查,组织对公共场所、学校、托幼机构、餐饮、车站、码头等的SARS防治措施落实情况的专项检查。全省共出动卫生监督员49.81万多人次,监督检查医疗机构、消毒产品生产经营单位、公共场所等相关单位37.93万家,责令整改56713家,责令停业3372家,处罚金额684余万元。浙江省卫生厅还发布了《浙江省学校、托幼机构预防非典型肺炎工作指南》《浙江省SARS防治中医院发热门诊和隔离病房的设置要求》《浙江省高考期间防非典考点考场卫生和消毒要求》《浙江省SARS病人手术、分娩管理及预防医院内感染指南》等10多个文件,为规范SARS的防治工作起到了重要作用。

2004年,根据卫生部《关于开展全国今冬明春传染病防治执法检查的通知》的精神,依照《中华人民共和国传染病防治法》等法律、法规和规章,浙江省卫生厅对全省传染病防治工作进行了执法检查。该次执法共检查卫生行政部门44家次,疾病预防控制机构84家次,医院、乡镇卫生院1612家次,村卫生室、社区卫生服务站、个体诊所11959家次,为有效预防和控制SARS疫情以及其他传染病暴发流行打下基础。

2005年,针对浙江省部分地区麻疹、流行性腮腺炎、水痘、伤寒、副伤寒疫情频发的情况,浙江省卫生厅先后组织开展医疗卫生机构传染病疫情网络直报、发热呼吸道门诊、医院感染控制和疾病预防控制机构免疫规划工作质量、学校及托幼机构预防接种证查验等工作。全省出动卫生监督员1906人次,检查医院592家、疾病预防控制机构64家、预防接种点141家、小学(民工子弟学校)及托幼机构386所,规范有关单位的传染病防治工作。据不完全统计,全省全年共出动卫生监督员24813人次,检查食品经营单位31447家,饮用水单位2601家,医疗机构4249家,共发放宣传资料134282份。

2006年,浙江省认真贯彻执行国务院颁布实施的《艾滋病防治条例》,并于

2007 年出台了《浙江省艾滋病防治条例》。各地卫生监督机构加强对艾滋病防治的监督执法,选择了 10 个市、县进行艾滋病防治高危场所和高危人员卫生监督综合管理工作试点,并对各试点单位进行指导。将公共场所艾滋病预防工具放置率纳入"平安浙江"考核指标。

2007 年,浙江省卫生厅对各地卫生行政部门进行全面检查,共检查了 11 个市和 22 个县(市、区)的卫生局、疾病预防控制中心、卫生监督所、医疗机构 114 家,了解和掌握各地在肠道传染病防控工作中存在的主要问题和薄弱环节,并将检查结果在全省进行了通报,促进和规范了医疗卫生机构肠道传染病防治工作的推进。

2008 年春季,浙江省麻疹、手足口病疫情相继暴发。浙江省卫生厅印发《手足口病防治卫生监督工作要点》,指导各地对医院、托幼机构开展检查。在手足口病疫情防控工作中,全省出动卫生监督员 47357 人次,检查托幼机构 17593 家次,县级以上医院 1315 家次,社区卫生服务中心 5056 家次,民营医疗机构 2350 家次,社区卫生服务站 18645 家次。2008 年,浙江省对艾滋病防治工作的监管不断深入,对全省重点公共场所、医疗机构、疾控机构和采供血机构进行艾滋病防治工作的专项监督检查,共检查重点公共场所 13113 家次。

2009 年,浙江省卫生厅开展对手足口病、甲型 H1N1 流感、霍乱等重大传染病防治工作的检查和督导。疾病控制、医政、教育行政等部门建立传染病防治工作协同机制,进一步加大传染病防治监督执法力度。4 月,对全省 5 个口岸城市的医疗卫生机构及托幼机构、学校进行专项监督检查,严防甲型 H1N1 流感病例的输入。5 月底,针对监督检查发现的问题,全省加强对消毒剂生产企业的日常监管,开展流通领域和学校、托幼机构使用的消毒剂卫生质量专项检查,保障消毒剂的有效提供和防控措施的落实。

2010 年,全省各级卫生监督机构加强对学校、托幼机构传染病防控监督检查,重点对晨检、因病缺勤病因追查与登记制度、公共用具、餐具的消毒等防控措施的落实进行了监督检查,共检查各类学校 5530 家,占总数的 81.7%。

2011 年 4 月,全省各级卫生监督机构开展对辖区内疾控机构、医疗卫生机构、学校及托幼机构和公共场所对甲型 H1N1 流感预防控制工作的监督检查。全省共出动卫生监督员 22745 人次,检查各级医疗机构 5793 家,疾控机构 92 家,学校及托幼机构 8202 家。

2012 年,浙江省卫生厅重点抓麻疹防治监督工作。全省共出动卫生监督员 20743 人次,检查各类医疗机构 9486 家,麻疹疫苗接种点 1388 家,学校及托幼机构 8820 家。在手足口病防控方面,全省共检查医疗机构 8026 家,其中三级医疗机构 102 家,二级医疗机构 228 家,乡镇卫生院 794 家,社区卫生服务中心 674

家,其他医疗机构 6228 家,检查托幼机构 5009 家。

2013 年,浙江省各级卫生监督机构对全省 92 家结核病定点医疗机构、550 家结核病非定点医疗机构和 2942 家基层医疗机构进行了监督检查,对 100 家疾病预防控制机构结核病督导存在问题的医疗机构进行了督查。4 月,国家卫生计生委首次公布人感染 H7N9 禽流感确诊病例。浙江省高度重视,要求以"早发现、早报告、早诊断、早隔离、早治疗"的防控方针,全面加强对各级医疗机构发热门诊、预检分诊、消毒隔离、传染病报告监测制度和处理等监督检查,并对集贸市场经销的用于传染病防治的消毒组织的监督检查。全省共出动卫生监督员 18143 人次,共检查医疗卫生机构 9811 家,疾控机构 71 家,检查学校等其他单位 5883 家。

2015 年,全省各级卫生监督机构对属地医疗机构开展消毒隔离专项监督检查,共检查医疗机构 19423 家,其中检查设有感染性疾病科(含结核病科)或分诊点的医疗机构 1725 家,血液透析室(中心)207 家,具有口腔诊疗的医疗机构 4009 家。

2017 年,省卫生计生委全面铺开医疗卫生机构传染病防治分类监督综合评价试点工作,共涉及全省 2631 家医疗卫生机构(包括医疗机构、疾控和采供血机构),优秀单位、合格单位、列入重点监督单位的占比分别为 43.50%、55.4%、1.5%;开展医疗机构传染病防控专项督查,查处医疗机构违法违规行为,共立案 1479 件,罚款 173 万余元。

2018 年,浙江省加快推进国家突发急性传染病防控队伍(浙江)建设,制定队伍管理等 12 项运行管理制度;完成国家队两批次特种车辆和后勤保障物资装备配置和操作培训,通过培训、野外拉练、长三角区域国家队联合演练以及国家紧急医学救援队联合演练等,提升队伍实战能力;积极处置应对登革热、诺如病毒病、发热伴血小板减少综合征、霍乱等 10 余起重要疫情和台风救灾防病工作。

2019 年,浙江省启动登革热防控 II 级响应,落实"三早一严"措施,本地疫情得到较好控制;圆满完成"利奇马"台风救灾防病工作,共派出应急小分队 12 支,首次使用"无人机"和"消杀车",行程覆盖 15 个严重受灾区,确保灾后疫情无异常;构建暴发疫情、国际输入传染病等疫情防控技术体系,全年应急出动处置疫情 30 余次,高质量防控寨卡病毒病、埃博拉出血热等国际输入传染病,妥善处置缙云县人腺病毒感染、浙江大学玉泉校区诺如病毒急性胃肠炎暴发疫情、嘉兴海宁砷化物中毒等多起事件,保障全省公共卫生安全。

(二)病原微生物卫生监督

2007 年 4—8 月,浙江省开展对医疗机构、疾病预防控制机构、病原微生物实验室的传染病防治监督专项检查工作。全省共检查医疗机构 10929 家,疾病预防控制机构 104 家,病原微生物实验室 446 家。检查发现,浙江省绝大多数医疗机构重视传染病防治工作,各单位设有疫情报告管理部门与专职人员,有较完善的管理制度,并定期开展自查自纠工作,疫情网络直报系统通畅,二级以上综合医院设立感染性疾病科,较好地执行预检分诊制度、传染病病例处置工作制度,开展医务人员手卫生监测及消毒灭菌监测。

2008 年,浙江省卫生厅积极配合完成奥运会期间的医疗保障工作,各地卫生监督机构根据省卫生厅《浙江省奥运会期间医疗卫生保障工作方案》,认真做好浙江省奥运火炬传递全程的医疗保障工作,切实加强实验室生物安全管理、菌(毒)种管理。据统计,为确保奥运会和残奥会期间浙江省的公共卫生安全,全省共出动卫生监督员 2300 余人次,检查病原微生物实验室近 900 家。

2013 年,浙江省实施病媒生物预防控制服务单位备案工作。专项行动共检查服务单位 206 家,其有 189 家先后取得了备案确认书,26 家未取得备案确认;检查从业人员 732 人,其中 107 人未取得合格证书;要求 68 家存在问题的服务单位限期整改,立案查处 1 家。

2017 年,省卫生监督所开展病媒生物预防控制服务单位检查,共监督检查148 家,责令整改 23 家;做好病媒生物预防控制服务单位备案信息公示,并制作全省备案的 395 家病媒生物预防控制服务单位目录下发给有关单位。

2018 年,浙江省卫生部门加强技术储备,研制开发登革热等虫媒病毒多重核酸检测、致泻性大肠埃希菌毒力基因检测、维生素 K_2 检测等 18 项新技术新方法。

2019 年,浙江省推进国家致病菌识别网建设工作,主动参与细菌性传染病疫情的病原菌分子溯源,相关建设达到全国领先水平;加强技术储备,研制登革-基孔肯雅-寨卡病毒三重快速检测卡、饮用水中多环芳烃检测技术、食品中米酵菌酸的测定、贝类诺如病毒快速检测试剂盒等 20 余项新技术新方法。

第四节　妇幼保健管理

妇幼保健是以维护和促进妇幼健康为目的的事业。它以群体为服务对象,以"预防为主、密切结合临床,实现妇幼保健和妇女身心健康水平的提高"为宗旨。中华人民共和国成立后,我国的妇幼卫生工作得到各级政府的高度重视,浙江省妇幼卫生事业从无到有、从小到大、从弱到强,实现了妇幼保健工作基本与全省经济社会同步、协调发展,为促进浙江省经济社会又好又快发展做出了应有的贡献。

一、妇女保健工作

1956 年 12 月,浙江省卫生厅召开全省第一次妇幼卫生工作会议。各市、县、区妇幼保健所(站)所(站)长和省妇幼工作队全体成员参会。会议总结了浙江省既往妇幼卫生工作的经验,交流典型经验,与会领导就开展避孕技术指导和加强农村托幼机构儿童卫生保健指导工作作专题发言,邀请专家作"提倡母乳喂养"的学术报告。

1960 年 12 月初,省级卫生部门到嘉善县陶庄公社进行了一次妇女病调查,调查结果触目惊心。在全公社 4520 名 18～45 岁妇女中,闭经病患者共 1982 人,子宫脱垂病患者共 271 人。陶南生产队 51 名闭经患者的体检结果显示,患者体重均低于正常标准,其中 54.4% 的患者乳房萎缩,42.5% 的患者子宫萎缩,致使全社婴儿出生由 1958 年的 1100 人,下降到 1959 年的 820 人。

1978 年,省卫生厅要求各县(市、区)卫生局设置一名分管妇女工作的副局长,配备一名专职或兼职的妇幼卫生干部,全省妇幼保健机构得到恢复。1978—1982 年,浙江省开展已婚育龄妇女尿瘘和子宫脱垂"两病"的免费治疗,并为此成立省级协作组,培训"两病"诊疗技术人员,以查清患病人数,随访复查治疗患者,开展科研,控制和降低严重影响妇女身心健康的产科并发症。期间,全省共治疗尿瘘 691 例,治疗率达 80.17%;治疗子宫脱垂 22586 例,治疗率达 82.67%;共查出各种妇女病 56 万人,治愈 54 万人,治愈率达 96% 以上。

1980 年,浙江省卫生厅通过调查分析发现全省孕产妇死亡的主要原因是产后大出血,其中在产妇家中由接生员接生者占 47%。1981 年,省卫生厅把提高住院分娩率作为衡量妇女保健服务质量指标之一来抓。1982 年,全省卫生局长会议提出全省住院分娩率要达到 60%,并将其列入全省卫生工作的重点任务。省卫生厅对山区、海岛、平原提出不同指标要求,进行分类指导。

1984 年,省卫生厅提出创建文明妇幼保健站(所)的基本要求,组织开展争创文明单位活动。活动采用统一制定的产科质量检查评分册(市、县、区、乡四级),共检查全省 498 所医疗机构的产科,评出省级产科质量优胜单位 59 个,优良单位 25 个。同年,省卫生厅组织召开 14 个住院分娩率在 30% 以下的山区县座谈会开展专题研究;至 1985 年,这 14 个山区县的住院分娩率也达到 30%以上。

1986年,省卫生厅、省劳动人事厅转发卫生部颁发的《妇幼卫生工作条例》以及卫生部、劳动人事部颁发的《各级妇幼保健机构编制标准》（卫妇〔1986〕第2号），浙江省按照文件精神明确妇幼保健机构的级别、待遇、人员配置标准，要求县级妇幼保健机构以保健为中心，坚持妇幼保健与计划生育工作结合。至1987

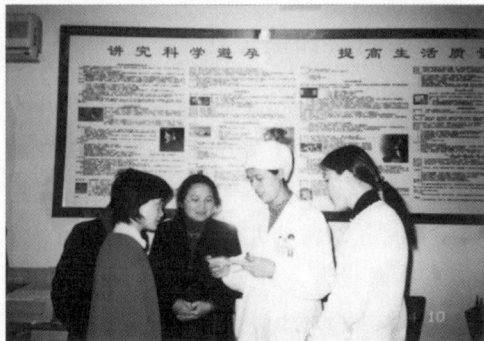

20世纪80年代,省卫生厅开展妇女保健工作

年,全省农村已建成了一支由5000多名区、乡妇女保健专业人员和3.8万余名村级妇幼保健员或接生员组成的妇幼保健队伍。

1988年,省卫生厅下发《浙江省高危妊娠管理办法（试行）》,进一步明确三级医疗保健机构的职责任务,规范高危妊娠的管理程序,全面实施孕产妇系统保健,高危孕产妇的筛选、追踪、监护、应急抢救指挥和救治能力有了提高,同时还成立了省围产保健协作组,确定全省每年两次的孕产妇死亡评审制度,并在杭州召开首次孕产妇死亡评审会议。

1988—1991年,省卫生厅下发《浙江省助产技术管理办法》《浙江省县级以上医疗保健机构助产技术服务基本标准》《关于家庭接生员考核发证的通知》等规范性文件,要求对基层卫生院的产科布局进行合理调整,加强产科基础设施建设,建立和健全产科逐级转诊等各项规章制度。

1989年,省卫生厅授予海盐、鄞州、嵊泗、奉化、江东、富阳、开化、遂昌、松阳等9个县（市、区）的妇幼保健所为省级文明妇幼保健所。9月8日,省卫生厅同意成立"中国优生优育协会浙江分会筹备组"。

1991年,省卫生厅根据卫生部实行医院分级管理的办法要求,下发《关于各市、地、县妇幼保健院办院方向的若干意见》,开展浙江省妇幼保健机构的等级评审工作。2月5日,浙江省优生优育协会在杭州正式成立,旨在推动浙江省优生保健工作。12月1日,浙江省人民代表大会常务委员会第31号公告颁布《浙江省优生保健条例》,该条例于1992年6月1日起施行。

1995年,省卫生厅先后下发《关于转发〈妇幼保健院评审标准〉的通知》和《关于下发妇幼保健机构评审实施规范》的文件,于1997年成立浙江省妇幼保健院评审委员会以及浙江省母婴保健医疗技术鉴定委员会,对医疗保健机构的规划布局和设置审批、登记、执业、监督管理以及相关法律责任作出规定。1995年9月18日,浙江省人民政府印发《关于印发浙江省妇女发展规划（1996—2000年）的通知》。

至 1998 年,浙江省妇幼卫生事业适应改革开放新格局,逐步建立起能满足广大妇女儿童保健需求的城乡三级妇幼保健网络。据 1998 年统计,全省共有县级以上妇幼保健机构 95 个,其中妇幼保健院 40 个,开设床位 3547 张,共有妇幼保健人员 7300 余人;乡镇妇幼卫生人员和村级妇幼保健员 3.5 万余人,平均每乡镇卫生院有妇女保健专业人员 2.51 人,80％以上的乡镇卫生院配备了专(兼)职儿童保健医生。

2000 年 11 月,省卫生厅发布《浙江省产前诊断管理办法(试行)》。2001 年,浙江省人民政府编制出台的《浙江省妇女发展规划(2001—2005 年)》要求以培养高素质妇女群体为重点,以保障妇女权益为根本,以促进妇女平等参与和发展为目标,提出 21 世纪第一个 5 年浙江省妇女发展目标和策略措施。

2003 年 6 月 6 日,新的《浙江省产前诊断技术管理办法》发布,规范和加强了产前诊断技术管理。通过资格认证、培训、考试合格,浙江省有 87 名产前诊断专项技术人员获得母婴保健专项技术合格证书,浙江省妇女保健院以及宁波、嘉兴、温州、湖州、舟山、台州等地的 7 家产前诊断机构获得批准。

2004 年,浙江省审批许可 8 个产前诊断机构,设县(区、市)的产前诊断覆盖率达 72％,开展产前筛查的县(市、区)34 个,产前筛查覆盖率达到 37.7％,共设 118 个产前筛查采血点,采血点均设在各级医疗保健机构内。

2005 年,浙江省人民政府印发《浙江省妇女发展规划(2006—2010 年)》,其总体目标是:妇女人力资源在浙江经济发展中的作用进一步发挥,妇女参与社会管理和基层民主建设的程度明显提高,妇女科技文化素质和创新能力得到提升,妇女卫生保健状况普遍改善,妇女法律保障机制和社会保障体系进一步健全,努力使浙江妇女总体发展水平继续走在全国的前列。据统计,2005 年全省 90％地市开展产前筛查工作,以县为单位的覆盖面达 84％,初步形成了产前筛查、产前诊断网络。

2007 年,全国产前诊断会议、全国新生儿疾病筛查进展学术会议在浙江省召开,浙江省的经验得到了卫生部领导和兄弟省、市的充分肯定。

2008 年,浙江省开展了"十一五"妇女儿童发展规划中期监测和评估。监测和评估的开展为推动浙江省"十一五"妇女儿童发展规划如期全面达标,力争卫生重要指标继续走在全国的前列提供了保障。截至 2008 年,浙江省妇幼卫生各项工作指标位居全国前列,孕产妇住院分娩率、系统管理率、高危孕妇住院分娩率、7 岁以下儿童保健管理率、3 岁以下儿童系统管理率分别达 99.94％、93.63％、99.99％、94.87％、94.52％。

2010 年,浙江省卫生厅组织开展第二轮医疗机构等级评审,全省共有 35 所妇幼保健院通过等级评审,其中三级甲等妇幼保健院 2 家,三级乙等妇幼保健院

5 家,二级妇幼保健院 28 家,有 18 所妇幼保健所被确定为省级示范妇幼保健规范门诊单位。2013 年,各地以基层规范化妇幼保健门诊创建工作为抓手,加强基层妇幼保健门诊建设及专业技术人员培训,进一步提高基层妇幼卫生的服务能力。

2014 年,根据省委省政府提出的"两下沉、双提升"工作要求,省级妇幼保健机构通过全面托管、合作办医、重点专科托管、专家服务站建设等形式帮扶基层医疗机构。浙江大学医学院附属妇产科医院分别与衢州市妇幼保健院、永康妇保院、宁海妇保院、常山妇保院等多家医院签订协作合同,并列用浙江大学远程会诊发展中心与省内 60 余家市县级医疗机构建立了远程会诊联系,建立起城市三级医院与基层医院长期稳定的协作机制,让老百姓在家门口就能享受到优质服务。

2016 年,全省妇幼计生服务机构整合推进。截至 2016 年底,浙江省 11 个市的 90 个县(市、区)行政机构全部整合,12 个市级服务机构、83 个县级服务机构、1192 个乡级服务机构完成整合。除杭州市外,全省市县乡三级服务机构整合基本到位。国务院"两纲"督导组完成对《中国妇女发展纲要(2011—2020年)》和《中国儿童发展纲要(2011—2020 年)》(以下简称《两纲》)浙江省实施情况的中期督导,评估了浙江省《两纲》妇女儿童健康工作的指标完成、具体策略和措施执行情况。此次督导结果显示,全省妇女、儿童卫生健康领域的 21 项指标全部达标,涉及死亡率的 3 项重点指标达标水平持续保持在全国前列,提前实现了联合国千年发展目标。

2018 年,浙江省以实施妇幼服务项目为抓手,深化妇幼公共服务内涵。一是深入推进城乡妇女免费检查项目。全年共完成宫颈癌检查 140.9 万人、乳腺癌检查 140.8 万人,早发现可疑阳性病例 23 万例,实现"两癌"的早诊断、早治疗。二是深入推进出生缺陷综合防治项目。实施"六免"政策(免费婚检、孕前检查、孕期保健、补服叶酸、新生儿疾病筛查和听力筛查)城乡统筹,婚检率、孕检率和产前筛查率达到 90%以上。

2019 年,全省开展生育全程基本医疗保健服务,妇女儿童保健管理更加规范。孕产妇系统管理率 96.30%、产前筛查率 95.18%、产后访视率 98.10%、新生儿疾病筛查率 99.87%,3 岁以下儿童系统管理率96.62%,7 岁以下儿童保健覆盖率 97.51%,新生儿访视率 98.65%,0~6 岁儿童眼保健和视力检测覆盖率93.83%,多项指标持续稳定在历史较高水平。

二、婴幼儿保健工作

1979 年,卫生部组织召开了中华人民共和国成立以来的第一次全国儿童保健工作专业会议。浙江省贯彻并转发卫生部《全国儿童保健工作会议纪要》的精神，召开了全省托幼工作会议。省卫生厅、教育厅联合转发《托儿所、幼儿园卫生保健制度(草案)》《城市托儿所工作条例(草案)》《城乡开展儿童保健工作的要求(草案)》。

1982年，省卫生厅印发《关于加强婴幼儿腹泻防治工作的通知》，成立浙江省小儿腹泻协作组，制定《小儿急性腹泻的诊断名称和标准》《口服补液盐(ORS)治疗急性小儿腹泻脱水方案》，并落实ORS的推广和科研计划，在全省开展培训，推广应用，开展小儿四病(佝偻病、营养性贫血、肺炎、婴幼儿腹泻)的防治工作。

1990年，省卫生厅转发卫生部《关于进一步加强儿童保健工作的通知》，要求各地重视和加强对基层儿童保健工作的领导，建立健全基层儿童保健网，培训儿童保健专业队伍，建立基层儿童保健门诊工作制度，开展儿童保健系列服务，根据小儿不同时期的生理特点和保健要求，结合本地区的实际情况对儿童

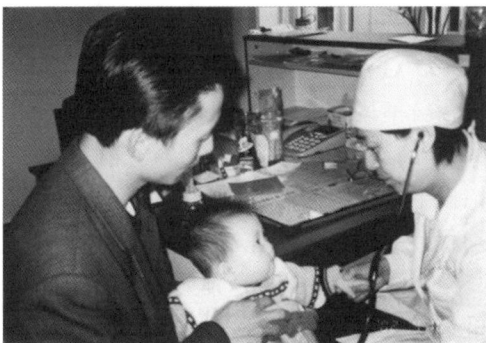
20世纪90年代，省卫生厅开展婴幼儿保健工作

进行系统的保健管理，降低儿童常见病患病率和婴儿死亡率，提高儿童健康水平。省卫生厅制定《浙江省小儿急性呼吸道感染监测方案》，成立浙江省小儿急性呼吸道感染监测协作组，确定萧山市等7个县、市为浙江省小儿急性呼吸道感染监测点，要求培训基层卫生人员，推广使用标准病历管理。

1991年，省卫生厅下发《新生儿疾病防治项目实施方案》，加强对新生儿疾病的防治工作，通过培训、改善条件，开展家庭健康教育等手段，降低新生儿发病率和死亡率。

1993年，省卫生厅、省教育委员会、省总工会、省妇女联合会联合制定《浙江省托儿所、幼儿园卫生保健工作管理办法》(试行)以及《浙江省托儿所、幼儿园卫生保健合格标准》，在全省开展卫生保健人员和保育员的培训，建立托幼机构职工年度体检制度，对托儿所、幼儿园卫生保健工作实行检查和督导，卫生保健合格单位颁发托儿所、幼儿园"年度卫生保健合格证"，提高托儿所、幼儿园卫生保健工作质量，保障儿童身心健康。

1996年，浙江省建立出生缺陷监测网，开始对出生缺陷实施监测。至2003年，浙江省15家医院共监测150461名新生儿，发现出生畸形2284名，缺陷率151.8/万。浙江省每年约有40万名新生儿出生，估计每年新生先天畸形婴儿

5000～6000 名。1998 年,浙江省成立省新生儿疾病筛查中心,确定了浙江省新生儿疾病筛查管理模式,并制定了《浙江省新生儿疾病筛查管理办法》。

2001 年,省卫生厅、省残联、省妇女儿童工作委员会办公室联合制定和印发《浙江省提高出生人口素质、减少出生缺陷和残疾行动计划的实施方案》。该方案强调出生缺陷不仅是严重的公共卫生问题,还是影响经济发展和人们正常生活的社会问题;提出做好婚前检查、孕产期检查和儿童保健是提高出生人口素质的前提和基础,是促进经济繁荣和社会健康发展的有力保障。

2005 年,浙江省在全省妇幼保健机构中建立一支信息监测工作队伍,制定《浙江省五岁以下儿童死亡监测方案》,定期组织培训,建立 5 岁以下儿童死亡监测、孕产妇死亡、出生缺陷监测网络,建立全省统一的妇幼卫生信息收集、汇总、整理、上报制度。全省 90％的地市已开展产前筛查工作,以县为单位的产前筛查覆盖率达 84％,初步形成了产前筛查、产前诊断网络。2005 年,浙江省新生儿疾病筛查率达 87％以上,儿童听力筛查率达到 55％,共筛查新生儿 205.1 万人,筛出甲状腺功能低下和苯丙酮尿症病例 1146 例,听力异常 711 例,查出的患儿均得到及时治疗和矫正。

2006 年,浙江省产前筛查和新生儿疾病筛查网络不断健全。据全省妇幼保健统计报告,全省完成产前筛查 15.1 万人和 B 超产前诊断各种异常 1423 例,共检出高风险病例 7477 例,异常胎儿 1565 例,其中先天性甲状腺功能低下 36 例、苯丙酮尿症 15 例、无脑儿 18 例、脊柱裂 14 例。

2007 年 3 月 29 日,全省新生儿疾病筛查工作总结表彰会议在杭州召开。会议回顾和总结了浙江省 2006 年新生儿疾病筛查工作情况,分析了存在的问题及原因,部署了 2007 年度的工作任务,对 13 个先进集体和 16 名先进个人进行了表彰。

2008 年,省政府印发了《关于实施免费婚前医学检查和免费孕前优先检测的意见》,相关部门联合制定了《浙江省"免费婚前医学检查和免费孕前优生检查"实施方案》,推动全省出生缺陷一级干预工作的开展。6 月 1 日,全国开始实施《新生儿疾病筛查管理办法》。为做好贯彻、实施工作,卫生部于 5 月 10—12 日在杭州举行《新生儿疾病筛查管理办法》培训班,全国各省、市、自治区卫生厅有关领导和各省新生儿疾病筛查中心的主任共 128 名代表参加了培训班,并观摩了浙江省新生儿筛查中心现场。

2009 年 7 月 23 日,由卫生部发起、中国宋庆龄基金会主办的第四届宋庆龄儿科医学奖颁奖仪式暨 2009 宋庆龄儿科医学论坛在西宁举行,由浙江省卫生厅推荐的浙江省儿童医院党委书记领衔的课题"先天性甲状腺功能低下症和苯丙酮尿症的筛查及基础与临床研究"成为六个获奖项目之一,省卫生厅获组织奖。

这一课题研究了先天性甲状腺功能低下和苯丙酮尿症的发病率及流行病学特点,以及其基因突变特征,发现基因突变 22 种,其中 3 种突变为国际上首次发现,1 种突变为国内首次发现;并阐明了先天性甲状腺功能低下和苯丙酮尿症对心、脑的损害机制和病理。

2010 年,浙江省新生儿疾病筛查网络覆盖面达到 100%,新生儿疾病筛查率达到 98.44%,儿童听力筛查率达到 93.42%,筛查出的苯丙酮尿症和先天性甲状腺功能低下患儿均得到了有效的治疗。浙江省儿童医院开通了浙江省新生儿疾病筛查网站,网址为 www. zjxsesc. com. cn。

2014 年,结合省内实际,省卫生计生委重点开展了妇幼卫生信息安全整治,重申新版《出生医学证明》管理规范,并按国家卫计委要求配合教育部门进行托幼机构安全用药大检查。

2016 年,省政府出台《浙江省儿童发展规划(2016—2020 年)》,提出了"建好 1~3 个国家级儿童早期发展示范基地,30 个省级儿童早期发展示范基地"的目标。浙江省儿童医院、绍兴市妇幼保健院分别被授予国家级第一批、第二批儿童早期发展示范基地,宁波市妇女儿童医院等 10 家市、县级妇幼保健院被评为省级儿童早期发展示范基地,浙江省儿童早期发展示范工作走在全国前列。

2018 年,浙江省全力推进 0~3 岁儿童早期发展工作,着力提升儿童保健能力和水平。示范基地创建培育了一批儿童保健领域优势学科,包括儿童体格营养监测、儿童心理行为、儿童运动、眼保健、康复、高危儿管理等,培养了 2000 余名儿童发育监测和筛查、营养及喂养指导、心理行为指导、家庭养育及家庭规划咨询指导的儿童保健学科人才,夯实儿童保健监测筛查网。全省共建有国家级儿童早期发展示范基地 3 家,省级示范基地 19 家,市级示范基地 46 家。

2019 年,《浙江省健康儿童行动计划(2019-2020 年)实施方案》制定出台,明确了儿童健康发展目标;持续推进 0~3 岁儿童发育监测筛查项目,全省共完成 120 万名 0~3 岁婴幼儿发育筛查任务,对 15%存在发育风险或异常的婴幼儿全部给予早期发展指导和干预;积极推进农村儿童早期发展工作,宁海、温岭、义乌、景宁等 4 个县(市)被纳入国家农村儿童早期发展试点县。

三、辅助生殖管理

辅助生殖亦称医学助孕,是指利用现代医学的最新成果,用人工的手段代替自然生殖过程的一部分或者全部的技术,包括人工授精、体外受精-胚胎移植(IVF-ET)、卵胞浆内单精子显微注射(ICSI)、胚胎植入前遗传学诊断(PGD)、精液冷冻、卵子冷冻和胚胎冷冻等技术。

1978 年,全球第一例试管婴儿在英国诞生,"试管婴儿"一诞生就引起了全球科学界的轰动,甚至被称为人类生殖技术的一大创举,也为治疗不孕不育症开辟了新的途径,全球各大医院纷纷投入人力、财力,致力于掌握此项技术。1985年4月和1986年12月,我国台湾和香港成功诞生了试管婴儿;1988年,我国大陆第一例试管婴儿诞生于北京医科大学第三医院。

1994年,浙江医科大学附属妇产科医院成立辅助生殖技术攻关小组,10月开始进行体外受精-胚胎移植的临床研究。1995年11月13日,浙江省"礼物婴儿"诞生;1996年7月10日,浙江省第一例试管婴儿诞生。这两项技术都填补了浙江省空白,在省内医疗界和患者中引起了很大的反响,并获1996年省卫生厅医学科技一等奖和省科技进步二等奖。1997年,浙江医科大学附属妇产科医院被省卫生厅确立为浙江省生殖医学中心,3月在全省首先开展胚胎冻存技术研究。

1999年,浙江大学医学院附属妇产科医院开展卵胞浆内单精子显微注射技术研究。该项技术主要用于治疗男性少弱精子症、严重畸形精子症、先天性梗阻性无精子症。3月,首例冻融胚胎移植成功。至2000年6月,医院已行冻融胚胎移植超过50例,妊娠率29%,达国内领先水平。年底,浙江省开展男性科小手术,开创微创性睾丸活检术,结合卵胞浆内单精子显微注射技术,使一些无精症患者获得下一代,首例应用该技术治疗孕育的婴儿于2000年9月出生。

2000年1月,浙江大学医学院附属妇产科医院技术攻关课题组开始对PGD技术开展系列研究,建立了技术全面的PGD技术平台,开发了单个卵裂球荧光原位杂交(FISH)、多色FISH、多重FISH等用于染色体PGD的单细胞荧光原位杂交技术,以及单细胞巢式PCR、单细胞多重巢式PCR等单细胞基因分析技术,创建了扩增前引物延伸(PEP)、简并寡核苷酸引物PCR(DOP-PCR)等全基因扩增技术,建立了PEP结合巢式PCR、DOP-PCR结合巢式PCR等一系列基于单细胞的多个基因位点、多个染色体的检测技术,优化组合植入PGD多项技术,有效拓宽了基因病和染色体病的诊断范围,提高了PGD的诊断率。9月,第二代试管婴儿获得成功。该项技术主要用于先天性阻塞性无精症、弱精症、少精症、畸精症患者,成功率达到40%。

2001年11月,浙江大学医学院附属妇产科医院获卫生部批准可以开展体外受精-胚胎移植、卵胞浆内单精子显微注射、胚胎着床前遗传学诊断、夫精人工授精(AIH)和供精人工授精(AID)等各项辅助生育技术(ART)研究,是全国首批可以开展需准入的全部辅助生殖技术的单位。2005年9月,该院首批通过卫生部对各项辅助生育技术的校验,2007年1月成为首批通过卫生部批准的辅助生育技术培训基地。

2001年7月30日,浙江省卫生厅成立了由陈绍典、黄荷凤、王曼等组成的浙江省人类辅助生殖技术和人类精子库评审专家组,8月7日下发了《浙江省人类辅助生殖技术管理办法》和《浙江省人类精子库管理办法》。之后,浙江大学医学院附属妇产科医院研究人员着手建设临床应用平台,在临床上进行规模化染色体病PGD的同时,课题组收集了进行性肌营养不良(DMD)、家族性腺瘤性结肠息肉(FAP)、X连锁的无丙种球蛋白血症(XLA)及肝豆状核变性(HLD)等病例,进行遗传病家系的基因突变筛查,建立了相应的PGD技术平台,并获得临床妊娠。这一技术使浙江大学医学院附属妇产科医院的PGD中心成为国内规模最大、技术最全面的中心之一,其中多项成果为国内外首创。

2002年2月,浙江省首例PGD试管婴儿在浙江大学医学院附属妇产科医院获得成功。11月,卫生部人类辅助生育技术生殖专家检查团一行13人来浙江检查,黄荷凤、金帆教授分别向国家检查组介绍了浙江省辅助生育技术工作的开展情况及申报浙江省人类精子库的有关情况。卫生部专家组经审查、考核、评审,批准浙江大学医学院附属妇产科医院生殖医学中心可以开展体外受精-胚胎移植、卵胞浆内单精子注射、PGD、供精人工授精等多项辅助生育技术的应用工作。

2004年,浙江大学医学院附属妇产科医院"辅助生殖技术基础和临床系列研究"获浙江省科技进步一等奖,并被推荐参评国家科技进步奖。

2005年9月,卫生部组织专家到浙江大学医学院附属妇产科医院对人类辅助生殖技术进行现场论证校验,专家认定浙江大学医学院附属妇产科医院生殖医学中心开展多项辅助生殖技术校验结果为合格,校验合格期限为两年。

2010年,根据卫生部和浙江省人类辅助生殖技术区域卫生规划要求,结合医疗需求和技术条件等实际情况,浙江省制订了医疗机构和计划生育技术服务机构开展人类辅助生殖技术申报评审管理办法。该办法规定开展生殖技术单位必须具备以下条件:①列入上级主管部门或市卫生行政部门规划。②开展夫精人工授精技术的单位应具备住院和开腹手术条件,具备处理辅助生殖技术相关并发症的条件。③开展供精人工授精技术的单位一般应为省级单位,具有较高的质量管理和随访能力。④申报开展体外受精-胚胎移植技术(IVF-ET)的单位应为三级乙等以上(含三级乙等)综合性医院或专科医院,其中妇产科床位数不少于50张,并具备夫精人工授精技术资质,一般连续开展该项技术不少于4年,且校验成绩优良。⑤开展胚胎着床前遗传学诊断技术的单位必须具备遗传咨询和产前诊断技术条件。1月,国家科技部组织专家到浙江大学医学院附属妇产科医院考察拟建"生殖安全"国家重点实验室。

至2010年底,浙江省共有经卫生部批准的浙江省计划生育科研所人类精子库1家,开展人类辅助生殖技术的机构8家,分别为浙江大学医学院附属妇产科医院、温州医学院附属第一医院、浙江大学医学院附属邵逸夫医院、宁波市妇女儿童医院、金华市人民医院、温州医学院附属第二医院、嘉兴市妇幼保健院、湖州市妇幼保健院,其中1家能够开展PGD,1家开展供精人工授精技术;经省卫生厅批准开展辅助生殖技术的准入机构有16家(见表4-1)。所有开展人类辅助生殖技术和人类精子库的机构均按照国家有关生殖技术管理的要求进行建设,并接受国家相关部门的监督检查和技术校验。

2016年,省卫生计生委开展辅助生殖技术专项整治,截至9月底,审批通过浙江省人民医院和杭州市妇产科医院开展试管婴儿技术,校验通过浙江省计划生育科研所、浙江大学医学院附属邵逸夫医院等8家机构继续开展人类辅助生殖技术,校验通过浙江大学医学院附属妇产科医院继续开展产前诊断技术等。

表4-1　浙江省人类辅助生殖技术准入机构和项目表

机构名称	准入技术项目	运行情况	准入时间
浙江大学医学院附属妇产科医院	夫精人工授精	正式运行	2001年11月23日
	供精人工授精	正式运行	
	体外受精-胚胎移植	正式运行	
	卵胞浆内单精子显微注射	正式运行	
	植入前胚胎遗传学诊断	正式运行	
浙江大学医学院附属邵逸夫医院	夫精人工授精	正式运行	2002年9月24日
	体外受精-胚胎移植	正式运行	2005年9月26日
	卵胞浆内单精子显微注射	正式运行	
浙江省计划生育科研所	精子库	正式运行	2005年2月18日
宁波市妇女儿童医院	夫精人工授精	正式运行	2002年9月24日
	体外受精-胚胎移植	正式运行	2006年5月13日
	卵胞浆内单精子显微注射	正式运行	2006年5月13日
宁海县妇幼保健院	夫精人工授精	正式运行	2008年8月7日
温州医学院附属第一医院	夫精人工授精	正式运行	2001年11月23日
	体外受精-胚胎移植	正式运行	
	卵胞浆内单精子显微注射	正式运行	
温州医学院附属第二医院	夫精人工授精	正式运行	2005年10月28日
	体外受精-胚胎移植	正式运行	2007年5月28日
	卵胞浆内单精子显微注射	正式运行	

续表

机构名称	准入技术项目	运行情况	准入时间
温州市中山医院	夫精人工授精	正式运行	2002 年 9 月 24 日
绍兴市妇幼保健院	夫精人工授精	正式运行	2002 年 9 月 24 日
湖州市妇幼保健院	夫精人工授精	正式运行	2002 年 9 月 24 日
	体外受精-胚胎移植	正式运行	2009 年 9 月 2 日
	卵胞浆内单精子显微注射	正式运行	
嘉兴市妇幼保健院	夫精人工授精	正式运行	2002 年 9 月 24 日
	体外受精-胚胎移植	正式运行	2007 年 9 月 30 日
	卵胞浆内单精子显微注射	正式运行	
金华市人民医院	夫精人工授精	正式运行	2002 年 9 月 24 日
	体外受精-胚胎移植	正式运行	2006 年 10 月 25 日
	卵胞浆内单精子显微注射	正式运行	
东阳市人民医院	夫精人工授精	正式运行	2005 年 10 月 28 日
舟山市妇幼保健院	夫精人工授精	正式运行	2002 年 9 月 24 日
台州医院	夫精人工授精	正式运行	2008 年 8 月 7 日
丽水市人民医院	夫精人工授精	正式运行	2005 年 10 月 28 日

第五节　医政管理

医政管理是卫生行政部门依照法律、法规及有关规定对医疗机构、医务人员、医疗服务及相关领域实施行政管理活动的过程。古代,在没有卫生行政部门时,御旨、官府令替代医政管理。近代,浙江省逐步建立了医政管理部门,制定规章和条例,颁发医疗机构医师、护士执照等。中华人民共和国成立后,浙江省的医政管理由弱到强,省、市、县三级医政管理部门逐步建立健全,管理职责逐渐明确,规章制度逐步完善,通过开展医院等级评审和医疗服务日常监管,严格医疗机构医生、护士准入制度,着力提高医疗质量和服务水平。

一、医政管理工作

1949 年 8 月,浙江省卫生厅成立,设有医政、药政、防疫、保健、教育等处室,负责全省卫生行政管理。1951 年,浙江省卫生厅将省立诸暨医院、省立严州医院合并,在建德梅城改编为省第三疗养院,次年改称省第三康复医院,收容伤病员。1952年,浙江省卫生厅从浙江医学院教学人员及杭州高级医事职业学校、杭州卫生学校护士科的学生中选拔人员参加抗美援朝志愿医疗队。1月,浙江省立杭州高级医事职业学校52届护士班王雪蕉、吴苏笙、孔繁荣、陈菊华、赵彩凤、王祖京、王瑛等7位同学组成抗美援朝志愿军护士队奔赴抗美援朝前线,从事战地救护工作。同时,为持续支援中国人民志愿军,浙江省先后组成5支抗美援朝医疗手术队、2支护士队、4支疗养院医疗队、2支空海手术队,参加军事院校体格检查工作。1954年12月4日,浙江省暨杭州市抗美援朝医疗手术队被授予朝鲜民主人民共和国军功章,授奖大会在杭州举行,17位个人获奖。

1955年1月,浙江省卫生厅抽调68个县(市)的2236名卫生人员组成162个体检小组,全面开展应征公民的体检工作。全省自愿报名参军支前工作的医务干部计有251人,200人下部队开展血吸虫病防治工作,组织皖北、闽北两个医防突击队,协助省支前公路及灾区医疗工作。9月,全省各初中、高中和卫校的585名优秀毕业生积极响应党中央"到边疆去,到祖国最需要的地方去"的号召,肩负着浙江人民的委托,怀抱着青春和理想,奔赴万里之遥的新疆,支援边疆建设。在这些毕业生中,有80名卫校毕业生(40名为助产士,40名护士,全为女生),其中杭州卫校15名,温州卫校12名,她们由新疆维吾尔自治区卫生厅负责接收分配,除少数几名留新疆维吾尔自治区医院外,其余都分配到南北疆各地州市(县)医院。

1957年4月3日,浙江省卫生厅发布《改进护士工作试行方案》。4月15日,政协浙江省委员会召开座谈会,要求认真改进护士工作。1960年6月22日,浙江省卫生厅颁布《培训儿童保育护士方案》,要求每一个县要有1名儿科医师、2名相当于中级卫生学校毕业的保育护士,每公社有3~4名经过3个月训练的保育员。

1969年7月16日,浙江省革委会决定派遣宣传队于7月20日奔赴浙江各地培训"赤脚"医生,传授用新疗法治疗小儿麻痹后遗症、哮喘、支气管炎等疾病。1972年11月7—15日,浙江省卫生局在丽水召开浙江省医院工作会议,来自各地、市、县卫生局(办)和县级以上医院、工矿职工医院的主要负责人及特邀代表共303人参加了会议。

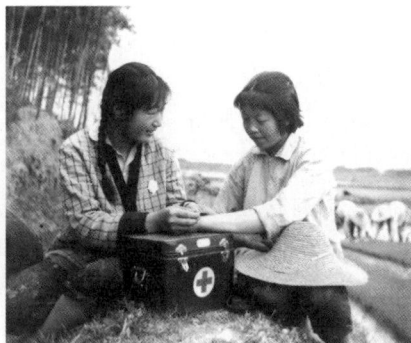

20世纪70年代初,"赤脚"医生送医到田头

1973年10月9日,浙江省卫生局发

出《关于各级医院分级分工进行业务技术辅导》的通知,明确浙江省县级以上医院分三级管理。1977年5月6—10日,浙江省医院工作座谈会在宁波市召开,参加会议的有地、市卫生局和部分省、地市及县医院的负责人共34人。1979年9月28日,浙江省卫生局、财政局、劳动局发文同意浙江医科大学附属第二医院等7家医院开展经济管理试点。

1980年5月10日,浙江省卫生局改称浙江省卫生厅,设医政处,各地市在卫生局内设医政科,县卫生局内设医政股。省卫生厅医政处设行政编制12人,其中处长1人,副处长2人,科员9人。其主要任务:①城市和农村医院管理(包括发展规划、基本建设、房屋大修、大型医疗设备购置等计划和项目审查);②突发卫生事件应急处置;③医疗纠纷上访接待和医疗事故鉴定与处理;④公费、劳保病人出省转诊;⑤省级干部保健医疗;⑥初级卫生保健示范县建设;⑦世界银行卫生贷款项目Ⅲ管理;⑧医院管理和医疗学术交流及在职医护人员进修管理;⑨与医疗相关的学术团体建设与管理;⑩征兵、招飞体检等。

1984年,浙江省卫生厅将中华人民共和国成立以来所有医政管理制度、规定文件汇集成《浙江省医政管理文件汇编》第一册,要求全省各级医政管理和医疗机构遵照执行;同时,组织医院管理、医学专家制定医院管理若干规定,经全省医政科长会议讨论修改后,由省卫生厅医政处行文下达全省各级各类医院执行。同年,浙江省开展医院工作检查,这是在1979年、1981年各地市组织医院工作检查的基础上开展的全省性普查。

1985年,浙江省组织开展创建文明医院活动。文明医院评审标准是在原有医院评审标准的基础上制定的,目的是开展"争双优、上等级、创文明"医院达标上等级的管理。1986年,浙江省有18所医院荣获文明医院称号,有168所乡镇卫生院荣获文明卫生院称号。1994年1月,浙江医科大学附属第一医院荣膺全国卫生系统先进集体称号。1998年,浙江省开展创建"全国百佳医院""浙江省级文明服务示范点"和"示范文明医院"活动,并组织开展相应的评审验收工作,共创建全国百佳医院4家,浙江省级文明服务示范点4家,示范文明医院18家。

1988年7月6日,浙江省卫生厅决定调整省级医院承担的医疗划区业务技术指导任务,分别为浙江省人民医院指导衢州市、丽水地区,浙江医科大学附属第一医院指导嘉兴市、湖州市、舟山市,浙江医科大学附属二院指导宁波市、绍兴市、金华市、台州地区,浙江医科大学附属儿童医院指导浙江省儿科工作,浙江医科大学附属妇女保健院指导浙江省妇科工作,浙江中医学院附院指导金华市及全省中医业务,温州医学院附属第一、二医院指导温州市,浙江省肿瘤医院、省精神病院、省职防所、省望江山疗养院应承担相应专科的浙江省业务技术指导工作,浙江医院承担浙江省干部保健业务技术指导工作。

1989 年 3 月,浙江省卫生厅、财政厅、物价局、劳动人事厅联合下发关于印发《浙江省医院评审暂行标准》。通知规定,凡通过三级甲等评审的医院,其医院领导干部工资标准上升半级,即省直属医院正职领导享受副厅级工资待遇。6 月 23 日,省卫生厅下发《关于成立浙江省医院评审委员会的通知》。到 1993 年,全省卫生系统所属 164 所县(市)及县(市)以上医院,有 154 所医院通过了评审,占全省卫生系统所属医院的 93.3%,全省综合医院的 87.2%。

1990 年 10 月 19 日,浙江省卫生厅发布《关于成立浙江省护理中心的通知》。浙江省护理中心的主要任务是了解浙江省护理队伍状况及护理工作开展情况,负责浙江省临床护理质量控制工作的组织和管理,制定护理工作质量标准,开展临床护理科研和护理人员的技术培训,制订浙江省护理工作发展规划和逐年实施计划。浙江省护理中心设在浙江医科大学附属第一医院内,由医院统一领导,业务工作接受厅医政处指导。1995 年 9 月 12 日,省卫生厅决定,从 9 月 1 日起浙江省首次办理发放"护士执业证书"及注册工作。2000 年,根据《中华人民共和国护士管理办法》的规定,浙江省 4672 名护士进行了执业资格考试,合格率为 77.67%,考试合格的护士发给国家护士执业证书。

1991 年,浙江省卫生厅接受卫生部指令,派出两支医疗队赴安徽灾区支援抗洪救灾,开展防病治病工作。

1995 年 9 月 15 日,浙江省卫生厅同意成立"对口支援三峡库区卫生工作领导小组"。1998 年,浙江省级和三级医院共派出医疗队 359 批,下乡医务人员 1638 人次,建立对口支援单位 48 个,开展诊疗 43933 人次、手术 1395 人次,抢救患者 1039 人次,示范查房 553 次,培养医疗骨干 138 人,帮助开展新技术、新项目 86 项,举办学术讲座或培训 284 次,受益人数 6948 人。

1995 年 10 月 11 日,浙江省卫生厅决定对某血站违法生产、销售人血白蛋白,严重违反血液管理规定的情况进行查处和通报,责令其检查整改,并立案调查。浙江省卫生厅将 1997 年定为"医疗质量年",提出了"以病人为中心,以质量为核心"的工作主题,在 1 月浙江省医疗质量大检查的基础上,6 月又对部分医院的医疗质量进行了突击抽检复查,对存在的问题提出了整改措施,并于 8 月召开浙江省医院工作会议。

1998 年,浙江省卫生厅核发了 17 家省级医院《医疗机构执业许可证》,核查了 18178 家医疗机构的《医疗机构执业许可证》,其中国家集体举办的 8360 家,其他类型的 3818 家,打击取缔非法行医 2664 人;组织开展浙江省第三次医士、乡村医士执业考试和牙医执业考试,共有 9797 人参加考试;组织 1998 年全国护士执业考试,有 4260 人参加考试,并完成新护士的注册登记工作。

1999 年是《中华人民共和国执业医师法》实施的第一年,浙江省组织 14272

名医务人员参加全国执业医师资格考试,12277 名医务人员参加实践技能考试,培训考官、教务管理人员 800 多人次。自 2000 年起,浙江省医学学术交流管理中心开始承担医师资格考试工作。

2002 年 3 月,浙江省医学考试办公室经省卫生厅批复正式成立,具体承担全省执业医师、执业护士、卫生专业技术资格考试、采供血岗位培训考核工作以及省卫生厅交办的其他医学考试的具体工作。

2003 年 3 月 13—14 日,浙江省医政工作会议在丽水召开,会议公布了浙江大学医学院附属第一医院等 145 家首批"放心药房"医院名单,并给 15 家省级医院授牌。

2003 年 8 月 13 日晚,中央电视台《焦点访谈》播出《谁为庸医撑伞》的报道,省委、省政府高度重视当即作出重要指示,省卫生厅党组连夜召开紧急会议,组派工作组赶赴乐清市会同温州市对《焦点访谈》报道的问题进行联合调查,同时对浙江省开展清理整顿医疗市场、坚决打击非法行医工作做出全面部署。8 月 14 日上午,省卫生厅又紧急召开各市卫生局电视电话会议,对立即组织开展清理整顿医疗市场、坚决打击非法行医工作做了全面部署;下午,省卫生厅派出卫生监督小分队,赴宁波等地明察暗访非法行医情况。8 月 15 日,新闻媒体再次向社会公布浙江省各级卫生监督投诉举报受理中心的电话,提高公众对各地打击非法行医的参与度。

2004 年 6 月 22 日,省卫生厅召开卫生监督执法电视电话会议,宁波、温州、兰溪等地相继开展以打击非法行医为重点的医疗市场专项整治工作。6 月 25 日,省、市及区三级卫生行政部门和卫生监督机构兵分三路,对杭州市医疗市场、食品卫生和行政许可、血液管理等情况开展监督执法大检查。检查发现大部分非营利性医疗机构能按照卫生部、省卫生厅、杭州市卫生局等的有关要求,规范医疗行为,合法经营。

2004 年,浙江省高级卫生技术职务任职资格业务笔试工作于 10 月 16 日顺利完成,2400 余名考生在全省 13 个考点参加了考试,笔试共设置了 57 个专业,分正、副高级职务任职资格,共 114 种试卷。2007 年 5 月 26—27 日和 6 月 2—3 日,浙江省组织 36090 名卫生专业技术人员,分别在全省 12 个考点参加了全国卫生专业技术资格考试的笔试和人机对话的考试。2009 年,国家医师资格考试浙江考区考生网上报名 29901 人,现场报考 27240 人,经考区、考点逐一审核,获得报考资格 26778 人,通过医师资格考试实践技能考试的有 20189 人,通过率 80.36%;11 月 25 日,省卫生厅在丽水开展"医疗卫生服务周"活动。

2005 年 2 月,浙江省卫生厅公布了浙江省第二轮三级综合医院名单,确认浙江省人民医院等 12 家医院为三级甲等综合性医院,宁波市李惠利医院等

27 家医院为三级乙等综合医院,同时规定浙江医院按照三级甲等综合医院管理。8 月 31 日至 9 月 1 日,卫生部有关领导到杭州、绍兴、嘉兴等地的城乡医疗卫生机构进行考察调研。12 月 21 日,省卫生厅举行省级医院支援县级医院出征仪式。

2006 年 3 月 27 日,卫生部、国家中医药管理局在浙江杭州召开东部 9 省(市)"万名医师支援农村卫生工程"项目工作座谈会。4 月 28 日,省卫生厅举行"万名医师支援农村卫生工程"座谈会暨第二批派驻医师出征仪式。5 月 17—20 日,中纪委驻卫生部纪检督查组对浙江省打击非法行医专项行动和治理医药购销领域商业贿赂专项工作进行督查。督查组不仅听取了专项行动和专项工作开展情况汇报,而且对杭州市、湖州市、余杭区、安吉县等市、县(区)打击非法行医专项行动和治理医药购销领域商业贿赂专项工作进行现场督查。20 日下午,督查组对督查情况进行反馈,并对浙江省在专项行动中取得的工作成效作了充分肯定。

2007 年 4 月 9 日,全省医政暨院长工作会议在杭州召开。会议总结了 2006 年的工作,分析了医疗服务面临的形势和任务,浙江省卫生厅有关领导到会并讲话,来自全省各市、县(市、区)卫生局分管局长和医院负责人共 350 余人参加了会议。

2008 年,浙江省卫生厅深入推进"医院管理年""惠民医疗服务"及"平安医院"等创建活动,强化临床用药、医院感染等医疗质量控制和安全监管,切实提高医疗服务质量。1 月 21 日,省卫生厅启动 2008 年卫生下乡活动,由浙江大学医学院附属第一医院等 15 家省级医疗卫生单位抽调组建的 11 支医疗队,分赴温州、衢州、舟山等市的农村地区开展为期一周的送医下乡活动。4 月

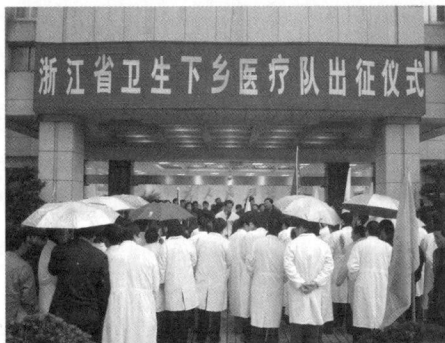

2008 年,省卫生厅在杭州举行卫生
下乡医疗队出征仪式

15—16 日,全省医政工作会议在杭州召开,来自全省各市、县(市、区)卫生局分管局长、医政处处长,省级医院院长等 206 人参加了会议。

2009 年,根据浙江省卫生厅、公安厅联合转发卫生部下发的《关于在严厉打击非法行医和非法采供血工作中加强衔接配合的暂行规定》,全省卫生与公安召开联席会议 7 次,有 79 个市和县(市、区)卫生局与公安机关联合下发《加强打击非法行医和非法采供血衔接配合工作》等文件,明确相互工作职责以及信息、协查、执法、宣传、案件移送等制度。截至 2009 年底,省卫生厅医政处共处理来信

698 件,接待来访 215 起约 430 人次。同年,浙江省共组织体检组 102 个,设体检站 103 个,共抽调医务人员 3038 人,实际参加体检应征青年 75543 人,终检合格 40585 人,终检合格率约 53%;浙江省自愿无偿献血占临床用血量比例继续达到 100%。

2010 年,浙江省卫生厅出台《浙江省医院门诊管理暂行办法》和推出实名预约挂号制度;调研起草《浙江省医疗纠纷预防与处理办法》,并经浙江省政府常务会议审议通过;开展医用耗材集中采购试点工作;严格大型医用设备配置管理,全年共查处 37 家医疗机构违反规定配置大型医用设备(41 台)。省卫生厅出台《浙江省实施政事分开医疗质量监管工作方案》,成立浙江省医疗质量管理委员会,下设浙江省医疗质量控制与评价办公室,年底对省内二级以上医院、民营医院开展医疗质量万里行督导检查。1 月 29 日,浙江省医政工作会议在杭州召开,会议总结了 2009 年浙江省医政工作,部署了 2010 年的工作任务。

2011 年 5 月 9 日,浙江省卫生厅发布《浙江省实施全省统一的医院预约诊疗服务工作方案》,明确预约诊疗服务的覆盖范围,要求全省二级甲等以上医院要在 2011 年底前全部加入全省统一的预约诊疗平台,指出所有预约挂号均采取实名制,预约执行情况将纳入等级医院评审"回头看"的检查内容。9 月 14 日,省卫生厅印发《浙江省放射诊疗许可工作程序》,规范放射诊疗许可证的发放工作。9 月 29 日,省卫生厅、省发改委、省财政厅、省人力资源和社会保障厅、省教育厅联合制定印发《浙江省住院医师规范化培训实施办法(试行)》,明确住院医师规范化培训的组织管理、基地管理、培训管理、考核管理、保障措施等事项。12 月 19 日,省卫生厅印发《浙江省医师多点执业管理办法(试行)》,该《办法》的制定与实施有助于规范医师多点执业行为,维护医师及医疗机构合法权益,保障医疗质量和医疗安全,优化医疗资源配置。

2012 年 6 月 29 日,浙江省卫生厅印发《浙江省中医住院医师规范化培训管理实施细则(试行)》。该《细则》确定,培训对象是指拟在本省各级医疗卫生机构从事中医、中西医结合临床工作的中医类专业本科及以上学历毕业生;完成中医住院医师规范化培训,经结业考核合格的培训对象,由省中医药继续教育委员会颁发统一印制的《中医住院医师规范化培训合格证书》《中医类别全科医生规范化培训合格证书》。

2013 年,浙江省公立医院综合改革以破除"以药补医"机制为切入点,在顶层设计的基础上,采取"五环联动"模式推进。"五环联动"是指:①改革医疗服务收费政策,调整手术费、治疗费、护理费等劳务性医疗服务价格;②改革医疗保险结算和支付政策,建立保险机构与医疗机构的制约与激励机制;③改革财政投入政策,加大对医保基金的财政保障力度,完善对公立医院的财政补助政策;④改革医疗服务行为监管机制,严格医疗费用、医疗技术及医疗行为管理;⑤改革医院内部运行管理机制,完善绩效考核,推进医院精细化管理,提高运行效率。同年,浙江省实施基本药物制度和药械集中采购工作,全省近90%的村卫生室(含社区卫生服务站)被纳入基本药物制度实施范围,并对其运行经费予以合理补偿。2月16日,省卫生厅印发《关于进一步做好西医医疗广告审查工作的通知》,对西医医疗广告审

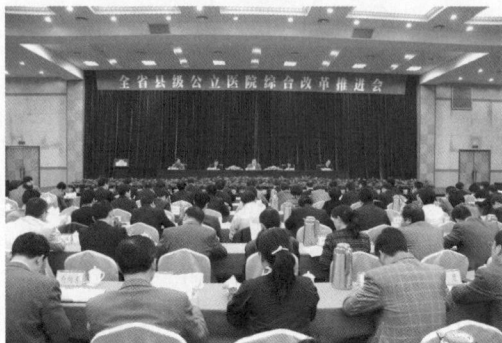

2013年3月,省政府召开全省县级公立
医院综合改革推进会

查流程、提交材料、审查时限、材料留存和其他事项作出规定,并于4月1日起实施。5月21日,省卫生厅印发《浙江省助产技术管理规定》,明确有关助产技术管理的各项职责、开展助产技术的条件、申请与审批程序、助产技术服务的要求与内容、监督管理等事项。7月16日,省卫生厅对1994版《浙江省高危妊娠管理办法》进行修订,对高危妊娠的定义、分级、管理程序作出进一步的规范并发布实施。

2015年,浙江省政府办公厅发布《关于推进分级诊疗制度建立的实施意见》。杭州市、宁波市、温州市、绍兴市、嘉兴市、台州市、丽水市等7个市的47个县(市、区)开展分级诊疗试点工作。至2015年底,对分级诊疗试点工作的评估显示,基层服务能力稳步提升,县域内就诊率平均提高3%,试点工作取得初步成效。

2016年,省级医院托管的47家县级医院与296家基层医疗卫生机构开展形式多样的合作办医,积极探索医疗资源的逐级下沉,推动县乡村一体化进程。全省建有122个紧密型医联体,218个县域医联体,159个城市1+X医联体,11个专科联盟。4月19日,全省"双下沉、两提升"工作现场会在海宁市中心医院召开,省领导充分肯定了"双下沉、两提升"工作所取得的成绩,要求把"双下沉、两提升"摆到高水平全面建成小康社会全局中的重要位置。

2017年,全省已建成不同类型高水平医联体526个,实现"县县皆有名院、县院皆有名医"的阶段目标和优质医疗资源下沉"全覆盖"。全省122家县级医院均与省、市级三甲医院建立了紧密的医联体合作关系;同时,省医改办专门下发《关于开展县域医疗服务共同体建设试点工作的指导意见》,在11个县(市、区)开展县域医共体建设试点。

2018年,浙江省卫生计生委开展医疗服务行为监管,于5月7日下发《关于

进一步加强医用耗材使用和合理用药管理工作的通知》，并通过对 7 家省级医院高值耗材使用、合理用药专项点评，查找医院行风问题，对发现的问题及时发出通报，提出整改措施。

2019 年，《浙江省卫生健康委等七部门关于完善国家基本药物制度的实施意见》印发，调整并强化了由省、市、县（市、区）卫生行政部门和公立医疗机构组建的三级监测预警网络体系，制定了《浙江省"互联网＋院前医疗急救"试点工作实施方案》，开展"优质服务基层行"活动，组织"优质服务基层行活动"专题培训班，累计培训 500 余人。

二、医疗质量和服务水平提高

（一）医疗质量监管

为加快医疗卫生体制改革步伐，提高行政管理效能，浙江省积极探索政事分开的医疗质量监管机制。卫生行政部门主要负责卫生政策研究、依法准入管理和质量管理决策等工作，将医疗质量管理的事务性工作委托给第三方，由第三方统筹开展全省医疗质量监管工作。

1. 我省医疗质量监管工作的具体做法

（1）制订方案，积极探索医疗质量监管新机制

2010 年 11 月，浙江省出台《浙江省实施政事分开医疗质量监管工作方案》（以下简称《方案》），由省卫生厅成立浙江省医疗质量管理委员会，下设浙江省医疗质量控制与评价办公室（简称省质评办）。省质评办挂靠在浙江省医学学术交流管理中心，作为独立运行的第三方医疗质量监管机构；同时，设立由相关专家组成的技术指导组，对省质评办开展医院管理和医疗质量评价工作进行技术指导。浙江省通过设置相对独立的医疗质量第三方监管和评价机构，积极探索建立协调、统一、专业、高效的医疗质量监管新机制，实现卫生行政管理政事分开的制度创新。医疗质量管理委员会负责全省医疗质量的管理，及时掌握并研判质量管理信息，制定决策，促进医疗质量持续改进。组织保障措施实施政事分开的医疗质量监管机制是浙江省进行医疗卫生管理体制改革的一次积极探索，通过对行政管理、决策和技术指导、审核等专业化分工，全面整合资源，全省统一计划、组织实施医疗质量全过程管理。

（2）夯实基础，进一步完善医疗质量控制体系建设

2010 年，浙江省对 2001 年出台的《浙江省医疗质量控制中心和医疗技术指导中心管理规范》（简称《规范》）进行重新修订，规范医疗质量控制中心和医疗技术指导中心（简称"两中心"）的管理，以加强医疗质量控制体系建设，更好地保障医疗质量和医疗安全。修订后的《规范》对"两中心"设置的条件、职责任务、管理

要求做了进一步的规范和明确。《规范》要求"两中心"根据卫生行政部门有关规定和要求,结合本区域具体情况,健全本专业质控和医疗技术指导网络,及时掌握本专业领域医疗技术发展最新进展,促进本专业医疗质量和医疗技术水平的提高。《规范》同时要求各级卫生行政部门加强对"两中心"履行职责情况的监督管理,定期或不定期组织开展工作检查和考核,对省级质控中心和技术指导中心实行动态管理,每 5 年进行一轮考核评审,并重新申报核准。

(3)组织实施,开展第三方医疗质量监管工作

医疗技术管理执行委员会于 2010 年完成血液透析技术、脐带血造血干细胞治疗技术等 14 项浙江省第二类医疗技术和卫生部委托由省级卫生行政部门审定的第三类医疗技术共 954 项申请的临床应用能力评价,对 27 家二级甲等医院和心血管专科医院的心血管疾病介入诊疗技术进行准入评价。医疗质量控制执行委员会于 2010 年组织专家对卫生部医政司下发的 5 个专业、59 个病种(泌尿外科 10 个、心脏大血管外科 13 个、骨科 20 个、呼吸内科 8 个、神经内科 8 个)的临床路径提出修改补充意见;对眼科、耳鼻喉科和皮肤科 3 个专科设置要求提出补充建议;对 7 个肿瘤诊疗规范意见(胶质瘤、结直肠癌、脊柱肿瘤、骨肉瘤、急性髓系白血病、非霍奇金淋巴瘤、多发性骨髓瘤)以及糖皮质激素类药物指导原则稿进行讨论并提出修改意见。在浙江省第三周期医院等级评审工作中,医疗机构评价执行委员会组织专家起草《浙江省综合医院等级评审标准(2010 版)》和《浙江省综合医院等级评审检查手册(2010 版)》,开展对 11 个市的卫生局分管局长、医政处长和全省二级以上综合医院院长、部分职能科室管理人员近 3000人的培训,并对参加三级甲等综合医院评审的 108 名专家进行专题培训,对每一个检查指标进行了详细的解释,以确保医院评审工作的公正、公平。质量信息反馈执行委员会筹建了浙江医疗质量控制与评价网站和《浙江医疗质量控制与评价》内刊,及时将医疗质量信息向行业和社会进行通报,督促医疗机构持续改进医疗质量。

2. 取得的成绩

2013 年,省卫生厅以便民惠民为目的,逐步提升医疗服务品质。①继续开展"三好一满意"活动。制定了《浙江省医疗卫生系统"三好一满意"活动 2013 年工作方案》,进一步加强医疗卫生系统内部管理,解决群众反映强烈的突出问题,保障人民群众健康权益。②努力改善群众就医体验。以医院管理和电子病历为重点,推进公立医院信息化建设,包括远程诊疗会诊系统建设与居民健康档案的互联互通、一卡通、数字化医院等。1 月,组织全省医院开展"3+X 公益承诺"活动;9 月,在杭省、市两级医院向社会作出便民惠民医疗服务十项承诺。③积极推广预约诊疗服务。省预约诊疗服务平台完成防网络黄牛注册验证,保证号源

的正常利用。积极开展社区医院挂号、候诊排队叫号、检验检查报告查询、手机客户端等新业务、新功能。截至 2013 年 9 月,全省有 150 家二级以上医院接入省预约诊疗平台,平台注册人数累计达到 192 万余人,省预约诊疗服务平台预约成功累计达到 476 万人次,平均每月约 20 万人次;社区预约总数 9741 人次。全省所有医疗机构累计预约 2242 万人次。④深入推进优质护理服务。全省二甲以上医院全部开展优质护理服务。据浙江省医疗质量控制与评价的质控网络数据统计,2184 个三级医院试点病区开展优质护理服务及网上公示,占三级医院总病区数的 84.23%。⑤落实医疗机构间检查结果互认。贯彻落实卫生部办公厅《关于医疗机构间医学检验医学影像检查互认有关问题的通知》精神,省级及各地定期开展检查和质量评价,减轻患者负担,提高患者的就医满意度。⑥积极推动公立医院的公益活动。10 月,省卫生系统认真组织"服务百姓健康行动"大型义诊活动周,活动周全省义诊近 10 万人次;承担城乡对口支援医院派出医疗队 42 支,开展手术 800 多台,妇女两癌筛查 2 万多人次,儿童先心病筛查 1 万多人次;各级卫生部门组织健康讲座 500 多场次,听课近 2 万人次。

2015 年,省卫生计生委组织开展全省第三批区域专病中心评审工作,完成肾病科、眼科、心胸外科、消化内科、神经内科、麻醉科等各专业区域专病中心建设单位的评审等相关工作。

2016 年,全省新设立微创技术等 3 个质控中心和日间手术等 6 个技术指导中心。至此,全省共建立了 30 个质控中心和 26 个技术指导中心,推动了各专业领域医疗质量控制和医疗技术水平的同质化。

2017 年,省卫生计生委开展医院质控联合检查,对省市两级 36 家医院开展感染质量管理、临床麻醉质量管理等 4 项管理的专项质控检查,对二级医院及民营医院进行了抽查和质控工作指导;全面推进 DRGs 质量和绩效评价工作,从综合能力、疑难病例治疗能力、外科能力及重点专科能力等 4 个方面对 106 家三级医院进行了分析和绩效评价,并以此为基础逐步建立医院临床重点专科服务能力评价体系。

2019 年,浙江省卫生健康委员会制定《浙江省医疗技术临床应用管理办法实施细则》,确定 5 项省级限制类技术,2 项重点质控技术;开展医疗机构院感专项检查、毒麻精药品管理专项检查和抗菌药物合理应用飞行检查工作;组织开展对全省 37 家三乙综合性医院门诊质量管理、病历质量管理、护理质量管理、肿瘤诊治质量管理、产科医疗质量管理、康复质量管理共 6 个专业的质控联合检查。

(二)实施"百万贫困白内障患者复明工程"项目

1.概况

2012 年,自国家卫生部、中国残联《关于"十二五"期间实施"百万贫困白内障患者复明工程"项目的通知》(卫医政发〔2012〕51 号,以下简称"项目")文件下发后,浙江省卫生厅会同省残联、省财政厅联合下发了《关于印发浙江省"十二五"期间实施百万贫困白内障患者复明工程项目管理方案的通知》(浙卫发〔2012〕148 号),并认真组织实施,确定 2012 年手术任务为 14116 例(其中国家项目任务 7000 例),浙江省 2012 年"百万复明工程"与"小康项目"统一标准,即每例 2000 元,具体按省财政厅、省残联《关于完善残疾人共享小康工程财政补助政策的通知》有关规定执行。

截至 2012 年 12 月 31 日,浙江省已顺利完成国家项目下达的 7000 例手术任务量,中央财政下拨的 560 万元项目补助经费和省、市、县三级财政 840 万元配套经费全部划拨到位,全年累计筛查 2100 余例白内障患者;为 18472 例贫困白内障患者免费施行复明手术,超额完成全年 14116 例手术任务,完成率130.9%。作为省残疾人共享小康工程项目的其余 11472 例贫困白内障患者免费复明手术经费由省、市、县三级财政共同负担,配套经费全部划拨到位,手术医疗质量得到较好保证,全省没有收到严重并发症的报告和患者投诉等情况。

2."项目"实施的主要做法

(1)领导重视、政策保障

为确保任务顺利完成,浙江省成立了"项目"管理办公室(挂靠省防盲治盲技术指导中心)和"百万贫困白内障患者复明工程专家技术指导委员会"。在手术量的分配上,浙江省结合贫困人口分布的实际情况,将手术数量倾斜分配至贫困人口较集中的市和县。在经费保障上,按照卫生部和中国残联"提高贫困白内障患者手术率,减轻其就医负担"的工作要求,浙江省积极争取地方财政支持,将"百万贫困白内障患者复明工程"与省政府组织实施的残疾人共享小康工程结合起来,在中央财政补助每例 800 元的基础上,再由省、市和县三级财政为每例复明手术患者补贴 1200 元。在机制保障上,浙江省将"项目"纳入浙江省深化医药卫生体制改革的重要内容,并与各地签订工作责任状,同时纳入省政府开展的扶残助残"爱心城市(区)"创建和残疾人共享小康工程工作目标考核。

(2)广泛宣传、营造氛围

浙江省充分发挥电视、广播、报刊等新闻媒介的传播作用,做到电视里有影、广播里有声、报纸上有名、网站上有文,大力宣传"项目"的宗旨、目标、进展及成效,积极做好"项目"的宣传工作。

（3）密切配合、认真实施

各级卫生行政部门、残联、新闻媒介以及各乡镇等部门密切配合，分工协作，各司其职，针对各地人群分布情况，严格实施筛查工作。"项目"实施市、县的定点医院、乡镇卫生院及村卫生室等各级基层医疗卫生服务机构积极结合居民健康体检、新型农村合作医疗体检等，对白内障患者进行筛查，及时发现贫困白内障患者，确保任务的完成。

（4）做好培训、及时总结

为统一项目工作标准，提高工作质量，省"项目"办公室在全省防盲工作会议上组织眼科专家对全省各级防盲指导中心的主任、副主任和市卫生局医政处分管防盲的同志进行了有关培训，对"项目"救助对象的申报、筛查、服务记录各项资料及时整理归档，并进行阶段性的小结。

3."项目"实施的主要亮点

（1）省政府发文。在全省全面实施"残疾人共享小康工程"，其中康复工程中的复明项目是重点之一，在政策、机制和经费方面予以保障。

（2）发现一例，实施一例，充分发挥"项目"的带动辐射作用。

（3）省卫生厅和省发改委联合出台政策，规定今后凡年满 60 周岁的老年人，均给予免费实施白内障手术，并把该项工作引入正规化、制度化。

三、医师资格考试和医院等级评审

（一）医师资格考试

1.概况

2010 年，浙江省医师资格考试工作按照国家卫生部医师资格考试委员会、国家医学考试中心、国家中医药管理局及中医师资格认证中心的统一部署，在浙江省医师资格考试领导小组的领导下，考区及 12 个考点以改革创新、求真务实的精神做好考试考务各项工作，积极服务考生，圆满完成全年的考试工作任务。2010 年，浙江考区考生网上报名 28453 人，现场报名 26130 人，获得报名资格25481 人。实践技能考试实考 23379 人，参考率 91.75%；19108 人通过实践技能考试，通过率是 81.73%。医学综合笔试实考 18867 人，参考率为 98.74%。

2.主要做法

（1）加强组织领导，强化责任意识

医师资格考试是行业准入考试，是保证医师队伍素质、确保医疗卫生业务质量的第一个环节，具有工作要求细致、涉及人数众多、责任重大等特点。面对这些特点，浙江省加强组织领导，强化考试考务工作人员的责任意识，考区建立了由厅长任组长，分管厅领导任副组长，医政、中医药、科教、人事等部门领导及各专业专家共同组成的医师资格考试领导小组,负责全省医师资格考试管理工作,并明确省卫生厅厅长为考区第一责任人。全区12个考点也建立了相应的组织机构,由各市卫生局局长担任第一责任人。各考区、考点都制定了有关工作制度、职责、考试应急工作预案,工作人员职责明确、各司其职,从而确保了医师资格考试工作的顺利进行。

(2)强化医师资格考试考务管理

在报名资格审核方面,省卫生厅秉承对考生负责的严谨态度,逐级审核、分级管理。一方面,严格考点初审。各考点认真履行职责,结合当地实际并与其他考区、考点互通有无,依据卫生部、国家医学考试中心有关规定,加强考试资格初审。另一方面,严格规范考生资格复审程序。在召开资格复审会前,考区工作人员向12个考点收集在资格初审时发现的疑难个例,并对这些个例进行梳理、分类。在资格复审会议上,医师资格领导小组工作人员首先对这些分类的个例做统一解答,然后由12个考点逐一对各考点考生的报考材料进行审核,挑出报考材料有问题的考生。对于复审过程中发现的问题和政策疑问,医师资格领导小组工作人员也在现场给予解释。这种形式的复审在很大程度上杜绝了因为报考地区不同或工作人员疏忽等人为原因而造成的考生漏报、误报、没有报考条件的考生获得考试资格的现象,同时统一审核标准也提高了复审的效率。

(3)严把实践技能考试关

一是对实践技能考试基地进行规范化、标准化建设。根据卫生部医师资格考试委员会颁布的《医师资格考试实践技能考试实施方案(2009年版)》要求,2010年,浙江省撤销了原有的12个口腔实践技能考试基地和12个公卫实践技能考试基地,集中建立了1个省级口腔考试基地和1个公卫考试基地,分别设立在浙江大学附属口腔医院和浙江医学高等专科学校,达到了口腔和公卫专业实践技能考试标准化基地设置的要求。

二是加强师资遴选和培训。浙江省组织了8位分别来自临床、口腔、公卫和中医一线的高水平医师参加由国家医学考试中心、国家中医药管理局中医师资格认证中心举行的首席考官和总考官的培训,了解和掌握本年度国家关于实践技能考试的新特点、新变化及新要求。公卫技能考试按照国家医学考试中心要求于2010年7月3—4日举行,公卫首席考官于7月2日对全省抽调的83名考官进行强化培训、统一执考标准;口腔技能考试则在7月6—11日完成,全省110名考官于7月5日接受省口腔首席考官的培训并熟悉基地考场。全年共有725名公卫考生、2709名口腔考生参加了实践技能考试,考试通过率分别为87.62%和69.99%。

（4）严把医学综合笔试关

严格考试管理、加强巡考、严肃考试纪律依然是医师资格考试工作的重点。重点体现在以下几个方面：①做好"一卷多式"有关管理工作。2010年医学综合笔试依然沿用"一卷多式"考务管理模式。考区在9月举行的医学综合笔试会议上就如何进一步做好"一卷多式"的考务管理工作进行了布置和培训。各考点的考务工作人员和各市卫生局医师资格考试负责同志参加了了会议。②严格考务管理，营造良好的考试环境。在考前，各考点对所有监考人员都进行了安全保密教育和考务培训，学习传达卫生部《医师资格考试突发事件应急预案》《国家医学统一考试安全保密工作管理办法》《医师资格考试违规处理规定》等文件，并讲解《监考工作程序》《监考员守则》《考场规则》《考场指令》等，对综合笔试西医类考试实施的"一卷多式"进行了重点培训，使监考人员熟知工作流程和各项规定，确保顺利完成考务工作。③加强考试材料安全保密管理工作。按照《国家医学统一考试安全保密工作管理办法》及《关于印发〈国家医学统一考试安全保密工作管理办法〉实施意见的通知》，做好试卷的交接、运送、保管、使用、回收和销毁工作。试卷到达考区后，考区立即清点核对试卷种类和袋数，并将试卷存放在经省卫生厅保密部门、驻厅纪检部门检查的保密室内，由2名保安24小时值守。考试结束后，由考区将回收的备用试卷连同答题卡一起机要邮寄回国家医学考试中心。

（5）严肃考风考纪

在防范考试违规方面，考区向考点派出医师资格考试巡视人员，对笔试期间的考场设置、考试组织、监考等工作进行巡视，切实落实"一卷多式"考务管理工作，包括考试工作人员严格执行回避制度。监考员认真负责，按照"一卷多式"程序启封试卷、回收答题卡及试卷封页。考点考务工作人员配备"作弊克"等无线电探测设备对整个考场进行巡视，在考场内启用无线电监测车对整个考场进行无线电监测。一旦查处到作弊行为，考点及时向考区汇报，并当场联合监察人员对作弊考生进行谈话、教育，严格依据《卫生部关于修订〈医师资格考试暂行办法〉第三十四条的通知》《卫生部关于明确〈医师资格考试暂行办法〉中参与有组织作弊情形的通知》及《医师资格考试违规处理规定》进行严肃处罚，决不姑息，全年全考区共抓获作弊人员17人。

3. 近年工作情况

2013年，浙江省圆满完成年度全国医师资格考试浙江考区的工作，给9069名通过2012年全国医师资格考试的医师核发《医师资格证书》，办理医师执业注册各项业务2744人次，办理医师多点执业233人次，办理护士执业注册各项业务16606人次，并首次开展护士延续注册工作；开展2013年医疗美容主诊医师资格认定工作,有 683 人取得医疗美容主诊医师资格;启动全省第三周期医师定期考核工作。

2017 年,全省医疗机构、医师、护士电子化注册管理改革工作全面实施。截至 2017 年底,全省共有在册医疗机构 33291 家,其中电子注册 30103 家,占机构数的 90%;在册医师 207474 人,已激活 171304 人,占医师人数的 83%;在册护士 213827 人,已激活 185307 人,占护士人数的 87%。

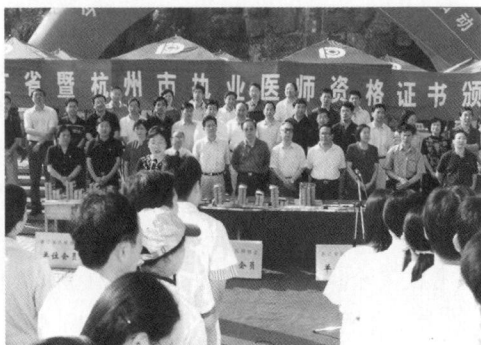
2013 年,省卫生厅在杭州为通过全国医师资格考试的医师颁发证书

2018 年,浙江省全面推进医疗机构、医师、护士电子化注册管理工作,按时完成国家试点工作任务;推进浙江省电子化注册管理服务平台与国家电子化注册系统互联互通,通过在线办理完成年度医疗机构校验 33 家;组织完成 2018 年度医师资格考试,报考人数 26284 人;完成浙江省第五周期(2015-2017 年)医师定期考核,共有 33941 家医疗卫生机构的 179474 名医师参与考核;向国家申报 10 个各类别国家级实践技能考试基地,并于 2018 年 10 月 22-26 日接受国家复评专家组评估。

2019 年,浙江省卫健委出台《关于深化放管服改革简化医疗机构医务人员审批工作的通知》,下放部分医疗机构审批权限;医师、护士注册实现掌上办、网上办、即时办,成为全国首个全面应用医疗机构和医护人员电子证照管理的省份,推进"两证合一",破除社会办医壁垒,试点诊所备案制,施行《浙江省护士区域注册实施办法》。

(二)医院等级评审

1.概况

国务院《医疗机构管理条例》和卫生部《医疗机构管理条例实施细则》明确规定对医疗机构的监督管理实行医疗机构评审制度,即由专家组成评审委员会,并按照医疗机构评审办法和评审标准,对医疗机构的执业活动、医疗服务质量等进行综合评价。为贯彻这一要求,浙江省于 1989 年就制定了《浙江省医院评审标准》,开始对全省医院开展评审,至 2009 年已完成两轮医院评审工作,为全省 310 家医院评定了等级。前两轮的医院评审工作进一步加强了医院的管理,规范了医疗服务行为,确保了医疗质量和医疗安全,保障了患者的合法权益。为了使评审制度继续发挥作用,同时继续履行法律赋予的监管职责,浙江省卫生厅于 2010 年启动第三周期医院等级评审工作,修订并出版了《浙江省综合医院等级评审标准(2010 版)》,至年底完成了三级甲等综合医院评审工作,全省共有26 家医院申报,21 家医院通过,通过率为80.8%。

2. 第三周期评审主要经验

(1)成立组织,修订医院评审管理办法

一是调整评审委员会。医疗机构等级评审委员会是评审医疗机构等级的专门机构,由卫生、财政、物价、人力社保、科技、编委办等部门组成,设主任委员1 名,常务副主任委员 1 名,副主任委员若干名。评审委员会实行主任委员领导下的民主评议制。评审委员会设省、市两级。省级医院评审委员会负责全省三级甲等、三级乙等和二级甲等医院的评审与认定工作,下设三个办公室。第一办公室负责综合性医院、专科医院的评审;第二办公室负责中医、中西医结合、中医专科医院的评审;第三办公室负责妇幼保健机构的评审。市级医院评审委员会负责辖区内二级乙等、一级医院的评审与认定工作。

二是成立专家指导委员会。专家指导委员会由行政、临床、医技、财务、后勤等专家组成,负责起草、制定评审标准,并对评审标准与检查方法进行指导和培训。

三是修订医院评审管理办法。新修订的《浙江省医疗机构等级评审管理办法》对评审原则、等级规划、评审规则、组织机构、评审程序等进行了具体规定。

(2)积极准备,充分做好评审前期工作

一是制定评审标准,加强培训力度。浙江省卫生厅组织省内 100 余位专家,委托浙江省医院协会,根据新医改政策文件及近几年医院管理有关的法律法规、规范性文件等,结合浙江省医院管理的实际,吸收国内外医院评审的经验,按照体现医院公益性质、强化公共服务为原则,对评审标准进行了修订,经三上三下征求各级卫生行政部门和各级各类医疗机构的意见,报省医疗机构评审委员会审定,最终形成了《浙江省综合医院等级评审标准(2010 版)》(以下简称《标准》),并于 2010 年 10 月正式颁布。同时,为使医院尽快掌握《标准》,保证评审工作顺利开展,2010 年 10 月 12—16 日,全省 11 个市的卫生局分管局长、医政处长和全省二级以上综合医院院长、部分职能科室管理人员参加了《标准》解读培训班。

二是制定申报条件,明确医院功能定位。根据评审委员会会议精神,省卫生厅下发了《浙江省第三周期综合医院等级评审申报条

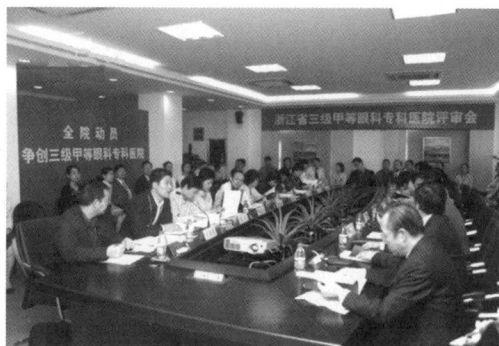

2010 年,省卫生厅开展三级甲等眼科
专科医院评审现场

件》的通知,明确了三级甲等综合医院、三级乙等综合医院、二级甲等综合医院和民营医院等非政府举办医院申报相应等级的申报条件。

三是严格遴选,组建评审专家库。浙江省卫生厅制定了《浙江省医疗机构等级评审专家库管理办法》,明确了医疗机构等级评审专家的资格认定、专家库的组建和管理,对入库专家的资质提出了较高的要求。

(3)及时行动,公平公正开展医院评审

2010年,全省共26家医院申报三级甲等综合医院评审,其中1家申请缓评,其余25家医院均接受现场评审。26家申报三级甲等综合医院的一类指标达标情况在各市卫生局门户网站公示,后在省卫生厅门户网站上进行为期一个星期的公示。公示期间,未收到申报医院一类指标6大项内容的举报信件。

2011年1月30日,根据《浙江省医疗机构等级评审管理办法》规定,浙江省医疗机构等级评审委员会成员会议召开,与会委员听取了此轮三级甲等综合医院的评审情况,在专家评审意见的基础上,结合各家医院实际情况,由评审委员会成员综合评议后具名投票,确认浙江省人民医院等21家单位为三级甲等综合医院,宁波大学医学院附属医院和温州市第二人民医院参照三级甲等综合医院管理,温州市第三人民医院、台州市中心医院和杭州师范大学附属医院延缓一年评审。评审结果在省卫生厅门户网站上公示15天,无异议的,由省卫生厅下发医疗机构等级名单。评审工作启动后,评审组共收到反映医院"弄虚作假"的信件19封,建议信1封,手机信息2条。对信中反映的情况,评审组专家一一进行了核实,对修改病历、医疗纠纷赔款数额大等举报属实的内容在评审中已予以扣分;花钱"借"博士、高级卫技人员数作假、技术水平不达标等内容与事实不符;同时,对反映医院领导班子不团结、医疗服务不满意等其他情况的,在现场反馈会中予以指出,希望医院及时改正。

(4)优缺共存,正视医院发展中存在的问题

各级医院的优势与劣势在此次三级甲等综合医院的评审工作都有表现。省级医院在二类指标的规模与资源上,主要表现为高级人才配备、科研与教学、技术水平等方面存在明显的优势;在行政管理方面,特别是廉政建设、平安医院和绿色医院创建等指标评价明显不如市级三甲医院;在能力与效率方面特别是药品收入占业务收入的比例上,大部分省级医院控制不如市级三甲医院。市级三甲医院在综合管理上更细致,但科研与教学、高级卫技人员的配备明显不足,是市级医院,特别是山区、海岛地区医院创三级甲等医院的瓶颈;而高级人才的缺失也导致市级三甲医院在技术水平上不能顺利达标。对比地区之间,三甲医院的达标情况也存在差异,如宁波地区的三甲医院在综合管理与质量安全方面的指标达标情况不理想;而丽水地区的三甲医院尽管处于山区,但在医院管理和医

疗质量管理上更为细致。

3. 等级医院评审现况

2013 年,浙江省以等级医院评审为抓手,医疗质量综合管理力度有了新突破。①逐步完善第三方医疗质量控制与评价体系,下发了《浙江省医疗质量核心指标监测评价工作方案》,建立浙江省医疗质量核心指标直报系统,通过对相关医疗机构医疗质量关键指标的定期上报、收集、分析,达到管理、控制乃至前馈控制发展的导向和风向标作用。②健全质量控制组织。根据浙江省医疗质量控制工作的需要,按照《浙江省医疗质量控制中心和医疗技术指导中心管理规范》,增加了 4 个质量控制中心和 3 个技术指导中心。③以等级医院评审为抓手推进医院内涵建设。6 月,正式启动对全省 11 家专科医院及 6 家综合医院的评审工作。至 2012 年 11 月,本周期等级医院评审扫尾工作完成。

2019 年,浙江省卫健委修订《浙江省医院等级评审管理办法》,制定《浙江省综合医院等级评审标准(2019 版)》,并组织三期培训,培训 2000 余人;研发浙江省医院评审管理系统并上线运行;完成浙江省人民医院、东阳市人民医院等18 家医院现场技术评审工作。同时,省卫健委制定《浙江省三级公立医院绩效考核方案》,增加三级公立医院绩效评价指标采集。浙江省三级甲等综合医院平均住院日 7.1 天,三级乙等综合医院平均住院日 7.88 天,三级医院合计的三四级手术占比 29.16%,三级医院日间手术占比 16.11%。2019 年度首次三级公立医院绩效考核国家网上平台数据填报审核工作于 6 月顺利完成,并有 3 家医院考核得分位列全国前十位。

四、医德医风建设

(一)医德医风行业调查

在各项医疗服务活动中,医护人员不仅要具备精良的技术服务水平,而且要以亲切的语言、和蔼的态度、高度的责任感和高尚的医学道德情操来面对患者,只有这样才能担负起"救死扶伤,治病救人"的光荣使命。自改革开放以来,浙江省卫生厅加强医德医风建设管理,强化医护人员的职业素养,扎实开展医德医风教育活动,建立健全各项规章制度和监督机制以及评价考核体系。

1991 年 11 月,浙江省卫生厅开展了医疗机构行业作风调查。卫生部指定抽查的有浙江医院、浙江医科大学附属第二医院、杭州市第一人民医院等 8 家医院。1995 年,根据卫生部〔1995〕第 7 号《关于 1995 年度全国医疗机构行业作风检查的通知》精神,浙江省确定抽查的有浙江省人民医院、浙江医科大学附属第二医院、温州医学院附属第二医院等 8 家医院。检查表明,这 8 家医院在抓行风和职业道德建设方面,做了大量卓有成效的工作,取得了较好效果。1996 年,浙江省政府联合检查组抽查了 6 个市地的 8 家医院,国务院检查组、浙江省检查组、市地检查组抽查了 6 家浙江省级医院,在上述各个检查组的抽查中,各医院行风建设基本良好。

1998 年,浙江省对 146497 位住院、门诊患者开展医院满意度问卷调查,满意的共 117930 位(占 80.5%),较满意的有 20620 位(占 14.79%),满意和较满意的总计占 95.29%。2001 年,对 14 家浙江省级医院住院患者的问卷调查结果显示,患者对医疗服务态度的满意率达到 95%,医疗收费满意率达到 85%,医疗质量和服务需求满意率达到 95%。2002 年,对省市 36 家医疗机构出院患者的随机问卷调查显示,患者对医疗质量、服务态度和服务需求的满意率达到 95%,对医疗收费的满意率达到 90%。2003 年 8 月,省纠风办和省卫生厅联合组织的大型问卷调查结果显示,出院患者对医院服务质量的综合满意率达到 91.8%,对省级和市级医院"医疗收费满意率"分别达到 87% 和 92%。

2004 年 6 月,省卫生厅和省纠风办联合组织全省卫生系统行风情况问卷调查。调查涉及 218 家省、市、县级医疗机构,对象为 2003 年 6 月至 2004 年 3 月间出院的患者及在上述医院就诊的门诊患者,其中出院患者在上述时间段内随机抽取,以信访的形式调查,门诊患者以随访的形式进行现场调查。该调查共发放问卷调查表 38925 份,回收 22772 份,回收率为 58.5%,96.8% 的患者对医院医德医风"总体评价"为满意和基本满意,93% 的患者表示到医院就诊没有送过钱物,有 1.4% 的患者反映送过钱物,94% 的患者认为医疗费用清单是清楚和基本清楚的,96.5% 的患者认为医务人员的服务态度是好的和比较好的。这次问卷调查同时还对医疗机构的服务态度、医疗质量、不合理收费、过度检查、过度用药、导诊指示不清等群众关心的热点问题进行了测评,患者对上述各方面的问题共提出意见和建议 10146 条,其中反映比较集中的三个方面依次是过度检查、服务态度和医疗质量。9 月,由浙江省纠风办组织、浙江省卫生厅纪检组共同参与对全省 218 家医疗机构进行行风测评,共向出院及门诊的患者随机发放问卷调查 38925 份,综合满意度达到 96.82%。

2005 年 9 月 14 日,浙江省纠风办和浙江省卫生厅共同组织对全省 276 家县级以上非营利性医疗机构行风问卷调查的结果进行公布,在对"医院医德医风总体评价"的调查中,患者综合满意率达 97.8%。此次调查,由行风监督员和纪检监察人员到各医院随机抽取出院患者和当日门诊患者发放问卷调查表,共发问卷调查表 61113 张,收回 33185 张,回收率 54.3%。调查结果显示,患者对医疗服务的综合满意率持续上升;在对"医院医德医风总体评价"的调查中,有 32448 位患者感到"满意"或"基本满意",综合满意率达 97.8%。

2008 年,浙江省纠风办明察暗访结果显示,社会对医疗卫生行风综合满意率为98.6%。此次明察暗访使广大医疗卫生人员对行风建设的重要性认识有了新的提高,存在于行业中的一些突出问题得到了及时整改,卫生行风制度建设进一步加强。为扩大行风评议成果,浙江省卫生系统还推选出"网上医疗服务平台"等10项便民惠民新举措和"医疗纠纷预防与处置新机制"等2项医疗卫生改革新举措,并在全省各地推广。

2009年,浙江省继续开展行风评议问卷调查,群众对就医服务满意率为88.24%。2012年,浙江省卫生厅组建6个督查组,分别由6位厅领导带队对全省11个市及省级医疗单位进行专项督查,并随机抽取48家医疗单位,对廉洁风险防控、阳光用药工程、"三好一满意"活动、领导干部防止利益冲突等项工作进行督查。从督查情况来看,全省各级医疗机构廉洁风险防控工作得到加强,药品耗材设备采购监管意识明显增强,临床用药管控措施逐步强化。

2015年,浙江省卫生计生委按照"管行业必须管行风""谁主管、谁负责"的原则,积极推动纠风工作职能转变,完善组织机构,加强行风建设;持续推进阳光用药工程,加强阳光用药、临床用药监管;认真防范和查处行风案件,开展公立医疗机构自办药店专项调查和商业贿赂案件查处工作。

2017年,浙江省卫生系统对全省各级各类医疗机构落实医疗卫生行风建设"九不准"、公立医院自办药店管理等内容进行重点检查。全年共巡查医院45家,其中省卫生计生委巡查7家,各市巡查38家,全省巡查共计85家,覆盖所有三级医院。

2018年1月16日,浙江省卫生计生委制定下发《关于印发浙江省公立医疗卫生计生机构工作人员收受"红包"、回扣处理规定的通知》(浙卫发〔2018〕2号),要求各级各类医疗机构重视苗头问题,注重抓早抓小,并严格按照规定依法依规进行处理,围绕"九不准"落实医德医风具体要求,把日常监管、科室日常考核与医德考评工作相结合,始终坚持执纪问责高压态势。7月23日,国家卫生健康委召开机构改革后的第一次纠正医药购销和医疗服务中不正之风部际联席会议,浙江省作为唯一省份被邀请作纠风工作经验交流。9月29日,省卫生计生委再次被邀请参加全国行风建设会议,作"规范医药购销全程管理"方面经验介绍,推广浙江省在以大力推进"清廉医院"为重点,进一步加强行风管理工作所取得的成效和经验。

(二)医德医风评议活动

2001年,浙江省县级以上医疗机构普遍开展"病人选医生"活动。4月,浙江省医疗机构开展以"优质医疗,优良服务,规范收费,依法行医"为主要内容的"满意工程"活动。活动内容包括12项工作:医务人员医风医德良好,就医流程便捷,诊疗环境幽雅,便民措施切实可行,承诺服务到位,医疗费用合理透明,"病人选医生"活动深入开展,医疗质量管理有效加强,药品质量放心,医务人员无不正之风发生、依法行医,投诉途径畅通,每季对患者进行问卷调查等。

2003年8月19日,"浙江省医务工作者廉洁行医卡"发放仪式在浙江省人民医院举行,省纪委、省纠风办领导参加会议并讲话,省人民医院脑外科主任代表浙江省16万医务工作者作了承诺,各市卫生局、省级医院领导、厅机关有关处室负责人和医务人员代表等参加了会议。这张廉洁行医卡5寸见方,一面写着医务工作者的职业道德和医师在执业活动中要履行的义务,另一面

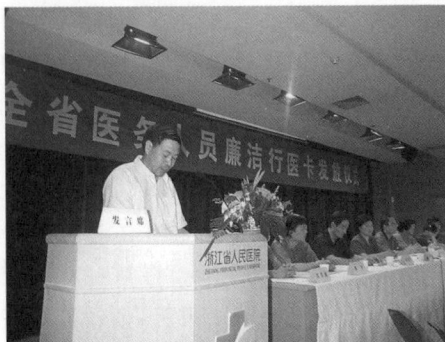

2003年,省卫生厅在省人民医院举行
"医务人员廉洁行医卡"发放仪式

写着行医中的10个严禁,比如严禁收取红包,严禁涂改、伪造、销毁病历等。

2004年5月26日,浙江省卫生厅和杭州市卫生局联合召开省市医学专家"维护医学圣洁"座谈会。会上,省和杭州市的20位著名医学专家向全省广大医务人员发出了"维护医学圣洁,树立行业新风"的倡议,省卫生厅、杭州市卫生局行政部门领导和省市医院院长参加了座谈会。

2008年,根据省政府和省纪委的统一部署,省卫生厅组织开展浙江省卫生行业民主评议行风活动,共有818家医疗单位参加了活动,接受评议的医疗单位人员数达到15.1万余人。各级机构派出明察暗访人员2726批次,梳理出反映体制机制、服务流程、看病难看病贵等评议意见5451条,落实整改3657条,推出便民、惠民举措2399项,修改相关制度2861项,建立长效机制1769项。8月5日,全省卫生行风评议汇报会在杭州召开,省卫生行风评议工作领导小组及各省市医疗单位行风评议领导小组组长共50余人参加了会议,省卫生厅厅长、省卫生行业民主评议行风领导小组组长在会上讲话,11个市、部分省级医院就前期行风评议工作开展情况作了会议交流。

2010年8月2日,浙江省卫生厅举行了第二届效能与行风监督员聘任仪式暨座谈会,厅长、驻厅纪检组组长等领导出席了聘任仪式。12月30日,省卫生厅召开全省卫生系统治理医药购销领域商业贿赂电视电话会议。

2013年,省卫生厅开展"三好一满意"文明行医活动,18家省级公立医院向社会作出"3+X公益承诺",在杭的省级医院和杭州市级医院作出便民、惠民医疗服务十项承诺,进一步完善网络预约平台、优质护理工程等惠民措施。

(三)医德医风建设规章

1985年7月,浙江省卫生厅开展医德医风建设活动,并制定了具体的要求:

①把社会主义精神文明建设列入医院工作重要内容;②认真执行卫生部颁布的《医院工作人员守则》;③医务人员作风正派,不开人情方,不开与病情不符合的诊断书,不接受患者的礼物,不借职业之便谋私利,不抢开院内紧缺或滋补药品,坚决杜绝不正之风;④医务人员文明行医,礼貌服务,做到不冷、不顶、不气、不推诿患者,使用文明用语,在诊疗工作中做到"五心""四个一样";⑤开展"学雷锋,做好事"活动;⑥医务人员掌握病人心理;⑦医院设置意见箱、意见簿,院领导要重视人民来信来访工作,重要的信访要亲自处理。

1996 年 12 月至 1997 年 12 月,浙江省卫生系统开展第二轮职业道德建设。除医院、卫生防疫站、药品检查所继续深入开展外,第二轮职业道德建设单位增加了卫生行政部门、妇幼保健所(站)、卫生学校、医学科研单位、乡镇(街道)卫生院等 5 条线。据统计,县以上开展职业道德建设的单位有 680 个、乡镇卫生院有 1414 个。

2003 年 2 月 24 日,浙江省卫生厅举行《浙江省卫生工作者职业道德规范》首发仪式,并向全省各地卫生行政部门、医疗卫生单位、高等医学院校附属医院发放 5.4 万余册。省卫生厅研究制定了《浙江省卫生厅关于严禁索要和收受"红包"的规定》,严禁医务人员在医疗活动中索要和收受红包,要求医生谢绝患者或其亲属(朋友)在医疗单位诊疗期间向医务人员主动赠送的钱物,并做好说服和解释工作,对一时难以谢绝的,应在两个工作日内上交所在单位组织。

2009 年 5 月,浙江省卫生厅印发《浙江省医院门诊管理暂行办法》(简称《办法》),对首诊负责制、会诊制度、服务流程、服务窗口限时承诺、预约就诊、多种形式挂号、专家门诊、医疗服务信息公示等方面进行了规范。此《办法》从 2009 年 6 月 1 日起在浙江省二级以上医院实施,并被列入医院考核指标。浙江省卫生厅还会同浙江省物价局联合下发《关于规范完善医疗服务价格政策的通知》,督促医疗机构落实医疗服务价格公示和医疗费用明细清单等制度。同年,各地各单位按照《浙江省医务人员医德考评实施办法》,结合实际开展医德考评工作,医务人员的医德医风考评结果与其个人的职务晋升、岗位聘任、奖惩等直接挂钩,使考评发挥制度应有的约束和激励作用。

2010 年,浙江省卫生厅开展医德考评工作。全省 11 个市和 69 家三级医院制定和实行医德考评制度,93.6% 的二级医院、85.8% 的二级以下医疗机构(中心、站、所)开展医德考评工作。

2012 年,浙江省卫生厅制定《关于进一步推进公立医院廉洁风险防控机制建设深化医药回扣治理的意见》,组织医院干部职工查找具有医疗行业特点的职务权力和职业权力的廉洁风险点,特别是医院领导班子成员、药械采购人员、药房人员和具有处方权医生四类人员风险点的排查和日常监督。

2013年3月18日,浙江省卫生厅举行厅机关和省级医疗卫生单位党风廉政建设大会暨责任书签订仪式。会议开展党风廉政教育及通报2012年度厅直机关和省级医疗卫生单位党风廉政责任制检查考核情况,并对问题整改和落实提出要求。

2018年9月13日,浙江省卫生计生委印发《关于推进清廉医院建设的实施意见》,并于10月18日在建德召开全省清廉医院建设推进会,要求全省医疗卫生机构以清廉浙江建设为引领,进一步崇廉倡廉促廉,推动清廉医院建设向纵深发展、向基层延伸。

五、医疗纠纷调解和医疗事故鉴定

(一)医疗纠纷调解

1. 概况

2009年,浙江省卫生厅会同省司法厅下发《关于推进人民调解化解医患纠纷工作的意见》,在组织宁波先行试点的基础上,积极探索医疗纠纷调解的新途径、新方法,并于2010年1月提请省政府出台《浙江省医疗纠纷预防与处理办法》(以下简称《办法》)。3月1日,《办法》以省长令形式正式实施。这是浙江省首部以专门利用人民调解机制和医疗责任保险机制处理医疗纠纷的地方规章。

2011年11月25日,浙江省第十一届人民代表大会常务委员会第二十九次会议通过《宁波市医疗纠纷预防与处置条例》,宁波成为全国首个通过地方立法将医疗纠纷预防与处置工作纳入法制化轨道的地区。

经过多年的实践,浙江省人民调解医疗纠纷工作进展顺利,各市调解组织健全,运行经费基本得到保障,医疗纠纷处理由院内转移到院外的格局基本形成,医院秩序得到有效维护,医疗服务质量得到明显提升,没有发生医疗纠纷群体越级上访事件,受益方满意度逐渐上升,得到了各方认同。

2. 主要经验

①医疗纠纷人民调解工作的初步探索。2008年3月1日,宁波市以市政府令的形式颁布施行《宁波市医疗纠纷预防与处置暂行办法》,在实施中得到政府、社会、媒体、医患双方一致好评。②组织召开现场会,推广先进经验和做法。现场会使各市司法局、卫生局受到很大启发,增强了解决问题的信心,更加密切了司法与卫生两部门的工作紧密度,相关部门密切合作,认真履行职责,提出建立适合本地区的解决方案。③典型引路,大力推进医疗纠纷人民调解工作。

3. 推广应用

自2009年以来,全省各市均以市政府令形式出台医疗纠纷预防与处置暂行办法或下发市政府文件作出专门规定,广泛开展医疗纠纷人民调解工作。2009

年9月,卫生部、司法部在浙江省召开全国推进医疗纠纷处置工作现场会,专门介绍和推广了医疗纠纷的"宁波解法"。为使《办法》实施有效,省政府督查室还就该《办法》的执行情况对全省各市及省级相关部门进行督查。省卫生厅要求各市卫生行政部门认真贯彻实施,积极配合司法、公安、保险等相关部门,按照《办法》有关规定,建立组织、落实人员、制定制度,组织开展医疗纠纷人民调解,并实行开展医疗纠纷人民调解工作情况月报制。为确保《办法》实施,全省各市、县(市、区)医疗纠纷人民调解委员会(简称医调会)共有调解人员826名,聘请医学专家2011名,法律专家632名,涵盖医学各个专业。全省各地设立医调会办公场所,投入硬件设施和办公设备,为医调会顺利开展工作创造了良好的条件。医疗纠纷人民调解工作所取得的成效:①组织领导机制逐步建立;②调解处置机制逐步健全;③联动协调机制逐步推进;④工作保障机制逐步完善;⑤保障医疗机构正常秩序的能力有新突破。

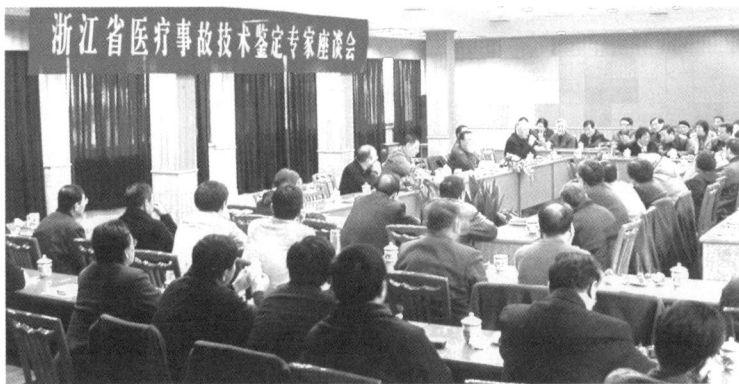

浙江省卫生厅主持召开省医疗事故技术鉴定专家座谈会

2011年,全省共发生医疗纠纷12907起,通过人民调解的医疗纠纷案例7350起,受理案例数占所有案例数的56.95%。调解成功后通过保险公司理赔或医疗责任风险金支付的共6602起,调解成功率89.82%。患方对处理结果满意和基本满意率达98%以上。

2013年,浙江省卫生厅在开展和谐医患关系方面推出以下举措:①开展医学人文教育;②加强信访处理与医疗安全管理;③继续深化平安医院创建工作。省卫生厅会同省公安厅联合下发《关于认真贯彻落实加强医院安全防范系统建设指导意见的通知》,进一步提高医疗机构安全防范能力,维护正常医疗秩序,保护医务人员和患者人身安全。力争在年内完成对全省2013年申报的99家省级"平安医院"考核验收工作,各市辖区内二级以上医院85%以上达到省级"平安医院"标准。

2017年,浙江省医疗纠纷人民调解委员会共调解纠纷2907起,占医疗纠纷处理数量的54.7%,调解成功率92.6%。

(二)医疗事故鉴定

2011年,浙江省医疗事故鉴定办公室(简称医鉴办)接收医疗事故技术鉴定委托274件,受理242件,结案224件,鉴定197件。浙江省医疗事故鉴定的主要经验如下。

1. 主动适应法律变化,实现医学鉴定模式转型

2011年是《侵权责任法》正式实施半年后考验医疗损害鉴定制度的关键之年。在《侵权责任法》中,国家没有出台医疗损害责任的司法解释,卫生部、中华医学会也没有制定关于医疗损害鉴定的具体程序和操作细则。浙江省医学会先是成立医学鉴定办公室,组建浙江省医学会医学鉴定专家库,制定《浙江省医学会医疗损害鉴定办法(试行)》,后是实现了在《医疗事故处理条例》下由医疗事故鉴定为主要鉴定模式,演变为医疗事故鉴定、医疗损害鉴定两个模式共同为主的转型。浙江省医学会鉴定模式的转型,为全省医学鉴定在《侵权责任法》框架下开展医疗损害鉴定工作奠定了基础,保障了省医学会医学鉴定的权威性和公正性。

2. 严格鉴定程序,促进和谐稳定

浙江省医鉴办主要负责医学鉴定的组织工作,也就是程序。从法律上来讲,医学鉴定结论的公正来源于程序的公平。因而医鉴办程序的合法性是保障鉴定结论有效的关键,所以确保鉴定的依法进行是省医鉴办的一项重要职责。省医鉴办要求工作人员必须严格按照法律、法规、规章组织各类医学鉴定,受理、专家抽取、鉴定会等均需按照指定流程进行,不得随意增加或简化程序,做到程序透明、管理规范。鉴定程序严格才能使鉴定结论得到大多数当事人的认可。2011年,省医鉴办共接到书面质询材料41件,其中来自各级法院的有27件,组织原鉴定组专家给予书面答复案件35例,书面答复两次以上的案件3件;接到省卫生厅转发投诉案件5件,均给予书面答复;参与省医政处调查相关鉴定专家的案件1件;接待群众来访、电话咨询200余次。

3. 组织召开会议,举办精品培训

2011年,省医鉴办组织召开34次常规会议。这其中,有2次为全省医鉴工作会议,参加人员为全省医学会医鉴系统的工作人员,旨在交流经验和讨论医鉴工作中遇到的新问题、新情况,形成全省统一的认识。1次为医鉴工作研讨会,参加人员主要为各大医院的业务院长或医务科长、鉴定组组长,主要内容为听取资深专家及各大医院对医学鉴定工作的建议和意见。1次为医学鉴定司法委托联席会议,参加人员主要为省市法院司法鉴定委托处和审理医疗纠纷案件的民事法庭领导,主要是协调法院系统和医学会系统医学鉴定的委托、理解并达成共识。会议各有侧重点,达到了良好的预期效果,特别是医学鉴定司法委托联席得到了省高级人民法院司法鉴定处和民一庭的高度肯定。2011 年 7 月,省医鉴办联合质评办、省骨科技术指导中心组织召开"浙江省医疗质量管理与医疗风险控制骨科专题培训班",150 余位骨科专家参加了会议。会议通过大量的案例从创伤、脊柱、肿瘤、关节四个方面对骨科医疗安全作了深入分析,得到与会人员的高度评价。

4. 做好参谋带好头

省医鉴办积极做好中华医学会、省卫生厅、省高级人民法院的参谋助手。2011 年,省医鉴办参加中华医学会医鉴办组织的调研、讨论会 4 次,协助完成最高人民法院《〈侵权责任法〉医疗损害责任司法解释(卫生部征求意见稿)》的起草及最终建议稿,提出修订《预防接种异常反应鉴定办法》的建议和意见。同时,省医鉴办参加省高级人民法院组织的讨论会 2 次,参加"杭州市中级人民法院关于审理医疗纠纷案件的法律适用"讨论会和全省法院系统司法鉴定委托培训会议。省医鉴办作为全省医鉴系统的业务指导部门,搭建平台,与各市医学会医鉴办保持紧密联系,做好领头羊,认真指导及督促各市医鉴办依法开展鉴定工作,按要求做好各类统计上报工作。

(三)平安医院创建

1. 概况

浙江省平安医院创建与平安浙江建设有机结合,并纳入当地政府考核内容,得到地方政府的高度重视。在创建平安医院活动中,各相关部门紧密配合,以贯彻落实《浙江省医疗纠纷预防与处理办法》(简称《办法》)为抓手,不断创新工作方法、建立完善体制机制、加强考核监督,不断提高医疗机构医疗服务质量,使医疗安全防范意识得以显著增强,医疗秩序得到较好的维护,保障了医患双方的合法权益。

为扎实推进医疗机构治安综合治理工作,切实解决医疗机构执业环境面临的突出问题,2012 年全省继续常态化开展平安医院创建活动,并结合医院等级评审、公立医院改革、医疗管理质量督查等活动进行认真检查和抽查,使该项创建活动继续深入并持久开展。省卫生厅会同省政府法制办、省司法厅、省公安厅和省保监局,组织对《办法》的贯彻实施情况进行执法检查。在各地和省级有关部门自查的基础上,省级有关部门组成 3 个检查组,重点检查了杭州市、宁波市、丽水市等 11 个市、县(市、区),各地各有关部门认真贯彻实施《办法》,工作措施扎实有效,成效明显。

2. 主要经验

(1)领导重视,机构健全

①各地方政府高度重视,普遍建立医疗纠纷预防和处理工作领导小组,全面加强对医疗纠纷预防与处置工作的领导。②加快医疗纠纷调解委员会组建工作。全省组建了85家医疗纠纷调解委员会,实现全省11个市、90个县(市、区)层面的全覆盖。③加强调解员队伍建设。至2012年10月31日,全省共有调解员591人,各地加强对调解人员的上岗培训。④建立由医学、药学和法律等专业人士组成的专家库。全省专家库受聘人员3843人,为医疗纠纷的调查、评估提供技术支撑。

(2)配合公安,狠抓落实

浙江省卫生厅会同省公安厅联合印发《关于进一步加强医疗机构安全保卫工作的通知》,积极协调配合公安部门全力做好医疗机构安全保卫工作。①要求强化组织领导,增强安保工作推动力。成立专门的领导机构,统筹和协调医疗机构安全保卫工作的开展。②强化机制建设,提高内部防控工作水平。进一步落实人防机制建设,完善人防、技防、物防相结合的防范体系。二级以上医院必须设立专门的治安保卫机构,医疗机构保安人员数不低于全体医务人员数的4%。公安机关以医疗机构为重点设立警务室。③强化打击处理,确保医疗机构治安秩序。积极做好各种闹事行为的法制宣传教育和疏导劝解工作,依法果断处置群体性事件。全省二级以上医疗机构全部设立保卫科,其中有88家设置了警务室,配有保安4800余名。

(3)加强保障,强化协作

①建立公安保障和联动机制。各地公安机关与卫生系统建立医疗纠纷争议处置联动机制,公安机关接到医疗纠纷的治安警情后,立即组织警力赶赴现场,劝阻双方过激行为,依法制止和打击在医院内拉横幅、摆花圈、设灵堂、停尸闹丧、殴打医务人员和侵犯医务人员人身自由等违法行为,较好地维护了医疗机构正常的医疗秩序。②建立经费保障机制。为保证医调会工作的顺利开展,温州、湖州、台州等地将医调会的工作经费列入财政预算,给予必要的保障。③积极推进医疗责任保险工作和建立医疗责任风险金制度,逐步扩大责任保险的覆盖面。④建立联动协作长效机制。司法、卫生、公安等部门各司其职,通力合作。各医疗机构加强与医疗纠纷人民调解工作的衔接,做好接待处置工作,严防群体性事件发生。相关部门定期召开联席会议,研究分析调解工作中存在的问题,提出改进措施和建议,促进了长效机制的建设。

六、医疗卫生对口支援

城市支援农村、东部支援西部,是党中央国务院的重大决策部署,是深化医药卫生体制改革的一项重要内容,是统筹城乡和东西部地区医疗卫生事业、推进少数民族地区跨越式发展和长治久安的重大举措。多年来,浙江省卫生对口支援工作在省内开展"山海协作工程"和"万名医师支援农村卫生工程",在省际之间开展对口支援新疆、西藏、青海、四川、海南、贵州等地的工作。不同省份对口支援开始的年份也有不同,浙江省卫生厅主动积极开展调研、精心制订支援规划、卓有成效地落实各项对口支援工作,使对口支援地区的医疗卫生条件得到改善,卫生事业得以长足发展,群众看病难问题得到有效解决,支援工作受到了受援地广大人民群众的欢迎,也得到了卫生部、浙江省对口办、省援疆指挥部、省援青指挥部和受援地人民政府的多次表扬。

(一)援疆工作

2011 年 5 月,浙江省卫生厅制定《浙江省对口支援阿克苏地区和农一师(阿拉尔市)卫生规划》(以下简称《规划》)。《规划》根据"着眼十年、规划五年、重点三年"的要求,以提高阿克苏地区医疗卫生机构的总体服务能力和水平为目标,实施"健康普惠"工程。具体分为杏林地区的卫生人才培养、医疗卫生体系建设、信息现代化建设、环境卫生建设等四大类 48 个项目,计划总投资 8.0772 亿元,占浙江省援疆总资金的 13.03%。具体建设内容为实施新建或改造维吾尔医医院、乡镇卫生院、农一师团场卫生院,安排医疗器材援助等项目 30 个,安排援助资金 2.63 亿元,完成投资 2.66 亿元,涉及医院、卫生院 66 所,新增床位 1443张,捐赠救护车 27 辆。在浙江省援疆七大民生工程中,卫生项目的开工率为100%,完工率 83%,累计完成投资占计划比例 102%。

在人才帮扶方面,2010—2013 年,全省派出的 3 名援疆卫生管理干部和 136名援疆卫生人员(不包括丽水市 5 名轮换医生)到阿克苏和农一师后,发扬"六个特别"的浙江援疆精神,与阿克苏卫生系统的职工一起,尽心尽责做好医务援助工作。在支援阿克苏期间,援疆医生累计开展门急诊 119337 人次,会诊 10376人次,承担手术 15415 例,手术带教 12009 人次,举办医学讲座 1767 次,听取讲座 42631 人次,推广应用新技术项目 559 项,开展科研合作项目 22 个。援疆医生不仅为受援地填补了多项医疗技术上的空白,而且发挥了"传、帮、带"作用,激活培养本地卫生人才的"造血"功能,为受援地留下了一支"撤不走"的医疗队伍。据不完全统计,7 批卫生援疆干部人才共获得了 307 个县(市)级卫生局以上的荣誉称号。

(二)援藏工作

2011 年初,在获悉西藏那曲县妇幼保健院因仅有的一台 B 超机故障无法修复急需更新的情况后,浙江省卫生厅领导积极行动,募集了 70 万元购买彩色 B

超机,解决了该院的燃眉之急。自卫生部医政司对口支援西藏采供血工作协调会于 8 月 22 日在杭召开后,浙江省卫生厅与那曲地区血站就援助工作进行深入对接,并于 9 月 22 日在拉萨签订了对口帮扶协议。

2013 年,浙江省卫生厅签订《浙江省对口支援那曲地区卫生事业发展合作意向书》,明确"十二五"期间对口支援工作的指导思想、基本原则、目标任务和保障措施,编制完成了《浙江省对口支援西藏那曲地区卫生工作专项规划》《那曲地区医药卫生系统"十二五"卫生受援规划》《那曲地区医药卫生系统受援医疗卫生仪器设备项目建议书》《浙江省卫生厅对口援助那曲地区基层卫生技术人员培训项目方案》《关于建立那曲地区人民医院远程会诊系统项目建议书》等相关的工作计划和项目方案。

根据省对口办安排,浙江省派出专家赴西藏拉萨就"双百工程"中百名先天性心脏病儿童救治工程进行调研。3 月,浙江省卫生厅联合省红十字会成立了浙江省免费救治西藏先天性心脏病儿童工作领导小组,下设综合协调组、临床治疗组、宣传报道组、后勤保障组,抽调专职人员组建工作班子,制定实施方案。在援藏干部的沟通和协调下,省红十会、省卫生厅两次组织医疗专家飞赴拉萨,在西藏自治区人民医院对近 30 名来自那曲地区嘉黎县、那曲县的先天性心脏病儿童开展筛查和确诊工作,经过心超、心电图、脑电图、CT、生化等检查和专家会诊,共筛查出两批共计 12 名先天性心脏病患儿并转移至浙江大学医学院附属儿童医院治疗。浙江大学医学院附属儿童医院先后为 10 名儿童成功开展手术,另 2 名患儿内科治疗病情好转出院。在硬件建设方面,按照省政府的部署,省卫生厅 3 年来共投入援藏资金 2414 万元,捐赠汽车 2 辆、医用设备 11 件,主要包括那曲地区人民医院整体硬件建设、那曲地区人民医院干部保健大楼建设等。

(三)援青工作

自 2010 年开始,浙江省卫生系统担负起对口支援青海省海西蒙古族藏族自治州的任务。2010 年,省卫生厅就组织队伍赴海西州调研了 3 家州直属医院、4 个县(市)卫生局、3 家县(市)级医院、5 家中心卫生院或卫生院、2 家社区卫生服务机构及 5 个村卫生室,了解到海西州存在人才匮乏、急救体系不健全和基层急救力量薄弱等问题。

根据调研结果,浙江省卫生厅明确了援青的五个方向:①建立浙江等三级甲等医院和海西地区医院结对帮扶关系;②建立远程医疗会诊系统,定期开展远程会诊;③加大对海西医务人员的培训,积极开展两地医务人员的双向交流;④组织巡回医疗队开展学术交流、现场技术指导以及技能培训等服务;⑤援助 3 家医院基建项目。

在浙江省委、省政府和浙江省援青指挥部的大力支持下,省卫生厅着手开展并陆续完成了以下五项工作。①派遣挂职干部。2011 年 6 月,浙江省正式设立由 14 位同志组成的浙江省援青指挥部。②开通远程会诊平台。2011 年 8 月 16 日,浙江大学医学院附属第一医院与海西州人民医院、天峻县人民医院的远程会诊服务平台正式开通。③捐赠急救用车。9 月 20 日,浙江省向海西州捐赠了 9 辆救护车,其中州本级和 8 县(市)各 1 辆,总金额达 270 万元。④开展专家行活动。2011 年 9 月 18—20 日,省卫生厅派出浙江大学医学院附属第一医院和附属儿童医院的骨科、呼吸科和儿科 ICU 三位专家赴海西州开展门诊咨询、学术讲座及手术示教等服务,使海西广大百姓在当地就能享受到浙江省著名专家的医疗服务。⑤接收进修人员和管理干部培训。2011 年 10 月,5 名海西管理干部参加了在浙江省医学高等专科学校举办的管理干部培训班。省级相关医院和杭州市级医院接收海西州卫生医疗单位首批 30 名人员来浙进修,进修期为 3 个月。另外,大柴旦行委和冷湖行委也选拔了近 20 名医务人员赴浙江省金华、绍兴等地进修。在 2011 年 9 月 27 日卫生部召开的 2011 年六省市卫生系统对口支援青海省藏区工作座谈会上,浙江省的援青工作因调研细致、对接主动、启动快速、成效显著和社会影响大,获得了卫生部、青海省人民政府及当地卫生部门的高度评价。

2011 年 12 月 16 日,浙江省对口支援青海省海西州卫生工作协议在杭州签署。根据协议,在 2011—2015 年间,浙江省卫生厅本着"发挥优势、突出重点、加强内涵、统筹兼顾"的原则,继续组织力量着力在提升卫生专业技术人员业务能力、提高医疗机构技术水平、开展远程医学教育和临床诊疗会诊等方面,对青海省海西州进行卫生帮扶。

2011—2013 年,浙江省卫生系统共投入援青资金 4451.2 万元,实施 10 个项目,新建格尔木市急救中心、大柴旦行委医院、冷湖行委医院、茫崖行委残疾人康复中心,改建都兰县蒙藏医院和乌兰县蒙藏医院,捐赠 10 辆汽车、25 件医用设备。青海省海西州卫生管理干部和专业人员 134 人到浙江省学习、进修和挂职,24 名专家柔性帮扶指导各一期,共有 700 人参加培训。

(四)援川工作

2011 年,浙江省在圆满完成青川重建任务后,为使援建成效得以延续和发展,浙川友情得以深化,省卫生厅确定了长远的"卫生牵手计划",与青川签订了 36 家浙江县级医院对口帮扶青川县所有乡镇卫生院的长效协议,预留 300 万元资金,承诺通过开展人员培训、技术指导、学术交流、远程教育、专题讲座等对口帮扶青川县卫生系统的发展。

2011 年,浙江省卫生厅分两批组织公共卫生管理和医院管理方面的 5 名专家为青川卫生技术人员授课,组织青川县卫生系统 20 人来浙江省参加卫生管理干部培训,拨付资金给当地卫生局,组织各级各类卫生技术人员培训 23 期次,培训各类卫生技术人员 1819 人次,安排卫生技术人员外出进修 66 人。

2013 年,为确保在集中援建期结束后,援建效能得以延续和发展,根据浙江省卫生厅与四川省青川县人民政府签订的《结对帮扶 36 家乡镇卫生院协议书》、宁波市卫生局与青川县卫生局签订的《卫生医疗援助协议书》和青川县卫生局《关于 2011—2013 年卫生人才培训实施方案》,浙江省卫生厅确定青川县卫生系统业务骨干赴浙进修、管理干部赴浙培训和浙江专家赴青川授课等 3 个帮扶项目。

多年来,浙江省卫生厅组织科教处、疾控处、基层处的 13 名专家通过远程视频的方式为青川卫生技术人员授课,内容涵盖基本医疗、公共卫生服务、医院管理等方面,安排当地 40 人来浙江参加卫生管理干部培训班学习,完成计划数的100%。青川卫生系统人员分批分期来浙江医疗卫生机构考察观摩,学习浙江卫生管理的先进理念和经验,当地卫生局共组织各级各类卫生技术人员培训 155期次,培训各类卫生技术人员 6245 人次。

(五)援琼工作

浙江从医疗卫生技术、医学教育与研究、人才培养、行业管理等方面,对海南省开展以技术支援为主的帮扶。

2011 年,浙江省 10 家医疗卫生单位接收海南省第三批和第四批共 23 位卫生行政管理干部来浙挂职锻炼。10 月,海南省 21 人考察团来浙进行为期 7 天的考察交流。期间,浙江大学医学院附属妇产科医院和附属儿童医院同海南省妇幼保健院、杭州市第一人民医院和海口市人民医院签订了协作协议,使双方的对口支援内涵更加广泛和深入。

2013 年,浙江省接收 4 批 90 名海南卫生管理人员和专业技术人才来浙挂职锻炼(10 人)和跟班学习(80 人)。同时,完善挂职干部接收、带教、沟通等机制,如对每一批海南省来浙挂职干部,省卫生厅都专门发文,要求接收单位认真做好挂职人员的学习、工作和生活各项安排,组织相关接收单位的分管领导和具体负责人员一起召开挂职人员欢迎会。以"一对一"模式,从医院管理、医院文化建设以及业务科室管理等方面对挂职干部悉心授教,除把浙江先进的管理理念、创新的管理思路传递给海南同行外,还根据挂职人员所在单位的实际情况在管理方面给予针对性强、实践性高的意见和建议。

(六)援黔工作

自 2009 年开始,浙江省不仅继续在医疗技术、人才培养、医院管理等方面帮助贵州 43 家县级医院,而且将支援贵州信息化建设列为 2011 年度的核心内容。

2011年,贵州省已有39家受援医院建立并开通了远程会诊网络平台;浙江还就协助贵州省遵义市卫生信息化建设,签订了"浙江省对口支援遵义市卫生信息化建设框架协议"。在黔签订协议期间,副省长郑继伟率杭州、温州、湖州、嘉兴、绍兴、舟山等分管卫生副市长同赴贵州调研对口支援工作情况。同时,省卫生厅组织10家省级医院的45名专家在贵州遵义市集中开展了为期一周的对口帮扶活动。

2011年7月,浙江省医院协会组织在贵阳举办了"2011年浙黔对口支援医院管理论坛",200余名支、受援医院的领导参与了交流。据统计,全年浙江省共派驻176名医务工作者长期在贵州受援医院工作,为期2周至6个月不等;接受贵州全省450名临床及管理人员来浙进修学习,浙江省对口支援贵州的县级医院中有29家通过二级甲等医院评审,提前一年完成帮扶目标,有部分医院评分名列前茅。

2013年,在浙黔两地政府领导的积极倡导和协商下,浙江省开始对贵州进行为期3年的第二周期东西部地区医院对口支援。第二周期的对口支援新确定了41家县级医院,原第一周期的受援医院仍可继续与支援医院保持关系,目的在于通过两个周期的帮扶实现对口支援贵州县级医院的全覆盖。为保障这项工作的顺利开展,浙江省级财政安排9家省级医院3年的帮扶资金3000万元,各市也按省政府要求安排相应帮扶资金,计划全省3年总帮扶资金达到1亿元。据不完全统计,2013年的对口支援包括:开展诊疗24781人次,手术1666例,会诊及疑难病例讨论1336次,开展学术讲座530次、业务培训32730人次,捐款资金721.98万元。

2018年,浙江医疗援黔对口帮扶工作取得佳绩。8月13日,浙江省卫生计生委在全国三级医院对口帮扶贫困县县级医院工作考核省级卫生计生行政部门排名第一,受到了受援地人民政府和群众百姓的高度赞扬。10月17日,浙江省医疗援黔护士汪四花同志荣获全国脱贫攻坚奖贡献奖。

七、社会资本办医

2012年,浙江省政府出台《关于进一步鼓励和引导社会资本举办医疗机构的实施意见》,杭州市人民政府出台《关于促进民营医疗机构健康发展的实施意见》,温州市委、市人民政府出台《关于加快推进社会资本举办医疗机构的实施意见》。2012年9月14日,国务院医改办正式批准温州市为全国首个社会资本办医试点城市。

(一)民营医院管理

为帮助民营医院健康发展,不断提高医疗服务质量和依法行医自觉性,浙江省采取了一系列措施。

(1)严格准入管理。申请举办民营医疗机构必须符合区域卫生规划和卫生部制定的《医疗机构基本标准》,并按规定时间进行校验,对年度校验未达到医疗机构基本标准或有不良行为记录的,给予暂缓校验;暂缓校验期满仍未通过校验的,注销其《医疗机构许可证》。

(2)加强行为管理。要求民营医院严格按照卫生部门核定的诊疗科目开展执业活动,不得超范围行医。严格遵守诊疗技术规范和各项规章制度,规范医疗行为。

(3)加强医疗质量管理。省卫生厅对民营医院与公立医院的医疗质量管理均一视同仁,纳入统一的考核和监管目标,特别对发生医疗纠纷和医疗事故的情况进行全面监管。

(4)加强医疗广告监管。省卫生厅与省工商局等部门联合制定发布《虚假违法医药广告专项整治工作方案》,严厉打击未经卫生行政部门审查及超出审查范围发布医疗广告的行为。

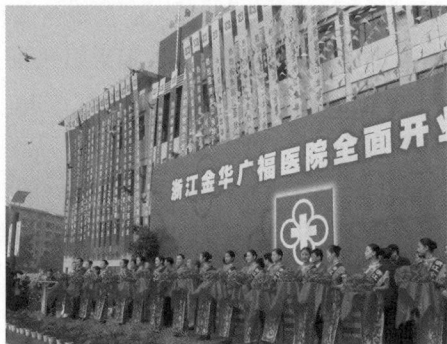

2012年,民营医院浙江金华广福医院开业

(5)开展民营医疗机构依法执业专项整治。各级卫生监督机构对民营医疗机构定期和不定期进行依法执业检查。

(6)加强民营医院行业自律。浙江省医院管理学会成立了民营医院管理分会,加强民营医院的自律意识,加强内涵建设,提高民营医院的社会信誉度。

(7)开展民营医疗机构特色学科建设。鼓励民营医院特色学科的建设与已有公立医院的重点学科、重点专科建设相辅相成,构建浙江省完整的医学学科专科建设网络。为此,省卫生厅按照卫生区域发展规划布局,计划每年在全省建设民营医疗机构特色学科20个,学科建设主要领域为内、外、妇、儿等常见多发疾病的综合诊治、特色专门专科,以及检验、医技等辅助学科。

(二)政策扶持

浙江省对民营医院给予一系列政策扶持,主要包括七个方面。

(1)非营利性民营医院享受国家对政府举办医疗机构的税收优惠政策,营利性民营医院前3年取得的医疗收入直接用于改善医疗卫生条件,且财务制度健全、核算准确的,可申请免税。

(2)民营医院与公立医院在医疗保险定点管理上一视同仁。对取得《医疗机构执业许可证》的民营医院符合医疗保险定点医院条件的,可按照有关规定,申请成为医疗保险定点医院。

（3）符合社区卫生服务设置规划的民营医疗机构可申请承担社区卫生服务任务，符合申报条件且验收合格的可作为社区卫生服务机构。

（4）对完成政府指令性公共卫生任务和承担政府公共卫生职责的民营医疗机构，根据其任务的数量、质量，由同级财政给予相应经费补偿。

（5）民营医疗机构在设置审批、等级评审、职称评定、人才培养、学术交流、继续教育等方面享受与公立医疗机构相同的政策。

（6）简化审批流程。将民营综合医院的设置审批权限下放给市、县卫生局，缩减了工作流程，提高了办事效率。

（7）鼓励医师在公立医院与民营医院之间合理流动。浙江省卫生厅出台《浙江省医师多点执业管理办法（试行）》，支持民营医院通过各种形式聘用公立医院医务人员，以提升民营医院实力。民营医院某个诊疗科目连续3年以上每天有多点执业医师开展工作的，可以作为该医院的技术准入、设备准入、等级医院评审标准中的人员资质评价依据。

（三）民营医院发展现状

2013年，浙江省对全省民营医院发展状况开展实地调研，多次召开座谈会，听取各部门、各民营医院的意见和建议，形成浙江省《破解民营医院发展障碍困境的策略调研报告》。8月28日，在省政府牵头，省卫生厅积极配合的情况下，浙江省社会资本办学办医工作推进会在温州召开。9月16日，省政府下发《浙江省促进民营医疗机构加快发展的意见》。经审核确认，浙江省社会力量办医重点项目有109个，拟新增床位数30867张，总投资额约178亿元。省卫生厅积极配合省发改委，举办社会力量办医招商引资会，助推浙江省民营医院的建设和发展。

2015年，浙江省卫生计生委贯彻落实《浙江省人民政府关于促进民营医疗机构加快发展的意见》，积极鼓励社会办医，社会力量办医取得新的成效，民营医院核定床位占比达到22.46%，实际开放床位占比达到20.94%，超过国家要求的民营医院床位占比（20%）。

第六节　中医药事业继承和弘扬

中医药文化是中国传统文化的重要组成部分。在漫长的历史发展进程中，中医药以其独特的方式，逐步形成了一个内涵丰富、学科多元、形式多样、特色显著的完整的文化体系。浙江省认真贯彻国家中医药发展方针，高度重视中医药事业发展,取得了明显的成效。全省中医药服务体系逐步健全,基础条件日益改善,中医药特色和优势趋于突出,服务能力和水平显著提高。

一、中医药事业发展

在中华人民共和国成立后,党和国家领导人高度重视中医工作。1950 年8 月,第一届全国卫生会议制定了符合中国国情的新中国卫生工作的根本方针,为中医药发展指明了方向。

1954 年,卫生部党组向国务院提出《关于加强中医工作的请示报告》。同年3 月 14 日,浙江省卫生厅发出《关于开展中医政策学习的指示》,中医工作得到重视,中医队伍有所加强。据 1954 年 8 月的数据统计,浙江省有中医从业人员10111 名,除其中 1200 人分布在 7 个市区外,其余均分布在农村。9 月 21 日,浙江省召开中医代表会议,参会代表 219 人,会议传达了中央关于中医中药工作的指示,检查了过去五年的中医工作,制定了今后的工作方案,会议历时 7 天。12 月 30 日,浙江省委在批转省卫生厅党组关于中医工作的报告中指出,各级党委、政府、卫生部门必须对中医足够重视,执行党的中西医政策,号召医务工作者学习中医技术。

1955 年,浙江省卫生厅设立中医处专门负责管理全省中医工作,从而在组织上进一步加强了对中医工作的领导,全省中医药事业快速发展。1956 年 1 月,浙江省有中医师 11692 人,民间医生 3244 人,中药人员 9798 人,共有联合医疗机构 917 所,设有病床 212 张,共有参加联合医疗机构的中西医务人员 4253 人。10 月 19 日,省卫生厅转发卫生部《对治疗、学习、传授研究祖国医学有成绩的医药人员给予奖励》的通知。11 月,省卫生厅发布《关于开展中医带徒弟工作方案》和《收集祖国医学研究及著作方面资料》的通知。至 1958 年 12 月,杭州铁路医院、防疫站、护士学校等单位组成 70 余人的"采风队",收集单方、验方、秘方、土方 4 万余件。1959 年,浙江省又在全省范围内发动了一次全民献方献宝运动,大力挖掘民间医药技术成果,加以研究整理,编写出第二辑中医验方,同期还编写了《浙江中医史》,并收集整理相关图书文献,要求各县人民公社组织汇编民间草药、单方、土方手册和中药手册。

1958 年 11 月 18 日,中共中央对卫生部党组关于组织西医离职学习中医总结报告作出批示,浙江省卫生厅马上发出通知,要求各地组织学习,切实贯彻落实,20 日又发出"关于西医学习中医"的紧急通知。12 月 19 日,浙江省委批转省卫生厅党组关于抽调西医师离职参加中医班学习的报告。1959 年 1 月 13 日,浙江省第一期西医离职学习中医班在杭开班,首期学员 90 余人,学制 2 年。至1959 年底,浙江省中医院完成各项医疗工作情况:门诊 595970 人次,住院人数

6560人,出院人数6500人,平均住院天数15.45天,床位利用率90.89%,治愈率65.07%。

1960年,浙江省人民政府根据中共中央《关于贯彻中央关于大力开展西医学习中医运动的指示》,提出了在之后12年内努力完成中国新医学的建设任务,彻底纠正对中医的武断和宗派主义,巩固中西医团结。浙江省一方面以浙江医科大学、浙江省中医药研究所为中心,开展重点项目的研究工作;另一方面发动所有医疗单位在西医学习中医的同时,普遍开展中西医结合的研究工作。12月31日,浙江省第一期西医离职学习中医班结业。第二期招生80名,学制2年,系统学习内经、伤寒、金匮、本草等经典文献,夯实中医基本理论,除参加中医学术讲座外,还可随中医师作临床学习,并阅读《医学三字经》《药性赋》《汤头歌诀》等。截至1960年底,浙江省已有1.4万名中医人员,比中华人民共和国成立初期增加了6000多名,县以上医院一般设有中医科,还有国家办或集体办的中医院12家;举办中医学院和医药学校各1所,各市县办的中医学校、班有11个。据25个市县不完全统计,当年有945名中医学徒、420名中药学徒师从名中医。1962年10月12日,省卫生厅提出抢救和继承名老中医药人员学术经验的意见。1963年1月15日,省卫生厅发出调查全省名老中药工情况的通知,总结和抢救老药工在中药加工炮制等方面的经验。

1965年6月26日,全省各地相继建立了合作医疗制度,涌现出一大批"赤脚"医生,开始大搞"三土(土方、土医、土药)四自(自种、自采、自制、自用)"运动,发掘利用当地中草药和行之有效的土方土法。1970—1971年,浙江省革命委员会生产指挥组卫生局组织编写《浙江民间常用中草药》《浙江中草药单方验方汇编》第一集和第二集,由浙江人民出版社出版。1972年3月17日,针对省内各地土法上马的自制中草药制剂所出现的混乱现象,浙江省卫生局成立中成药、中草药制剂质量标准审议小组,加强管理。1972年,全国掀起了一股开展针刺麻醉的热潮,浙江省内各地也相继开展了针刺麻醉。1975年4月25日,为更好地指导和监管针刺麻醉,浙江省卫生局成立省针麻办公室,地点设在浙江省中医研究所。

1979年10月,浙江省为受"四人帮"迫害的1800多个中医药人员平反昭雪,被强行下放的150余名中医师基本返回原岗位,并选拔了其中的500人到全民机构工作,招收200名全民指标的中医学徒,为170多位老中医(药)师配备了助手,建立了12所县中医院,成立了中华全国中医学会浙江分会,浙江省中西医结合工作重新展现美好的前景。10月7—14日,卫生部中医局有关领导一行5人来浙江检查中医工作。

1984年10月27日,省卫生厅授予浙江医院等15家单位"中医药质量先进单位"。1986 年,浙江省中医医疗机构共有在编职工 6408 人。5 月 7 日,省卫生厅下发《关于结束中医(药)学徒〈出师证书〉的通知》,期间各级卫生部门为 2981名中医药人员补发了出师证书。12 月 24—26 日,经浙江省政府批准,首届浙江省振兴中医中药大会在杭州召开,各市(地)、县(区)政府、医学院校、省直属单位的领导、卫生局长、医药管理局长(经理)等出席会议。1987 年,经浙江省人民政府批准,浙江省中医管理局在原中医处基础上成立。2 月 14 日,浙江省人民政府颁发了《关于发展中医、中药事业的通知》,并在全省范围内贯彻执行。

1990 年 3 月 6 日,浙江省农村中医药人才培养工作座谈会在杭州召开,全省 11 个市、县的 24 位代表参加了会议。会议分析了浙江省农村中医药队伍的现状,交流了几年来浙江省在培养农村中医药人才方面的经验,讨论了培养农村中医药人才的管理办法、教学内容和形式。5 月 24 日,省卫生厅下达《浙江省中医医院评审暂行标准》,决定成立浙江省中医医院评审委员会,王绪鳌任主任。是年,浙江省中医医疗机构在编职工达 12583 人。

1991 年 4 月,经国家人事部、卫生部、国家中医药管理局遴选,浙江中医学院何任、詹起荪、蒋文照、陆芷青、杨继荪、裘笑梅被确定为第一批全国老中医药专家学术经验继承指导老师,10 名教师成为首批学术继承人,以继承和挖掘老中医药专家独到的临床经验和技术专长。经过 3 年的培养,首批 10 名学术继承人全部通过国家和省中医管理局组织的验收,顺利出师。6 月 11 日,省卫生厅发布《关于公布杭州市中医院等 5 所中医院等级文明中医院的通知》,杭州市中医院、余姚市中医院、海宁市中医院入选,同时被授予"浙江省文明中医院"称号。

1992 年,省卫生厅公布了第三批等级中医院、文明中医院,湖州市中医院等被评定为二级中医院并继续保持"浙江省文明中医院"称号,临海市中医院和东阳市中医院被评定为一级甲类中医院。5 月 18 日,省卫生厅决定成立浙江省中医医院医疗质量控制中心,挂靠浙江省中医院,业务工作由省中医管理局指导。

1993 年,省卫生厅发布《关于确定浙江省农村中医工作重点建设县的通知》,第一批 13 个浙江省农村中医工作重点建设县于 1998 年全部通过验收,并被授予"农村中医工作先进县"。同年,浙江省中医院评审委员会组织检查评审,金华市中医院等 15 所中医院分别被授予等级和文明中医院称号。1994 年 2 月,省卫生厅召开浙江省农村中医工作重点建设县座谈会,浙江省农村中医工作重点建设县和全国农村中医工作试点县卫生局局长、市地卫生局中医科长共 30 余人参加了会议。5 月,省卫生厅召开浙江省中医医政管理研讨会,浙江省各中医院的医(教)务科长和病案管理人员共 100 余人参加了会议。1994 年 6 月 15 日,省卫生厅同意成立浙江省老中医专家学术经验继承人结业考核评估工作领导小组和考评专家委员,考评专家委员会主任委员陈晓非组织了浙江省老中医专家继承人的结业考试工作,20位继承人按期出师。12月16—18日,由省政府召开的浙江省第二次振兴中医中药大会在杭州隆重举行,国家中医药管理局、省人大、省政府有关领导参加了会议。

1995年,浙江省政府领导应邀出席全国中医药工作厅局长会议,并作了题为"加强领导制定政策促进浙江中医中药事业全面振兴与发展"的发言。3月,省卫生厅在温岭召开浙江省中医医院院长会议,会议传达全国中医药工作厅局长会议、浙江省卫生局长会议精神,部署了1995年中医医院的主要工作。5月,省卫生厅召开浙江省中医药科研管理座谈会,浙江省级各有关医、教、研单位及各市地卫生局和中医院的代表共50多人出席会议。6月中旬,省卫生厅召开浙江省中医医政管理研讨会,浙江省中医医院的业务院长或医务科长、医疗质控骨干共250余人参加了会议。

1996年,省卫生厅召开浙江省中医医院院长会议。会议回顾了"八五"期间中医医院的工作。同年,省卫生厅还召开了浙江省中医药科技工作会议和"浙江省农村中医工作重点建设县"座谈会。同年,省政府同意认定王永钧、金亚城、洪用森等29人为浙江省名中医。

1997年,省卫生厅组织全省37位专家分3个组,对浙江省14家市地级以上中医医院进行质量检查、考核总结和反馈,组织对温州市瑞安、乐清两市农村中医工作进行验收。同年,省卫生厅开展中医医院等级评审,至年底,通过等级医院评审的医院共64所,达标率为80%,省卫生厅确定浙江省中医院等21所中医医院为浙江省重点建设单位。3月,浙江中医学院王会仍、徐锡山、沈景允等被确定为第二批全国老中医药专家学术经验继承指导老师。6月27日,省卫生厅组织召开浙江省中医护理工作会议,到会代表140余人。10月,省政府批准浙江中医学院朱祥成、徐志瑛、柏超然等为浙江省第二批名中医。

1998年10月,浙江省中医药科技工作会议在杭州召开。会议旨在贯彻落实全国、浙江省科技会议精神和"科教兴省"战略方针,确定中医事业发展必须依靠科技进步的观念。12月,经浙江省政府批准,省卫生厅、人事厅公布浙江中医学院李树康、陈意、周维顺、盛丽先、俞景茂、汤金土、罗秀素为浙江省名中医。

1998—2000年,浙江省各级政府认真贯彻执行党的中医药政策,把发展中医药纳入当地经济和社会发展规划。全省40多个县(市、区)成立了由政府牵头的"中医药工作领导小组",各级财政加大对中医药事业的投入。省本级财政的中医经费从1997年的1508万元,增长到2002年的4477万元,占卫生事业经费的14%,中医经费五年平均增长率为24.32%。期间,浙江省大力实施《浙江省发展中医条例》,组织验收通过了34个国家级、省级农村中医药工作先进县,建设了一批国家级、省级中医药重点学科、重点专科和重点实验室,认真做好名老中医学术经验继承工作,培养了776名学科带头人和技术骨干,建设了2个国家级中医药重点学科、25个省级中医药(中西医结合)重点学科、10个国家级中医重点专科,确定了42个省级中医重点专科建设项目和58个市级中医重点专科培育项目。

2000年,浙江省中医管理局更名为浙江省中医药管理局,主要负责管理全省中医医政、中药、中医药科研、中医教育、中医药国际交流等活动,从而促进全省中医药事业的发展。3月5日,省政府组织召开浙江省中医药工作会议,发布《关于加快发展浙江省中医中药事业的通知》等。4月23日,浙江中医药学会组织浙江省、市中医及中西结合专家26人,在武林广场举行"庆祝浙江省发展中医条例颁布三周年大型义诊"活动,义诊及咨询人次达617人次。

2001年,浙江省制定《浙江省中医药重点学科建设管理办法》《浙江省中医重点专科的建设管理办法》,有20个中医药重点学科及5个重点扶持学科被列入省卫生厅2001年中医药重点学科建设计划,中医内科基础和中医消化内科被列为国家中医药管理局的中医药重点学科建设项目,中医肾病、中医脑病等10个项目被列入国家中医重点专科建设计划,17个浙江省级重点专科专病中心正式挂牌。经国家中医药管理局组织验收,兰溪市、桐乡市正式被授予"全国农村中医工作先进县"称号。同年,浙江省卫生厅与省人事厅共同制订了《浙江省名中医(含中西医结合、中药师)评选管理办法》,并确定25名名中医(药)师人选。浙江省实施的"浙江省杏林人才培养工程",集成重点学科、重点专科、重点实验室、优秀青年科技人才以及学术继承人等各类人才培养项目,将全省600余名中医药学科带头人、后备学科带头人及技术骨干列入计划进行重点培养。

2002年,浙江省中医药管理局组织起草《中医、中西医结合病历书写要求》和《中医医院护理文件书写要求》等文件,完成浙江省级中医医疗机构分类管理核定工作,实施《中医病案规范》《中医疾病诊疗规范》《医院感染管理规范》等,规范全省中医医疗行为。同年,浙江省组织申报国家第三批老中医药专家学术经验继承工作,共有55位指导老师和84位继承人被纳入浙江省级继承与发展计划。浙江省还确定了77位名中医药学术经验继承指导老师,选拔了109位学术继承人进入国家级、省级中医药继承与发展计划。6月6日,浙江省农村中医药工作专题会议在富阳召开,各市卫生局分管局长和中医处长,各县(市、区)卫生局的分管局长,有关市县政府领导和部分医疗机构的代表共130多人参加了会议,国家中医药管理局医政司领导到会并讲话。

2003年,浙江省已有81.05%的乡镇卫生院设有中医科,75.65%的乡镇卫生院设有中药房,乡镇卫生院和村卫生室的卫生技术人员都能运用基本的中西医两种方法为当地居民防病治病,乡镇卫生院中医门诊就诊人数占总门诊人次的 18.9％,村卫生室中医门诊就诊人数占门诊总量的 24.36％。3 月 21 日,浙江省中医药管理工作会议在杭州召开,会议部署了当年工作任务,明确提出"1234"发展方略,来自浙江省各地的中医处和高等医学院校的科研处负责人参加了会议。

2004 年,浙江省中医药学会有关领导带领专家参加"三下乡"活动,义诊接诊 700 余人,受到当地中医院及患者的欢迎。1 月 14 日,浙江省举行 2004 年名中医迎新团拜会,省人大常委会、省政协等领导与浙江省 100 多位中医药专家欢聚在省人民大会堂,共商中医药事业发展大计。5 月,省人大常委会发布《浙江省发展中医条例》修正案,省卫生厅制定《浙江省中医医院评审标准》《浙江省中医病历书写规范》等行业技术标准,并在积极贯彻实施国家《进一步加强中西医结合工作意见》的基础上,理清了浙江省中西医结合工作的发展思路。

2005 年,浙江省成立"优秀中医临床人才研修项目"专家指导组及管理工作组,启动第一批全国优秀中医临床人才研修项目和第四批全国老中医药专家学术经验继承工作,与教育厅学位办联合制定并实施《浙江省全国老中医药专家学术经验继承工作继承人学位授予管理办法》。1 月,浙江省第一批中医药重点学科建设计划的 24 项中医药重点学科被省卫生厅授牌命名为"浙江省中医药重点学科"。4 月,国家中医药管理局正式批准长兴、平阳两县为全国农村中医工作先进县,绍兴市被确定为全国农村中医工作先进市建设单位。9 月 5 日,国家中医药管理局督查组一行 3 人,对浙江省农村初级卫生保健和新型农村合作医疗试点中发挥中医药作用、充分保持和发挥中医药的特色优势、推进中医药事业的全面发展等工作进行了专项督查。11 月 2—4 日,卫生部、国家中医药管理局有关领导先后前往浙江省中医院和杭州市中医院进行现场调研,并赴椒江区、黄岩区进行了实地考察,充分肯定了浙江省中医药事业发展所取得的成绩。2005 年下半年,浙江省有 10 个国家级重点专科和 59 个浙江省级中医重点专科及 112 个市县级中医重点专科在建项目,省中医药管理局还对在建的国家级和省级中医重点专科项目开展了年度考核评估。

2006 年 9 月 27 日,浙江省中医医院院长会议在桐乡召开。会议分析了中医医院面临的机遇和挑战,部署了中医药攀登工程计划,国家中医药管理局医政司、浙江省人大教科文卫委员会和省卫生厅等领导出席会议。

2007 年 2 月 13 日,全国首家名中医研究院在浙江省成立。7 月,全省中医药工作分管局长会议在安吉召开。会议的主要任务是继续贯彻学习 2007 年全国中医药工作会议精神,总结回顾 2007 年上半年全省中医药工作的情况,研究部署下半年中医药重点工作,进一步理清和明确今后一段时期全省中医药工作的思路与方向。

2008 年,浙江省推进中医药"三名""三进"工程(培养名医、创建名科、建设名院和中医药进农村、进社区、进家庭),中医药服务能力不断增强。是年,全省共有国家重点建设中医院 9 家,国家中医药重点学科建设 2 个,国家中医药重点专科建设单位 32 个,90％的社区卫生服务中心设置了中医科、中药房,绝大多数社区卫

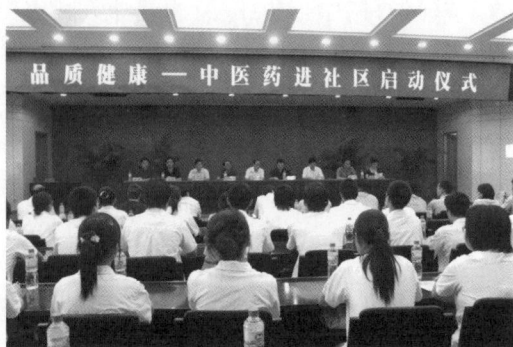

2008 年,浙江省卫生厅开展中医药进社区活动

生服务中心中医药服务量占服务总量的 1/3～1/2,中医医院职工人均年诊疗人数、日均诊疗人数以及床位使用率分别居全国的第二位、第三位、第五位。同年,浙江省政府成立中医工作协调小组,召开浙江省中医药工作会议,出台《关于进一步促进中医药事业发展的意见》,推进中医药事业发展。4 月,省政府成立由副省长任主任,省发改委等有关部门领导为成员的"中医中药中国行"浙江省活动组委会,组委会办公室设在省卫生厅,全面负责活动开展。4 月 17 日下午,全省中医药工作汇报会在浙江中医药大学举行。10 月 28 日,浙江省中医药工作会议在杭州召开,省委、省政府、国家中医药管理局、省卫生厅有关领导出席会议。同日,"中医中药中国行"浙江省启动仪式暨杭州站活动在杭州运河文化广场举行。

2009 年,省政府出台《关于进一步促进中医药事业发展的意见》,协助省人大开展《浙江省发展中医条例》督查,组织开展农村中医医疗服务体系建设、中医药服务项目和诊疗技术的经济学评价及补偿政策、中医医疗预防保健机构准入制度等专题研究。同年,省中医药管理局承办首届全国中医医院中医药文化建设经验交流会;5 家医院被列入全国中医医院中医药文化基地建设项目;全国中医药特色社区卫生服务示范区大运河高级论坛成功举办。浙江省组织专家参加第七届海峡两岸中华传统文化与现代化研讨会暨首届海峡两岸医学文化与医学发展论坛,共有 42 名浙江省级名中医药专家参加了海峡两岸中医药合作发展论坛。同年,何任教授获国家首届国医大师殊荣,浙江省授予 31 位专家"浙江省中青年临床名中医"称号,77 位专家"浙江省基层名中医"称号。浙江省 12 个学科被确定为国家中医重点学科。

2010 年,浙江省中医药管理局根据省政府颁布的《浙江省卫生强省建设与"十一五"卫生发展规划纲要》要求,将中医药人员数和床位数作为卫生强省建设的重要指标,"中医药攀登工程"被列为卫生强省建设的六大工程之一。省政府

还将中医医院标准化建设和中医药普及项目分别列入"浙江省重大项目建设行动计划"和"浙江省公共服务均等化行动计划",予以重点建设。在新一轮机构改革中,省中医药管理局局长实行高配(副厅级),编制由原来的6个增加到8个。"十一五"期间,浙江省级财政累计补助中医专项经费2.26亿元。到2009年底,浙江省93家公立中医医院资产总额达到115亿元,建筑面积达到188万平方米,实际开放床位20447张,中医药科技水平和人才素质得到大幅提高。国家中医临床(血液病)研究基地落户浙江,共建立国家中医药重点研究室5个,国家中医药重点学科14个,国家教育部中医药重点学科4个,国家中医药三级实验室20个,浙江省政府"重中之重"学科4个,浙江省中医药科技创新平台5个,浙江省中医药重点学科57个,浙江省中医药重点实验室26个,省级中医"名院"33家,建设的数量与质量均处在全国前列,推广应用成熟的中医药单病种诊疗规范58个,启动病种诊疗规范修订及临床路径研究100个,成功创建全国综合医院中医药工作示范单位7家。

2011年,浙江省人大把推进中医药事业发展作为重要工作内容之一,制定了《关于听取和审议省政府促进中医药事业发展情况报告的工作方案》。省人大领导率各专门委员会主任委员专题听取省发改委、省财政厅等相关部门关于中医药工作的汇报,并赴衢州、湖州、宁波、杭州调研,12月向省政府提交了《关于促进中医药事业发展情况报告的审议意见》。意见肯定了浙江省中医药事业有不少工作走在全国前列,提出要充分认识发展中医药的紧迫性和重要性,认真落实国家与省相关政策法规,大力支持中医药传承创新,不断完善中医医疗服务体系,提升中药现代化水平。在中医药文化建设方面,浙江省已有全国中医医院中医药文化建设试点单位8家,中医药文化博物馆15家,入选国家级非物质文化遗产名录的中医药项目5个,入选省级非物质文化遗产名录的中药项目9个。在中医药研究方面,浙江省首次设立了中医药防治重大疾病攻关计划,开展中医药防治肺癌、胃癌、糖尿病和脑血管病后遗症的临床研究,每项研究经费达100万元以上;首届"之江中医药论坛"在杭州召开,以"中医药过去、现在和未来"为主题,旨在更好地推动中医药的继承、发展与创新。

2012年,浙江省按照国家中医药管理局统一部署,开展国家三级中医医院的评审工作。全省地市级以上中医(中西医结合)医院全部达到国家三级甲等中医(中西医结合)医院标准,全省三级中医院的质量、规模和数量领跑全国。杭州市被评为首批全国基层(农村和社区)中医药工作先进单位(全国仅6个)。浙江省召开全省综合医院中医药工作示范单位工作会议,推进浙江中医药大学附属第一医院等11家全国综合医院中医药工作示范单位建设,同时将中医科室建设、中医药人员比例等纳入综合医院评审标准二类指标;与省人力资源和社会保障厅联合制定了《关于加强中药饮片使用管理的通知》,规定每张中药饮片处方用药原则上控制在 20 味以内,用量不得超过 7 天,每帖费用不超过 50 元,并对饮片处方开具及调剂管理等做出了详细规定。5 月 16 日,国家中医药管理局有关领导来浙江调研中医药事业发展情况。

2013 年,浙江省全面推进公立中医院改革,实施药品零差率,在医疗服务价格调整补偿率总体低于西医院的情况下,发挥"简便验廉"优势,取得了较好的社会效益和经济效益。全省 83% 的社区卫生服务中心、73% 的乡镇卫生院设置了中医科、中药房,70% 以上的基层医疗卫生机构能够提供中医药服务。截至2015 年底,全省 100% 的社区卫生服务中心、95.05% 的乡镇卫生院、80.55% 的社区卫生服务站和村卫生室能提供中医药服务。2017 年,浙江省 90% 的妇幼保健院能够提供中医药服务,70% 的妇幼保健院开设了中医科,40% 的妇幼保健院将儿童输液室改成了儿童中医诊疗中心,95% 的 0～3 岁儿童能够享受到中医药服务。

2018 年,省卫生健康委、省文化和旅游厅、省中医药管理局联合出台《浙江省中医药文化推进行动计划(2019—2025 年)》,明确未来 7 年浙江省高水平推进中医药文化发展的五个方向 20 项任务。

2019 年,浙江省以医疗卫生服务领域"最多跑一次"改革持续撬动中医药服务流程改造,建立公立中医医院"一窗受理、一站式服务、一章管理"服务模式,推广"刷脸"认证、"医后付",支付宝、微信、银联等付费方式,95% 的三级甲等中医医院开展日间手术,全省 100% 的公立中医医院能提供中药饮片代煎配送到家服务。探索中医药支付方式改革,全省二级及以下医保定点医疗机构中医门诊常见病按病种支付,70% 以上的县域推广应用"八病九方"按病种支付。县级中医医院积极参与医共体建设,联合 368 家乡镇卫生院(社区卫生服务中心)建立55 个医共体。

二、老中医药专家学术经验继承

(一)概况

1990—2007 年,国家中医药管理局先后完成了三批全国老中医药专家学术经验继承工作,使学术经验继承人在整理、继承老中医药专家学术经验和技术专长的基础上,发展创新中医药学术,培养造就了一批热爱祖国、热爱中医药事业、中医药理论深厚、技术精湛、品德优良、医德高尚的高层次中医药人才。

2008 年,人事部、国务院学位委员会、教育部、卫生部和国家中医药管理局联合下发《关于印发〈全国老中医药专家学术经验继承工作管理规定(试行)〉的通知》,根据国家中医药管理局《关于印发第四批全国老中医药专家学术经验继承工作实施方案的通知》,通过层层选拔和推荐,经国家中医药管理局确定,浙江省共 24 名老中医药专家和 48 位学术经验继承人被列入第四批全国老中医药专家学术经验继承项目(以下简称"四批师承")。浙江省"四批师承"48 位学术经验继承人分布在浙江省的 22 家医疗单位,涉及带教单位 13 家,专业涉及中医骨伤、内科、妇科、儿科、针灸等。在 48 位学术经验继承人中,18 位申请攻读博士学位,10 位申请攻读硕士学位。为做好老中医药专家学术经验继承管理工作,浙江省中医药管理局认真贯彻

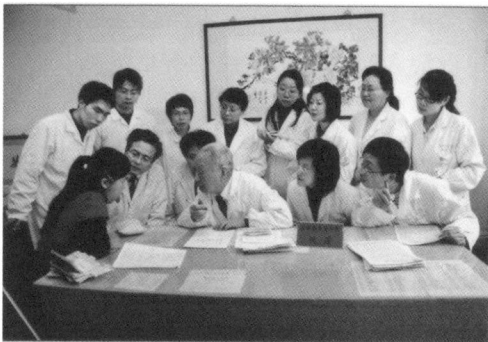

国医大师何任教授在 84 岁高龄时仍在浙江名中医馆为患者辨证诊病和带教学生

落实国家中医药管理局的统一部署和要求,全面启动老中医药专家学术经验继承工作,并与指导老师和学术经验继承人签订了教学协议书,严格按照《第四批全国老中医药专家学术经验继承工作实施方案》要求,在总结前三批师承工作经验的前提下,加以认真落实。在浙江中医药大学和上海中医药大学以及各带教单位协作下,通过指导老师和学术经验继承人的共同努力,浙江省"四批师承"工作取得明显进展。

(二)主要经验

1. 领导重视,努力营造良好的师承工作环境

自国家中医药管理局实施"四批师承"工作以来,浙江省委、省政府高度重视,在 2008 年召开的全省中医药工作会议上指出,要发挥名老中医药专家的学术影响和传帮带作用,坚持"继承不泥古,创新不离宗",认真总结传承名老中医药专家的学术理论、临床经验,积极组织开展适用人才的培养。浙江省人民政府出台的《关于进一步促进中医药事业发展意见》明确指出,要以临床能力、学术传承和社会影响为重点,完善新型中医药师承教育。省卫生厅领导多次在会议上强调,各级卫生主管部门、省级有关单位切实提高认识,把传承和发展中医药学术思想和临证经验作为继承创新中医药事业的重要举措。省中医药管理局严格按照国家中医药管理局和省委、省政府的有关要求,努力为指导老师和学术经验继承人创造良好的工作环境,提供必要的保障措施。依托省名中医研究院,整合全省名中医药专家资源,充分发挥名老中医药专家在临床实践、科学研究和著书育人等方面的作用。

2. 明确职责,建立畅通的协调机制

浙江省中医药管理局先后印发《关于下发国家中医药管理局第四批全国老

中医药专家学术经验继承工作实施方案的通知》和《关于组织开展第四批全国老中医药专家学术经验继承工作的通知》文件,经与省学位办会商,联合下发《浙江省全国老中医药专家学术经验继承工作继承人学位授予管理办法》,并委托浙江中医药大学负责学术经验继承人硕士学位培养工作。浙江省 18 位在职攻读临床医学(中医师承)博士专业学位的学术经验继承人由上海中医药大学负责培养。

3. 加强管理,确保师承培养成效

2008 年 5 月,根据国家中医药管理局的部署要求,浙江省中医药管理局与指导老师和学术经验继承人签订了第四批全国老中医药专家学术经验继承教学协议书,明确了 3 年的培养目标和具体任务。学员入岗以后,不定期组织老中医药专家学术思想和临证经典座谈交流,分享学习心得,同时召开指导老师和学术经验继承人的座谈会,及时了解教学情况,听取问题,研究对策。为了更好地提高师承效果,省中医药管理局委托浙江省中医药继续教育委员会协助做好管理工作,其下设学科组不定期对继承工作进行学术指导,邀请省内外知名专家组织学术经验继承人学习交流等。同时,各市卫生行政部门会同当地人事部门负责协助省中医药继续教育委员会做好本地区学员的管理和协调工作,极大地促进了师承工作成效。省中医药管理局在开展师承工作中还为学术经验继承人创造了"多师带徒"的平台,通过定期开展专题讲座,再结合专题进行小组研讨,学术经验继承人和中医临床专家可通过面对面的交流,博采众长,提高自身素养。

4. 完善激励机制,提高师承工作政策保障

浙江省中医药管理局将国家中医药管理局下达的 216 万元"四批师承"专项经费全额拨付给 24 位指导老师和 48 位学术经验继承人所在单位。2009 年,省中医药管理局安排了 144 万元作为工作配套经费。此外,各地市卫生局和带教单位也累计安排了 65.4 万元用作"四批师承"的专项经费。省中医院出台《浙江省中医院第四批全国老中医药专家学术经验继承工作经费管理办法》。省中医药管理局安排专项经费用于设立中医药科技计划软科学项目,将名老中医学术思想和临证经验的继承、学术流派古典文献整理作为主要资助领域;在省中医药科技计划具体立项时,对"四批师承"指导老师和学术经验继承人申请的课题予以优先考虑。

(三)取得的成效

2015 年,省卫生计生委加强对名老中医药专家传承工作室的建设和高层次中医药人才的培养。10 名基层名老中医药专家入围全国基层名老中医药专家传承工作室建设项目。2011 年获批建设的 5 家全国名老中医药专家传承工作室通过国家验收。70 名第五批全国老中医药专家学术经验继承人和 28 名第三批全国优秀中医临床人才研修项目培养对象完成结业考核。15 名中药骨干成为 2015 年全国中药特色技术传承人才培训项目培养对象。

2017 年,省卫生计生委、省委人才办、省人力社保厅联合出台《浙江省中医药传承与创新"十百千"人才工程(杏林工程)》。该工程计划用 10 年时间,以"评、引、育"相结合的方式,推出 50 名省国医名师、100 名领军人才和 1000 名拔尖人才。2017 年,全省新增国医大师 1 名、首届全国名中医 3 名、浙江省国医名师 7 名。

2018 年,全省新增国家岐黄学者 3 名、省国医名师 10 名、省级名中医 40 名、全国名老中医专家传承工作室 5 个,遴选省级基层名中医培养对象 112 名、中医护理优秀人才培养对象 60 名。省中医药研究院承担的国家"中医药古籍保护与利用能力建设项目"顺利通过验收。

2019 年,围绕健康浙江、"互联网＋医疗健康"等中心工作谋发展建机制,开展中医健康体检和健康干预,普及中医养生保健知识,加强以中医电子病历为基础的中医医院信息化建设,开展中医远程医疗、远程会诊、体质辨识、中医"四诊"、经络诊断、远程教育等服务。

第七节　医学教育与科研管理

自中华人民共和国成立,浙江省的医学教育逐步形成了初等、中等、高等教育及进修教育、继续教育、远程教育等多种形式的教育结构,构成了一套完整的、多层次的医学教育体系。各级政府对医学科技和科研工作十分重视,投入巨额经费,重点在公共卫生、临床医学、基础医学、预防医学、生物高技术、药物学与中医中药学等方面开展研究和应用,取得了令人瞩目的成效。

一、医学教育体系建设

中华人民共和国成立时,浙江省高等医学教育机构有公立浙江大学医学院 1 所,公私立中等卫生学校 15 所,除浙江医学专门学校外,其余 14 所均附设在医院内部,共有在校学生 713 人,专职教员 22 人。1949 年,浙江大学医学院改为浙江医学院。1950 年 4 月,浙江省政府指示将主管卫生业务教育领导关系转移至浙江省卫生厅,浙江省卫生厅开始接办浙江省中等医学学校,其中包括浙江省立杭州高级医事职业学校、浙江省立绍兴医院卫生技术学校、浙江省立宁波医院护士学校等 11 所。5 月,浙江省文教厅将全省高中等医学教育机构正式移交给浙江省卫生厅。1951 年 1 月,浙江省立医学院增设医学专修科,增加省立医学院的教学医院,指定妇女保健院为第一医院,广济医院为第二医院,省立杭州医院为第三医院;指定省立金华医院、省立卫生医院各增设中级卫生技术学校1所,省立台州医院增设护士学校1所。3月,根据浙江省政府办公厅要求,浙江省、市卫生行政部门接管附设护士学校6所,及其在校学生298人。

1953年8月,浙江省统一了中等医学校校名。1954年9月,省卫生厅发布《关于改进高、中等医学校生产教学的意见》,划分实习区,固定实习基地,各地区成立实习指导委员会及临床学科委员会。1955年6月,因执行全国高等学校系调整的指示,浙江医学院药学系及卫生系分别调并到东北药学院及四川医学院;12月,省卫生厅决定大力培养提高在职初级卫生人员为中级卫生人员,有1000名初级卫生人员进入中等卫生学校及省卫生干校学习。

1956年5月,省卫生厅委托浙江医学院开办巴甫洛夫学说学习班,杭州市卫生局局长及部分医院院长参加学习。同年,省卫生厅召开会议对医学教学计划进行修订,各中等医学院校对教学思想、内容、制度、方法、组织等进行了调整,并把过去职业性质的学校改革为新型社会主义性质的医学教育单位。

1958年,浙江省制定了《医学教育工作规划》:第一部分为高等医学教育,增加专业扩大招生,新建温州医学院和5所医学专科学校;第二部分为中等医学教育,对现有7所中等医学校作适当调整,新办卫生学校6所,新办医院附属护校14所,新办医院附属产校5所,新办医士学校1所,在医学办学中还采取高中初、中西医、学校教育、干部教育与群众卫生知识教育一条龙的形式;第三部分要求"二五"期间需新增高中级卫生人员58053人,其中高级6699人,中级51354人。然而实际上,浙江只能毕业高中级卫生人员17039人,其中高级3388人,中级13651人,与1958年初步预算的需要相比,尚缺41014人,其中高级缺3311人,中级缺37703人。

1958年6月,省卫生厅召开教学计划研究会,受卫生部委托,起草中等医校8个专业的教学计划。8月,省卫生厅召开中等医学教育研究会,研究修订医专与中等医校教学大纲。至1958年底,浙江省高等医学院校由1所增为5所,招生1174名,中级卫生学校由7所增为15所,招生2315名,卫生干校与中医学校也均由1所增为2所。业余医科大学与业余中级卫校等也相继出现。据不完全统计,浙江省当年共开办业余大学8所,业余中级卫校2所。1959年,浙江省已有高等医院院校5所、中等专业学校14所。

1960年,经过两年的实践,浙江省医学教育事业有了很大发展。是年,全省共有高等医药院校6所,全日制招生1740人,完成原招生计划1400人的124.3%;在校学生4885人,毕业学生512人,完成原计划521人的98.3%;实际分配416人,其中本科304人、专科112人。截至1960年底,全省平均每千人口有高级卫生技术人员0.12人(不包括中医),其中西医师0.11人;中级卫生技术人员0.51人。

1961年,浙江省高等医学院校毕业生分配重点是县(市)医疗单位,全年分配至县(市)医疗单位的高级毕业生共461人,中级毕业生共1272人。4月5日,根据卫生部《关于动员应届毕业生到农村的思想教育工作通知》,省卫生厅确定当年医学院校应届毕业生的70%到农村,其中50%到县医院工作。

1962年的浙江省卫生事业发展规划提出,必须有计划地培养各级各类卫生技术人员,计划10年培养高中级技术人员15401人,其中高级4814人,中级10587人。同年,浙江医科大学发展规模调整为医疗系5年制,每年招生360名,共1800名;药学系4年制,每年招生40名,共160名;中医学院6年制,每年招生60名,共360名。6月5日,省卫生厅向浙江省委整编精简委员会汇报1960年以来浙江省卫生部门的整编精简情况,专业学校由83所调整为14所,并精简出一批劳动力支援农业第一线。到1962年底,浙江省实有本科在校学生2650名,教职员工与学生的编制比例为1∶3.6,另有研究生15名,夜大学学生151名(1962年不再招生),函授学生764名,教师与研究生比为1∶5,夜大学教师与学生比为1∶50,函授教师与学生比为1∶1000,另计算编制。1963年,浙江省中医师函授教育开始,每年招生800～1000名。

"文化大革命"期间,浙江省医学教育事业遭到一场空前的浩劫。许多高校被强行撤销、合并、拆散。其中,中医院校受到的摧残尤为严重,许多校舍被占,仪器、设备、图书、资料、标本等大量损坏和失散,教学秩序遭到严重破坏。1970年,浙江省革命委员会发布《关于调整大专院校的决定》文件,浙江医科大学由浙江中医学院与原浙江医科大学合并而成,实施中西医结合的教育方针。

自1978年党的十一届三中全会以来,党中央对医学教育进行全面的整顿改革,使医学教育事业重新走上健康发展的道路。1977—1979年,浙江省各高等医学院校共招生6257人,平均每年招生2086人。1979年10月6日,省卫生局组织力量对浙江省10所中等卫(护)校进行了一次教学质量检查。这次教学质量检查形式多样,主要包括听取情况汇报和经验介绍,考察校园建设,召开各种类型的座谈会,随班听课(包括观摩课),对各卫校分专业、班级的学生进行理论和实际操作的抽样考核,调查学校的教学计划、教师的教案和备课笔记等。

1983年1月29日,省政府召开浙江省卫生工作会议,省卫生厅科教处处长作了题为"要把医学教育作为战略重点来抓"的发言,宁波地区卫生局作了题为"努力搞好职工教育,开创卫生工作新局面"的经验介绍,与会代表们就加强人才培养和重视知识、尊重知识分子的问题展开了讨论。

1995年,省卫生厅下发《关于评选优秀教师、优秀教育工作者的通知》,经浙江省模范教师、模范教育工作评审小组评审,厅党组批准,决定授予郭常安等10名为"浙江省卫生系统模范教师、模范教育工作者"称号,授予徐坚等20名为"浙江省卫生系统优秀教师、优秀教育工作者"称号,并颁发证书。同年,省卫生厅召开了由各市地卫生局、省市医学科研机构、高等医学院校、厅直属单位等领导参加的浙江省卫生科技工作会议。浙江省中小学(农村完小以上)卫生课开设率继续保持100%。1997年,浙江省各高等医学院校共培养毕业生6580名;全省4.9万名护士、医士、中医士通过自学考试获得中专文凭。

1997—2002年,浙江省有5所院办护校停办,有6所卫校并入综合性大学或医学专科学校,1所卫校易地新建为高职院,3所卫校并入当地高职院。2000年,为加强全科医学临床及社区教育基地建设,浙江省确定浙江大学医学院附属第一医院、第二医院、邵逸夫医院、浙江省人民医院、浙江医院、杭州市第一人民医院、温州医学院附属第一医院、宁波李惠利医院共8家医院为首批全科医学临床教育基地。2002年,浙江省医药类专科和本科段招生规模达到10680人,比1997年增长了38.4%。

2003年,为优化教育结构,提升医学教育层次,浙江省基本停止了中专医学教育的招生,完成了浙江医学高等专科学校、嘉兴学院医学院和宁波卫校异地迁建任务。7月16日,省卫生厅召开浙江省卫生科技教育工作会议,会议回顾了过去五年浙江省卫生科教工作取得的主要成绩,表彰了一批科教管理先进集体和先进个人,部署了今后几年卫生科教工作的任务。

2007年5月22日,省卫生厅召开全省卫生科技教育工作会议,总结2005年以来的工作,交流各地各单位的先进经验,分析面临的形势和任务,部署下一阶段工作。

2009年,全省有13574名卫生人员完成专科以上的学历升级教育,11886人参加在职学历教育,占全省基层卫生人员总数的35.8%。4月15日,省卫生厅与省教育、人事、财政等部门联合出台《关于开展定向培养农村社区医生试点工作的通知》,启动浙江省定向培养农村社区医生工作。全省以浙江医学高等专科学校、湖州师范学院、金华职业技术学院等3所院校为平台,由各县(市、区)卫生局根据区域卫生发展规划提出定向培养计划需求,并将其列入当年全省普通高考招生计划,向以市为范围的户籍所在地生源定向招生,安排在第三批提前录取,学生毕业后定向到乡镇、村社区卫生服务机构工作,服务期不少于5年。2009年全省填报志愿和签订就业协议的考生共2830名,录取502名,其中欠发达地区235名,顺利完成当年定向培养的各项计划任务。

2010年,浙江省下发《关于2010年定向培养农村社区医生工作的通知》,进一步完善面向农村定向免费培养医学生的各项政策。全省共填报志愿数5384

名,实际招录 800 名大专层次和 29 名本科层次的临床医学专业定向培养生,填报志愿数与招生计划数比例平均达到 6.5∶1。自这项工作启动以来,全省累计已有 109 人走上农村社区工作岗位,115 名学生进入临床实习阶段。2010 年 4 月 1—2 日,浙江省卫生科技教育会议在杭州召开,会议总结交流了 2009 年浙江省卫生科技教育工作,部署 2010 年工作任务。

2011 年,浙江省重点开展基层医药卫生适宜技术示范基地建设,对第一批 35 个基地和第二批 30 个基地分别进行了验收和中期评估;出台《浙江省基层复合型公共卫生骨干培训方案》《浙江省城乡社区公共卫生人才培训方案》以及相应的培训大纲和教材,组建由浙江大学及省疾病预防控制、妇幼保健、卫生监督等机构 50 余名专家的师资队伍,遴选确定了 240 家培训实践基地。

2015 年,国家卫生计生委向中华人民共和国教育部、省卫生计生委向省教育厅专门致函,推荐浙江省医学高等专科学校由专科学校升为本科院校,并积极配合做好现场评审工作。

2016 年,省卫生计生委编制完成《浙江省卫生计生科技教育事业发展"十三五"规划》,旨在突出健康科技成果研发转化和人才培养使用的目标要求,实施"卫生计生科教创新工程",整合优势资源,构建以"大平台、大格局、大转化"为重点的全省医药卫生科教创新体系,加快适应卫生计生事业发展需求,将数量和质量、效率和效果并重的人才培养与评价体系作为重点任务。同年,浙江省共招录住院医师 5928 人,其中单位人 4987 人、全日制研究生 808 人、社会人 133 人,学员学历以本科和硕士为主(约占 80%),博士和专科占 20%。

2017 年,浙江省加强实验室生物安全管理,并将其纳入平安浙江考核,成立了 4 个省级生物安全质控中心,并开展专项检查,其中实验室自查 1787 个,实地检查 699 个。

2018 年,中国(浙江)卫生健康科技研发与转化平台正式运行。依托平台全省卫生健康资源对接工作顺利开展,并通过政策引导、宣传发动等多种形式,建立常态化的资源征集录入机制。平台汇聚全省医疗机构各类研发专家及团队 2000 余个,专利成果 5000 余项,帮助医院推荐转化成熟的成果项目 400 余项,登记备案医研企合作项目 203 项。全省全年新立项省发改委工程实验室、省科技厅重点实验室 7 个,新增国家和省科技合作基地 2 个,推荐委重点实验室 1 个。

2019 年,浙江省新增心血管、骨科、儿童遗传病等领域省级重点实验室 6 个和省级工程实验室 2 个,积极争取省市重点学科经费投入,指导嘉兴、湖州、台州、丽水等地开展省市共建学科建设,有效带动临床科研综合能力的提升。启动开展第二批新技术和适宜技术推广工作,建成 9 个地市的 13 家新技术适宜技术

推广中心,覆盖 70% 的医共体单位,完成急救、肿瘤、呼吸、心脑血管等领域 15
项适宜技术的推广。"互联网+继续医学教育"紧扣"互联网+医疗健康"的个性
化、网络化和终身化医学人才培养需求,打造全国首个继续医学教育"卫生健康
学习平台",并纳入国家卫生健康委试点省。启动并完成省级继续医学教育管理
平台升级改造,实现在省域内实施电子学分证和省域间互认。项目管理全流程
在网上办理,通过网络申报、网络评审、网络核销的国家级和省级继续医学项目
达 2896 项。

二、医学教育发展模式

自中华人民共和国成立以来,我国的医学教育获得了前所未有的发展,大致
可分为 3 个时期。第一个时期是 1949—1965 年,此期的医学教育的专业设置和
学制安排主要参照苏联模式;第二个时期是"文化大革命"期间,中国医学教育基
本处于停滞状态;第三个时期是改革开放后,国家制定了一系列政策,对医学教
育的战略目标、改革方向、内容步骤做了明确规定,医学教育随之发生巨大变化。

(一)院校教育

在中华人民共和国成立之后,全国医学教育借鉴苏联经验,形成医学教育的
初步体系。

1950—1953 年,浙江省对 15 所中级卫校进行整顿,并将其合并为 8 所,统
一了中等医学校的校名,学校有专任教员 1848 人,在校学生 2569 人,期间为国
家培养了 4650 名中级卫生技术人员;建立了浙江省卫生干部进修学校,和进修
培养卫生干部 1147 名;建立了浙江省中医进修学校,培养了 228 名中医骨干。
1954 年 9 月,省卫生厅发布《关于改进高、中等医学校生产教学的意见》。

1966—1976 年是医学教育的内乱时期。高等医学教育形成了低起点的三
年制专科教育体制。从 1977 年开始,逐步形成多层次、多专业、多形式的医学教
育体系和完整的医学教育机构。1977—1979 年,浙江省各高等医学院校共招生
6257 人,平均每年招生 2086 人,比
1972—1976 年(每年平均招生
1262 人)增加 65.3%。1979 年招
生 1525 人,有 5 所卫校接受扩招
大专班学生 430 人,共招生 1955
人,比 1978 年增加 54%。

1997 年,浙江省各高等医学院
校毕业生达到 6580 名。2001 年,
完成 15000 人的招生任务,并严格

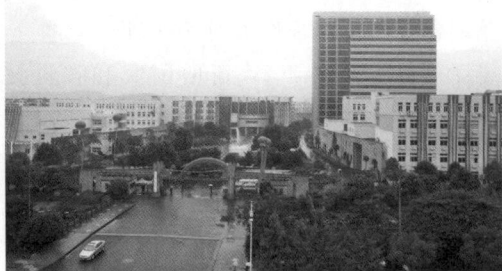

2010 年建立的浙江医学高等专科学校校区

控制中专办学规模。2002年,浙江省医药类专科和本科段招生规模达到10680人,比1997年增长了38.4%。为加强继续医学教育和全科医学人才培养,国家级继续医学教育累计招收培训全科医学人才12000人。

(二)专业教育

1.继续教育

1986年4月29日,卫生部同意浙江省开展医学继续教育试点工作。7月7日,浙江医科大学、浙江省卫生厅、杭州市政府联合组建医学继续教育试点工作领导小组,组长郑树。10月7日,省卫生厅发布《关于成立浙江省医学继续教育委员会的通知》,宣布浙江省医学继续教育委员会成员名单。1989年9月5日,浙江省医学继续教育委员会第一次全体会议在富阳召开。1990年8月31日,省卫生厅同意在浙江省卫生学校设立继续医学教育办公室。1991年8月17日,省卫生厅同意将浙江省医学继续教育委员会更名为浙江省继续医学教育委员会,下设办公室。1996年,省卫生厅发布《关于成立医师等四个专业继续医学教育中心的通知》,决定成立下列4个专业的继续医学教育中心:浙江省临床医师继续医学教育中心(挂靠浙江医科大学),浙江省医学师资继续医学教育中心(挂靠浙江医科大学),浙江省护理继续医学教育中心(挂靠杭州护士学校),浙江省医学检验继续医学教育中心(挂靠温州医学院)。1997年,浙江省共举办各种继续教育90多项,接受培训的学员合计5426人。

1997—2002年,浙江省中医药继续教育委员会审批、公布省级中医药继续教育项目211项,开展中医药继续教育的市(县、区)覆盖率达到100%,接受中医药继续教育的专业技术人员覆盖率达到85%,继续教育项目的学科覆盖率达到85%,通过名老中医药专家的学术经验继承等累计培养学术经验继承人46名、省级专科专病技术骨干87名,在25个省级重点中医专科、17个诊疗中心的中医药专科服务中发挥积极作用。

2001年,浙江省获准国家级继续医学教育项目49项,居全国各省之首。同年,浙江省中医药管理局举办急诊、医院感染控制等学习班,开展继续教育项目47项,对浙江省2860名中医药人员进行了继续教育。

2002年,浙江省组织落实国家及浙江省级中医药继续教育项目的落实,共有国家级中医药继续教育项目9项,浙江省级中医药继续教育项目75项,是历年来继续教育项目最多的一年。同年,浙江省实施继续教育项目50项,对浙江省3268名中级以上中医药人员进行了继续教育。4月,浙江省11个市成立继续医学教育的专门机构,50多家二级甲等以上医院开展了住院医师规范化培训,学员注册达1万余人。

2003年,浙江省中医药学会共开展16项学术继续教育项目;2004年,组织开展 2 项国家级学术活动及继续教育项目、14 项浙江省级各类学术活动及继续教育项目,800 余人受益。2005 年 5 月,省卫生厅科教中心在衢州市举办国家级继续医学教育项目"医务人员艾滋病诊断治疗培训班",该市 42 家医疗卫生单位近 250 名医务人员参加了培训。

2006 年 5 月 10 日,经省卫生厅同意,浙江省中医药继续教育中心成立,挂靠在浙江中医学院。2007 年,浙江省中医药学会共组织开展了 21 项学术活动及继续教育项目,其中国家级项目 3 项,各类省级学术活动 18 项;2008 年,共组织开展 14 项学术活动及继续教育项目,其中国家级项目 3 项,各类省级学术活动 11 项。2009 年,浙江省医学会受理审核全省申报的继续医学教育项目 621 项,其中新立项国家级项目 111 项,比上一年增加 12 项;新立项省级项目 206 项,比上一年增加 38 项,项目数处于全国前列,学科覆盖率高。

2010 年,浙江省继教办组织开展浙江省"十一五"继续医学教育评估工作,对各市卫生局、省级医疗卫生单位"十一五"继续医学教育的政策与制度、组织管理、实施情况及完成情况等进行检查评估,对收集的资料进行统计和分析,组织编写了《浙江省"十一五"优秀继续医学教育项目选编》,完成《浙江省继续医学教育"十二五"发展规划(征求意见稿)》。2010 年,浙江省共承担继续医学教育项目 709 项,其中国家级项目 280 项,执行国家级项目 277 项,省级项目 401 项,累计培训学员 82074 人次。2014 年,浙江省共承担继续医学教育项目 1209 项,其中国家级项目 703 项,新立项项目 367 项;省级项目 506 项,新立项项目 230 项;学术会议类项目 67 项。2015 年,全省共承担继续医学教育项目 1341 项,其中国家级项目 823 项,新立项项目 443 项;省级项目 518 项,其中新立项项目 244 项,学术会议类项目 64 项,累计培训专业技术人员共计 13.8 万余人。2018 年,全省共承担继续医学教育项目 2422 项,其中国家级项目 1108 项,新立项项目 528 项;省级项目 1260 项,新立项项目 1010 项,学术会议类项目 71 项;国家级基地项目 54 项。

2. 函授教育

1960—1970 年,浙江省计划继续培植中医师资 200～300 名,对全省有学习条件的中医医师以函授教育等形式进行提高。1963 年,浙江省中医医师函授教育开始,每年招生 800～1000 名。1980 年 9 月,浙江各个医学高等院校都相继举办函授教育,函授教育既有本科、专科,培养高级专门人才,也有若干单课供学员选学,为在职人员提供新的接受教育的机会。函授教育一般参照全日制高等学校相应专业的教学计划和教学大纲进行教学,授课方式平时以自学为主,每学年安排为期 10 天或半个月的集中面授。其主要环节有辅导答疑、作业、试验、实习、考试、课程设计、毕业设计及答辩,以保证毕业生达到相当于全日制高等学校同类专业的水平。2005年4月,教育部正式同意建设现代远程教育公共服务体系,浙江大学远程教育学院开设药学、护理学远程网络教育课程,为函授教育的延伸,使函授教育得以发展壮大。

3. 自学考试

1986年4月24日,经浙江省自学考试委员会和省卫生厅批准,中等医学教育护理专业自学考试在浙江省获准开展。1988年7月15日,经浙江省自学考试委员会批准,医士和中医士专业中专自学考试获准开展。1990年2月7日,经浙江省高等自学考试委员会批准,中药专业(大专)高等自学考试获准开展。4月24日,省卫生厅、省自学考试委员会同意高等教育护理自学考试在浙江省开考。1997年,全省参加护士、医士、中医士自学考试达5万人,其中4.9万人已获中专文凭。2005年6月30日,浙江省医学自学考试结束,自学考生人数共计26242人,包括临床类考生20258人、公卫类考生724人、口腔类考生1702人、中医及中西医结合类考生3558人,其中又以温州考点考生最多,占全省总考生人数的1/5。

(三)培训进修

1. 医学培训

1953年3月,浙江省举办第一期麻风病防治专业知识培训班,来自上海、江苏和浙江省吴兴、桐乡、崇德、绍兴、宁波等县(市)的20余名学员参加了培训;7月,省卫生厅举办县卫生科长培训班,学员76人。1953—1957年,浙江省共训练了几十万名不脱产的卫生人员,培养的群众卫生积极分子则更多,仅宁波市就达到12万余人(占总人口的50%以上)。1956—1957年,浙江省中等医学教育共培养新师资35名,其中病理6名、生理5名、拉丁文8名、解剖8名、药理7名、公卫1名。1957年和1958年,浙江省分别举办全省第二期和第三期麻风病防治专业知识培训班,共培训麻风病防治骨干100余名。1959年,受省卫生厅的委托,初建的温州医学院举办药理学师资训练班,此后大量举办各种在职培训的继续教育项目;5月,德清、桐乡、绍兴举办"三病普查培训班"(性病、麻风、头癣),各县参加培训班的医务人员达30余人。1960年,全省训练卫生干部941人,其中专业822人、在校119人;1月31日,浙江省中西医结合快速疗法、气功、太极拳师资班开办,以便在浙江省内进一步推行快速疗法的新技术、新疗法,内容包含超声波强化器、红外线、小球藻、水空气离子透入和电游子透入治疗及药物蒸汽疗法等。

1985年,浙江省皮肤病防治研究所在德清举办浙江省皮肤病进修班(一年制)和浙江省皮肤病防治短训班,参加人员为各市县皮防站和防疫站防治人员。20世纪90年代,浙江省皮肤病防治研究所举办性病流行病学、预防控制、监测、临床管理和实验室检测等省级培训班 20 余期,累计培训性病防治骨干 2000 余人次。1991 年,为加强对浙江省卫生防疫队伍的培训,浙江省卫生防疫站组织举办了 14 期各种业务培训班,对全省 600 余人次进行各种专业技术和管理培训。1993 年 9 月 18 日,浙江省第一届"传染病管理监督培训班"在杭州举办。

2000 年后,浙江省皮肤病防治研究所积极选派性病防治业务骨干参加国家的各类性病防治、监测、疫情管理、实验室检测、干预和咨询方面的培训班,共选派省级和部分地市级性病预防控制机构的专业人员近 100 人进行业务培训和学习,同时还举办省级性病临床诊疗、实验室检测、疫情管理等培训班 30 余期,共培训性病防治专业人员 4000 余人次。

2001 年,为推进全科医学人才教育培养系统工程,浙江省编写了全科医生培养系统教材,开展三个层次的培养工作,乡村医生全科医学知识培训招生 5400 人,岗位培训招生 2254 人,规范化培训一期学员在读 43 人。同年,受国家中医药管理局中医师资格认证中心的委托,浙江省中医药学会在杭州举办全国中医、中西医结合医师资格实践技能考试培训班。

2002 年,为加强管理干部队伍建设,浙江省举办了两期浙江省中医医院管理干部培训班,累计培训 216 人,提高了浙江省中医管理干部的管理水平,并首次举办了浙江省中医医院医务科长培训班,90 多名医务科长参加了培训。同年,浙江省中医药学会首次承担浙江省 2002 年度中医、中西医结合专业技术资格考试的考前培训工作。

2003 年 9 月,省卫生厅举办了 3 期非典型性肺炎医疗救治工作培训班,参加的人员有各市、县(市、区)卫生局分管领导,以及医政处(科)、中医处领导、县及县级以上开设发热门诊的医疗机构的分管院长等,共 700 余人。

2004 年 5 月 24—30 日,省卫生厅举办首期社区护士岗位培训师资班,学员来自全省 11 个地市,均有相关学科教学经验。师资班结束后,各学员在各自所在地区组织举办社区护士岗位培训班。7 月 30—31 日,省卫生厅在宁海县举办重点县(市、区)卫生信息班,总结交流各地的卫生信息工作,并对重点县(市、区)信息员和新调整的部分信息员进行业务培训。8 月,由省卫生厅主持、省疾病预防控制中心承办的现场流行病学培训项目正式启动,旨在培养并组建一支省级现场流行病学应急队伍,提高浙江省在应对突发公共卫生事件时的监测和应急反应能力。10 月,第七期全国名中医药专家临床经验高级讲习班在杭州开班。

2005 年 5 月,省卫生厅科教中心在衢州市举办国家级继续医学教育项目"医务人员艾滋病诊断治疗培训班",开展艾滋病的诊断和治疗培训,该市 42 家医疗卫生单位近 250 名医务人员参加了培训。11 月 21 日,省卫生厅组织全省医疗卫生人员进行防治禽流感知识考试,旨在提高全省医疗卫生人员防控人感染高致病性禽流感的基本知识和技能,加强应急反应能力和有效处置能力。

2006年9月1日,全省卫生信息员和《健康报》通讯员培训班在嘉兴举行。此次培训班的主要内容包括卫生信息、新闻基础知识与写作技巧,政务信息和紧急信息报送要求,各地卫生信息和新闻宣传工作经验交流等,来自全省各级卫生行政部门和医疗卫生单位的140余人参加了培训。

2007年,浙江省已有浙江大学医学院附属第一医院等10家省级医疗卫生单位的101个普通专科和亚专科培养基地通过了卫生部评审,成为全国首批专科医师培训试点基地,核定培训规模1646人。7月,浙江省医疗卫生信息化技术研究发展中心培训基地在浙江省肿瘤医院正式挂牌。9月8—9日,由卫生部新闻办、清华大学新闻与传播学院主办,省卫生厅承办的第四期全国高级卫生管理人员新闻传播与媒体关系管理系列培训在杭州举行。

2009年,浙江省累计有2186人参加了全科医师规范化培训,745人取得合格证书;20944人参加全科医师岗位培训,14880人取得合格证书;6532人参加社区护士岗位培训;2693名农村护士参加中专学历补缺教育;5036人参加医学检验、超声、放射、心电图等岗位技能培训。全省已有13574人完成专科以上的学历升级教育,11886人参加在职学历教育,占全省基层卫生人员总数的35.8%。2009年第一轮乡村医生注册培训工作顺利完成。这次培训在第一轮乡村医生培训的基础上,对培训内容、形式进行了改革和创新,通过省基层党员干部现代远程教育网络的10学时视频直播课堂、72学时理论授课辅导、29学时实践实训教学和122学时网络媒体课件学习,重点培训"农村卫生服务政策法规""农村社区常用急救技术""农村慢性非传染性疾病的综合管理""农村公共卫生服务技术"四个方面的内容。

2010年,浙江省共培养培训全科医生1000名、全科知识继续教育1万人次,培训社区护士1000名,心电、检验、B超、放射等医技人员1784人次。浙江省第一轮乡村医生注册工作顺利完成,全省11个地市共15749名注册乡医参加理论考试,合格率99.46%。省卫生厅下发《浙江省乡村医生培训规划(2010—2015年)》和《浙江省乡村医生培训实施方案》,围绕乡村医生所承担的岗位职责要求,坚持实用性和时效性原则,为做好"十二五"期间乡村医生培训工作提供指导。

2012年,全省共招收农村社区定向培养生1296名,其中本科生488名。培养全科医生3200名,其中岗位培训2096名,规范化培训591名,助理规范化培训513名;全科骨干师资培训320名,全科继续医学教育1.1万人次。培训社区护士2289名,乡村医生14864名,基层复合型公共卫生骨干157名,城乡社区公共卫生人才506名,心电、放射、B超和检验医技人员1719名。

2013年,全省培养基层卫技人员总数超过2万人次,其中全科骨干师资340余名,全科医生2500余名,社区护士1600余名,各类卫生人才900余人次,心电、放射、B超和检验医技人员1680余名,乡村医生1.5万余人次。全省住院医生规范化培训在建基地214个,培训学科1417个,年培训规模达10962人,举办各类师资培训和经验交流会近20次,培训人员达4000余名,编写出版《浙江省住院医师规范化培训制度建设》一书。

2014年,全省完成护士岗位培训2194名,基层B超、检验、心电、放射等岗位人员培训1966人。2015年,全省11个省级医学专业岗位培训中心共举办各类培训班20余期,培训3700余人。社区护士岗位培训第十一届学员2097人考试合格,合格率95.4%。城乡社区公卫人才培训,招收公共卫生骨干87人、社区公共卫生人才515人,共有375人取得合格证书。

2018年,在住院医师规范化培训方面,全省有6180名住院医师报名参加国家统一组织的结业理论考核和全省组织的临床实践能力结业考核,全省结业考核合格率为83.66%。

2019年,住院医师规范化培训质量控制专家指导委员会及24个专业的质量控制中心常态化运行,逐步深化住院医师规范化培训的内涵,开展高级师资三大模块培训,累计培训高级师资4532人次,与师资的绩效、补助、晋升、评优等挂钩结合,被中国医师协会采纳推广。住培考核指标显著提升。5+3住院医师规范化培训学员首次考核通过率居全国第8位,专业型硕士研究生考核通过率居全国第6位,临床业务水平测试百强基地数量居全国各省第1位。

2. 进修教育

1952年6月,浙江省卫生干部进修学校开办,标志着浙江省进修教育的开始。1954年3月,浙江省中医进修学校首期学员110人结业;同年6月,省卫生厅抽调49名县卫生院院长在省卫生干部进修学校学习,为期半年。1950—1951年,杭州市先后举办了两期中医进修班,214人参加了进修,191人结业。1953年至1954年上半年,先后有5名中医师参加了浙江省中医进修学校进修;至6月,在杭州市进修的中医师占杭州市中医总人数的43%。1955年12月,省卫生厅决定大力培养提高在职初级卫生人员为中级卫生人员,有1000名初级卫生人员进入中等卫生学校及省卫生干部学校学习。1956年5月,省卫生厅委托浙江医学院开办巴甫洛夫学说学习班,杭州市卫生局长及部分医院院长参加学习。1986年,省卫生厅成立浙江省皮肤病进修学校,学校挂靠浙江武康疗养院,主要培养、培训全省麻风防治专业人才。

1995年6月20日,省卫生厅同意建立浙江省医学成人教育培训部,挂靠下城区卫生进修学校。12月29日,省卫生厅确立浙江省肿瘤医院、浙江医科大学第一附属医院、浙江医科大学附属妇产科医院、杭州市第一医院、杭州市红会医院为全省病理技术进修基地,确立浙江省肿瘤医院、浙江医科大学附属第一医院和附属妇产科医院、杭州市第一医院、温州医学院附属第一医院为病理诊断进修基地。

三、医学科技项目和成果

浙江省高度重视医学科技项目研究和成果推广应用。在科技项目研究方面,全省着重在公共卫生、临床医学、基础医学、预防医学、生物高技术、药物学与中医中药学等方面进行探索,并为临床医学所面临的问题开展研究,项目研究的数量逐年递增,成果获奖数量和层次逐步提高,成果的应用和产业化也取得了显著的成效。

1973 年,浙江省研究的医学科技项目有防治血吸虫病的研究、防治丝虫病的研究、防治钩虫病的研究等 15 个。1974—1975 年,浙江省医药卫生科研计划共有 22 个项目 67 个课题,其中常见病、多发病防治研究有 9 项 30 个课题,工业职业病研究有 3 项 11 个课题,战备科学研究有 6 项 17 个课题,计划生育项目研究有 1 项 2 个课题,医疗器械研制有 1 项 3 个课题,基础理论研究有 1 项 1 个课题,其他方面研究有 1 项 3 个课题,肿瘤、心血管疾病、计划生育、职业病和农药残留测定、针刺麻醉、放射防护和治疗、医疗器械研制等被列入预备项目。

1979—1985 年,浙江中医学院在总结继承老中医学术经验方面,出版了 24 位老中医的《老中医医案选》《何任医案选》《裘笑梅临床经验选编》《柏仲英眼科医案》等书籍累计 27 万字。在编著方面,1979 年 7 月,卫生部邀请何任、魏康伯分别担任《医学百科全书——中医方剂学分册》的副主编和编委;出版了何任教授的《金匮要略新解》《金匮要略通俗讲话》《金匮要略归纳表》,以及由中青年教师编著的《素问玄机原病式新解》《伤寒论方运用法》《历代名方精编》等,集体编写出版了《医宗金鉴杂病心法要诀白话解》《温病条辨白话解》《中医学习参考资料》《老中医医案选》《中医内科手册》《中医儿科手册》《中医妇科手册》《速成针灸手册》《中国药用动物志》《浙江省毒蛇咬伤中医治疗手册》等,共计 35 种书籍,另外还集体编印了《仲景研究文集》《金匮文摘》《伤寒文摘》等。

1980 年,浙江省开展的医药科研项目有酶联免疫吸附试验诊断肺吸虫病研究、青蒿素衍生物治疗血吸虫病临床研究、香荽油有效成分分离和药理研究等13 个。

1981 年,浙江省医药卫生重点科研项目在血吸虫和其他寄生虫病研究、心血管疾病的防治、慢性阻塞性肺疾病及肺源性心脏病研究、农药毒性及职业病研究方面各立项 3 个;在计划生育药具、恶性肿瘤防治研究方面各立项 4 个;在中西医结合的临床和中医文献研究、主要传染病和地方病研究、其他常见病研究方面各立项 5 个。

1983 年,浙江省医药卫生重点科学研究项目在传染病、地方病研究方面立项 6 个,在恶性肿瘤防治研究、计划生育药具研究、心血管病防治研究方面各立项 2 个,在慢性阻塞性肺疾病及肺源性心脏病研究、血吸虫病和其他寄生虫病防治研究方面各立项 6 个,在中西医结合的临床和中医文献研究方面立项 4 个,其他常见病研究方面立项 3 个。

1984 年,浙江中医学院组织编写的《中国药用动物志》(第二册)、《儿科各家学说》《温病文摘与习题》出版。1985 年,林乾良主编的《养生寿老集》被日本自然社译为《不老宝典》在日本出版。20 世纪 80 年代末至 2008 年,温州医学院李昌崇教授等一直致力于哮喘发病机制的探索和药物干预研究,课题组获得 2 项国家自然科学基金支持。1987 年,根据浙江省科委关于浙江省级各主管部门可以设立相应的科学技术进步奖的规定,省卫生厅决定从 1987 年起设立"浙江省医学科学技术进步奖"。

1991 年,浙江省共安排医学科研基金项目 49 项,其中青年基金项目 30 项,归国人员启动基金项目 4 项,政策性资助项目 19 项,软科学 4 项,科技成果推广项目 12 项。省卫生防疫站向卫生部、省卫生厅申报科研计划 17 项,其中"EHF 灭活疫苗研制及现场人体观察""农村新型户用卫生厕所的设计及其对粪便无害化效果的研究""核电厂事故对放射性碘阻断药物及最佳应急发放程序研究" 3 项被列入卫生部科研计划。

1996 年,浙江省申报国家中医药管理局"九五"国家科技攻关项目 16 项,其中 3 项被列入国家重点科技攻关计划。浙江省的"大肠癌两个相关基因研究"等 9 个项目被列入国家"九五"科技攻关计划,"P16 和 15 基因缺失和突变在大肠癌发生和发展中的作用"等 15 个项目被列入卫生部基金项目,"流行性出血热灭活疫苗(双价苗)的研制"等 36 个项目被列入浙江省科委的重大科研计划项目。

1997—1999 年,浙江省共承担各级医学科研项目 388 项,其中国家级 26 项,省部级 81 项,厅级 170 项,本单位资助立题 91 项,其他 20 项,获得资助的科研经费总额达到 1914 万元;获各级科技奖励 112 项,其中国家级 3 项,省部级 48 项,

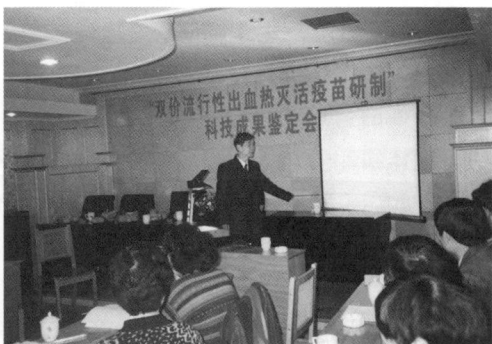

1988 年,省科技厅主持召开"双价流行性出血热灭活疫苗研制"科技成果鉴定会

厅级 61 项；发表学术论文和专著 1126 篇，其中发表在国外及国内核心期刊的有 321 篇；主办国际学术会议 5 次，全国性学术会议 31 次，接受国内进修和合作科研 996 人次。

2000 年，浙江省卫生厅设立"浙江省医药卫生科技创新奖"，出台与之配套的《浙江省医药卫生科技创新奖励管理办法》。

2001 年，浙江省有 8 个项目入围国家"十五"攻关计划，27 个项目获国家自然科学基金资助，其中 3 项为重点项目；省卫生厅的 29 个项目被列入浙江省政府科技项目（其中重点项目 4 项），有 30 个项目被列入浙江省自然科学基金项目，并有浙江省自然基金优秀人才项目 1 项。浙江省组织上报国家中医药管理局中医药适宜技术项目 15 项，入围共 9 项。

2002 年，浙江省承担国家"863""973"和"十五"攻关计划、自然科学基金 61 项。全省有 65 个卫生科技项目和专题被列入国家及省政府重点科技计划，累计获得科研经费 2.3 亿元，共获得国家科技进步奖和科技发明奖 8 项，省部级科技奖 412 项。浙江省承担了 4 项国家"十五"科技攻关重大计划中医药现代化与产业化项目、34 项国家级中医药科技项目和 14 项浙江省中医药管理局下达的重点研究开发项目的后续管理工作，并承担了 9 项国家中医药管理局中医适宜诊疗技术研究项目。

2003 年，浙江省组织 250 项高起点科研项目参加国家科研项目竞标，有 20 项被列入国家"十五"攻关项目招标，有多项获得国家"973""863"项目立项。浙江大学医学院附属第一医院获得国家"973"和"863"项目的资助资金达 2000 余万元。

2004 年，温州医学院医学遗传学研究所管敏鑫教授等进行"线粒体分子遗传学和人类疾病的分子致病机制"的系列研究课题，分别获得国家自然科学基金委员会海外港澳青年学者合作研究基金、国家"973"前期研究专项、国家自然科学基金、浙江省自然科学基金重大课题、浙江省科技厅国际合作项目、浙江省科技厅钱江人才优先资助基金资助。1 月，经国家科技部批准，由国内器官移植领域多个权威医疗、科研单位共同承担的"移植器官慢性失功的免疫学应用基础研究"被列为国家重点基础研究发展规划——"973"项目，并由浙江大学医学院附属第一医院院长、院士郑树森担任首席科学家。浙江大学医学院附属第二医院获国家自然科学基金项目 12 项，省自然科学基金项目 13 项，创历史新高，发表的 SCI 收录论文数量位居全国医疗机构 20 强之列。5 月，由浙江省疾病预防控制中心病毒研究所所长卢亦愚博士主持的"自然界人、畜流感病毒基因重组的研究"获得浙江省自然基金重大项目资助。

2005 年，在中医药领域，浙江省在研的有国家中医药管理局 2004—2005 年度计划课题 10 个,浙江省科技厅课题计划 23 项,被列入"十五"国家科技攻关计划 5 项,其中有 3 个项目被列入"基于信息挖掘技术的名老中医临床经验研究(名老中医学术思想、经验传承研究)"分课题计划,2 个项目被列入"中医药疗效及安全性基本问题研究"分课题计划。温州医学院李校堃教授等承担的"温郁金规范化种植与新药开发""温莪术质量管理规范研究与系列产品开发"等研究项目,分别被列入浙江省科技攻关重大项目、温州市科技计划农业与社会发展重大项目、浙江省中医药重点研究项目、瑞安市科技攻关重大项目,共获得 300 余万元的科研基金资助。1 月,由浙江省中医药管理局和浙江中医学院共同承担的"浙江省传染性非典型肺炎中医药防治方案的研究"通过了浙江省科技厅的鉴定和验收。6 月,由浙江省卫生厅和浙江省科技厅共同立项资助 100 万元,由浙江大学承担的浙江省科技计划重大项目"中药质量评价及生产过程质量监测",通过了项目验收。9 月,浙江省医学科学院药物研究所研究员石其贤、袁玉英与香港中文大学教授陈小章合作,经过 4 年的潜心研究,破解精子获能与卵子融合受精的奥秘。

2006 年,浙江省完成的中医药科学技术项目有浙江省中医药研究院孔繁智主持的"口腔溃疡贴膜新药——冰硼膜及辅料的研制",浙江中医药大学高瑞兰主持的"制备细胞增殖分化和凋亡相关基因芯片研究中药有效成分",浙江中医药大学沃兴德主持的"爪蟾卵母细胞的基因表达和降脂中药的高效选择",浙江省中医院肖鲁伟主持的"六种补肾复方含药血清对成骨细胞增殖、分化及 OPG、ODF 表达影响的实验研究"等 40 余项。

2007 年,浙江省新增国家"973"计划项目首席 1 项,国家科技支撑计划、"863"计划等国家级和浙江省部级重大科研项目(100 万元经费以上)58 项,获得国家自然科学基金资助 100 余项。特别是以浙江大学医学院附属第一医院项春生教授为首席科学家,李兰娟院士为顾问的"肠道微生态感染的基础研究"项目被列入 2007 年国家重点基础研究发展"973"计划,获得 3800 多万元的科研资助,成为浙江省医药卫生领域获得的第二项"973"计划首席项目。浙江大学医学院附属第二医院张苏展教授申报的"基于社区的结直肠癌筛查方案的比较和评价研究"、温州医学院吕帆教授申报的"青少年近视防治最优化策略建立及干预研究"等项目获得国家"十一五"科技支撑计划资助。

2008 年,浙江省承担国家"973""863"、科技支撑计划和浙江省部级以上重大科研项目 60 余项;城乡基层卫生适宜技术推广应用工作取得新进展,30 余项城乡社区卫生适宜技术在 6 个试验县进行试点推广应用,提高了基层卫生服务技术水平。

2009 年,全省医药卫生科技计划共有 21 个项目被列入省部共建计划,有

3 个医药卫生项目荣获国家科技进步一等奖,65 个项目荣获浙江省科学技术奖;省级基层卫生适宜技术示范基地建设启动,有 40 家基地被纳入第一批建设计划,全年累计推广基层卫生适宜技术 50 余项,新增医学重点学科群 3 个。同年,全省中医药科研课题立项 338 项,评选浙江省中医药科技创新奖 62 项,申报浙江省科技进步奖 25 项,获得中华中医药学会奖 5 项,中医药科研水平上了一个新台阶。浙江省医学科学院每年承担国家和省部级科研项目 100 余项,累计获奖的科研成果 380 余项(次),其中国家发明奖 3 项(二等奖 2 项,三等奖 1 项)、国家科技进步奖 11 项、国家发明专利 35 项、省部级科技进步奖 260 余项,甲肝疫苗研制成功并产业化、计划生育药物研究、男性生育机理研究以及血吸虫病优化控制研究等一批科技成果跻身国际先进行列。"十一五"期间,浙江省中医药领域共获国家级课题 70 余项,省部级课题 370 余项,获各级政府科技资助 2.8 亿元,配套投入近 3 亿元。

2010 年,全省共组织申报"十二五"国家科技重大专项新药创制和传染病防治项目 5 项,申报卫生行业基金 9 项,省科技厅重大专项 4 项,钱江人才、公益性基金 20 余项。省医药卫生科技计划项目立项 410 项,其中省市共建 14 项,青年人才项目 22 项,科研基金 337 项,重点推广 16 项,适宜技术转化 21 项。浙江省新承担"973"、科技支撑计划、科技重大专项等科研项目 42 个,新增国家自然基金资助项目 150 项,其他省部级项目 270 余项。全省第一批 40 个省级基层卫生适宜技术示范基地建设情况良好,推广适宜技术 85 项,培训基层卫生技术人员 2500 余人次,推广应用各类适宜技术 5000 余项。

2011 年,全省医疗卫生系统共争取到"863"项目 1 项,国家重大研究计划 1 项,卫生部行业基金 1 项,国家自然基金项目 310 余项,其中重点项目 5 项;获得省科技厅重大重点项目 22 项,一般项目 224 项,钱江人才项目 30 项,省自然科学基金重点项目 15 项,省自然科学基金一般项目和青年基金 225 项。浙江省争取到国家、省部级以上项目 150 项,获国家级科技奖励 1 项,省部级科技奖励 13 项,厅局级科技奖励 61 项。

2012 年,全省各级医疗卫生单位申报省卫生厅科研项目再创新高,达 2701 项,同比增长 15.6%,其中厅直属单位申报 650 项,增长 28.7%;经专家评审最终立项 616 项,其中平台重点资助计划项目 45 项,平台骨干人才计划项目 89 项,一般研究计划项目 444 项,适宜技术转化计划项目 38 项,省部共建项目推荐卫生部立项 1 项。

2013 年,浙江省共争取国家科技重大专项、"973""863"项目、科技支撑计划、卫计委行业基金等国家重大重点项目近 20 项,获得国家科技经费资助近亿元;争取到国家自然科学基金资助近 200 项,同比增长 20%以上;获得省政府科技一等奖 6 项、二等奖 16 项、三等奖 47 项。

2015 年,全省受理申报项目 3300 项,立项 898 项;获得省医药卫生奖 129 个,其中一等奖 12 个、二等奖 38 个、三等奖 79 个。

2016 年,浙江省卫生计生领域科技成果获得国家科技进步奖 3 项,省科技进步奖 30 项。其中,"小分子靶向抗癌药盐酸埃克替尼开发研究、产业化和推广应用""异基因造血干细胞移植关键技术创新与推广应用""浙江大学医学院附属第一医院终末期肝病综合诊治创新团队"分别荣获国家科技奖一等奖、二等奖和国家科技奖创新团队。

2017 年,全省申报省医药卫生科技项目 3400 余项,面上项目立项 854 项,省部共建项目立项 29 项。

2018 年,全省获得各类国家科技项目 500 余项,省级科研项目 370 余项,获得财政经费资助近 5 亿元,获得省科技进步奖 63 项,其中一等奖 9 项。

2019 年,浙江省新增国家自然科学基金项目 514 项,获经费资助 2.3 亿元,突出重大疾病需求导向,在传染病、心血管和眼视光等领域牵头承担国家重大研究任务,在恶性肿瘤诊治、突破性诊疗技术、医学人工智能等领域立项省部共建科研项目 39 项,获省部级以上奖励 65 个,其中国家科技进步二等奖 3 项。

第八节　医疗卫生信息化

信息化是推进医疗卫生变革和加速医疗卫生事业发展的重要手段和途径。自 20 世纪 80 年代以来,随着信息技术的迅猛发展,浙江省医疗卫生信息化日新月异,在信息化基础建设、卫生电子政务、医院信息化管理、公共卫生等领域都取得了显著的成效。

一、卫生政务数字化改革

2000 年,省卫生厅机关公文起草、流转、审批、查阅实现无纸化,会议纪要、工作安排、机关事务性公告或通知实现了电子化、网络化。时任省卫生厅厅长李兰娟要求卫生厅机关信息化先行,成为全省卫生信息化的领头者,要求各个机关把管理思路转变为信息化软

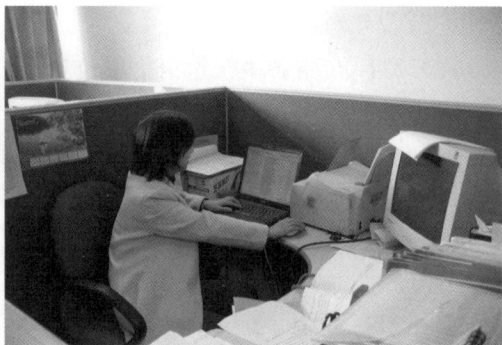
2000 年,省卫生厅机关实现办公自动化

件,同时要求机关工作人员掌握计算机应用知识。在浙江省事业单位改革、机构缩编的情况下,省卫生厅积极向省政府及人事编办部门争取编制,每年安排一定的专项经费,部署卫生信息化建设工作。

2004 年,省卫生厅建立了网络视频会议系统。该系统的建立实现了卫生部与浙江省、市、县(市、区)卫生局 102 个视频会议点的连接,系统在每年 50 余次卫生部和全省卫生系统视频会议中起到了重要作用,不仅节省了会议成本,还提高了工作效率。

2001 年,浙江省卫生信息网通过广电网接入公共数据网,省卫生厅机关行政审批系统与浙江省政府和 19 个厅局实现了网上并联审批,参加国家卫生信息网招标的 400 余万元网络设备在浙江省卫生系统安装调试完毕并投入使用。省卫生厅机关和 11 个市卫生局办公自动化系统投入使用。按照卫生部《国家卫生信息网项目建议书》要求,浙江省完成了国家卫生信息网从省到市、县的疾病控制机构局域网和工作站的建设任务,实现了与国家卫生信息网虚拟专网连接。

2002 年 6 月,浙江省中医药信息监测中心成立,对全省中医药基本信息进行监测和管理,并组织开发和利用中医药信息资源,推进有关中医药医政、教育和科研管理等软件的应用。

2003 年 3 月,给浙江省群众求医问药带来方便和实惠的医疗卫生专业网站——"浙江健康网"正式开通。同年,浙江省卫生监督网站(www. zjphis. com)、浙江省中医药网站(www. zjtcm. gov. cn)投入运行。

2005 年,省卫生厅机关各处室的业务处理基本实现信息化,开发应用软件达到 50 多个。厅机关局域网上建立了视频点播系统,为机关公务员聆听党的十六大报告、疫情防治知识培训、反腐倡廉等专题教育提供了可点、可视的学习环境。浙江省卫生系统文件收发软件应用到了县、乡镇一级的卫生机构和事业单位。全省有 621 个部门利用该软件收发文和通知年均达到 5 万余份。自 2003 年投入运行以来,卫生科研项目网上申报、网上评审系统累计收到网上申报和评审的项目达到 3000 余项。类似的系统还有"卫技人员高级职称网上申报和评审系统""卫生行政许可网上审批系统""医生、护士资格网上申报和审核系统""乡村医生资格网上申报和审核系统""网上会计报表直报系统"等 10 余个。"浙江卫生信息网上采编系统"上报浙江省政府网站的新闻稿件 672 篇,上报政府文件 76 件,接收在线咨询 99 件,接受省长信箱转来信件 53 件。省卫生厅门户网站按照省政府《关于实施"中国浙江"政府门户网站建设的通知》要求,实现较好的卫生政务公开和网上办事功能。同年,卫生部对 31 个省、自治区、直辖市卫生局及部直属单位的门户网站进行测评,浙江省卫生厅网站综合排名位列第二。

2007 年,省卫生厅办公自动化实现升级换代,重点提升公文处理、流转、交换、发文、存档等模块功能。在档案数字化方面,浙江省完成 1967—2005 年的档案数字化扫描、核对及上网等工作,扫描 5432 卷(册)579566 页纸质资料,全部进行 OCR 识别并实现全文检索,建立目录 4371 条。

2009 年,档案数字化工作完成 2006—2008 年卫生厅所有馆藏档案的数字化加工,累计 15 万余页,并实现数据在省卫生厅内网上的共享利用。信访管理系统共处理来信来访 684 项,系统运行稳定。卫生统计网络直报系统根据卫生部卫生统计网络直报软件的要求,完成浙江省 2009 年统计年报和季报任务,采集报送报表 48244 份。

2013 年,省卫生厅完成门户网站 2982 条信息的发布,通过互动平台完成厅长信箱 506 件办件,答复在线咨询 707 件,处理投诉举报 332 件。2015 年,省卫生信息平台涵盖电子健康档案、电子病历和全员人口信息 3 大基础数据库,集合医疗服务、计划生育、药品管理、公共卫生、综合管理等五大应用,实现与省内 10 个地市平台的互联互通。

2018 年,省级平台汇聚全省 11 个市、89 个县共计 4500 余万份标准化电子健康档案;实时归集城乡居民在省级医院 35 个数据集的诊疗数据;采集户籍人口、流动人口记录信息 9000 余万条;涵盖全省 3.15 万个医疗卫生机构、16.82 万名执业医师和 17.45 万名注册护士等各类医疗卫生资源信息及相关医疗服务统计分析指标;汇聚 60 余项业务的 6900 万余条政务数据;开展与"一窗受理"平台的对接与改造,完成 8 个省统建系统共 76 个事项的对接;全省卫生健康系统 87 项群众和企业到政府办事事项在政务服务网上在线办理和 14 个事项的移动掌上办理。

2019 年,健康浙江政务服务平台加快对接浙江政务服务网、浙里办和各地市"一窗受理平台",省、市、县三级所有政务服务事项全部实现网上办,90% 以上事项实现"掌上办",实现"出生一件事"跨部门联办,并依托"浙里办",支持"掌上申请、刷脸办理、快递送达",实现"一次不用跑",完成出生医学证明、乡村医生执业证书、医疗机构执业许可证等电子证照归集制作,实现无偿献血实时电子证照签发,卫生健康公共数据仓累计归集数据 9600 多万条。积极推广使用移动办公浙政钉系统,不断完善浙政钉掌上政务应用,提高行政效率,将发文处理、收文管理、会议申请、请假管理等 12 个办公应用和医学检查、检验共享、DRGs 统计分析、预约挂号统计分析 4 项应用接入浙政钉,实现掌上办公,所有网办事项全部实行电子归档,电子文件不再以纸质形式归档和移交。同年,按照省政府数字化转型"一朵云"有关部署,开展政务云业务迁移工作,完成迁云系统 28 个,新建云上系统 16 个。

二、医院信息化管理

1994 年,浙江医科大学附属第一医院就开始利用计算机进行财务管理。2000 年,浙江省近 50% 的县级及以上医院利用计算机进行门诊挂号、收费和住院系统的管理。2002 年,在浙江省 408 家县级以上医院中,有 322 家医院实现了计算机管理,63% 的中医医院对中医病案首页、医保结算、综合数据统计等也实行了计算机管理。浙江省立同德医院,以及金华、温州、青田等地中医医院还应用电子处方和其他软件,医院的管理与服务水平上了一个新的台阶。

2002 年 9 月 1 日,省卫生厅医政处和省卫生信息中心组织浙江联众卫生信息科技有限公司研制开发的"医疗事故争议管理信息系统"正式启用。该系统分行政版、医疗机构版、医学会版,至 2003 年已在全省 99 个卫生行政部门和近 200 家县级及以上医疗机构投入使用。

2003 年,在全省 507 家县级以上医院中,拥有 PC 服务器的医院占比达到 91.9%,拥有交换机的医院占比达到 90.5%。这些医院普遍建立了局域网,平均每个医院工作站提高到 46.5 台,拥有门急诊挂号、收费及药品、住院管理和院长查询等应用系统的医院占比达到 91.1%,拥有手术麻醉、病案、物资设备、财务等管理应用系统的医院占比达到 58.6%,拥有医生、护士工作站、临床检验、医学影像等应用系统的医院占比达到 18%。

2005 年,浙江省县级以上医院信息化率已达到 98% 以上,高出全国平均水平 35 个百分点,每个医院的工作站达到 60.2 台,拥有门急诊挂号、收费及药品、住院管理和院长查询等应用系统的医院占比达 98% 以上,拥有手术麻醉、医疗纠纷、病案、物资设备、财务等管理及门诊触摸屏、门户网站等应用系统的医院占比达到 78%,拥有医生、护士工作站、临床检验、医学影像等应用系统的医院达到 38%,部分医院开展电子病历试点工作。

2006 年,浙江省 96 家县、市、省级中医医院共有 346 台服务器,627 台交换机,139 台路由器,70 台触摸屏,43 台大型电子显示屏和 8266 台 PC 机,均采用医院信息管理集成系统(HIS),有 90% 的中医医院接入互联网,70% 以上的中医医院建立了医院网站,82% 的中医医院建立了医院内部局域网。浙江省中医医院信息化网络基本形成,97% 的中医医院设有分管信息化建设的院级领导,84% 的医院设有专门的信息管理部门,共有从事信息技术专业人员 115 人。

2007 年,浙江大学医学院附属第一医院被卫生部评为全国数字化医院示范单位;2008 年 1 月,建成浙江省首个网络医疗服务平台,并与基层协作医院、社区医疗服务中心成功实现对接和运行,边远、海岛等地区的疑难病例不出县城就能享受到省城专家的会诊。

2009 年,浙江大学医学院附属第一医院"远程医疗服务系统"投入使用。系统开始在常山、江山市等地试点,此后覆盖全省的平台逐步建立,开展基于临床案例的远程教学讲课 350 余次,2017 名全科医师学员实现网上报名、网上学习。临床路径管理系统完成 24 个临床科室的 71 种疾病临床路径初稿和临床路径管理规范的研究与设计。

2010 年,浙江省卫生厅研发了"医疗服务价格管理信息系统""医院门诊和住院收费管理系统""收费查询管理系统""临床用药和药库管理系统"等 10 多个软件,其中"医疗服务价格管理信息系统"软件对浙江省 3966 项医疗收费标准进行了加密,通过网络发送到各医院,各医院按照等级进行定价执行。这一系统在浙江省 500 余家医院运行后,有效限制了医院的乱收费现象,减少了分解收费的行为,也为政府监管和人民群众监督提供了重要手段和途径。同年,省卫生厅与浙江移动、浙江电信、浙江在线、浙江生活 365 等单位合作,共同建立了浙江省统一的预约挂号服务平台,9 月 27 日平台启动试点,截至年底平台注册用户达63639 人,成功预约 68655 人次。

2013 年,浙江省卫生厅开展便民惠民医疗服务承诺,与 13 家省级医院和 9家市级医院签署承诺书,试行推广"诊间结算""检查结果互认""预约挂号"等服务。浙江省立同德医院开通了"医银通"诊间结算,7 家市级医院能够实现杭州市市民卡诊间结算。全省统一预约挂号平台新接入医院 45 家,注册用户数达192 万余人,成功预约量 480 多万人次。

2016 年,探索"互联网+健康医疗"创新服务,围绕浙江省互联网医院建设,《浙江省互联网医院构建方案(讨论稿)》《浙江省互联网医院建设技术方案(讨论稿)》《浙江省互联网医院一期建设方案》编写完成,浙江省互联网医院筹建工作领导小组成员第一次会议和省级医院互联网医院交流会成功召开。

2018 年,全省统一的健康服务门户"浙江健康导航"正式上线。近 500 家医院接入该门户,网上开放号源达 80% 以上;实时接入 16 家省级医院的 LIS 和PACS,以及杭州市智慧医疗平台,实现跨院患者重复检验检查提醒和影像报告调阅,并通过"浙江健康导航"向老百姓提供实时报告和影像查询服务;有 13 家省级医院开展了近 30 项人工智能应用,智慧医疗被评为浙江省民生获得感示范工程。

2019 年,为突破群众看病的堵点、难点,围绕社保卡、健康卡、就诊卡"一院一卡、卡卡不通"和医疗医保服务断点等问题,省卫生健康委联合省医保局、省人力社保厅、省大数据局于 3 月起全面推进"两卡融合、一网通办"项目,将国家卫生健康委发行的电子健康卡和国家人力资源社会保障部签发电子社保卡(医保卡),融合成"浙里办"健康医保卡。健康医保卡实现了院前预约挂号、院内就诊报到、(医保)费用结算、扫码取药、扫码检查、院后结果查询等线上线下全流程服务。同年,省卫健委印发《"互联网＋医疗健康"示范省建设行动方案(2019－2022年)》,积极推进全省"互联网＋医疗健康"服务。"浙里办"开设国民医疗健康专区,整合了健康医保卡服务功能,以及生育登记、"出生一件事"办理、执业医师注册等办事事项服务,为群众提供一站式医疗健康"政务＋公共"便民服务。浙江省互联网医院平台已上线443家医疗机构,已有通过验证的医务人员49753名,问诊量6432626次,复诊量3874584次,处方量3515079次,181家医院开通线上护理专科门诊,348家医院开通互联网药事服务。

三、公共卫生领域信息化

2002年,浙江省启用"国家疾病报告管理信息系统",并率先向卫生部传报了"疾病信息数据"。同年,浙江省疾病预防控制中心建立了局域网,连接互联网,并接入省卫生厅机关行政网,应用"实验室资源管理系统(LRP2000－CDC)",实现实验室人、机、料、法、环等资源的一体化管理。

2003年,浙江省疾病预防控制中心通过计算机网络上报疫情报表,改变了以往一日3份传真和报表难以统计、汇总、分析的问题。4月,在抗击非典型性肺炎疫情期间,省卫生厅利用卫生信息网的电子邮件系统,每天接受全省各地卫生系统上报的最新疫情数据,依靠卫生信息网的视频系统,实现医生与患者、患者与家属、医生与会诊中心专家面对面的对话,开设电子公告版,省卫生厅及省疾病预防控制中心领导上网与隔离区居民进行实时对话,让隔离区居民"无隔离"接触外界,了解疫情的最新防治情况。网站还开辟了专栏,公布浙江省"非典"疫情,报道全国抗击"非典"动态,宣传防治"非典"科普知识3万余篇,"非典"专栏的英文版让在浙工作的外宾实时了解浙江省疫情,并能安心在浙工作。

2004年2月11日,浙江省第一个专门用于公共卫生信息处理的电子地图平台——公共卫生地理信息系统正式运行。同年,浙江省突发公共卫生应急指挥中心建成并投入使用,每当浙江省疫情处于非常态(麻疹、霍乱等)时或在抗击台风期间,应急指挥中心就利用网络、视频、传真、电子

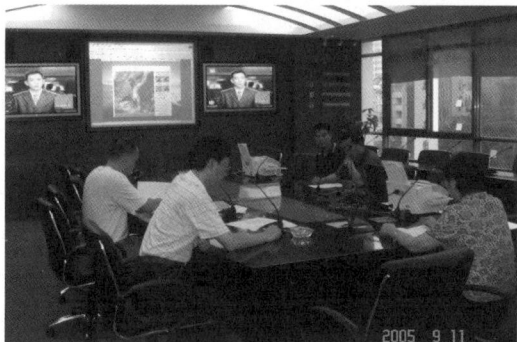

2005年,省卫生厅建立视频会议系统

邮件、短信等多种途径为全省卫生系统抗击疫情和应对突发公共卫生事件提供支持。在浙江省政府"百亿信息化建设"项目考核中,这一系统被评为2004年优

秀工程;在 2005 年举行的浙江省核事故医学组专业演练中,该系统得到国家和省核事故演练考评组的好评。

2005 年,浙江省县级以上医疗机构网上疫情直报率达到 100%,比全国平均水平高 20%;行政建制乡镇卫生院网上疫情直报率达到 100%,比全国平均水平高 43%。疫情监测系统的应用范围由原来 4 家试点医院扩大到了 16 家省级、77 家市(县)级医院,系统疫情监测的病种也有所扩大,包括肝炎、痢疾、副伤寒、淋病、梅毒、麻疹、猩红热、出血热、狂犬病、肺结核等 37 种甲、乙、丙类传染病,相关数据全部通过计算机网络每日传送至省疾病预防控制中心。

2010 年,浙江省 11 个市通过网络直报系统报告突发公共卫生事件和相关信息 63 起,报告发病数 1331 人,死亡 8 人。面对各种各类突发公共卫生事件,省卫生厅应急办及时以短信方式上报厅领导。

2011 年 8 月 26 日,全国卫生信息化工作现场会议在杭州市召开。卫生部领导和来自全国 31 个省(自治区、直辖市)、5 个计划单列市的领导和会议代表共 200 多人参加了会议。会议采用网络和视频互动的方式,通过"公共卫生数据统一采集交换应用系统""居民电子健康档案、电子病历跨区域共建共享""区域医疗卫生资源共享"和"医院预约诊疗平台"四个主题,将杭州、宁波、嘉兴、金华、台州、舟山等地共 18 个实地工作现场展示在了主会场。

2012 年,根据卫生部医改监测方案要求,省卫生厅完成省市县三级 2011 年度医改监测第三期、2012 年度第二期的监测工作,监测的 30 多个指标按县级、市级排序。同年,按照卫生统计调查制度,省卫生厅完成 2012 年所有医疗卫生机构网上月报、季报、年报数据收集的任务,并向省统计局提供年度卫生事业发展基本情况(共 7 张报表),以及浙江省社会综合发展评价指标数据(10 个指标,11 个市),其中包括文化指数、民生指数等相关指标数据。

2013 年,浙江省通过网络直报系统报告甲、乙、丙类法定传染病 33 种 351899 例,死亡 262 例,报告发病率为 642.50/10 万,报告死亡率为 0.48/10 万,报告发病率和死亡率均低于全国平均水平。

2018 年,浙江省妇幼健康信息交换系统成功搭建,该系统整合了 5 个地市和省级医院妇幼系统,实现各地母子健康手册数据、业务互联互通,为妇幼人群提供全程健康管理服务,有效落实"母子健康服务更温馨"行动举措。

2019 年,在省大数据局的指导支持下,省卫健委克服了归集事项多、字段多、涉及系统多、时间紧等问题,全年数据归集率和整改率达到 100%,并确定了出生医学证明和公共场所卫生许可证两个事项试点接入"数据高铁"2 号线。

四、基层卫生和卫生其他领域信息化

(一)基层卫生信息化

2001年,省卫生厅组织研制和开发利用社区卫生服务信息系统软件,并在试点基础上加以推广应用。

2003年7月,省卫生厅举办重点县(市、区)卫生信息培训班,宁波、衢州、台州等地的与会代表介绍了各自在卫生信息工作方面的做法,并进行了大会交流。11月25日,浙江省卫生系统办公室主任暨信息工作会议在湖州市召开,会议交流了浙江省卫生改革与发展的新情况、新进展,回顾总结了2003年浙江省卫生信息工作,研究和部署2004年度办公室工作和卫生信息工作的任务。2005年,浙江省开展城乡社区一体化信息系统建设,累计建立了1000多个信息化社区,260余万份居民电子健康档案。

2007年10月24日,加拿大艾伯塔省高教科技部副部长费登森(Bob Fessenden)率领代表团访问浙江省。费登森介绍了加拿大艾伯塔省在发展农村数字卫生领域存在的问题,浙江省卫生信息中心负责人向加方介绍了浙江省农村数字化卫生服务的现状以及未来的发展方向,双方展开热烈的讨论,并提出将农村数字卫生服务网络建设、技术应用、数字设备开发等作为两省共同关注的问题,就如何提升农村数字卫生服务开展进一步的探讨与合作。

2009年4月30日,由浙江省卫生厅主办、浙江医学高等专科学校承办的国内首家面向基层的卫生适宜技术网站——"浙江省基层卫生适宜技术推广应用网"在浙江医学高等专科学校举行上线开通仪式。7月3日,国家数字卫生项目示范区启动会在省卫生厅召开,省卫生厅与22个示范区签署任务书。居民电子健康档案系统软件于2009年6月通过国家级评审,在浙江省部分示范区投入使用。

2010年,浙江省全面实施"十一五"国家科技支撑计划"国家数字卫生"项目,首个符合国家标准的居民个人电子健康档案系统通过国家级评审,并在6个示范区推广应用。2013年,国家卫生计生委居民健康卡在浙江大学医学院附属第一医院开展试点。根据项目要求,浙江大学医学院附属第一医院建立健康卡管理系统及省级健康卡密管系统,并与国家卫生计生委密管系统实现互联。

(二)卫生其他领域信息化

1. 在新型农村合作医疗管理方面

2004年,浙江省在制定《浙江省卫生厅、省财政厅关于加强新型农村合作医疗信息化管理工作意见》和《浙江省新型农村合作医疗信息化管理系统基本功能规范(试行)》的同时,设计了县市级新型农村合作医疗信息系统硬件和软件配置方案。至2005年,浙江省新型农村合作医疗信息化管理软件已投入运行的县(市、区)有70多个,占全省80%以上。2006年,浙江省不同程度实现对参保农民信息的计算机管理,信息化进入了实用和普及阶段。浙江省是全国唯一一个在农村合作医疗方面使用统一软件的省份。

2. 在卫生监督管理方面

2002年7月,浙江省卫生监督专用电子邮件群开通。该电子邮件群是用于各级卫生监督所各项专业工作及信息传递(包括食品卫生监督信息专报、卫生监督统计、专项整治等)的专用信箱。2010年,全省无证行医"黑名单"信息平台挂靠在"浙江省卫生监督信息网"上,"无证行医"信息和"刑事追究"信息等均在网站上呈现。截至同年10月31日,有1557条无证行医黑名单信息上网。

3. 在血液管理方面

浙江省37个血站(库)自2004年开始全部采用统一的血液管理信息系统软件,以规范全省血液管理报表,实现采供血机构血液资源的共享和网络化管理,缩短了找血、供血时间,强化安全用血的力度,保证了采血、供血和用血的质量。2005年,浙江省是全国唯一一个将统一信息化管理软件应用于血站(库)的省份。

4. 在药品市场流通方面

2005年,全省医疗卫生系统药品进行网上招标、投标、开标和评标,实现了从分散采购向集中采购、"网下交易"向网上公开采购、政府传统方法监管向在信息数据交易平台基础上实时监管的转变。2005年11月,省市联合招标采购首次得以实现,减少了交易的中间环节,最大限度消除人为因素的影响,保证"公开、公平、公正"原则的落实,使之成为真正的"阳光工程"。2013年,浙江省全面实施网上药械集中采购工作机制,并对备案采购管理机制进行完善,扩大了药品、医用耗材采购信息公示内容,规范了采购程序。

(三)卫生信息化全面落实

2017年,全省19家医疗卫生机构申请国家区域卫生信息互联互通成熟度测评,浙江省被批准为国家医疗健康信息互联互通测评工作分级管理试点省份。2018年,浙江省加快卫生领域信息化地方标准落地,修订完善了14项省级标准并积极申报立项地方标准。2019年,浙江省启用卫生健康执法和服务平台,支持区域卫生监督精准执法。衢州市在7个领域实施远程实时非现场执法,通过非现场执法累计发现违法违规线索497条,从中查处违法案件123件,其中利用该平台办理的"在线监测某口腔诊所消毒灭菌不符合标准案"被评为全国卫生健康系统执法优秀案例。全省所有二级以上医疗机构和500家基层医疗卫生机构接入医疗废物智慧监管系统。各地游泳场所全面上线互联网生活服务平台,实施"放心游"项目,推送游泳馆的卫生信誉度等级,实时公示在泳人数和水质自检结果。

第九节　卫生依法行政

卫生依法行政是卫生法治建设的重要组成部分,也是医疗卫生事业改革与发展的重要保障。卫生依法行政包括政府立法、普法教育、行政执法、行政许可等。自改革开放以来,浙江省高度重视卫生立法、普法宣传教育、行政执法力度、行政审批制度改革等工作,依法推进医疗卫生事业健康有序发展。

一、卫生立法工作

(一)《浙江省食品卫生管理实施办法》

1985年,浙江省卫生厅对《中华人民共和国食品卫生法》(简称《食品卫生法》)有关条款的实施情况进行调研,并起草了《浙江省食品卫生管理实施办法》(讨论稿),在征求省农业厅、省商业厅、省工商局等有关部门的意见后,形成送审稿报省政府审查。1987年7月25日,《浙江省食品卫生管理实施办法》经省第六届人民代表大会常务委员会第二十六次会议审议通过,自9月1日起施行。

1987年版《浙江省食品卫生管理实施办法》适用于一切食品、食品添加剂、食品容器、食品包装材料和生产食品的设备以及与食品卫生有关的其他物品,也适用于食品的生产经营(服务)场所、设施和有关环境。该《办法》规定各级人民政府必须加强对食品卫生工作的领导,各级卫生行政部门主管本辖区内食品卫生监督工作,凡从事食品及其物品生产经营的机构、部门和单位都必须遵守《食品卫生法》和该《办法》,对违反者予以处罚。

1994年12月21日,省卫生厅根据1987年版《浙江省食品卫生管理实施办法》落实情况,结合浙江省食品卫生管理实施中的薄弱环节,提出《〈浙江省食品卫生管理实施办法〉修改意见》,报送省政府,按照立法程序,提交省人民代表大会常务委员会审批。修改的内容主要涉及卫生行政许可审批的程序、卫生监督员权利义务、食品卫生处罚等方面。1997年12月17日,《〈浙江省食品卫生管理实施办法〉修改意见》经省第八届人民代表大会常务委员会第四十一次会议审议通过,自公布之日起施行。

(二)《浙江省优生保健条例》

1991年2月27日,浙江省卫生厅起草了《浙江省优生保健条例》(讨论稿),

在征求省民政厅、计生委、妇联等部门意见后,形成草案上报省政府审查。11月29日,《浙江省优生保健条例》经省第七届人民代表大会常务委员会第二十五次会议审议通过,于12月1日公布,自1992年6月1日起施行。

《浙江省优生保健条例》规定各级人民政府应当加强对优生保健工作的领导,各级卫生、计划生育、民政等部门和工会、妇联、科协等群众团体以及报刊、广播、电视等宣传机构,应当积极开展婚前教育、孕期教育和其他形式的优生保健宣传教育,对适龄公民普及计划生育和优生保健知识,各级医疗保健单位、计划生育宣传技术指导机构和服务机构应当积极做好优生保健的技术指导和咨询服务工作。

(三)《浙江省发展中医条例》

1994年,浙江省卫生厅开展了关于浙江省发展中医药条例的研究和调研,1997年4月25日,《浙江省发展中医条例》经浙江省第八届人民代表大会常务委员会第三十五次会议审议通过,并自公布之日起施行。

《浙江省发展中医条例》规定县级以上地方各级人民政府及其卫生行政部门应当充分发挥当地中医药的传统优势,积极扶持和举办中医特色专科医疗机构,规定县级以上医院必须设置中医科、中药房、中医病床,配备一定数量的中医药人员和必需的医疗设备,积极开展中医医疗、教育和科研,挖掘和整理中医秘方,主动开展中医医疗服务活动。2004年,省第十届人民代表大会常务委员会第十一次会议对《浙江省发展中医条例》进行了修改,进一步形成各部门重视、全社会支持中医发展的局面,为浙江的中医药事业发展创造了良好的条件。

(四)《浙江省实施〈中华人民共和国献血法〉办法》

2000年,浙江省卫生厅根据地方立法工作计划,按照地方性法规立法程序要求,组织起草了《浙江省实施〈中华人民共和国献血法〉办法》(送审稿),上报省政府审查。2001年11月2日,《浙江省实施〈中华人民共和国献血法〉办法》经省第九届人民代表大会常务委员会第二十九次会议审议通过。

《浙江省实施〈中华人民共和国献血法〉办法》制定了省、市、县(市、区)人民政府和各级卫生行政部门采、供、用血的管理职责,制定了公民献血、用血的有关制度,规定血液管理机构职责和程序。该《办法》颁布和实施后,全省无偿献血志愿者队伍登记人数达18万人,献血人次达到每年50万左右,无偿献血占临床用血比例从1998年的15%上升到2003年的100%,保证了临床用血需求,使浙江省无偿献血工作走在了全国前列。

(五)《浙江省艾滋病防治条例》

2006年,浙江省卫生厅组织起草了《浙江省艾滋病防治条例》(送审稿),在征求省政府有关部门和各市卫生行政部门的意见后上报省政府审定。2006年12月27日,《浙江省艾滋病防治条例》经省第十届人民代表大会常务委员会第二十九次会议通过,予以公布,自2007年3月1日起施行。

《浙江省艾滋病防治条例》规定,艾滋病防治工作坚持"预防为主、防治结合"的方针,建立健全政府组织领导、部门各负其责、全社会共同参与的机制,加强宣传教育,采取行为干预和关怀救助等措施,实行综合防治。

(六)《浙江省爱国卫生促进条例》

2010年7月30日,《浙江省爱国卫生促进条例》经浙江省第十一届人民代表大会常务委员会第十九次会议审议通过,并自10月1日开始施行。该《条例》以人人享有健康环境、人人享有卫生饮用水、人人享有基本环境卫生设施、人人享有可及病媒生物防制服务、人人享有良好的健康教育为目的,将爱国卫生工作的内容、标准和要求从过去政策性号召和倡导转变为全社会必须普遍遵守的行为准则。政府、部门和个人在爱国卫生运动中应当做什么、不能做什么,该《条例》都从法律上进行了规定和约束。

(七)《浙江省精神卫生条例》

2019年9月27日,《浙江省精神卫生条例》经浙江省第十三届人民代表大会常务委员会第十四次会议审议通过,自2019年12月1日起施行。

《浙江省精神卫生条例》从立法宗旨、适用范围、政府职能、精神卫生体系建设、防治技术机构建设、社会心理服务、排查发现和发病报告、心理咨询行业管理、心理预警及危机干预等方面做出了明确规定。县级以上人民政府应当按照国家和省有关规定,设立精神专科医院;二级甲等以上综合医院应当设立精神科;基层医疗卫生机构应当配备专职或者兼职精神卫生防治人员;各级各类学校应把心理健康教育纳入教学计划,开设心理健康教育课程,开展学生心理健康促进和精神障碍预防工作;医疗保障部门应按照国家和省有关规定,将精神障碍患者的诊疗费用纳入基本医疗保险支付范围;严重精神障碍患者参加基本医疗保险的个人缴费部分,由当地政府给予全额资助。

二、卫生普法宣传

1986年,浙江省卫生厅在系统内开展普法宣传教育和培训项目,厅机关及11个直属单位的相关人员参加了培训。从同年3月开始至年底,全系统共有3123名干部职工和368名在校学生领到了普法合格证。这其中成绩优秀的有3034名,占86.9%;良好的有300名,占8.6%;及格的有157名,占4.5%。项目经省、厅两级普法教育办公室验收,达到验收要求和标准,普法教育任务圆满完成。

1993年,省卫生厅组织召开"二五"普法工作会议。会议对象为各地市县(区)卫生局、省属医疗卫生单位主管普法工作的干部。会议内容是推动卫生系统"二五"期间普法工作开展,安排"二五"普法工作计划等。1995年,省卫生厅对卫生系统开展"二五"普法宣传教育工作进行了经验总结:①统一认识,健全组织,制订规划;②注重基础,突出重点,分级实施;③内外结合,双管齐下,措施落实;④深入浅出,形式多样,讲究实效;⑤学用结合,严格监督,依法行政。

1996年,省卫生厅组织召开"三五"普法工作会议。参会对象为各地市县(区)卫生局、省属医疗卫生单位主管普法工作的干部。会议内容是总结"三五"期间卫生系统普法工作经验,布置"三五"普法工作和培训卫生专业法普法骨干。2001年,为进一步推动卫生法制宣传教育和依法治理工作的开展,省卫生厅就"三五"期间全省卫生系统开展普法工作所取得成效,对作出成绩的单位和个人进行了表彰,决定授予余姚市卫生局全省卫生系统"三五"普法先进集体,浙江大学医学附属第一医院胡云琪等12名同志"三五"普法先进个人。

"四五"普法期间,省卫生厅每年组织全省卫生行政部门和卫生监督机构在"消费者权益日""卫生法律法规颁布纪念日""宣传周期间"开展《食品卫生法》《职业病防治法》等卫生法律法规知识的宣传教育活动。2003年,浙江省疾病预防控制中心专门就《传染病防治法》《突发公共卫生条例》等公共卫生专业法进行宣讲,累计达到30场次。2004年,省卫生监督所组织开展食品安全大型宣传咨询活动和职业病防治知识大型宣传及群体性有奖竞赛活动,对卫生监督执法人员进行卫生监督专业知识、法律知识的强化培训。

2006年,根据卫生部办公厅"关于2001—2005年全国卫生系统法制宣传教育先进单位和先进个人评选表彰的通知",省卫生厅向卫生部推荐杭州市卫生局等2个单位为先进集体,骆侃佼等12位同志为先进个人。

2006年,为全面实施《浙江省卫生系统开展法制宣传教育的第五个五年规划》,进一步提高卫生系统全体人员的法律素质,省卫生厅调整普法领导小组及办公室成员,由厅长任组长,领导小组下设办公室。9月29日,省卫生厅组织召开浙江省卫生系统"五五"普法工作(培训)会议,参会人员有各地市县(区)、省属医疗卫生单位法制宣传教育负责人,会议主要内容是部署"五五"普法工作任务,交流各地普法工作情况和举办相关法律知识培训。

2007年,省卫生厅组织召开省级医疗卫生单位普法工作检查评比会。浙江省人民医院开展以科室为单位的法律知识竞赛,省肿瘤医院组织全员职工进行普法考试,温州医学院附属第二医院在网站上设立普法专栏,其他一些医疗机构则采用宣传窗、黑板报、电子屏等开展有针对性的法制宣传。

2008 年 10 月，省卫生厅开展"五五"普法中期检查。普法中期检查领导小组由副厅长任组长，厅办公室、政策法规处、人事处等负责人为成员，要求 11 个市卫生局成立普法中期检查工作小组。12 月，省卫生厅举办全省卫生系统"五五"普法知识竞赛活动，在各市及省级医疗卫生单位初赛的基础上，全省共有 14 个代表队参加了决赛，决赛获得一等奖的是浙江医学高等专科学校代表队，二等奖是温州医学院附属第二医院和湖州市代表队，三等奖的是宁波市、嘉兴市、绍兴市代表队。

2010 年，根据卫生部和省普法办的要求，省卫生厅制定并下发《浙江省卫生系统"五五"普法检查验收方案》，明确检查验收的内容、步骤和方法，对各市、县（市、区）卫生行政部门和省级医疗卫生单位提出具体要求。

2011 年，为更好地贯彻落实《卫生部关于印发〈卫生系统开展法制宣传教育的第六个五年规划（2011—2015 年）〉的通知》文件精神，省卫生厅设立了"六五"法制宣传教育工作领导机构，成立了普法工作领导小组。

2012 年，省卫生厅组织开展"法律六进"活动，走进机关、单位、学校、社区、企业和乡村，有针对性地开展普法活动，积极组织编写、征订"六五"普法教材、资料，充分利用电视、广播、报刊、网络等媒体，广泛开展多种形式的卫生法制宣传教育，在大力开展卫生法制宣传之际，还为公众提供卫生法律政策咨询和服务。

2013 年春节假期后的第一个工作日，省卫生厅组织厅机关全体在职干部、借用人员以及省卫生监督所全体干部职工进行法律知识考试，考试范围为《行政许可法》《行政复议法》《信息公开条例》等。

2018 年，浙江省深入实施卫生计生"七五"普法规划，全面落实普法责任制，首次制订公布年度普法工作共性清单和个性清单，组织开展"七五"普法中期评估工作。

2019 年，省卫健委深入贯彻省委办公厅、省政府办公厅《关于进一步健全完善普法责任制的实施意见》《关于构建社会大普法格局的意见》精神，深入实施《浙江省卫生计生系统和法治宣传教育第七个五年规划（2016—2020）》，制订年度普法依法治理工作要点，落实年度普法工作共性清单和个性清单任务，结合全省卫生健康系统开展的以"十个一"为主要内容的警示教育月活动，深入开展一张清单普法宣传，广泛开展专项普法活动，在"健康浙江"微信公众号设立法治卫生专栏，及时编发各地法治政府建设和普法工作中好的做法与经验，编印《浙江省法治工作动态》为各地提供普法教材。

三、卫生行政许可

2004 年 12 月 9 日，卫生部发布《卫生行政许可管理办法》，对卫生行政许可的申请与受理、审查与决定、听证、变更与延续、监督检查、法律责任等作出了明确规定。该《办法》提出,申请人申请卫生行政许可应当如实向卫生行政部门提交有关材料,并对其申请材料的真实性负责,承担相应的法律责任;强调卫生行政部门应当建立健全行政许可管理制度,对卫生行政许可行为和被许可人从事卫生行政许可事项的活动实施全面监督;对违法从事卫生行政许可事项活动的,卫生行政部门应当及时予以查处。该《办法》自发布之日起施行。

2009年,浙江省卫生厅共接收各类省级卫生行政许可申请(除医生、护士注册变更外)835件,与2008年(1069件)相比减少234件。由于职能调整,省卫生行政部门从2009年3月1日起停止对化妆品生产企业核发卫生许可证;从同年6月1日起停止对保健食品、食品添加剂生产企业核发卫生许可证。

2010年,根据卫生部《卫生行政许可管理办法》的规定,省卫生厅对原卫生行政许可的相关文书进行修改和完善,增加了《卫生行政许可补正材料接收凭证》《卫生行政许可现场检查笔录》《卫生行政许可利害关系人陈述、申辩权利告知书》等12种卫生行政许可文书,删除2种文书,并决定同时废止2005年5月下发的《关于印发卫生行政许可文书和行政执法文书的通知》的卫生行政许可文书。

2011年,根据省政府《关于开展行政许可案卷和行政处罚案卷评查工作的通知》精神,省卫生厅于8月组织人员对各地卫生局卫生行政许可、行政处罚案卷质量开展专项评查,案卷质量较好的单位有宁波市、嘉兴市、杭州市卫生局,案卷存在的主要问题有文书填报不规范和个别案卷记录过于简单等。

2012年,全省共接收各类省级卫生行政许可申请11052件,其中准予发放许可证10992件,不予受理1件,跨年度续办59件。全省全年共收到各类政府信息公开申请65件,其中64件为告知类信息,1件为要求申请人进行补正的信息。同年,根据《省委办公厅、省政府办公厅关于加强服务保障改善发展环境大力推进浙江舟山群岛新区建设和义乌市国际贸易综合改革试点的实施意见》要求,省卫生厅将27项卫生行政审批及管理事项下放给舟山市和义乌市卫生局行使,其中委托办理21项,直接交办6项,下放的行政审批及管理事项自2012年7月1日开始施行。

2013年,全省共接收省级医疗机构执业医师注册(含首次、变更、注销)申请956件,执业护士注册申请(含首次、延续、变更、注销)11486件,涉及饮用水卫生安全产品的卫生许可批件申请74件。全省全年共收到各类政府信息公开申请70件,所有依申请公开政府信息均按照具体内容及时回复。同年,根据《浙江省人民政府关于下放部分省级行政审批和管理事项的通知》要求,省卫生厅将25项卫生行政审批和管理事项下放给各市卫生局行使,行使项目详见表4-2,其中委托办理 19 项,直接交办 6 项,下放的行政审批和管理事项自 2013 年 1 月 1 日开始施行。

表 4-2　省卫生厅下放各市卫生行政审批和管理事项一览表

序号	项目名称	下放范围	放权方式
1	公共场所卫生行政许可	委托	省卫生厅行政审批专用章
2	放射诊疗许可(放射治疗与核医学)	委托	省卫生厅行政审批专用章
3	职业健康检查和职业病诊断机构资质认定	委托	省卫生厅行政审批专用章
4	职业卫生技术服务机构资质认定	委托	省卫生厅行政审批专用章
5	建设项目职业病危害预评价报告审核	委托	省卫生厅行政审批专用章
6	职业病诊断医师资格	委托	省卫生厅钢印、省卫生厅行政审批专用章
7	集中式供水单位卫生行政许可	委托	省卫生厅行政审批专用章
8	涉及饮用水卫生安全的产品卫生许可	委托	省卫生厅套印章
9	消毒产品生产企业卫生许可	委托	省卫生厅套印章
10	医疗机构执业许可证核发	委托	省卫生厅行政审批专用章
11	医师资格证书核发	委托	省卫生厅钢印
12	护士执业注册	委托	省卫生厅钢印、省卫生厅行政审批专用章
13	医疗机构开展人类辅助生殖技术(丈夫精液人工授精技术)许可	委托	省卫生厅行政审批专用章
14	母婴保健专项技术服务人员资格认定(产前诊断含产前筛查)	委托	省卫生厅钢印、省卫生厅行政审批专用章
15	中医医疗广告	委托	省卫生厅行政审批专用章
16	传染病菌毒种采集、保藏、携带、运输和使用审批	委托	省卫生厅行政审批专用章
17	建设项目职业病防护设施设计审查	委托	省卫生厅行政审批专用章
18	建设项目职业病防护设施竣工验收	委托	省卫生厅行政审批专用章
19	医疗机构年检	直接交办	属地公章
20	医疗广告(西医)核准	直接交办	属地医疗广告审批专用章

续表

序号	项目名称	下放范围	放权方式
21	医用特殊物品出入境卫生检疫管理	直接交办	属地公章
22	HIV 检测实验室审批	直接交办	属地公章
23	公共场所卫生许可证复核	直接交办	属地公章
24	第一类精神药品、麻醉药品购有印鉴卡	直接交办	属地公章
25	母婴保健专项技术服务许可(产前筛查)	委托	省卫生厅行政审批专用章

第十节　医学交流与合作

自中华人民共和国成立后,浙江省开展的医学交流主要体现在现代医药科学技术的传入、融汇和发展,中医药学说的交流和传播,以及医疗援外工作。

一、与港澳台医学交流与合作

改革开放后,浙江省与港、澳、台的医学交流逐渐增多,内容和形式日益丰富,尤其与台湾地区的医学交流与合作增速较快。

(一)与香港、澳门的医学交流与合作

1984 年 11 月 26 日,浙江卫生实验院 2 名技术人员赴香港红十字会开展中草药抗癌研究的合作。2000 年 10 月 27 日至 11 月 20 日,“浙江省名中医学术交流义诊月”活动在香港举行。同期,首届浙江省中医药发展成就展、浙江省名医名药展在香港举行,先后有 25 名浙江省中医药专家到香港进行学术交流与义诊。2002 年,浙江中医学院与香港大学专业进修学院签订了进修生临床实习合作协议。2003 年 3 月,香港大学教授陈小章到访浙江省医学科学院。2004 年,浙江中医学院与香港中医药科技学院签订了联合培养康复学本科生的合作协议书,与香港大学专业进修学院签订了联合开办中医学五年制学士学位课程合作意向书,并得到省教育厅的同意批复。10 月 25 日,浙江省卫生厅领导接见香港卫生护理专业人员协会副会长、著名护理专家曹圣玉一行,就加强浙江省和香港在护理领域的合作进行了探讨。12 月,浙江省省级医院院长代表团赴香港考察医院管理,听取了香港医院管理局公共事务总经理陈伟莹女士关于香港医疗体制、医院管理局整体管理运作及曾耀荣财务总经理关于医院成本管理运作的介

绍,并进行交流。2007 年,浙江大学医学院附属邵逸夫医院首次应邀派管理人员到澳门镜湖医院进行长期工作指导。2 月,浙江省健康教育考察团一行 10 人赴香港和澳门两地考察健康教育工作,考察团先后考察了澳门疾病预防控制中心、香港医院管理局健康资讯天地、香港卫生署卫生防护中心及卫生署港口卫生处等 10 个机构与单位。

2010 年,浙江省血液中心一行 5 人赴香港和澳门访问,与当地血液中心及输血志愿者机构进行了交流。2013 年 8 月,浙江省卫生厅与香港中文大学合作的全科医师进修项目正式启动,全省各医院与社区卫生中心 100 多名从事全科医学的工作人员报名参加培训。经选拔,项目派遣 4 批每次 25 人组成代表团赴香港进修学习。10 月 20 日,由浙江大学医学院附属第二医院专家带领的第一批学员赴港开始为期 12 天的进修。

2019 年 4 月 22 日,澳门医务界联合总会一行 26 人访问浙江省卫生健康委员会,参访团随后访问了浙江大学医学院第一附属医院和长庆潮鸣街道社区卫生服务中心。

(二)与台湾医学交流与合作

1990 年,温籍著名学者、人文大师南怀瑾先生及台湾润泰集团总裁、台湾大学教授尹衍梁博士创办光华教育基金会,向温州医学院杰出学子和学者颁发"光华奖学金",旨在激励学子热爱祖国、发奋图强、光大华夏文化。至 2008 年,光华教育基金会累计向温州医学院提供 54 万元资助,1662 名学子受益。

2001 年,浙江中医学院与台湾"中国"医药大学达成两校交流与合作的协议。

2002 年 1 月 7 日,台湾中山医学大学与温州医学院合作成立温州医学院中山视光学院,第一期合作时间截至 2020 年。自 2002 年起,来自台湾的高中毕业生在统一参加国家港、澳、台学生高校入学考试合格后可进入温州医学院中山视光学院就读。

2004 年,浙江中医学院与台湾辅英科技大学两校教师、管理人员就联合举办学术研讨会,互相进行考察交流、学生进行互访或共同举办暑假联谊,商讨共同合作研究计划,交换图书、杂志、期刊等方面达成合作意向,并签订意向书。

2006 年 9 月,浙江省护理学会学术交流访问团一行 14 人赴台湾开展学术交流,在为期 10 天的学术交流中,访问团共到访 5 个主要城市,参观了 5 家医院。

2009 年,浙江省卫生厅在浙江省医学会、浙江省优生优育协会等学术团体中组织了 5 个代表团共 97 人赴台湾开展医疗卫生领域学术交流。为配合同年 10 月在杭州举行的"首届海峡两岸医学文化研讨会"的筹备工作,省卫生厅组织浙江省医学学术交流团于9月赴台湾,与相关单位洽谈建立长期合作交流关系。在"首届海峡两岸医学文化研讨会"上,浙江省血液中心与台湾地区圣宝血库、浙江省医院协会与台湾地区怡德医院管理集团签订长期合作交流协议。11月,根据国务院台湾事务办公室的统一安排,浙江省卫生厅协助浙江省台湾事务办公室组织42名中医药专业人员组成代表团访问台湾,并参加"海峡两岸中医药合作发展论坛"。

2010年,浙江省卫生厅派遣了2批3人次参加卫生部港、澳、台办公室组织的代表团赴台湾交流,内容涉及农村医疗、医院管理、输血安全、艾滋病防治等。3月25日,浙江省医学会举办"第二届海峡两岸医学发展论坛暨临床医学工程信息化论坛"。

2011年5月26日至6月1日,浙江省卫生代表团随省委领导赴台湾开展"富春合璧、两岸同缘——浙台文化交流之旅"活动,先后对台北医学大学万芳医院、台湾大学附设医院、台北医学大学附设医院等进行了参观考察。9月3日,"海峡两岸医院院长论坛2011"在杭州黄龙饭店举行,论坛以"同根同源,携手共进,引领世界医院管理新潮流"为主题,旨在搭建海峡两岸医院院长之间零距离对话、交流和分享的平台。

2012年是浙江省对台交流工作大发展的一年。全年,省卫生厅共派出赴台团组22批241人。其中,医疗卫生机构内中层人员赴台湾进修与培训项目较以往大幅度增加,培训的内容涵盖从专业医疗技术到社区基层卫生建设各个方面。4月,"海峡两岸医院院长论坛2012"在台北举行,论坛吸引了海峡两岸超过500名各级医院院长与学员。

2013年,省卫生计生委邀请台湾医学发展基金会、中华文教经济合作促进会、台湾秀传医院、马偕医院、奇美医院、彰基医院等医院代表深入嘉兴、绍兴、丽水、台州、金华等各市县医院,举办浙台医院交流推介会,介绍台湾医院的经营管理理念以及医院品质控制、护理管理等经验,针对浙江省医院实际开展了JCI评审指导与医务人员技能培训等项目。浙江省全年共组织5批90人赴台湾交流考察,考察内容包括台湾健保、人力资源管理、健康教育、食品安全等。

2015年,省卫生计生委港澳台办自组和审批上报省台湾事务办公室的赴台团组共18批145人。赴台学习交流的重点内容包括基层卫生、生殖健康、健康产业、卫生人力资源、医院项目建设等。参与者除省人民医院、省立同德医院、省肿瘤医院、浙江医学高等专科学校、省血液中心等委直属单位的中层骨干外,还包括全省市县级卫生计生部门和医院的各类行政及技术骨干。11月中旬,省卫生计生委联合省发改委、省经信委在杭州举办首届浙江国际健康产业博览会。期间,台湾健康产业代表团与浙江省几家大型公立医院、私立医院、健康相关药企和器械生产企业、健康管理公司、养老机构等进行了洽谈。

2016年4月27—29日,"海峡两岸医院院长论坛"以"构建更佳的医疗生态体系"为主题再次在杭州成功举办,近千名来自两岸的医院管理精英出席论坛。

2019年12月4—7日,第八届"海峡两岸医院院长论坛"在杭州举行,论坛邀请两岸嘉宾近千人参加,其中台湾院长及专家50多人,浙江省台湾事务办公室领导出席此次论坛活动,并给浙江大学医学院附属第二医院授牌"浙江省对台交流基地"。

二、国际医学交流与合作

1950年8月,时任浙江卫生实验院院长洪式闾代表中国医学科学界出席在捷克斯洛伐克举行的第六次国际微生物学学术会议。1951年,苏联保健部部长科夫里金娜率领代表团来浙江访问,考察了浙江卫生实验院。同年1月,苏联专家、卫生部医学教育司顾问拉杜施凯维青及卫生部医学教育司司长季钟朴来浙江医学院检查工作。从1951年至1955年12月,浙江卫生实验院先后接待了卫生部苏联专家组组长比阔夫院士,及捷克斯洛伐克和印度代表。1955年12月,日本盐沼英之博士观摩考察浙江省皮肤病防治研究所,并作了麻风眼病防治有关的专题报告。1956年,浙江卫生实验院接待苏联、保加利亚、越南、日本和印度尼西亚等多个医学代表团;同年8月23日,苏联抗疟代表团一行5人来杭州访问。1957年,浙江卫生实验院接受波兰甘查医生来院开展钩虫病、肺吸虫病、姜片虫病研究和学习,为期40天。

1957年7月5日,以卫生部副部长苏·拉布扎为首的蒙古人民共和国卫生工作代表团9人来杭州参观访问。9月15日,苏联医学代表团3人来浙江考察鼠疫及地方病。浙江卫生实验院接待苏联、民主德国、捷克斯洛伐克、越南、朝鲜代表共13人。11月,阿根廷皮肤病专家斯胡曼偕同夫人来浙江武康疗养院考察访问。11月20日,苏联、朝鲜、越南、捷克斯洛伐克、民主德国五国寄生虫病学者共13人来浙江参观。1959年4月,朝鲜国立麻风病院2名医生来浙江省皮肤病防治研究所考察麻风防治工作。

1961年,浙江卫生实验院接待苏联、保加利亚、越南、日本、印度尼西亚来访者44批456人,其中华侨计6批次23人。同年,朝鲜国立麻风病院专家来浙江武康疗养院参观访问。1966年,捷克斯洛伐克微生物学者访问浙江卫生实验院寄生虫病研究所。1960年5月,卫生部指示浙江卫生实验院协助朝鲜搜集中国现存的1870年以来的肺吸虫病文献。该工作从1959年开始到1961年6月结束,浙江卫生实验院共制作文献目录卡片745张,连同集成后装订成册的中文摘要277篇和拍成照片的西文摘要170章,呈送卫生部转外交部送给朝鲜。1963

年,浙江卫生实验院寄生虫病研究所领导受卫生部委托,赴马里考察有关血吸虫病的防治并讲学。1964 年 4 月,马里共和国卫生部派 2 名代表来浙江卫生实验院考察。

1978 年 5 月 6 日,朝鲜妇产科和肿瘤考察团一行 3 人来浙江考察避孕药和器械、妇科肿瘤防治方法。7 月 13 日,第三期日本医生针灸学习班 15 名医生来杭开展学术交流。8 月 31 日,民主德国卫生部药物处长约阿希姆佩尔德等 3 人来杭州开展学术交流,考察药用植物的栽培和应用。9 月 4 日,世界卫生组织合作中心、英国实验动物中心主任勃列贝来杭学术访问。9 月 12 日,印度柯棣华医生纪念委员会主席巴苏医生偕夫人和 4 名医生来杭学术访问。9 月 13 日,斯里兰卡精神病学专家戴维·拉特纳瓦尔教授来杭学术交流。9 月 14 日,世界卫生组织非洲公共卫生考察组一行 9 人来浙江考察城乡卫生、"三废"处理、卫生防疫。12 月 1 日,由卫生部和联合国开发计划署、世界卫生组织举办的北京国际针灸班在杭州参观浙江省针灸、针麻等技术。12 月 11 日,英国威尔士王子总医院胃镜主任曹直植在浙江医科大学附属第一医院做胃镜示范操作。

1979 年,世界卫生组织斯坦利博士、迪克法鲁西教授,美国麦乐斯公司代表团,美国依阿华大学预防医学和环境卫生系徐锡藩教授及其夫人李书颖教授,美国药典会科学部主任邦斯博士,联邦德国药用植物考察组等先后参观访问浙江卫生实验院。4 月 5 日,瑞士巴塞尔热带研究所安东尼医生等 2 人来杭学术交流。4 月 26 日,浙江省卫生局接待联合国人口基金组织副执行主任吉尔哥一行 3 人。6 月 10 日,罗马尼亚老年病研究所教授、抗老药发明者安娜·阿斯兰一行来杭讲学。6 月 19 日,联邦德国马克斯·普朗克学会大脑研究所神经学研究室主任、所长齐勒希教授及夫人来杭讲学。8 月,中华医学会浙江分会邀请日本超声波学会主席贺和井敏夫率团来浙,在德清莫干山举办一次全国性讲习班,学员达 200 余人。8 月 1 日,美国洛杉矶加利福尼亚大学溃疡病研究教育中心主任格罗斯曼教授来杭讲学。8 月 28 日,奥地利维也纳市威廉米宁医院主治医生海·佩勒尔来杭开展学术交流。10 月 2 日,英国国立生物标准鉴定所激素室主任本干姆教授偕夫人来杭州讲学。10 月 8—10 日,世界卫生组织扩大免疫规划访华组来浙参观省卫生防疫站。11 月 4 日,世界卫生组织疟疾行动规划处官员肯特医师等 3 人来杭讲学。

1980 年,美国洛克菲勒基金会人口委员会主席泽丹斯坦教授夫妇,日本长崎大学热带医学研究所所长片锋大助教授率医学代表团,美国洛克菲勒大学人口委员会生物医学中心主任巴丁博士,美国北卡罗立纳大学微生物和免疫学主任乔克利克教授,美国索乐克生物研究所吉乐曼教授,澳大利亚墨尔本大学医学院微生物学系主任、国际微生物学会细菌学分会主席费恩教授等分别先后访问了浙江省医学科学院。2月28日,世界卫生组织西太区办事处支持处访华组唐纳德等一行3人来杭访问浙江医科大学。4月6日,新加坡卫生厅长杜进才一行6人来杭访问。4月17日,美国纽约市蒙特西奈学院美籍内科教授郁采繁来杭开展学术交流。5月6日,美国骨科学会主席克伊文率领的美国骨科学会代表团一行22人来杭开展学术交流。6月6日,美国著名手外科教授寇蒂斯夫妇来杭讲学,并前往浙江医科大学附属第二医院骨外科进行学术交流。7月24日,美国哥伦比亚大学内外科学院、儿科医院院长、儿科系主任卡兹教授来杭学术访问。8月1日,美籍生化学家何仁杰教授来杭学术访问。8月27日,美国纽约赛克勒医生来杭开展学术交流。10月9日,挪威国家医院神经生理教授伦特伏尔特夫妇来杭学术访问。美国夏威夷中医药针灸协会访华团来杭学术访问。澳大利亚墨尔本纳西大学医学院微生物学系主任、国际微生物学会细菌学分会主席费思教授来杭学术访问。10月30日,世界卫生组织西太区项目规划管理主任韩相泰及秘书来杭访问。

1981年5月24日,马来西亚卫生部长坦·斯里一行9人来浙江访问。6月30日,世界卫生组织副总干事兰波来杭考察。7月5日,世界卫生组织临时顾问奥斯特里恩夫妇参观浙江医科大学,就肺炎球菌血清学分型的合作研究计划进行座谈。11月13日,美国精神卫生基金会代表团来杭学术交流。11月15日,英国麻风病协会主席麦克杜加尔来杭考察。11月17日,英国贝辛斯托克医院弗兰克·托维医师到访杭州,在浙江医科大学附属第一医院进行学术交流。1982年4月10-12日,由腊斯克率领的世界康复基金会代表团来浙江进行学术交流。4月30日,几内亚卫生部长马马杜·卡迈一行4人来杭访问。6月24日,美国太平洋医学中心代表团一行6人来杭学术交流。7月4-9日,世界卫生组织顾问、血吸虫病流行病学专家、美籍华裔博士朱光玉赴嘉兴考察灭螺现场和残存钉螺滋生地等。9月16-22日,世界卫生组织临时顾问、中国籍昆虫学家周钦博士来浙江考察。12月12-14日,世界卫生组织专家组一行4人来浙江讲授腹泻疾病研究。9月18-19日,加拿大卫生和福利部长莫尼克·贝让一行9人来浙江访问。

1983年1月10-13日,世界卫生组织生育调节长效药专题小组指导委员会会议在杭州召开。3月12月,世界卫生组织西太区热带医学顾问朱光玉博士来杭州,商议浙江卫生实验院申请热带病研究基金问题。3月16日,由世界卫生组织西太区办事处规划处主任刘国宾带队的"饮水供应和卫生十年技术考察组"一行8人来浙江考察。3月26日,联合国人口基金会考察团4位工作人员来浙江省考察妇幼保健、计划生育工作。5月8日,美国夏威夷大学医学院心血管代表团16人来杭讲学,并与浙江医科大学附属第一医院合作,开展心脏冠状动脉分流手术示范操作。6 月 30 日,世界卫生组织副总干事兰波来浙江访问。至 1983 年底,浙江省卫生系统外事接待外宾 130 批 519 人,省卫生厅接待 74 批,其中 15 批次由浙江省邀请,其余为卫生部、外省卫生厅(局)邀请。

1984 年 7 月,浙江卫生实验院寄生虫病研究所首次被确认为 WHO 蠕虫病研究合作中心。9 月 6 日,浙江医科大学附属第一医院代表团赴加拿大开塞林、汉密尔顿医院参观访问,并接受两家医院赠送的 4 台人工肾设备及附件。1985 年 4 月,卫生部顾问马海德博士陪同日本笹川纪念保健协力财团常务理事、医疗部长汤浅洋博士、事务局干事山口和子等一行到浙江省皮肤病防治研究所考察麻风病防治工作。5 月 4 日,世界卫生组织人类生殖处官员韦伯等一行 6 人,由卫生部科教司处长等陪同抵杭,了解和讨论 1984 年双方合作课题的进展情况,并制定新的合作研究课题以及讨论人员培训、顾问来访和设备供应计划。8 月 2—9 日,世界卫生组织杜尼博士来浙访问,为联合国开发计划署资助的初级卫生保健示范县提供咨询服务,考察初级卫生保健服务研究项目的执行情况。

1986 年,加拿大籍华人专家教授、加中儿童健康基金会主席、首创"健商"理念的谢华真到访浙江,参加中加儿童医院院长会议。在 1986—2001 年的 15 年间,谢华真回国访问 129 次,在中国建立了 246 个儿童救助和爱幼中心,为中国儿童保健事业捐献几千万元人民币,被卫生部授予"当代的白求恩"称号,获得国家"友谊奖"。

1987 年 2 月 2 日,世界卫生组织计划生育科研现场访问团一行访问浙江省医学科学院计划生育研究所。10 月,联邦德国基尔大学医学院副校长、皮肤病教授伊诺·克里斯托弗斯博士由浙江医科大学领导陪同,到浙江省皮肤病防治研究所交流访问。12 月 6—16 日,世界卫生组织西太区艾滋病顾问、日本病毒学专家木村来浙江省卫生防疫站进行学术交流及实验示范,并帮助建立艾滋病快速诊断实验室。

1988 年 1 月 27 日,世界银行卫生考察团一行对金华市发展区域性卫生保健体系等进行实地考察。5 月 24 日,浙江省卫生厅召开与瑞士联邦专题协作项目工作会议。6 月 16 日,应中国科协邀请,由美国国际人民交流协会组织的美国乡村保健代表团一行 25 人到富阳县中医院等机构进行学术交流和参观访问。10 月,浙江医学科学研究院计划生育研究所首次被确认为 WHO 人类生殖研究合作中心。

1989 年 11 月 23 日,欧洲共同体意大利落蒂公司来浙江考察农村改水工作。1990 年,浙江中医学院接待日本、美国来访者 8 批 96 人。

1991 年,世界卫生组织驻亚太地区临时顾问对浙江省艾滋病防治和粪管改厕工作进行了考查,由浙江省卫生防疫站接待。6 月 3 日,世界银行、卫生部、财政部监督团来浙江省监督检查卫生项目。6月18日,朝鲜显微外科代表团来杭进行学术访问。7月20日,韩国仁济大学校总长白乐皖教授来杭访问农村医疗预防保健网。9月27日,世界卫生组织贾克布逊博士及李恒英等4位专家来浙江考核评估麻风病联合化疗工作,考核评估地点为绍兴、桐庐两县。10月,世界卫生组织顾问汤浅洋博士在中国麻风防治协会秘书长申鹏章、浙江省卫生厅领导的陪同下到浙江省皮肤病防治研究所上柏住院部考察麻风病防治工作及麻风病患者的治疗和康复情况。

1992年,由世界卫生组织西太区、日本、菲律宾、美国等外国专家组成的麻风病联合化疗评估组来浙江省皮肤病防治研究所参观访问。9月20日,浙江省医学科学院与日本静冈县立大学药学部签订《文化科技交流协议》。

1993年3月13日,美国疾病控制中心和中国预防医学科学院专家一行对浙江省疾病监测工作进行了考察。9月23日,浙江省医学科学院邀请美国费城自然科学院贝类学家戴维斯教授来院合作研究课题"寄生虫螺类宿主的分类与演化"。

1994年6月24日,英国HU基金会特聘顾问和基金会远东部主任在杭州进行项目合作商议。

1995年,浙江省与英国国际麻风救济会开展麻风医疗康复和经济康复合作项目,英国国际麻风救济会主席及国家麻风控制中心领导等,多次对中英麻风康复合作项目进行督导和检查。同年,卫生部同意浙江医科大学附属第一医院与美国北卡罗来纳州国际商业咨询公司在浙江省杭州市合作兴办医疗机构的立项申请,该医疗机构名称核定为"杭州眼科诊疗中心"。3月,英国无国界卫生组织主席来杭州考察中英妇幼卫生合作项目。

1996年,美国哈佛大学哈佛医学院儿童医院分子神经研究室毛子旭博士、美国国立卫生研究院杨能宇研究员分别到访浙江省医学科学院进行学术交流。4月20日,以美籍学者张惠华教授为首的美国病理毒理学者讲学团一行10人来杭学术交流,并参观了浙江省医学科学院等单位。10月17日,浙江省脊髓灰质炎实验室接受世界卫生组织与卫生部的评估考核,六项指标全部符合世界卫生组织要求。11月8日,欧洲联盟技术顾问马西姆·基迪耐利博士与欧盟合作项目中方医疗培训官员王世勇访问浙江省,参加性病、艾滋病流行病学培训班并授课。

1997年4月6日,美籍著名血液学者李政道博士夫妇等4人到访浙江进行学术访问。1998年10月,世界卫生组织人类生殖署官员来访,研讨浙江省医学科学院计划生育研究所与世界卫生组织今后的合作事项。

1999年7月25日,斯洛伐克卫生部心血管病专家菲歇尔博士等到访浙江考察心血管病诊断治疗以及新技术开发应用等。12月3日,以爱德蒙部长为首的澳大利亚昆士兰州卫生代表团抵浙江访问。

2000年3月12—19日,英中文化协会邀请科林托梅博士等5名专家来浙江讲学。9月,西班牙技术研究中心爱德华·罗腾博士来杭学术访问,期间帮助浙江省医学科学院解决生殖医学中受精机理研究课题中的疑难问题。同年,浙江省卫生厅报批出国人员106批329人,接待外宾19批64人次。2001年,浙江省卫生厅报批出国人员123批396人次,接待外宾17批79人次。

2002年3月,国际移民组织代表团大众信息处处长劳伦秋、国际移民问题专家赵见及亚太地区实验室专家琼斯3人到访浙江省疾病预防控制中心,考察浙江省移民群体肺结核、艾滋病等传染病的预防工作。

2003年3月26—30日,日本国际协力事业团派遣的长期专家贴佐彻一行2人来浙江省疾病预防控制中心了解计划免疫规范化接种门诊、安全注射及相关工作的开展情况。7月20—25日,世界卫生组织专家林岩和王黎霞在浙江考察由加拿大国际开发署援助的结核病控制项目的进展情况。10月,世界卫生组织临时顾问到访浙江省医学科学院,为"全国血吸虫病快速诊断技术讲习班"提供技术咨询。

2004年5月,美国公共卫生协会主席杰·格拉瑟博士在结束对杭州的考察时,称赞下城区社区综合性卫生服务做得非常好,认为这是发展中国家开展此类工作的一个范本。

2005年2月25日,浙江省卫生厅与英国皇家全科医师学会在杭州签署了为期3年的《关于全科医学合作的谅解备忘录》。3月31日,美国芝加哥霍华德布朗卫生中心主任凯斯·沃特布鲁克和丹尼尔·保尔两位艾滋病预防专家来浙开展访问。5月26日,浙江省中英艾滋病策略支持项目动员会在杭州召开,国务院防治艾滋病工作委员会、世界卫生组织有关部门、中国性病艾滋病防治协会、浙江省卫生厅等有关领导出席项目动员会。

2006年2月22日,应浙江省卫生厅邀请,英国皇家全科医师学会国际发展项目主任、国际健康顾问嘉斯·马宁博士和利物浦大学全科医学研究生教育处主任托尼·马塞先生到访浙江,并就全科医学研究与实践进行学术交流和参观访问。

2007年2月,浙江省医疗质量监控管理培训考察团一行16人赴德国明斯特大学医院管理中心进行培训和实地考察。6月4—14日,浙江省卫生厅组织的浙江省数字化医院建设考察团一行7人赴加拿大和美国考察数字化医院建设情况。

2008年1月,浙江省卫生厅欧洲食品安全考察组一行8人应法、德两国有关方面的邀请,赴两国进行食品安全管理体系、管理技术的考察与学习。8月,浙江省卫生行政管理考察团一行 6 人应邀赴巴西和阿根廷两国考察当地医疗卫生体制和医疗卫生服务的特点。

2009 年 5 月,省卫生厅确定湖州市作为中法合作区域卫生规划项目试点地区。6 月底,由省卫生厅组织、省急救指挥中心以及市级急救中心管理人员组成的代表团赴法国卫生部以及南特教学医院等机构访问,考察法国急救急诊系统。11 月,省卫生厅与湖州市派遣卫生行政及医院管理人员赴法国参加区域卫生规划研讨会。2009 年,浙江省卫生厅共组织出访团组 24 批,审核出国交流团组 89 批 332 人次。

2010 年,浙江省卫生厅与德国有关机构开展两个合作项目——因万特奖学金(医院管理)项目和中德临床医师进修项目。6 月,中法合作区域卫生规划项目正式启动,双方确定将"精神卫生"和"妇幼卫生"作为 2010 年试点项目的分规划,首先在湖州地区试行。10 月,浙江省卫生厅与德国弗伦斯堡大学波罗的海国际学院签订《医疗合作意向书》。

2011 年,省卫生厅派出 49 名临床骨干医生赴德国对口医院参加为期 3 个月的临床专业培训。2012 年,美国克利夫兰医院代表团一行 6 人于 4 月 25—26 日来浙访问。12 月 25 日,浙江省卫生厅与日本静冈县健康福祉部签署了《浙江省卫生友好与静冈县医疗卫生友好合作协议》。

2013 年 2 月 27 日,美国印第安纳大学医疗集团副总裁、投资总裁麦特·奈夫和投资分析主任一行访问浙江省卫生厅,双方就建立联合远程病理诊疗中心的合作和培训展开探讨。3 月 21 日,英国驻沪总领事馆总领事戴伟绅率 32 人代表团访问浙江。10 月 16—18 日,老挝卫生部部长依沙旺·冯维希率领老挝卫生代表团访问浙江,双方就卫生发展现状、医疗卫生保障体制建立和完善、应对流动人口所带来的公共卫生挑战等进行了探讨。

2015 年,省卫生计生委共组织、归口管理和组织委机关和直属单位的因公出境 55 批 462 人。国(境)外来访团组数量增加,全年共接待国(境)外来访团组 25 批 252 人。

2016 年,全年组织因公出国(境)团组 179 批 526 人次。接待国(境)外来访团组 43 批 247 人次。

2017 年,浙江省卫生计生委通过临床专业技术国际进修项目,先后组织派遣 123 名医生、护士出国进修,其中赴法国 8 人、英国 67 人、美国 19 人、德国 18 人、日本 11 人。

2018 年,浙江省卫健委通过临床专业技术国际交流项目,共组织派遣 139 名临床医务骨干出国进修,其中赴英国 69 人、美国 28 人、德国 20 人、法国 8 人、日本 14 人。全年共接待国(境)外来访团组 30 批计 135 人次。

2019 年,省卫健委通过临床专业技术国际交流项目共组织派遣 153 名临床医务骨干出国进修,其中赴英国 78 人、美国 38 人、德国 27 人、法国 9 人、日本 1 人。4 月 16 日,澳大利亚昆士兰州医疗卫生在职培训联盟代表团一行 22 人访问浙江省卫健委,相关处室负责人、委直属医疗卫生单位代表会见代表团。

三、医疗援外工作

浙江省医疗援外工作从中华人民共和国成立后不久就已开始,早期以派员参加志愿军医疗队为主要形式。1964 年 12 月,浙江省又派出内外科医师赴非洲实施医疗援助。自改革开放后,浙江省对非洲医疗援助的国家越来越多,援非医疗队的人数、队伍规模不断壮大,取得的成效也越来越显著。

(一)赴朝志愿军医疗援助

在抗美援朝时期,浙江省各地先后组织多支赴朝鲜志愿军医疗队。1951 年 4 月,浙江省卫生厅会同中国红十字会杭州市分会组织赴朝鲜志愿军医疗手术队,共分 3 队。1952 年 1 月,中国红十字会杭州市分会组织赴朝鲜志愿军护士队,队员 16 人,其中有浙江省立杭州高级医事职业学校 52 届护士班毕业生王瑛、王雪蕉、吴苏笙、孔繁荣、陈菊华、赵彩凤、王祖京等。6 月,温州市赴朝鲜志愿军卫生工作队出发,队员 24 人。9 月 9 日和 11 日,浙江省赴朝鲜志愿军卫生工作队 11 人先后离杭。1953 年 8 月,由温州专区 24 名医务人员组成的中国人民抗美援朝总会卫生工作委员会国际医疗服务队第八队完成任务胜利返回。1954 年 2 月,浙江省各地医务部门开展支援赴朝鲜志愿军医疗工作,温州区组成 2 个手术队 28 人,并成立一个血库,乐清、瑞安两县组织医务人员 36 人,成立手术、包扎和护理等组,宁波、镇海、宁海等市县组织输血队,做好援助工作。12 月 4 日,浙江省援朝医疗手术队被授予朝鲜民主人民共和国军功章,授奖大会在杭州举行,共有 17 人受奖。

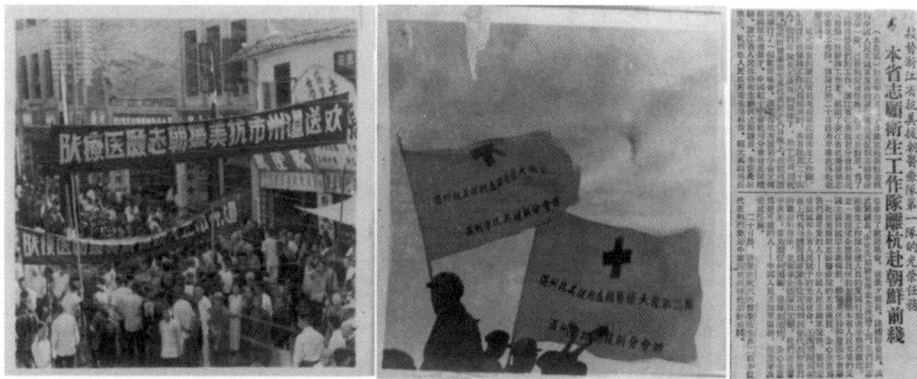

左图为欢送抗美援朝志愿医疗队;中间图为温州市抗美援朝分会
赠送医疗队的队旗;右图为省报报道

(二)赴非洲医疗援助

浙江省先后派遣医疗队和卫生科技人员赴非洲几内亚共和国、马里共和国、中非共和国、纳米比亚共和国、科特迪瓦共和国、赤道几内亚共和国等实施医疗援助和疾病防控。1964年12月16日,浙江省派出内科、外科医师各2名赴几内亚参加援外保健,这是浙江省第一次组织专家赴非洲开展医疗援助。

1. 援助马里医疗队

1966年11月17日,根据国家卫生部统一部署,浙江省着手组建援助马里医疗队。1968年2月,浙江省派出以马振山为队长的由22人组成的第一支中国医疗队抵达马里,在马尔格拉医院开展医疗工作。其后至2009年7月,浙江省派出援助马里医疗队共计20批707人,每批20~40人。医疗队多以医政干部为队长,队员有各科医务人员、翻译、厨师、司机等。每队援助时间2年,分别在卡地、锡加索和马尔格拉3家医院工作。42年间,浙江省援助马里医疗队克服自然条件恶劣、工作条件简陋等种种困难,共救治病患约300万人次,开展各类手术12万余台,包括各种肿瘤切除、内脏修补、心胸外科、断指再植等大手术。2010年,第21批援马里医疗队31人累计完成门诊58504人次,抢救危重病例1831人次,开展各类手术2690人次,麻醉1828人次,救治住院病例5194人次,检验27136人次,X线摄片和B超检查13851人次,针灸治疗16525人次。

在1991年、1992年、1996年、2001年、2003年,浙江省卫生厅分别派出厅领导出访马里,考察援外医疗,马里多届卫生部长对中国政府的援助表示感谢,对医疗队的工作给予了高度评价。2003年11月16—18日,应我国卫生部邀请,以马里卫生部长凯塔女士为首的马里卫生代表团一行8人到浙江开展友好访问。2006年3月24—29日,以浙江省卫生厅领导带队的浙江省援外医疗队工作组一行7人赴马里访问。2008年10月21日,中华人民共和国和马里医疗卫生合作40周年庆典活动在马里首都巴马科举行,出席庆典的有中国驻马里大使,浙江省人民政府、省卫生厅领导,中国医疗队代表,马里卫生部部长及有关司局领导,巴马科各大医院院长,共70余人。

2009年1月30日至6月10日,为贯彻落实在中非合作论坛北京峰会上宣布的援非抗疟举措,根据商务部、卫生部要求,由浙江省疾病预防控制中心寄生虫病防治所专家组成的第7批援非抗疟专家组在马里、科特迪瓦、赤道几内亚各工作一个半月,圆满完成当地疟疾防治中心组建、各种设备的安装调试、疟疾检验技术和临床治疗、疟疾预防与控制培训班的培训以及学术交流等任务。7月30日,马里政府在首都巴马科为第20批援马里医疗队举行了隆重的颁奖仪式,授予浙江省第20批援马里医疗队总队长骑士勋章,授予其他30名队员雄狮勋章。2010年11月8—12日,应浙江省卫生厅的邀请,以马里医院院长卡内为团长的马里医院代表团一行 29 人在杭州进行临床实习。由中国援建的马里医院于 2011 年投入使用。

2011 年,为尽快提升马里医院的业务水平,根据马里卫生部的要求,浙江省卫生厅同意浙江省人民医院与马里医院建立友好医院关系。10 月 26-27 日,浙江省第 21 批中国援马里医疗队总结暨表彰会在杭召开。为了肯定成绩,弘扬先进、鼓励奉献、激励后人,第 21 批援马里医疗队被评为"浙江省援外医疗工作先进集体",尹来等 6 人被评为"浙江省援外医疗工作先进个人"。从 2009 年 7 月至 2011 年 7 月,医疗队克服当地气候炎热、疾病肆虐、生活艰苦、工作条件简陋等诸多困难,努力完成各项医疗任务,共完成门诊接诊 126284 人次,住院病例救治 10693 人次,危重病例抢救 3787 人次,开展各类手术 5750 人次。全体队员在结束援外任务前夕,均获得马里总统授予的国家荣誉勋章,其中 28 名队员获国家骑士勋章,3 名随队厨师

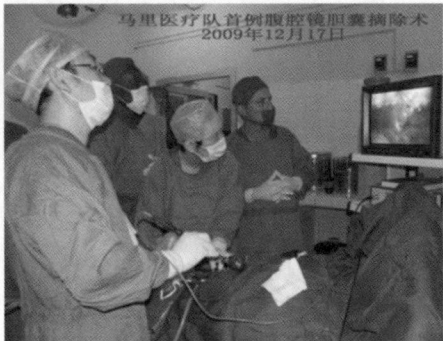

2009 年,浙江援马里医疗队首次开展
腹腔镜胆囊摘除手术

获国家雄狮勋章。医疗队在马里首次开展了电子胃镜、耳鼻喉科电子显微镜、关节镜及腹腔镜手术,填补了马里微创医疗的空白。

2013 年 7 月 4 日,马里政府举行中国(浙江省)第 22 批援马里医疗队集体授勋仪式,由马里卫生部长代表马里临时总统为全体队员授勋,浙江省医疗队总队长获得马里国家骑士勋章,其余 30 名队员获得马里国家雄狮勋章。7 月 20 日,中国(浙江省)第 23 批援马里医疗队 31 名队员抵达马里首都巴马科,在马里医院开展新一轮的援马医疗服务。2016 年,浙江省第 24 批援马里医疗队 31 名队员在马里继续提供医疗援助。2017 年 7 月 18 日,马里共和国卫生和公共医疗部部长桑巴·乌斯马内·索代表马里总统,在马里国家疾控中心为第 24 批中国援马里医疗队授勋并讲话,中国驻马里大使陆慧英等出席授勋仪式。宋柏杉获马里国家骑士勋章,医疗业务队员获马里卫生骑士勋章、非医疗业务队员获马里国家雄狮勋章。2018 年 12 月 14 日,第 25 批中国援马里医疗队成功为一例 62 岁白内障患者进行眼科显微手术,这是马里医院完成的首例眼科显微手术。2019 年 1 月 12 日,省卫健委在机关大楼欢送第 26 批援马里医疗队 24 人前往马里执行为期一年半的医疗援外任务。

2. 援助中非医疗队

1977 年 5 月 28 日,根据国家卫生部指示,浙江省着手组建援助中非医疗

队。1978年5月,首支浙江省援助中非医疗队16人抵达中非。1985年3月,浙江省援中非医疗队队员程纪中因抢修医院电路不幸殉职。至2010年8月17日,浙江省派出援助中非医疗队共计14队227人,每队6~18人,援助时间2年,在中非首都班吉中国援建的友谊医院等开展工作。2002年8月,在浙江省援中非共和国第9医疗队14名队员回国前,中非共和国卫生部部长卡里特为队员颁发荣誉证书,赠送纪念品。2009年,援中非第13医疗队16人累计完成门诊接诊14888人次,危重病例抢救43人次,开展各类手术483人次,麻醉342人次,救治住院病例339人次,检验3911人次,X线摄片和B超检查4499人次,药房配方10476张。

2002年10月,浙江省人民政府领导会见来浙访问的中非共和国卫生部部长卡里特,并介绍了浙江省经济社会的发展情况,询问了由浙江组派的中国医疗队在中非的工作情况。2003年8月22日,中非共和国公共卫生和人口部部长内斯托·马马杜·纳里教授代表共和国总统、国家元首弗索瓦·博齐泽少校在中非首都班吉友谊医院为第10批援中非医疗队举行授勋仪式,医疗队队长荣获"国家一级荣誉勋章",第10医疗队集体荣获中非共和国荣誉勋章。2005年9月,中非共和国洛贝耶省比萨市授予浙江省援中非医疗队队员荣誉市民称号。2006年4月,中非共和国总理率政府成员出席中非政府为浙江省援中非第11医疗队举行授勋仪式。第11医疗队共16人,在班吉友谊医院工作整整2年,期间经历多次政局动荡,在克服气候炎热、疾病肆虐、生活艰苦等诸多困难的情况下,坚守岗位,圆满完成了援外任务。中非共和国总理代表总统博齐泽,向队长、翻译员等4人颁发了共和国军官勋章,向其余12人颁发了共和国骑士勋章。

2010年8月20日,为表彰浙江省援中非第13医疗队对中非人民健康和中非国家医疗卫生事业发展作出的贡献,中非共和国总统博齐泽亲自签发授勋令,授予全体16名队员中非国家荣誉勋章,并举行隆重的授勋仪式。2012年8月16日,浙江省援中非第15医疗队16名队员抵达中非执行医疗援外任务。2017年12月28日,省卫生计生委为援中非第16医疗队举行欢送仪式。2018年8月6日,中国政府援助中非共和国药械捐赠仪式在中非友谊医院举行。中非共和国总统图瓦德拉出席仪式,中国驻中非共和国大使陈栋与中非共和国卫生部部长皮埃尔·索姆塞签署捐赠交接证书。2019年5月29日,省卫健委为援中非第17医疗队举行送行仪式。

由国家卫生健康委、浙江省卫生健康委员会组织的2019中国援中非"光明行"专家组于11月18日至12月6日在中非首都班吉友谊医院实施免费白内障复明手术共计221例。期间,2019中国援中非"光明行"义诊活动暨医疗物资捐赠仪式在中非首都班吉友谊医院举行。

3.援助纳米比亚医疗队

1996年4月14日,根据卫生部指示,浙江省派遣第一支援助纳米比亚医疗队。从1996年4月至2010年5月,浙江省派出援助纳米比亚医疗队共计8队32人,每队4人,援助时间2年。医疗队在纳米比亚首都温得和克的卡图图拉医院工作。2009年,援助纳米比亚第7医疗队累计完成门诊量6005人次。

2007年,纳米比亚总统查·萨姆·努乔马将他的自传《坚定不移》送给浙江援纳米比亚第2医疗队队长,并在扉页上题上"To doctor Luo Yanning with revolutionary greetings(向骆医生致以革命的敬礼)Sum Nujama 20th October"。2007年7月21日,浙江省卫生代表团一行6人对纳米比亚和南非进行为期12天的访问,考察援外医疗。2008年7月2—5日,应卫生部邀请,纳米比亚卫生部副部长海因古拉女士一行5人访问浙江。海因古拉女士感谢浙江省提供的医疗援助,特别是2007年向纳方赠送了3辆救护车。2009年9月20日至10月1日,浙江省卫生代表团一行6人赴纳米比亚看望并慰问浙江省援外医疗队队员。2012年,浙江省顺利完成第9批援纳米比亚医疗队4名队员和第15批援中非医疗队16名队员的选派、培训和交接工作。

2015年,浙江省承担对非洲3个国家(马里共和国、中非共和国和纳米比亚共和国)的医疗援助任务,常年有51名浙江医生在非洲执行国家医疗援外任务。2018年12月11日,浙江援外医疗50周年纪念会在杭州举行,会议对10家援外医疗工作先进集体和20名援外医疗工作先进个人进行了表彰。

四、中国政府表彰

1988年,卫生部在北京举行纪念"全国援外医疗队派遣暨表彰大会",浙江省卫生厅获卫生部颁发的"全国援外医疗队管理先进单位"。1993年,在全国派遣援外医疗队30周年纪念暨表彰会上,浙江省第6批援中非医疗队被评为"全国援外医疗队先进集体"。1998年,温州医学院、浙江大学医学院附属第一医院获得"浙江省援外医疗工作先进集体"荣誉称号。

2003年9月9日,浙江省卫生厅召开浙江省派遣援外医疗队35周年纪念暨表彰大会。大会回顾总结了自浙江省第一批医疗队奔赴马里工作以来35年的援外工作成就,并表彰为援外医疗事业作出突出贡献的先进集体和个人。2003年,浙江省荣获全国援外医疗队先进集体奖1个,先进个人奖4个。

2008年12月26日,浙江省派遣援外医疗队40周年纪念暨表彰大会在省人民大会堂隆重举行。会议宣读了卫生部《关于表彰援外医疗工作先进集体和先进个人的决定》,浙江省卫生厅和由浙江省派遣的第18批援马里医疗队被评为"全国援外医疗工作先进集体",骆燕宁、章正会、陈建民、徐熙善被评为"全国援外医疗工作先进个人"。会议表彰了近 5 年来浙江省在援外医疗工作中涌现出的先进集体和先进个人,第 6 批援纳米比亚医疗队、杭州市卫生局等 10 个先进集体以及单子昂等 16 名先进个人受到了表彰。

2010 年是中国对外援助 60 周年,浙江省卫生厅配合卫生部、商务部开展"中国援外奉献奖"的组织推选活动,并推荐 5 名候选人,其中洪禹思和江浩斌两人被商务部授予"中国援外奉献奖金奖"。

2013 年,省卫生计生委配合国家卫生计生委 2013 年援外医疗队派遣 50 周年系列活动,圆满完成各项任务。有关活动包括:参加中非部长级卫生发展会议开幕式;省卫生厅领导拜见到京参加中非部长级卫生合作发展会议的马里、中非、纳米比亚卫生部长;邀请马里卫生部长苏马纳·马卡吉一行访问浙江;派遣国别联络员赴京圆满完成中非部长级卫生合作发展会议联络工作;参加全国卫生援外工作暨援外医疗队派遣 50 周年会议;做好浙江省的全国援外医疗工作先进集体和先进个人推荐评选工作;结合援外医疗队派遣 50 周年系列活动做好浙江省援外宣传工作;按时完成收集援外医疗队派遣 50 周年纪念画册、文集的照片和文字材料,撰写工作纪实和展板制作等相关工作。

第十一节 医疗保障体系建设

我国的医疗保障体系主要分为三种:一是适用于企业职工的劳保医疗制度;二是适用于机关事业单位工作人员的公费医疗制度(含统筹医疗制度);三是适用于农村居民的合作医疗制度。1951 年,《中华人民共和国劳动保险条例》正式颁布,劳保医疗制度得以建立。1952 年 6 月,《关于全国人民政府、党派、团体及所属事业单位的国家工作人员实行公费医疗预防措施》颁布,公费医疗保险制度开始在全国实行。1956 年,全国人民代表大会第三次会议通过《高级农村生产合作社示范章程》,对因公负伤或因公致病的合作社社员医疗保障给予明确规定。之后,全国普遍出现了以集体经济为基础,集体与个人相结合,具有互助互济性质的农村合作医疗。至此,全国以公费医疗、劳保医疗、农村合作医疗为主要内容的医疗保障体系基本形成。

一、劳保医疗制度

劳保医疗制度是劳动保险制度的组成部分,是国家以法律形式对暂时或永久丧失劳动力的劳动者给予物质帮助的制度。

20 世纪 50 年代初,浙江省开始实行劳保医疗制度,享受对象为全民所有制企业正式职工及其供养的直系亲属。劳保医疗制度规定:①职工因公负伤,门诊疗费、药费、住院费、就医路费以及 2/3 膳食费和配装假肢、假牙费,均可报销;②职工患病和非因公负伤,就诊所需的挂号费、出诊费自理,医药费由单位结算;③职工供养的直系亲属,手术费、医药费报销 50%,挂号费、检验费等个人自负;④职工及其供养的直系亲属实行计划生育手术,所需的挂号、检验、手术、药品、住院费全部报销;⑤职工年老或因病退休后,仍享受在职时的同等医疗待遇。

1977 年 12 月 16 日,浙江省卫生局、省财政局、省内务局联合发文并转发卫生部、财政部、国家劳动总局关于《享受公费医疗、劳保医疗人员自费药品范围的规定》,并根据文件精神作以下六点补充:①在危重病患者抢救期内,应有医院组织抢救的医生出具会诊意见,对症用药,并经医院领导(或指定专人负责)批准。②对职工从事有毒有害的特殊工种,直接引起的疾病,凡根据卫生部有关文件规定,经明确诊断,持有"职业病证明书"的患者,可以对症使用上述一二类范围的药品,在公费中报销。③对《享受公费医疗、劳保医疗人员自费药品范围的规定》中指出的非治疗必需的药品(包括新产品、进口药品)均应自费。④要求各级医疗单位医生处方必须根据病情轻重缓急,掌握医疗原则,合理使用药品。⑤医疗单位为公费及劳保人员诊治用药,应使用本院药房(本单位医务室)的药品,除建立特约配方的中药处方以外,不得开出"外配"处方。⑥自购药品不能列入公费报销。

1982 年 2 月 25 日,浙江省卫生厅下发关于《公费医疗和劳保医疗实行按成本收费的具体办法》(简称《办法》)。该《办法》提出对公费医疗和劳保医疗实行按成本收费,目的是将医院的医疗成本适当合理负担,以部分改变医院大量赔本的状况,改善医疗条件,更好地为广大职工和群众服务。具体办法是:公费医疗、劳保医疗和参照公费医疗、劳保医疗的全民、集体单位的职工医疗费,按不含工资的成本收费。医疗费用由个人负担的城镇居民和农村(包括参加合作医疗的)以及企业单位享受半劳保的职工家属和国家机关、事业单位职工的家属,仍按现行标准收费。对公费医疗和劳保医疗实行按成本收费的标准如下。门诊挂号费:复诊时省、地区、省辖市医院 0.30 元,县医院、地属市医院、省属市的区医院和门诊部、区社和城镇街道卫生院 0.25 元,初诊按以上标准各加 0.10 元(个人仍按原标准缴纳,不足部分由公费或劳保医疗费支出)。住院费:省级医院每天 3 元,地区、省辖市医院每天 2 元,县医院、地属市医院、省属市区和街道医院每天 2 元,区社卫生院每天 1.5 元,精神病、传染病床另增 0.2 元。取暖费和冷气费另按成本收费,观察床按住院费标准减半收费。手术材料费:大手术 60 元,中手术 40 元,小手术 21～30 元,特种手术按实际计收,门诊小手术 10 元以下。

1994 年 4 月 8 日,浙江省劳动厅、省卫生厅、省财政厅联合下发《关于企业职工劳保医疗用药规范问题的通知》规定,从1994年5月1日开始,企业职工劳保医疗的西药和中成药药品报销范围与公费医疗的西药和中成药药品报销范围一致。

为做好公费医疗、劳保医疗制度改革的配套工作,进一步加强医药费用管理,控制不合理用药,减轻国家、单位和个人医药费用负担,合理地使用有限的医药卫生资源,根据国家财政、卫生、劳动三部门有关文件和省政府有关文件精神,参照《国家基本药物化学药品目录》和卫生部、财政部联合下发的《公费医疗用药报销范围》,浙江省结合实际制定了《浙江省公费、劳保医疗西药报销范围(试行)》(简称《西药报销范围》),并于1995年9月6日由省卫生厅、省劳动厅、省财政厅联合下发《关于印发〈浙江省公费、劳保医疗西药报销范围(试行)〉的通知》,指出《西药报销范围》是享受公费医疗、劳保单位、个人用药报销范围和管理部门检查监督的依据,望各地公费医疗、劳保医疗管理部门认真贯彻执行。

1996年1月7日,浙江省卫生厅、省劳动厅、省财政厅联合下发《关于实施〈浙江省公费、劳保医疗西药报销范围〉的补充通知》指出:考虑到各地用药情况的差异,和因收藏在《西药报销范围》内药品的货源供应等问题,同意各市(地)、县在《西药报销范围》的基础上,根据当地基本医疗需要和财力条件,对《西药报销范围》中所列药品名录作适当调整(增删幅度之和限总品种数的3%之内),各地若需要增补品种,首先要在《国家基本药物目录》中选用,同时填写《公费、劳保医疗西药报销范围》增补品种备案表,及时报省卫生厅、省劳动厅、省财政厅备案,增补的药物限国产药品。

1997年1月29日,根据各地管理部门和医疗单位反馈的试行情况和改进意见,经专家论证,新版《浙江省公费、劳保医疗西药报销范围》在1995年试行版的基础上,增补删减了部分药品。省卫生厅、省劳动厅、省财政厅联合下发《关于印发〈浙江省公费、劳保医疗西药报销范围〉的通知》,要求各级卫生、劳动、财政和公费医疗管理部门要密切配合,加强对公费、劳保医疗用药的检查监督,加强宣传教育,促使医务人员和享受公费、劳保医疗人员工了解用药规定,自觉遵守制度;医疗单位要将新版《西药报销范围》的内容传达到全体医务人员,严格按规定执行;各地不得另行制订药品报销范围;考虑到各地用药情况的差异和药品货源供应等问题,同意各市(地)、县在新版《西药报销范围》的基础上,根据当地基本医疗需要和财力条件,对药品名录作适当调整(增删幅度之和限总品种数的3%之内)。各地若需增补品种(限国产药品),须填写增补品种备案表,报浙江省卫生、劳动、财政三厅备案。

二、公费医疗制度

1952年7月,根据政务院规定,浙江省开始对区级以上政府、党派、团体的编内人员,文化、教育、卫生、体育、科研等事业单位的正式员工,二等乙级以上残疾军人,以及享受供给制人员的子女实行公费医疗制度,此后逐步扩大到乡镇政府工作人员和大专院校学生。全省各市(地)、县级机关也相继成立了公费医疗管理委员会。

1961年,浙江省制定了《公费医疗管理办法》,实行定额、定点的公费医疗管理,经费由卫生行政部门按定额掌握使用。1964年,浙江省对1961年制定的《公费医疗管理办法》作了补充规定,实行统一管理,实施定点医疗、定额包干、部门负责、医疗证与病历合一的办法,超支部分由各部门自行承担。

1972年12月4日,浙江省卫生局、省财政金融局联合下发《浙江省公费医疗管理办法》(简称《管理办法》)。该《管理办法》规定享受公费医疗的范围、人员及待遇;明确享受公费医疗待遇的人员结合当地医疗机构分布情况和医疗条件,按"就近就医"的原则,实行划区定点、分片负责制,需要转院时应出具证明或转院介绍信;规定公费医疗费用开支范围和药品使用及报销原则;规定公费医疗转移关系以及享受公费医疗单位应办手续和注意事项。

1978年,浙江省公费医疗平均定额从1977年的54.17元下降到53.39元,其中有45个市(地)县不同程度下降,32个市(地)县有所上升。省卫生局、省财政局要求各市(地)县加强定额管理工作,不断改进健全管理制度,堵塞漏洞,合理使用资金;要求执行定额较低的市(地)县力争达到国家规定的定额标准;执行定额较高的市(地)县必须向当地党委汇报,并采取有力措施,把执行定额大幅度降下来,力争接近国家规定的定额标准。

1980年12月31日,浙江省卫生厅、省财政厅联合下发《关于公费医疗全面施行定额管理的意见》提出:定额管理的形式分单位管理、系统管理和医疗单位管理三种;管理办法分全部定额管理和门诊定额管理两种;定额标准要求1981年全省降到每人每年45元。

1981年4月26日,浙江省卫生厅、省财政厅联合下发《浙江省公费医疗管理办法》,重申享受公费医疗范围、人员及待遇,再次明确享受公费医疗待遇的人员按"就近就医"的原则,再次规定公费医疗费用开支范围、药品使用及报销原则、公费医疗转移关系和享受公费医疗单位应办手续及其注意事项,补充了加强公费医疗经费管理和公费医疗证件领发手续两条。

1989年2月10日,浙江省卫生厅、省财政厅联合下发更新版的《浙江省公费医疗管理办法》,增加了对公费医疗经费加强监督、检查和监管及奖惩等内容。至1991年,浙江省公费医疗管理形式主要有四种。①全额定额管理。根据确定的每人年定额标准,按实际享受人数将公费医疗经费拨给享受单位或医疗单位,由享受单位或医疗单位管理包括门诊、住院、转外地治疗等医药费用。定额经费若有节余,留归单位或医院;若有超支,地方财政视情况酌情补助。②门诊定额管理。门诊医药费由享受单位或系统管理,住院费用由公医办统一管理或由医疗单位管理。③统一管理。医疗经费由公医办管理,患者到定点医院凭医疗证就诊,发生的医疗费由医院记账,每月由医院向公医办统一结报。④各地可试行"确定定额、核算到人、节约奖励、超支适当自负"的医疗费与享受者个人经济利益挂钩的方法。

1993年7月20日,浙江省卫生厅、省财政厅联合出台《浙江省省级公费医疗管理实施细则》,规定省属单位的公费医疗享受人员全部试行医疗经费定额管理。定额经费分别以离休干部、退休人员、保健干部、在职人员、大学生(包括研究生)五类确定。定额经费包括门诊、住院、转院、外诊和急诊等一切属于公费医疗开支范围的医疗费。当时直接管理省级公费医疗经费的医疗单位有浙江医院(包括省政府大楼医务室)、浙江省中医院、浙江省人民医院、浙江医科大学附属第一医院、浙江医科大学附属第二医院、浙江省建工医院、杭州市第一医院、杭州市第二医院、杭州市第三医院、杭州市第四医院、杭州市红十字会医院、杭州市中医院和浙江中医学院门诊部、浙江省中医药研究院门诊部。公费医疗享受人员按就近划区定点医疗的原则,确定一个定点医疗单位,离休干部可在规定的医疗单位中自选两个医疗单位。医疗单位一经选定,年度内不得变动,需调整的,一律在每年元月上旬持公费医疗证和本人报告到省公费医疗办公室办理有关手续。定点医疗单位凡因缺科、缺项或对疑难杂症诊治确有困难的,应及时做好会诊工作或由主治医师以上医生提出转诊意见,及时将患者转介到上级指导医院或专科医院就诊,转介一律使用省级公费医疗转院介绍信。转入医院应允许记账,发生的医药费用除向患者直接收取个人自负部分外,其余统一向转介医院结算。1993年,全省公费医疗实际支出经费6842.77万元,其中财政支出5167.04万元,单位、医院、个人三方共负担1675.73万元。全年人均医疗费用支出621.34万元(包括大学生)。全省公费医疗经费支出逐年上升。

1995年10月19日,浙江省卫生厅、省财政厅联合发文《关于贯彻执行公费医疗用药管理制度的通知》,对西药、中成药使用的报销范围及用药规范进行规定,超出范围和用药规范的一律不得记账、报销,违反规定的给予处方值2~3倍的罚款;因公出差在外就医用药超出范围部分,费用由个人自理。

1997年10月24日,浙江省机构编制委员会发文将原隶属于省卫生厅的省公费医疗管理办公室改属于省社会保险管理局,省公费医疗管理办公室的职能和4名行政编制人员一并划入。

三、统筹医疗制度

1956年1月,在国家工作人员实行工资制后,其子女的医疗保健从公费医疗中析出,实施个人、单位和国家统筹的医疗制度,即统筹医疗。统筹对象:凡父母双方均为国家机关、事业单位工作人员,参加工作以后所生子女,户口在当地城镇,年龄在14周岁以下的均可参加,由公费医疗管理办公室统一负责管理。1976年,统筹医疗将统筹对象年龄调整为16周岁以下;1978年扩大到未参加工作的子女,年龄不受限制。经费统筹标准:1956年,每人每月缴1.70元;1960年,每人每月缴纳1元;1976年,每人每月缴纳0.80元;同时规定就诊时医药费自负20%,先天性疾病手术治疗自负30%。统筹医疗实施初期,其医药费用与公费医疗一并结算;后于1960年起从公费医疗中析出,实施单独结算,超支部分按各单位享受人数分摊,从单位福利费中支出;享受对象凭证定点就医,转院或转外地治疗须经公费医疗管理办公室审批,医药费由公费医疗管理办公室结算。"文化大革命"期间,统筹医疗制度一度中断。

1979年12月3日,浙江省人事局、省财政局、省卫生局联合下发《浙江省级机关国家工作人员子女统筹医疗管理办法》,规定:凡享受省级公费医疗或自缴省级医疗的人员,在参加工作后所生的18岁以内、未参加工作、户口在本市的工作人员子女都可以参加子女统筹医疗。参加子女统筹医疗的人员应做好办证手续,并根据杭州市划区医疗规定的原则,在住家附近指定一个医疗单位就诊,凭医疗证记账。缴费规定采取个人缴费和单位福利费补贴相结合的办法,原则上应统筹平衡,年度之间余绌数可以调剂使用;调剂之后再有不敷,应合理分担,不能占用国家预算资金。属于统筹医疗经费报销的费用有:在指定医疗单位门诊和住院期的医药费(自费药品除外)、住院费、手术及材料、敷料、理疗、推拿、化验、X线透视和拍片、输血、氧气、注射穿刺、针灸、拔牙、补牙、病室取暖、经眼科医生指定的验光检查等费用,特殊情况在就近医疗单位急诊的医药费用。

1980年4月12日,浙江省卫生局下发《关于照顾独生子女参加省级子女统筹医疗的通知》,旨在配合计划生育工作的开展,鼓励一对夫妇只生一个孩子,对凡享受省级公费(自缴级)医疗的人员,参加工作前所生的独生子女,户口在本市并取得"独生子女光荣证"的(在18周岁以内),可照顾参加省级子女统筹医疗。因生育第2个孩子而被收回"独生子女光荣证"的,领证单位应及时收回其统筹医疗证,并交公费医疗办公室办理注销手续。

1993年7月20日,浙江省卫生厅、省人事厅、省财政厅联合下发《省级机关国家工作人员子女统筹医疗管理办法》的补充规定。补充规定对参加省级子女统筹医疗人员全部试行"个人少量自负医药费"的办法,个人自负10%的门诊、住院药费和5%的住院床位费。参加子女统筹医疗的人员一年药费和住院床位费个人负担部分的最高限额为100元,如超过规定限额,超过部分可由单位在福利费中开支。对部分特殊检查、治疗项目,个人仍需自理一定比例的费用。

1995年10月16日,浙江省卫生厅、省人事厅、省财政厅联合下发《关于劳动合同制工人子女统筹医疗问题的通知》,规定:凡国家机关、事业单位和社会团体已列入享受国家公费医疗范围的合同制工人,其不满20周岁且户籍在杭州市的子女均可参加省级子女统筹医疗;办理子女统筹医疗证的具体事宜与省公费医疗管理办公室联系;合同制工人子女参加统筹医疗的,从参加的当月起取消合同制工人的工资性补贴。

四、合作医疗制度

(一)发展概况

合作医疗制度是社会互助共济、积小钱办大事、抵御疾病风险、合理引导农民群众消费的健康投资,它不仅使农民获得基本的医疗保健服务,还能增强其抵御重大疾病风险的能力,可有效减少农民因病致贫、因病返贫现象的发生。

20世纪60年代,浙江省农村合作医疗兴起,初期通过培训"赤脚"医生、举办合作医疗站等方法解决农村缺医少药问题。到了70年代,浙江省90%以上的村举办了合作医疗。在改革开放后,随着农村经济体制的变革,合作医疗覆盖率一度下降至1989年的2.4%。进入90年代后,全省实施农村初级卫生保健制度,使农村合作医疗有所恢复。期间,因受国家减轻农民负担政策的影响,农村合作医疗被认为是向农民"乱收费、乱摊派"的行为,几经波折。

2003年,浙江省被国务院确定为全国农村新型合作医疗制度试点省份,合作医疗制度再次得以全面推开,出现了一次新的飞跃。浙江省各地积极探索农民医疗保障办法,因地制宜,实施多种形式的合作医疗。在保障内容上,新型合作医疗既有以解决大额医疗费用的风险型,也有以解决农民基本医疗的福利型。在举办形式上,有村办村管、镇(乡)村联办、县级统筹等多种形式。绝大部分的新型农村合作医疗由政府组织,卫生部门承担日常工作,也有少数由镇(乡)政府和村委会委托商业保险公司经办。从总体来看,全省新型农村合作医疗具有代表性的主要有两种形式,即以德清县为代表的"县级统筹农民大病合作医疗"和以嘉兴市秀洲区为代表的"四级筹资,两级管理,以大病统筹为主"的合作医疗,分别简称为"德清模式"和"秀洲模式"。

浙江省人民政府文件

浙政发〔2003〕24号

浙江省人民政府关于建立新型
农村合作医疗制度的实施意见(试行)

为加快建立我省新型农村合作医疗制度,根据《中共中央、国务院
关于进一步加强农村卫生工作的决定》(中发〔2002〕13号)和《国务院
办公厅转发卫生部等部门关于建立新型农村合作医疗制度意见的通
知》(国办发〔2003〕3号),结合我省实际,提出以下实施意见:
    一、指导思想
    以"三个代表"重要思想为指导,以全面建设小康社会、提前基
本实现现代化为目标,坚持统筹城乡经济社会发展的方针,建立政
府推动、农民互助、社会参与的工作机制,积极引导农民参加以大
病统筹为主要形式的新型农村合作医疗制度,提高农民的医疗保
障水平,促进农村经济社会协调发展。
                                          —— 1 ——

2003年,浙江省人民政府出台《关于建立新型农村合作医疗制度的实施意见(试行)》

(二)发展过程

1976年3月3日,浙江省卫生局下发《关于印发1975年全省农村合作医疗
和"赤脚"医生统计数的函》(简称《函》)。据该《函》统计,1975年,全省农村共有
大队数41880个,其中实行农村合作医疗的大队数为18821个,占农村大队数的
44.9%;共有"赤脚"医生64400人,生产队卫生员55184人,接生员25335人。

1979年11月8日,浙江省卫生局、省农业局下发《关于颁发〈浙江省农村合
作医疗管理办法(试行)〉(浙卫医〔1979〕1463号)的通知》,明确农村合作医疗是
在党的领导下,依靠集体力量解决农民看病吃药问题,按照自愿互利的原则组织
起来的社会主义集体福利事业,是农村医疗预防卫生网的组成部分。合作医疗
举办形式要因地制宜,根据各地实际情况决定,可以有队办、社队联办和社办等
多种形式。实行合作医疗的社队,其公社应建立合作医疗管理委员会,大队建立
合作医疗管理小组,分别由公社和大队的有关领导干部、社员代表,以及公社卫
生院、信用社和大队医疗站的代表组成。医疗管理委员会和医疗管理小组都要
加强对合作医疗的管理,监督合作医疗站的办站方向,做好"赤脚"医生的思想政
治工作,负责筹集基金,确定报销比例,审核经费开支,定期向社员报告工作情
况。该通知明确了合作医疗站的任务,对"赤脚"医生的要求,中草药的使用规

范,基金和财务管理等内容。

1998年11月11日,浙江省人民政府发布的《浙江省发展和完善农村合作医疗实施意见》指出,举办农村合作医疗要坚持民办公助、自愿量力、因地制宜、积极稳妥的原则,根据当地经济水平和群众的承受能力,确定合作方式、筹资水平和报销比例。合作医疗采取以农民个人投入为主、集体扶持、政府适当支持的筹资方式。参加者每人每年筹资额度由各地自行确定。合作医疗资金必须专户储存,专款专用,取之于民,用之于民,使农民真正受益。开展农村合作医疗,涉及农民切身利益,涉及农村工作,政策性强,工作量大,各级政府必须高度重视,摆上重要议事日程,卫生、农业、财政、计划、民政、社保等有关部门要密切配合、通力合作,共同推进农村合作医疗的顺利开展。至2002年底,全省已开展合作医疗的乡镇有440个,占乡镇数的30.41%;开展合作医疗的行政村有6567个,占行政村数总数的17.46%;参加合作医疗的农业人口达652.88万人,占农业人口总数的19.28%;地域分布上主要集中在嘉兴、湖州、杭州、宁波、绍兴等地区。

根据党中央、国务院的有关决策和部署,自2003年起,浙江省分三个阶段推进新型农村合作医疗试点工作。第一阶段是从2003年8月,浙江被列为全国新型农村合作医疗试点省份,省人民政府出台《关于建立新型农村合作医疗制度的实施意见(试行)》,确定在全省27个县(市、区)开展试点,覆盖全省农业人口的30%,参合人数831万人。第二阶段是从2005年起,省人民政府出台《关于积极稳妥推进新型农村合作医疗工作的指导意见》,提出积极稳妥推进新型农村合作医疗的要求,到2006年从制度安排上覆盖全省所有农民。第三阶段是从2007年起,浙江新型农村合作医疗进入巩固提高和深化完善阶段,省人民政府制定《关于进一步完善新型农村合作医疗制度的意见》,规范制度建设,建立起新型农村合作医疗长效工作机制。目前,全省86个有农业人口的县(市、区)已全部实施新型农村合作医疗,参加人数达3094万人(其中城镇居民156.6722万人,外省户籍6037人),参合率达90%。

(三)资金补助情况

浙江省委、省政府高度重视民生问题,大幅增加对新型农村合作医疗的财政补助。2003年,省财政对不同经济类型县(市、区)的参合农民分别给予人均10元、5元、3元的补助,再由市、县(区)财政追加补助到人均20元以上。2005年实施的"农民健康工程",分别按每人每年不低于15元和10元的标准建立农村公共卫生和参合农民健康体检专项资金,所需经费由各级财政分担。从2007年开始,省财政对不同经济类型县(市、区)的参合农民补助从原来的10元、5元、3元增加到20元、10元、6元,2008年又提高到40元、20元、12元。2008

年,各级财政用于新型农村合作医疗的投入资金达到 28 亿元,加上公共卫生和体检经费,全省各级政府每年用于"农民健康工程"的投入达到 39 亿元,为巩固发展新型农村合作医疗、保障农民健康创造了良好的条件。农村五保户、低保家庭和特困残疾人等困难群体的合作医疗个人出资部分,由政府全额承担,实现应保尽保。

至 2008 年第二季度,全省已累计筹资 95.71 亿元,其中政府财政补助占 69.72%,个人出资占30.28%。以县为单位,全省全部建立了医疗救助基金,对患大病经新型农村合作医疗报销后经济仍然困难的参合农民实施救助,初步构建起多层次的农村医疗保障体系。

(四)主要经验

1.注重新型农村合作医疗制度建设

自试点工作开展以来,浙江省先后制定了《新型农村合作医疗基金财务制度》《新型农村合作医疗定点医疗机构管理办法》等 10 余个规范性文件,对全省各地新型农村合作医疗的基金管理、会计核算、经办机构建设和管理等工作加以指导,使新型农村合作医疗管理工作走在规范化、制度化的轨道。省政府每年组织卫生、财政、农办等有关部门对相关工作进行督查指导。省审计厅每年组织力量直接抽查 1~2 个县(市、区),对新型农村合作医疗基金使用情况进行专项审计。各县级审计部门每年也会对当地新型农村合作医疗基金使用情况开展审计检查,使合作医疗按中央要求健康发展,保证了基金的安全。

试点初期,浙江省就规范了全省信息化建设的基本标准,开发了统一的管理软件,免费提供给各地使用。实行信息化管理后,合作医疗信息系统与医院信息系统联网,参合农民的医疗费用数据能够实时传输到管理部门。医疗费用清单和报销金额由计算机自动生成、审核、计算,不仅节约了人力成本,提高了工作效率,而且避免了人工操作的漏洞和弊端。参合农民出院时可立即结算费用,清单一目了然,既方便又放心。同时,管理部门还可以对医院进行实时监测,加大监管力度。全省所有县(市、区)完成信息化建设。

2.积极探索个性化合作医疗补偿模式

为了吸引农民参加新型农村合作医疗,并使新型农村合作医疗资金得到有效使用,浙江省各地积极探索既适合本地区又符合农民需求的合作医疗补偿模式。浙江省第一批试点县(市、区)都选择了住院与家庭账户补偿模式,即"大病统筹"。自 2005 年以来,不少县(市、区)在大病统筹的基础上,探索了多种补偿模式。具体方式:①开展小病门诊费用报销制度,规定参合人员在基层医疗机构就诊的,门诊费用可给予 10%~30% 的报销。②用于门诊统筹的资金占合作医疗基金总额的比例不低于 15%,报销比例进一步提升,从受益面上确保了制度的广覆盖性。③增加特殊病种门诊大额医药费用的报销,在社区卫生服务中心和站发生的普通门诊医药费用也予以适当报销等。

为了不断增强保障能力,各地每年根据基金运行情况,及时调整方案,降低起付线,提高封顶线和报销比例,补偿比的设计随着医疗机构级别的提高而下降,积极鼓励、引导农民合理利用医疗资源,尽最大努力提高参合农民的实际补偿率,基金年度结余率控制在10%左右。同时,在调整方案时注重引导农民连续参合,凡连续参合的,报销封顶线上浮5000~10000元或报销比例每年提高0.5%,最高可提高5%,但中断参合的要重新计算。部分地区还根据不同群体的缴费能力和需求,设计高、低两套合作医疗方案。实施小额低标准方案的,积极探索医疗保障城乡全覆盖,将没有参加城镇职工基本医疗保险的非职工城镇居民纳入参合范围。实施大额高标准方案的,积极探索在制度设计上逐步与城镇职工基本医疗保险接轨,提高保障水平。

3. 全面推进医疗费用报销制度

在大病住院统筹的基础上,全面推行社区卫生服务中心(乡镇卫生院)门诊费用报销制度,有条件的地方同时实行社区卫生服务站门诊费用报销,全面推行门诊费用零起点报销。

2009年,全省新型农村合作医疗门诊补偿率达到20%左右,并可当场办理结报;提高合作医疗的住院补偿水平,2009年住院补偿率达到35%以上,2010年达到40%以上;有条件的地区将全年累计数额较大的门诊费用按住院补偿标准报销。适当减少分段住院补偿,向基层医疗机构倾斜。将基金结余率控制在《基金财务制度》规定的范围以内,结余较多的地区可视情况开展二次补偿。将适宜的中医药服务纳入合作医疗报销范围,中药、中医诊疗项目的补偿比例原则上应高于西药、西医诊疗项目20%以上。鼓励高危孕产妇住院分娩,对参加新型农村合作医疗的有妊娠合并症、并发症等高危孕产妇的住院分娩按疾病住院补偿标准给予补偿。经筛查并确诊为苯丙酮尿症参合家庭10岁以内的患儿根据医生处方在指定地点购买无苯丙氨酸奶粉的费用,纳入新型农村合作医疗特殊病种大额门诊报销项目支付范围。逐步提高中小学生的人均筹资水平和大病住院补偿水平,缩小其与中小学生商业医疗保险的差距。

从2010年开始,浙江省新型农村合作医疗全面推行"大病统筹为主、兼顾门诊统筹"的补偿模式。2010年,已有85个县(市、区)实行了"大小统筹"的政策,全省参合农民的年受益面也从试点之初的4%提高到了70%左右。

4. 做好政策保障工作

为了做好新型农村合作医疗与医疗救助制度的衔接,省卫生厅与省民政厅联合发文要求全省各地:①要全额资助符合条件的困难群众参加新型农村合作医疗;②要通过医疗救助的资助,解决低保对象等困难群众新型农村合作医疗起补线以下部分医疗费用的支付困难;③要提高困难群众医疗费用中新型农村合作医疗补偿后个人承担部分低段的救助比例;④要整合卫生和民政资源,充分运用新型农村合作医疗完善的信息平台,实行新型农村合作医疗、医疗救助"一站式"即时结算服务,医疗救助承担部分由医疗服务机构先行垫付,医疗救助专项资金定期与其结算,将医疗救助从"医后救助"变为"医中救助"。

新型农村合作医疗和医疗救助制度的有效衔接,解决了农村困难群众垫付不起医疗费的问题,不仅提高他们对新型农村合作医疗的利用率,而且提高医疗救助时效,较好地保障了农村困难群众的基本医疗权利。

(五)主要成效

建立新型农村合作医疗的目的是帮助农民抵御重大疾病风险,减轻因疾病带来的经济负担,提高农民的健康水平。尽管由于新型农村合作医疗的筹资水平不高,距实现帮助农民抵御重大疾病风险的目标还有相当的距离,但经过运行已初见成效,主要表现为以下 3 个方面:①参合率逐年提高,更多的农民被新型农村合作医疗覆盖,不再完全自己承担疾病造成的经济风险。②相当大比例的农民从新型农村合作医疗中受益,据 2008 年调查,全省 11 个地市农民获得的受益面均在 35% 左右。③参合农民医疗服务的利用率,尤其住院服务的利用率,全省各地市均在 20% 以上(表 4-3)。

表 4-3 2008 年浙江省新型农村合作医疗补偿情况

地区	次均住院费用(元)	住院补偿率(%)	总受益面(%)
杭州	7973.33	37.17	46.17
宁波	8311.69	37.29	38.95
温州	10339.09	24.09	9.13
嘉兴	5905.86	37.76	66.43
湖州	6360.53	25.89	59.54
绍兴	7290.21	26.30	28.83
金华	7368.95	28.32	16.24
衢州	4877.32	27.15	22.49
舟山	6971.09	24.53	32.02
台州	7462.35	20.87	19.22
丽水	6233.16	22.52	34.54
合计	7390.03	29.08	30.89

注:数据来自于浙江省卫生厅档案室 2008 年全省卫生工作会议资料

2011年,浙江省农村居民新型农村合作医疗参合率达97.5%,比2008年提高了7.5%。2012年12月17日,省卫生厅下发《关于进一步做好2013年度新型农村合作医疗工作的通知》,要求浙江省新型农村合作医疗工作继续以实施"精细化管理年"为重点,坚持强化监管、完善政策、提高保障、合理控费的原则,完成的主要目标和任务是新型农村合作医疗参合率达到95%以上,政策范围内住院费用报销比例达到75%以上,最高支付限额(封顶线)达到全国农村居民人均纯收入的8倍以上,且不低于8万元,基层医疗机构普通门诊报销比例达到40%左右。

2013年,浙江省卫生厅关于印发《浙江省农村居民重大实疾病医疗保障工作实施可方案(试行)》的通知,决定自2013年起全面推开儿童白血病等20种重大疾病医疗保障工作,原则上尽可能在县内定点医疗机构治疗,定点医疗机构无条件治疗的复杂疑难病例,可申请转诊至上级定点医疗机构。20种重大疾病包括儿童白血病、儿童先天性心脏病、终末期肾病等。报销标准实行单病种限额付费,限额内费用由新型农村合作医疗基金和患者共同支付。是年,全省参合农民达2855.1万人,参合率97.8%;人均筹资557元,比2012年增长15.4%,所有统筹地区人均筹资标准和各级政府人均补助标准均高于省政府要求的415元和290元;统筹区域住院政策内报销比例75%,最高支付限额达到全国农村居民人均纯收入的8倍以上且不低于8万元;普通门诊实际报销比例34.1%,特殊病种大额门诊实际报销比例达56.6%。2013年,全省累计有1.3亿人次享受新型农村合作医疗报销155.43亿元。

第五章　卫生事业发展

卫生事业是造福于人民的事业,关系到经济发展和社会稳定的全局,在国民经济和社会发展中具有独特的地位,发挥着不可缺少和不可替代的作用。在中华人民共和国成立之后,浙江省医疗卫生事业快速发展,医疗卫生资源配置逐步合理,医疗卫生机构数、床位数和医护人员数逐年增加,政府对医疗卫生事业的投入不断加强,浙江省居民的健康指标不断提高,位居全国前列,达到中等以上收入国家水平。

第一节　卫生事业发展计划和规划

卫生事业发展计划和规划是指卫生行政部门在未来一段时间内对卫生事业发展的长远性、全局性、战略性、方向性和基本性问题的思考和设想及未来行动的方案,同时也是方案实施的依据。在中华人民共和国成立后,我国卫生事业发展在很长一段时期内被称为计划,之后称为规划。规划与计划有些相似,本节有较多内容述及计划等部分。

一、浙江省1950—1959年卫生事业发展计划及其实施情况

1950年6月,第一次全省卫生工作会议召开,贯彻落实中央人民政府确定的"面向工农兵、预防为主、团结中西医"的卫生工作总方针和共同纲领规定的"推广医药卫生事业,并注意保护母亲婴儿和儿童健康"的政策,确定了浙江省今后卫生事业的建设方针。

1953年5月,第四次全省卫生工作会议传达了第二届全国卫生会议精神,以反对官僚主义为主,检查、总结过去4年的卫生工作。会议指出,自1951年以来,全省无霍乱发生,天花发病从1950年的417人减至27人,产妇死亡率从1949年前的15‰降至9.3‰,卫生机构从93个增至993个,病床由1982张增至10412张。

　　1954 年 6 月,中共浙江省卫生厅党组召开扩大会议和浙江省第六次卫生行政会议。会议重点学习了党的七届四中全会和第三届全国卫生行政会议精神,开展批评与自我批评,着重批判了卫生工作脱离政治、脱离党的领导、脱离中心的错误倾向,明确卫生工作必须依靠党的领导,并加强政治思想工作,依靠群众,发动群众,贯彻"预防为主"方针,为生产、为政治服务,并需大力整顿组织,发掘潜力,以适应社会发展需要。

　　1957 年 4 月 26 日至 5 月 3 日,浙江省召开第九次卫生行政会议,会议学习贯彻全国卫生会议整顿、巩固、提高卫生质量的精神,充分依靠群众,发挥群众力量勤俭办好卫生事业的方针,讨论了贯彻群众运动与科学技术相结合的卫生发展原则等问题。在省卫生厅制定的《1953—1957 年五年发展计划》中,全省新建立医疗机构 124 个(其中工矿城市 32 个、农村 92 个),床位共 2877 床,其中工矿城市 1752 张、农村 1025 张;整顿、调整、编并、撤销机构共 73 个,床位共 1205 张。1958 年计划达到医疗机构 792 个,为 1952 年的 166.88%;床位 11328 张,为 1952 年的 134.04%。

二、浙江省 1960－1969 年卫生事业发展计划及其实施情况

　　1960 年 3 月,浙江省召开全省卫生行政会议。会议学习贯彻全国卫生厅局长会议精神,根据卫生部提出的 1960－1962 年卫生工作总任务"坚决贯彻党的总路线,切实鼓足干劲,以便有效的开展除四害、讲卫生,消灭疾病为中心的群众性除害灭病运动,继续组织卫生工作跃进,更好地为总路线、人民公社、工农业生产继续跃进服务",总结了浙江省 1959 年的卫生工作,布置了 1960 年的任务。

　　1960 年,浙江省下达卫生事业基本建设经费 334 万元(不包括高教部分),占中央下达调整计划 540 万元的 61.8%,实际完成投资经费 358.4 万元(其中,计划内实际完成投资经费 235 万元,占卫生事业基本建设总经费的 70.3%,计划外地方自筹实际完成投资经费 123.4 万元)。全年共安排项目 24 个,其中:县医院 16 个,省里计划投资 165 万元,实际投资 200.9 万元,为计划投资的 121.7%;工矿医院 6 个(未完成的有 3 个),计划投资 122 万元,实际投资 69 万元,为计划投资的 56.6%;城市医院和疗养院 2 个(未完成的有 2 个),计划投资 50 万元,实际投资 25.5 万元,为计划投资的 51%;其他实际投资 63 万元。1960 年,浙江省共有医疗保健机构 11105 个,比 1959 年增加 2158 个;县级以上医院共 86 个,平均每县 2 家;公社医疗保健机构 9143 个,比 1959 年增加 1751 个;公社医院 576 所,基本上达到社社有医院,每院平均有病床 11.3 张;产院 4727 所,平均每社有产院 8 所,每所平均有产床 2.3 张;保健所 3591 所,平均每个生产队有 1～2 所,平均设置病床 1.5 张。此外,浙江省还培训了数十万不脱产的群众卫生骨干和

卫生积极分子。一个比较系统的城乡医疗预防网初步形成。同年,浙江省财务总支出3187.5万元(包括事业费2810.5万元,基建377万元)。其中,卫生支出2841.3万元(包括事业费2555.6万元,基建285.7万元),为年度预算数的99.6%;卫生高教支出346.2万元(包括事业费254.9万元,基建91.3万元),为年度预算的94.9%。

1962年,浙江省卫生事业经费财务计划总数为2720万元。1964年,省卫生厅提出必须要加强县一级卫生机构建设,特别是县医院的建设,重点加强对5个县医院、15个县防疫站、8个妇幼保健所(站)的建设,根据不同要求和情况对各级各类医院的病床和人员比例适当加以调整,采取不同方式培训医务人员。在年内先解决部分重点单位的配套和缺失,根据可能逐步推行到其他单位。同时,在调查研究、总结经验的基础上,浙江省将区一级全民所有制医疗机构有条件地转为集体所有制。

1965年,浙江省共有各类医疗机构6249个,比1949年增加了5961个,为1949年的21.7倍。浙江省各市、县都有县级医院,334个行政区有342所区卫生院、所,3033个公社有集体保健院所3949个;共有病床38167张,比1949年增加32086张,为1949年的6.2倍;病床与人口比例,由1949年的每万人2.95张增至每万人12.91张;共有卫生专业人员53705人,比1949年增加了41581人。

三、浙江省1970—1979年卫生事业发展计划及其实施情况

1970年10月,浙江省卫生革命现场会议在安吉县章村公社召开。出席会议的代表共300人,其中驻浙三军代表6人,公社、大队干部78人,"赤脚"医生63人,地、县卫生办和浙江省、市卫生医疗单位代表153人,中国人民解放军6409部队九八医院医疗队也参加了会议。据1973年5月17日统计,在杭州的浙江省、市、区医疗机构和工矿企事业医疗单位从1965年的382个增加到1972年的497个,医药卫生人员从1966年的6202人增加到1972年的6997人,病床数从1965年的3383张增加到1972年的4006张。市郊农村和城市街道共培训534名"赤脚"医生、744名农村卫生员,成功建立173个合作医疗站,工厂培训了大批工作人员作为医生,全市医疗卫生网基本建立,并担负了全市96万人口(包括公费医疗近5万人、特约劳保单位约30万人)的医疗保健任务。

1975年11月16日,浙江省卫生工作会议预备会议召开,会议为期6天,参加会议的有各地、市、县卫生局(办)主要负责人及浙江省军区、浙江省直有关单位代表89人。11月22—29日,浙江省革委会召开浙江省卫生工作会议。出席会议的有各地、市、县卫生局(办)、医药卫生单位的负责同志,"赤脚"医生、卫生员、接生员、中西医药卫生工作员,以及有关部门和驻浙人民解放军卫生部门的

负责同志,共 510 人。

1978 年 1 月 12 日,浙江省卫生工作会议在杭召开,出席会议的有各地、市县卫生行政领导、防疫站、医院、医学院校、科研、药检等单位及部分区、社卫生院、驻浙部队和浙江省属厂矿卫生部门负责人,浙江省有关局、委代表,共 467 人。会议传达了中共中央中发〔1977〕50 号文件和全国卫生厅局长会议精神。

1979 年 7 月 6 日,浙江省卫生局长会议在宁波召开,参加这次会议的有各地、市、县卫生局的局长、财会人员和浙江省卫生局党组成员以及局机关各处室负责人,局直属单位负责人,浙江省属厂矿、高等医学院校的负责人,《浙江日报》、浙江广播电台也派代表参加,共 214 人。

四、浙江省 1980－1989 年卫生事业发展规划及其实施情况

(一)“六五”期间

浙江省卫生厅制订了《一九八五年卫生事业计划及“七五”计划》(浙卫计发〔1984〕347 号)的文件(简称《计划》),并向卫生部、浙江省计划经济委员会递送了报告。

1.“六五”卫生事业取得的成绩

“六五”期间,浙江省卫生事业发展迅速,医院病床数年均递增 3％～4％,卫生专业人员数年均递增 4.8％。按户籍人口计算,1985 年每千人口医院病床数为 1.85 张,比 1980 年每千人口医院病床数 1.65 张有所提高;与全国每千人口医院病床数相比,1983 年据全国第 23 位,而 1981 年居第 24 位。

医院具体的病床数:1985 年达到 74767 张,比 1980 年增加 11572 张,完成“六五”计划发展数 1.3 万床的 89％。这其中,卫生部门 1985 年达到 48787 张,比 1980 年的 40565 张增加了 8222 张,完成“六五”计划发展数 9000 张的 91.4％;工业及其他部门 1985 年达到 5023 张,比 1980 年的 3420 张增加了 1603 张,完成“六五”计划发展数 2000 张的 80.2％;集体所有制部门 1985 年达到 20957 张,比 1980 年的 19210 张增加了 1747 张,完成“六五”计划发展数 2000 张的 87.4％。

专业卫生人员:1985 年达到 141647 人(包括开业的个体医),比 1980 年 111892 人增加 29755 人,完成“六五”计划发展数 30281 人的 98.3％(若不含开业的个体医,仅完成“六五”计划发展数的 77％)。这其中,卫生部门 1985 年达到 70916 人,比 1980 年增加了 18052 人,完成“六五”计划发展数 16363 人的 110％;工业及其他部门 1985 年达到 22087 人,比 1980 年增加 5200 人,完成“六五”计划发展数 7527 人的 69％;集体所有制部门 1985 年达到 42159 人,与 1980 年基本持平;开业个体医 1985 年增到 6485 人;浙江省每千人口医卫人员数居全

国第 21 位。

2. 影响"六五"计划执行的因素

医院床位仅能完成计划的 89％，卫生专业人员完成计划的 98％，医院床位数递增 4％，同时还存在医疗机构缺房严重、危房面积大（据统计，1983 年底有 20 万平方米），且医疗设备陈旧落后、急需改善但投入资金少等问题，影响了"六五"计划的完成。

3. "六五"发展状况

自中华人民共和国成立以来，浙江省无论每千人口医院床位数还是中西医（士）、护理人员数，都曾高于全国平均水平。每千人口医院床位数：1950 年，全国为 0.18 张，浙江省为 0.21 张；1952 年，全国为 0.28 张，浙江省为 0.31 张；1957 年，全国为 0.46 张，浙江省为 0.44 张；之后一些年基本持平；到了 1980 年，全国为 2.02 张，而浙江省仅降至 1.65 张；1983 年，全国 2.07 张，浙江省略有上升为 1.73 张，但仍低于全国平均水平。浙江省 1949－1983 年医院病床年均递增速度为 7.5％，而全国的递增速度为 10.1％。从递增的速率来看，浙江省的卫生事业发展速度落后于全国平均水平。

（二）"七五"期间

"七五"期间，浙江省卫生事业发展的原则是依靠医学科学技术的进步和医疗预防保健组织制度的完善，提升发展速度，争取基本解决人民群众看病难、住院难的问题，以便更好地为工农业生产发展服务，不断适应人民群众对卫生保健服务日益提高的要求，使人口素质和健康水平有进一步的提高。

1. "七五"卫生事业发展目标

到 20 世纪末，每千人口医院病床数达到 3.5 张，医师数 1～1.2 名。到 1990 年的目标是：每千人口医院病床数 2.2 张，每千人口医师数 0.9 人，人均预期寿命男 70 岁、女 73 岁，农村婴儿死亡率降至 25‰ 以下。发展速度：医院病床数"七五"期间增加 1.6 万张，由 1985 年的 74767 张增加到 1990 年的 90767 张，递增率为 4％。其中：卫生部门增加 1.2 万张，工业及其他部门增加 2000 张，集体所有制机构增加 2000 张。卫生专业人员："七五"期间增加 3.5 万人，既由 1985 年的 141647 人增至 1990 年的 176647 人，递增率为 4.5％。这其中，卫生技术人员增加 2.4 万人，医师增加 7900 人。

2. 实施"七五"计划的几点措施

（1）增加基建投资。重点建设项目是新建杭州、宁波医学院和扩建温州医学院附属第二医院，浙江医科大学附属第一、第二医院，争取到 1990 年前续建完成浙江省人民医院，新建和扩建杭州市妇幼保健院（规模 300 床）、温州市妇产科医院（规模 200 床）、宁波市儿童医院（规模 200 床）、金华市传染病院（规模 200

床)、浙江省口腔医院(规模 100 床)、浙江省中医院(规模 400 床)、浙江省药检所、浙江省卫生宣教馆、浙江省职工医学院等。为了实现"七五"计划,卫生基建投资在 1985 年为 2000 万元,在 1990 年达到 4500 万元。整个"七五"期间,卫生基建投资总额为 2 亿元。卫生基建投资占全省基建投资比例争取达到 2%~2.5%。

(2)改革现行医疗收费标准,逐步做到按成本收费。

(3)实行多渠道集资办卫生事业。

(4)加速人才培养。浙江省从 1985 年至 1990 年,大专毕业生只有 4710 名,总的毕业生也只有 11571 名,不足以补充卫生事业发展和改变缺编严重的状况。要求新创办杭州、宁波医学院(年招生能力各 200 名)争取从 1986 年开始招生,到 1990 年学生就可以毕业进入岗位工作。扩大原有三所医学院规模,增设公卫、检验等专业。新办衢州、湖州两所中等卫校,争取 1985 年开始招生,使中专毕业生由年 2000 名增至 3000 名。巩固扩大现有的 11 所职工中专,争取在"七五"期间使现有 3 万名初级人员中的 1/3 能得到培训和提高。办好省职工医学院,培养在职高级卫生技术人才,同时办好医大夜大学、中医学院函授班,做好中晋高的考核晋升工作。

五、浙江省 1990－1999 年卫生事业发展规划和实施情况

(一)"八五"期间

"八五"期间,各级卫生行政部门认真贯彻党的卫生工作方针,以预防为主落实各项防保措施,强化预防保健工作;以实施初级卫生保健为龙头,狠抓农村预防保健和农村卫生建设;以抓卫生区域规划为契机,合理配置卫生资源,推进卫生管理体制改革;以整顿医药市场为手段,强化卫生监督执法。一些严重危害人民的传染病、地方病得到有效控制,农村卫生建设步伐加快,城乡卫生条件进一步改善,科技兴医硕果累累,全省医疗卫生事业得到迅猛发展。

1.医疗卫生机构不断增加

据 1996 年统计,浙江省共有医疗卫生机构 8970 个,卫生专业人员 186102 人,床位数 106246 张;平均每千人床位 2.3 张,卫生技术人员 3.4 人,医师 1.1 人,护师(士)0.8 人。卫生事业经费逐年增加,1995 年全省卫生事业经费66.588 亿元,比 1990 年的 37.015 亿元增加了近 1 倍,人均卫生事业费 14.01 元。

2.预防保健工作成效显著

"八五"期间,全省已达到控制、消灭或基本消灭血吸虫病、丝虫病、疟疾、麻风病的目标。至"八五"期末,儿童计划免疫覆盖率已由"七五"期末(1989 年)的 30%提高到 90%以上。据 1996 年统计,全省开展孕产妇系统管理率为

77.47%,孕产妇住院分娩率为 96.02%,高危孕产妇住院分娩率为 99.54%,新法接生率为99.83%,孕产妇死亡率为 23.15/10 万,婴儿死亡率为 23.94‰,5 岁下儿童死亡率为 27.44‰。

3. 初级卫生保健工作不断推进

1992 年,全省仅有 8 个市县达到农村初级卫生保健最低限标准。1996 年,全省已有 80 个县(市)"初保"达标,有 11511 个行政村实行了各种形式的合作医疗,占全省行政村总数的 26%,参加人口达 823.39 万。1995 年,全省农村累计改水受益人口达 3470.1 万,占农村人口的 93.7%;全省农村卫生户厕总数为 366.1 万座,其中无害化户厕为 132.5 万座,累计普及人口达 1263.3 万,普及率 32.2%,农村卫生面貌得到改善。1996 年,全省创建国家卫生城市 2 个,全国卫生城市 5 个,省级卫生城市 19 个,省级卫生县城 16 个,省级卫生镇 24 个。

4. 中医事业持续稳步发展

1996 年,全省有县级及县级以上中医、中西医结合、中医专科医疗机构 88 所,中医药人员 4087 人,床位 9256 张,年诊疗数 1167.16 万人次;在老中医学术经验的继承工作中,继评选出第一批 43 名省名中医之后,1996 年又评选了 29 名省名中医;1997 年,省卫生厅颁布了《浙江省发展中医条例》。

5. 医学科研教育进展明显

"八五"期间,浙江省各高等医学院校毕业生 6580 名,各中等卫校和职工卫校毕业生 19978 名,参加护士、医士、中医士自学考试的人数达 5 万。新建立的乡村医生函授学校为农村基层培训乡村医生 6500 名;在申报的医学科研项目中,获得国家级奖励 11 项,部、省级奖励 108 项。

6. 卫生法制建设逐步完善

在认真实施《食品卫生法》《药品管理法》《母婴保健法》等法律的同时,浙江省先后起草制定了《浙江省食品卫生管理办法》《浙江省实施〈医疗机构管理条例〉若干规定》《公民义务献血条例》等地方性法规,省卫生厅被中宣部、司法部评为"二五"普法先进单位。

(二)"九五"期间

"九五"期间,浙江省卫生事业的发展思路是:以邓小平理论和党的基本路线为指导,全面贯彻党的新时期卫生工作方针,确立大卫生观念,强化政府行为,依靠科技与教育,动员全社会的力量,加大卫生改革力度,加快卫生事业与经济和社会协调发展的步伐,更好地为人民健康服务、为社会主义现代化建设服务。

1. "九五"目标任务

到 2000 年,初步建立起具有中国特色的包括卫生服务、医疗保障、卫生执法监督的卫生体系,基本实现初级卫生保健,人民健康水平进一步提高。

2."九五"具体指标

(1)全省实现"2000年人人享有卫生保健"目标,即以县(市、区)为单位按初级卫生保健13项指标达到最低限标准。人均预期寿命城市达到75.5岁,农村达到71.5岁;孕产妇死亡率控制在30/10万以下;农村婴儿死亡率下降到20‰以下。

(2)法定报告传染病的总发病率递减15%。全省基本消灭脊髓灰质炎、血吸虫病,地方性甲状腺肿得到基本控制。

(3)儿童"四苗"接种率以县为单位达到95%以上。甲肝、乙肝、出血热疫苗接种纳入计划免疫程序。孕产妇系统管理覆盖率达到80%以上;科学接生率达到99%;住院接生率达到95%;0～6岁儿童保健系统管理覆盖率达到80%以上。

(4)16种食品卫生监测合格率达到90%以上;有毒有害因素生产场所卫生监测合格率达到60%以上;放射卫生、学校卫生监督覆盖面及合格率逐年提高。

(5)农村饮用自来水人口普及率达到80%,水质合格率达到80%;农村卫生厕所普及率达到40%。

(6)增加医院床位1.2万张,增加卫技人员2万人,正规培训卫生技术人员6万人。

(7)对人群威胁较大的几种非传染性疾病得到有效控制;肿瘤发病率降低5%～10%,死亡率降低10%;心脑血管病、老年性疾病的患病率、死亡率有所控制和下降;80%的精神病患者在社区内能得到有效管治;儿童龋患率降至全国平均水平;基本消灭眼角膜软化症,患病率低于1/100万,完成白内障手术6万～8万例,全省平均有盲率下降至0.25%以下。

(8)完成一批省级医疗卫生单位的重点基建项目,其中包括浙江省中医院、温州医学院附属第一和第二医院、省中医药研究院附属医院、省中医中药专业学校和省儿童保健院、浙江医科大学附属第一医院门诊大楼、口腔医院及省卫生防疫站检验大楼的基本建设任务。

(9)基本完成医疗卫生单位一级危房的基本改造;农村乡镇卫生院每年有4万平方米危房得到改造,争取在"九五"期末,完成农村卫生的"三项"建设任务,全省乡镇卫生院危房率降低到3%以下。

3."九五"发展状况

"九五"期间,随着浙江省社会经济发展步伐的加快,城乡居民的健康状况持续改善,综合反映国民健康水平的主要指标位于全国先进水平并处于发展中国家前列,有的已高于世界平均水平。

1999年,全省人均预期寿命74.32岁,孕产妇死亡率22.10/10万,婴儿死亡率16.6‰;儿童计划免疫报告接种率:卡介苗97.8%,脊髓灰质炎疫苗96.6%,百白破97.9%,麻疹97.1%,乙肝98.6%;农村自来水普及率81.5%;每千人医院床位数2.34张,每千人医生数1.64人;卫生事业对全省社会经济发展的保障作用进一步增强。全省提前两年实现了省政府农村初级卫生保健规划目标,基本完成了农村卫生院危房改造和基本医疗设备的装备任务;社区卫生服务试点工作取得了一定成效;科教和中医药事业稳步发展。

六、浙江省"十五"卫生事业发展规划及实施情况

2001年8月13日,浙江省发展计划委员会、省卫生厅联合印发《浙江省卫生事业发展"十五"计划》(浙计规划〔2001〕690号)文件。12月17日,浙江省人民政府印发《浙江省卫生现代化建设纲要(2001—2020年)》(简称《"十五"纲要》)。《"十五"纲要》的指导思想是人人享有卫生保健,不断提高全民健康素质,实现卫生现代化。

1."十五"卫生现代化指标体系

(1)提高居民健康水平,改善人群生存质量。平均期望寿命达到75岁以上,健康期望寿命达到65岁以上,婴儿死亡率控制在20‰以下,孕产妇死亡率控制在20/10万以下。

(2)加大卫生投入,优化资源配置。卫生事业费(包括中医事业费)占同级政府财政支出比例的5%以上,卫生机构综合设施现代化指数达0.85以上,每千人医生数达2人。

(3)扩大卫生服务,满足居民对基本卫生服务的需求。社区人群全科医疗服务覆盖率达80%以上,城乡居民基本医疗保障覆盖率达90%以上,食品卫生监测合格率达90%以上。

(4)提供良好的生活环境,培养居民健康的生活方式。农村饮用水水质普遍达到国家标准,卫生户厕普及率达80%以上,成年人体质指数良好比例达到70%以上。

(5)提高卫生科技教育水平,实现卫生信息化。医学科技贡献率达到50%以上,卫生信息化率达到85%以上。

2.主要工作

为实现"十五"卫生事业发展目标和完成其任务,省卫生厅紧紧围绕实施卫生现代化建设这一主线,以深化改革为动力,以强化农村卫生工作为重点,以提升服务品质和加强行风建设为保障,着力全面提升医疗卫生工作水平,保持医疗卫生事业与经济社会同步协调发展,各项工作取得了明显成效。

"十五"期间,浙江省主要开展的工作:①全面加强医疗基础设施和卫生信息

化建设;②扎实开展建立新型农村合作医疗制度试点工作;③深化农村卫生改革,建立健全适应农民健康需求的新型农村卫生服务体系;④以抓好重大传染病防治为重点,全面加强公共卫生建设;⑤围绕健全"五大体系",进一步加强公共卫生基础设施建设。

七、浙江省"十一五"卫生事业发展规划纲要及实施情况

根据中共浙江省委提出的到 2020 年全面建成卫生强省的总体目标以及《中共浙江省委关于加快建设文化大省的决定》和《浙江省国民经济和社会发展第十一个五年规划纲要》等文件精神,省卫生厅制订了《浙江省卫生强省建设与"十一五"卫生发展规划纲要》(简称《"十一五"纲要》)。

(一)《"十一五"纲要》建设目标

到 2010 年,形成与全省基本实现全面小康社会目标相适应、城乡统筹发展相同步的医疗卫生服务体系,较好地满足人民群众多层次、多样化的医疗卫生服务需求;卫生服务公平性、可及性明显提高,绩效水平显著改善,人民群众主要健康指标接近世界中等发达国家水平。

到 2020 年,建立起与浙江提前基本实现现代化相适应的现代化医疗卫生服务体系,卫生资源配置优化,卫生设施和技术先进,卫生队伍素质优良,运行保障机制完善;全省居民基本形成良好的卫生保健意识,享有公平、优质、高效的卫生保健服务,延长居民健康期望寿命,人民群众主要健康指标达到世界中等发达国家水平,卫生综合实力位居全国前列,全面建成卫生强省。具体指标详见表5-1。

表 5-1 浙江省卫生强省建设与"十一五"卫生发展主要指标

分类	序号	指标名称	单位	2005 年	2010 年
健康素质	1	人均预期寿命	岁	76	77
	2	孕产妇死亡率	1/10 万	13.4	12
	3	5 岁以下儿童死亡率	‰	9.88	9
卫生公平与保障	4	城镇职工基本医疗保险参加人数	万人	639	900
	5	新型农村合作医疗参合率	%	71.8	90
	6	农村饮用安全自来水普及率	%	72	85
	7	农村卫生厕所普及率	%	80.1	85

续表

分类	序号	指标名称	单位	2005 年	2010 年
卫生资源配置	8	每千人执业（助理）医师数	人	1.91	2.02
	9	每千人注册护士数	人	1.31	1.77
	10	每千人床位数	张	3.07	3.13
	11	每千城乡居民拥有社区医生数	人	0.71	0.75
	12	居民 20 分钟内可达医疗卫生机构比例	%	85	90
居民健康意识	13	居民健康知识知晓率	%	70	80
	14	国民体质监测合格率	%	83	85

（二）《"十一五"纲要》主要举措

《"十一五"纲要》提出实施"六大工程"：①实施农民健康工程；②实施公共卫生建设工程；③实施城乡社区健康促进工程；④实施科教兴卫工程；⑤实施"强院"工程；⑥实施中医药攀登工程。

《"十一五"纲要》提出了若干项具体措施并要求各级卫生行政部门在省委、省政府的统一领导下，强化规划引导、组织推动和具体指导，按照《"十一五"纲要》提出的目标和要求，抓紧制定卫生强省评价体系和考核办法；要依据《纲要》，加快制订卫生相关领域的发展规划。

（三）"十一五"取得的成绩

"十一五"期间，全省卫生系统通过实施卫生强省战略、建设"六大工程"，特别是深化医药卫生体制改革以来，全面实施三年五项重点工作任务，有力地推动了浙江省卫生事业的发展。深入实施农民健康工程，全面建立基本医疗保障制度，进一步健全公共卫生五大体系，逐步完善城乡社区卫生服务网络和功能，使医疗服务技术水平持续提升，卫生科技、教育和信息化建设达到新水平，中医药继承和创新工作取得新进展，卫生综合实力明显增强，城乡居民健康水平显著提升。

2009 年，全省人均预期寿命为 76.94 岁，比 2005 年提高了 1.97 岁，比全国平均水平高 2.94 岁；孕产妇死亡率为 9.54/10 万，比 2005 年下降了 4.9/10 万，比全国平均水平低 24.46/10 万；5 岁以下婴儿死亡率为 9.49‰，比 2005 年下降了 1.14‰，比全国平均水平低 9.01‰。人民群众主要健康指标均位居全国前列，达到中上收入国家水平。

具体成绩体现在：①公共卫生服务水平进一步提高；②基层卫生工作扎实开展；③医疗卫生服务能力进一步增强；④卫生科技实力进一步提升；⑤中医药继

承与创新有新进展；⑥新医改工作全面启动。

八、浙江省"十二五"卫生事业发展规划

为加快卫生强省建设，促进全民健康，根据《中共中央国务院关于深化医药卫生体制改革的意见》（中发〔2009〕6号）和《浙江省国民经济和社会发展第十二个五年规划纲要》，浙江省发改委、省卫生厅于2011年9月13日联合下发《关于印发浙江省卫生事业发展"十二五"规划的通知》（浙发改规划〔2011〕1207号）（简称《"十二五"规划》）。

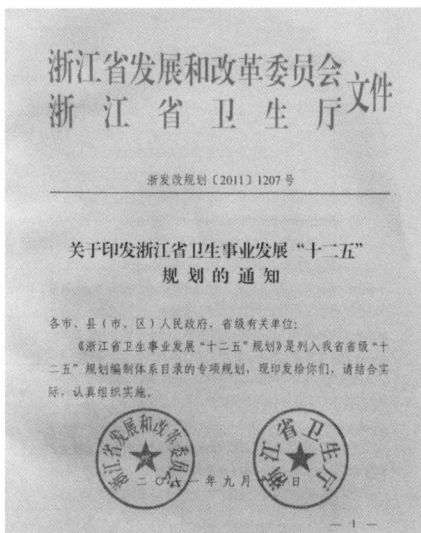

2011年，省发改委、省卫生厅联合下发
《浙江省卫生事业发展"十二五"规划》

（一）《"十二五"规划》发展的目标

到2015年，卫生强省建设水平进一步提高，率先基本建立覆盖城乡居民的基本医疗卫生制度。全体居民人人拥有较高水平的基本医疗保障，城乡、区域、不同人群之间的卫生资源配置差异明显缩小，卫生服务的可及性、公平性明显提升，居民健康生活质量明显改善，人民群众主要健康指标达到或接近高收入国家水平。

到2020年，全面建成卫生强省，建立起覆盖城乡居民的比较完善的基本医疗卫生制度，实现人人享有基本医疗卫生服务，居民健康素质显著提高。具体目标详见表5-2。

（二）《"十二五"规划》实施的战略任务

通过实施全民健康推进工程、公共卫生强化工程、基层卫生完善工程、卫生科教创强工程、公立医院优化工程和中医药提升工程等"六大工程"，加快建立和完善以大带小、以城带乡的新型公共医疗卫生服务体系，更好地满足广大人民群众日益增长的医疗卫生服务需求。

表 5-2　浙江省"十二五"卫生事业发展主要指标

分类	序号	指标名称	单位	2015 年目标值
健康素质	1	人均预期寿命	岁	78
	2	孕产妇死亡率	1/10 万	10
	3	5 岁以下儿童死亡率	‰	9
公平与保障	4	新型农村合作医疗参合率	%	95
	5	新型农村合作医疗政策范围内住院补偿率	%	70
	6	政府卫生投入占卫生总费用比重	%	30
	7	农村饮用安全自来水覆盖率	%	95
	8	食品安全检测覆盖率	%	90
资源与效率	9	每千人执业(助理)医师数	人	2.51
	10	每千人注册护士数	人	2.35
	11	每千人床位数	张	4.13
健康需求与管理	12	居民 20 分钟可达医疗卫生机构比例	%	95
	13	居民健康知识知晓率	%	88
	14	主要慢病社区规范管理率	%	60
	15	城乡居民社区门诊就诊比例	%	60

(三)《"十二五"规划》继续实施"六大工程"

《"十二五"规划》"六大工程":①实施全民健康推进工程;②实施公共卫生强化工程;③实施基层卫生完善工程;④实施卫生科教创强工程;⑤实施公立医院优化工程;⑥实施中医药提升工程。

2013 年,全省卫生系统紧紧围绕省委、省政府中心任务,按照省政府工作报告、省政府目标责任制确定的工作目标和年度卫生工作要点,上下齐心、团结协作、积极进取、锐意改革,有力推动了全省卫生事业科学发展。

九、浙江省"十三五"卫生事业发展规划

浙江省发展改革委、省卫生计生委于 2016 年 9 月 5 日联合下发《浙江省卫生和计划生育事业发展"十三五"规划》(浙发改规划〔2016〕567 号)(简称《"十三五"规划》)。

(一)《"十三五"规划》的主要目标

到 2020 年,全面建成卫生强省,全面推进健康浙江建设,健康促进型社会初

步形成,人人享有与我省经济社会发展水平相适应的更加完善、更高水平的基本医疗卫生服务和人口健康服务,卫生计生事业发展综合实力继续保持全国前列。

1. 群众健康素质更高

居民人均预期寿命达到78.5岁,孕产妇死亡率和5岁以下儿童死亡率分别控制在9.5/10万和8.5‰以下,人民群众主要健康指标达到或接近高收入国家水平,城乡居民健康差异进一步缩小。居民健康素养水平达到24%。

2. 人口发展更均衡

"全面两孩"政策稳妥有序实施,生育水平适度提高,总和生育率上升到1.6,出生缺陷发生率控制在15‰以下,出生人口性别比控制在112以下。免费计划生育服务覆盖率达到95%以上。

3. 资源配置更优化

资源总量适度增加,城乡区域资源配置更趋均衡。每千人床位数控制在6张,医护比力争达到国家规定标准,每万人全科医生数不少于2名。资源利用更趋合理,服务体系更加健全,县域范围内就诊率达90%以上。

4. 服务保障更有力

政府投入力度不断加大,筹资渠道更加多元,群众医药费用负担进一步减轻,个人卫生支出占卫生总费用的比例下降到30%以下。责任医生规范签约服务率达到50%以上,区域医学共享中心覆盖率达到80%,服务效率明显提高。人口健康信息化水平不断提高,智慧医疗覆盖率达到80%。

(二)《"十三五"规划》的主要任务

1. 优化服务体系

坚持总量调控、结构优化、有序发展的原则,统筹医疗卫生资源,强化薄弱环节,增强服务可及性,着力构建城乡一体、优质均衡、多元发展的整合型医疗卫生服务体系。

2. 完善服务功能

坚持把明确定位、完善功能、促进融合放在突出重要位置,着力强化基层、补齐短板、健全机制,不断增强卫生计生事业发展的整体性和协调性。

3. 提升服务能力

坚持问题导向和需求导向,围绕群众关心的主要健康问题,以核心能力建设引领高水平发展,以基础能力建设推动高质量发展,增强卫生计生综合实力。

4. 创新服务模式

坚持以关口前移、重心下移、内涵拓展为导向,强化医疗卫生资源有效供给、有序利用的制度性安排,着力形成主动、连续、综合、高效的新型服务模式。

5.强化服务支撑

坚持创新引领发展、科技强化支撑,紧紧抓住卫生计生人才、科技、信息化等核心要素建设,注入持续发展新动力,增强综合发展软实力。

6.改善服务绩效

坚持改革促发展、管理增绩效,强化综合监督管理,深化体制机制改革,优化考核评价制度,加快构建卫生计生治理新体系。

第二节　医疗卫生资源配置

一、民国时期医疗卫生资源配置

在中华人民共和国成立之前,浙江省的医疗卫生资源配置极其薄弱。据民国时期的浙江省卫生处统计,1940 年 6 月,浙江省只有 55 个县有公、私立医院累计 177 家,诊所 199 个,产院(所)11 个,病床 3799 张,平均每月诊病人数 95306 人,每月住院人数 19713 人。1940－1943 年,浙江省卫生处转呈卫生署核准给证的只有 22 名医师、3 名护士、13 名助产师,医师服务期满经核准者有 4 人,经审查合格给证的中医师有 115 人。1946－1947 年,浙江省共有医师 1566 名、牙医师 61 名、中医师 6491 名、药剂师 40 名、护士 360 名、助产士 404 名、药剂士 215 名、镶牙士 117 名。这些医疗卫生机构和医护人员只能满足部分人的需求。

二、20 世纪后半叶医疗卫生资源配置

1949 年初,浙江省共有公立医院和预防机构 140 所(病床 2183 张),其中:综合医院 14 个(病床 1308 张),传染病院 3 个(病床 124 张),卫生院 67 个(病床 751 张),县区卫生所 51 个,门诊部、所 5 个,公立卫生组织共有职工 2145 人。1949 年 10 月至 1950 年 5 月,浙江省开业医师 915 人、中医师 2931 人、牙医师 92 人、药剂师 22 人、药剂生 181 人、镶牙生 18 人、助产士 299 人、护士 57 人,共有医院 45 所、诊所 84 所、西药房 123 所、中药铺 405 所。1950 年 5 月,浙江省共有省级医院 7 所,传染病医院 3 所,县卫生院 78 所,浙江省立医学院 1 所,浙江省立杭州高级医事职业学校 1 所,护士学校 2 所。1950 年底,全省新改建了 12 个省立医院,增加病床 980 张,增设护士学校 2 所,全省 77 个县建有卫生机构。1951 年 3 月 16 日,根据浙江省政府办公厅要求,浙江省、市卫生行政部门接管外国医疗机构 11 所(其中美国 6 所),医务人员 323 人、工作人员 86 人,其

中外籍人员 12 人。

1952 年,浙江省医疗卫生系统共有工作人员 14944 名(不包括康复医院工作人员),其中卫生技术人员 9476 人(高级 1396 人、中级 5215 人、初级 3113人),行政管理人员 2046 人,后勤 1974 人,在高级卫生技术人员中有中医师71 人。

1956 年,浙江省共有联合医院 6 所,联合诊所 2014 所,设有病床 212 张;联合医疗机构共有医务人员 4126 人,其中中医师 2236 人,西医师 372 人,其他卫生技术人员 622 人,中药人员 127 名,占浙江省社会医务人员总数(不包括民医)的 20%。

1957 年,浙江省共有公立医院、预防机构 503 所,病床 140431 张,其中:医院 34 个(病床 5099 张),其中综合医院 25 个,传染病院 3 个,红十字会医院、精神病院、妇女保健院、产院、儿童保健院、麻风病院各 1 个,卫生院 83 个(病床2702 张),市区及县区卫生所、站 361 个,门诊部、所 10 个,疗养机构 8 个(病床630 张),部队疗养院(康复医院)6 个(2000 张床位)。

1958 年 9 月 5 日,浙江省卫生人员的配备和病床设置比例为:①每万人口配备卫生人员 30～50 人,其中医生占 1/3(即约每千人有 1 名医生,包括中、西医师及医士),其他卫生人员占 2/3(包括中、初级的护士,及助产、药剂等人员,不包括小队的保健员、接生员等)。1 万人口的公社医院一般配备医生 4～5 人,护理人员 4～6 人,助产人员 2～3 人,药剂人员 1～2 人,化验人员 1 人。生产大队保健站:2000 人以下的可配医生 1 人,助产人员 1 人,护理人员 2 人(其中 1 人兼配药);2000 人口以上及郊区较分散者,可配医生 2 人,助产人员 1～2 人,护理人员 2 人(其中 1 人兼配药)。②病床按总人口的 4/1000～6/1000 设置,即每千人口设置 4～6 张病床,其中包括 1/3 的产床,如 1 万人口的公社,则社区医院设病床 15～20 张(其中产床 5～7 张),每个生产大队(按 2000 人口计算)保健站设病床 5～7 张(其中产床 2～3 张)。③生产小队不配备专职卫生人员,不设病床,但每个生产小队需根据人员多少,培养训练不脱产的保健员 3～5 名,接生员2～4 名。以上人员配备,按组织军事化的要求,公社医院即是团的卫生队,生产大队的保健站即是团的卫生所。公社一般不需再另设卫生科的组织机构。

1960 年,浙江省卫生事业经费计划总额 2720 万元。1961 年 5 月 12 日,省卫生厅通知各地,为解决当前疾病防治中的实际问题,对防治水肿病、妇女病、小儿营养不良症的医药费用原则上免费。1962 年 3 月 1 日,为了继续防治水肿病、妇女病、小儿营养不良症,浙江省卫生厅、财政厅增拨补助经费 50 万元。

1965 年,浙江省共有各类医疗机构 6249 个,是 1949 年(288 个)的 21.7 倍,至 1965 年底,全省各市、县都有县级医院,334 个行政区有 342 所区卫生院

（所），3033 个公社有集体保健院所 3949 个；病床总数 38167 张，是 1949 年（6081 张）的 6.2 倍，病床与人口比例由 1949 年的每万人口 2.95 张增至 12.91 张，专业工作人员由 1949 年的 12124 人增至 1965 年的 53705 人，增加了 41581 人。

1966—1975 年，浙江省各级医院建设计划总投资 1960 万元，计划前 3 年投入 480 万元，中 3 年 600 万元，后 4 年 880 万元。计划新扩建 500 个区医院，每所 2 万元，共 1000 万元；改建县、专科医院 15 个，每个 14 万元，计 210 万元；扩建医院 30 个，每个 5 万元，计 150 万元；配套医院 40 个，每个 3 万元，计 120 万。改建城市医院 2 个，扩建 5 个，共 260 万元；改建传染、妇产医院，共计 60 万元；疗养院 30 万元；防疫 60 万元；医教 40 万元；其他 30 万元。建筑面积：10 年新增建筑总面积 43 万平方米，其中县以上医院和疗养院新增 15.5 万平方米，连同原有的 68.5 万平方米，共达到 84 万平方米，旧房利用从改扩建前的 55% 降至 40% 左右，每所区级医院有房屋 500 平方米以上。

1978 年，浙江省共有医疗卫生机构 6939 所，医疗卫生技术人员 97734 名，病床 61800 张。1988 年，浙江省医疗卫生机构数已达 8790 个，其中医院 3298 个、门诊部所 5025 个，医院床位达到 82563 张，卫生专业人员达到 149839 人。至 1988 年末，浙江省每千人口拥有医院床位 1.98 张，拥有卫生技术人员 2.91 人，其中医生 1.35 人，护师、护士 0.58 人。

1998 年，浙江省共有医疗卫生机构 7524 个，其中医院 3341 个，乡镇卫生院 2926 个，疗养院（所）19 个，卫生防疫站 98 个，妇幼保健院（站、所）70 个，高等医学院 4 所，中等卫生学校 16 所，其他卫生事业机构 112 个；医疗卫生机构共有床位 11059 张，有各类卫生专业人员 194224 人，分别比中华人民共和国成立初期增加 18.19 倍和 16.02 倍。

三、21 世纪浙江省医疗卫生资源配置

2000—2019 年，浙江省医疗卫生机构数见表 5-3，浙江省卫生人员数和千人医生、护士及床位比例数见表 5-4，浙江省卫生总费用和支出见表5-5。

表 5-3　2000—2019 年浙江省卫生机构数一览表

(单位:个)

年份 (年)	机构 总数	医院	社区卫生 服务中心 (含卫生院)	村卫生室 (含服务站、 诊所等)	其他类 型医疗 机构	疾控 中心、 防疫站	妇幼 保健 机构	卫生 监督所	医学 科研 机构	其他 卫生 机构
2000	38632	434	2736	31167	3707	283	68		104	133
2013	30060	843	1633	26105	960	100	87	103	49	180
2001	37271	451	2557	29535	4134	255	57		95	187
2002	31461	486	2721	27058	495	102	88	84	30	384
2003	27562	480	2574	23241	541	104	88	93	59	382
2004	28186	519	2474	23989	494	138	88	100	59	325
2005	28910	555	2405	24769	489	98	87	102	54	351
2006	30668	606	2270	26613	595	97	87	95	56	249
2007	30861	636	2145	26821	666	98	87	97	54	257
2008	29498	635	2015	25589	674	100	87	98	57	243
2009	29023	652	2006	25115	658	101	87	99	55	250
2010	29941	687	1860	26072	751	101	87	100	55	228
2011	30515	731	1713	26748	783	100	85	100	52	203
2012	30267	782	1634	26483	860	99	86	100	51	172
2013	30060	843	1633	26105	960	100	87	103	49	180
2014	30360	935	1629	25984	1094	100	89	103	49	377
2015	31139	1049	1666	26518	1276	101	88	103	48	290
2016	31548	1131	1668	26753	1421	101	87	103	48	236
2017	31981	1204	1631	26953	1635	100	88	102	44	224
2018	32755	1288	1643	27408	1860	100	89	102	43	222
2019	34126	1374	1571	28348	2256	100	92	102	40	243

注:(1)2002 年前,卫生监督机构根据卫生部卫生统计调查制度未列入统计指标;

　　(2)自 2002 年起执行 2002 版新的卫生统计调查制度,其中村卫生室和其他类型机构的统计口径更改,导致数字变化较大;

　　(3)2007 年起执行 2007 版调查制度并实行全省网络直报系统;

　　(4)数据来源于《浙江省卫生统计资料汇编》(2000—2019 年)

表 5-4　2000－2019 年浙江省卫生人员数和千人医生、护士及床位数一览表

年份（年）	卫生人员总数（人）					千人医生数（人）	千人护士数（人）	实有床位总数（张）	千人床位数
	合计	卫技人员数			其他人员				
		小计	医生	护士					
2000	200307	157875	54679	40115	42432	1.65	0.89	113667	2.52
2001	201968	163336	56862	43085	38632	1.70	0.95	115336	2.55
2002	198335	163205	74668	47075	35130	1.65	1.04	119522	2.63
2003	207937	173010	79310	49298	34927	1.74	1.08	126678	2.78
2004	221539	185376	83052	54874	36163	1.81	1.20	135139	2.95
2005	236197	198148	88050	60259	38049	1.91	1.31	141221	3.07
2006	255057	214622	94524	66615	40435	2.04	1.44	148584	3.21
2007	275047	230452	100423	72008	44595	2.15	1.54	155622	3.34
2008	288344	242912	101897	78284	45432	2.17	1.67	161203	3.44
2009	309451	260028	107930	87843	49423	2.29	1.86	170187	3.61
2010	335552	282155	114450	99273	53397	2.41	2.09	184097	3.88
2011	374157	306922	124497	109275	67235	2.60	2.29	194759	4.07
2012	399930	328660	129998	121313	71270	2.71	2.53	213267	4.44
2013	427215	352393	138289	132705	74822	2.86	2.75	230056	4.77
2014	455704	375542	145689	145135	80162	3.00	2.99	245752	5.06
2015	491172	405458	158056	159945	85714	3.24	3.28	272503	5.59
2016	523632	432393	168167	174486	91239	3.42	3.55	290388	5.91
2017	557296	460505	179474	188163	96791	3.62	3.80	314016	6.33
2018	589703	486231	190802	201514	103472	3.82	4.03	332116	6.64
2019	628466	520251	205625	219811	108215	4.08	4.36	350268	6.95

注：(1)2011 年及以后年份,卫生人员数含村卫生室人员；

(2)千人数都是以户籍人口为分母；

(3)其他人员指的是除卫技人员外的卫生人员；

(4)数据来源于《浙江省卫生统计资料汇编》(2000—2019 年)

表 5-5 2000—2018 年浙江省卫生总费用和支出一览表

（单位：亿元）

年份(年)	卫生总费用	政府卫生支出	社会卫生支出	个人卫生支出
2000	256.55	32.70	75.81	148.03
2001	291.68	40.16	87.02	164.50
2002	332.93	46.23	96.90	189.80
2003	384.31	53.92	119.14	211.24
2004	441.66	59.60	138.65	243.42
2005	487.29	83.00	145.89	258.40
2006	557.43	103.40	172.74	281.30
2007	684.07	123.70	263.94	296.42
2008	877.86	175.92	356.85	345.09
2009	977.02	210.57	292.23	394.22
2010	1143.30	265.36	440.63	437.31
2011	1419.41	327.88	550.73	540.80
2012	1543.80	342.67	689.32	511.71
2013	1712.33	393.16	750.80	568.37
2014	1976.99	443.89	910.59	622.51
2015	2250.21	500.08	1086.54	663.60
2016	2573.55	557.81	1295.37	720.36
2017	2826.04	598.55	1464.61	762.87
2018	3117.08	639.95	1646.82	830.30

注：数据来源于《浙江省卫生统计资料汇编》(2000—2019 年)

第三节 居民健康指标提高

按照世界卫生组织(WHO)有关标准,衡量一个国家或地区人民的健康水平主要有三项指标:一是人均预期寿命,二是婴儿死亡率,三是孕产妇死亡率。依照这三大指标衡量,浙江省居民的健康指标与过去作纵向比较为逐年提高,均位居全国前列,达到较高水平。

一、人均预期寿命

人均预期寿命的长短主要受两方面因素的制约。一方面,社会经济条件、医疗卫生水平的发展等外部环境受限于人的寿命,所以不同社会,不同时期,人均预期寿命有着很大的差别。另一方面,个人体质、遗传因素、生活条件等主观因素,也使每个人的寿命长短相差悬殊。同时,人均预期寿命又与当地的医疗保障体系、医疗卫生、经济状况、营养水平、不良习惯(如吸烟)、传染病的防控水平和环境污染等有关。人均预期寿命较高,间接说明该地区医疗卫生保障条件(环境和政策体系)较好,或者也可以说,社会的综合水平较高。由于人均预期寿命指标在衡量卫生发展水平时存在上述诸多优势,所以 WHO 将其作为衡量一个国家或地区居民健康水平的重要指标之一,越来越多的国家和地区用人均预期寿命来评价人口健康水平。

在中华人民共和国成立之前,全国人均预期寿命低。1900—1949 年,由于经济极其落后,战火不断,全国人均寿命只有 24 岁。中华人民共和国成立之后,中央人民政府加快卫生事业发展,加强疾病预防和控制,着力提高医疗服务质量和水平,居民健康状况得到了显著改善,人均预期寿命逐步提高。1950—1965年,全国人均预期寿命为 44～45 岁,1970—1980 年为 64.6～66.3 岁,至 2010年达到 73.5 岁。2019 年,浙江省居民的人均预期寿命达到 79.13 岁。

浙江省居民 2000—2019 年人均预期寿命见表 5-6。

表 5-6　2000—2019 年浙江省居民健康指标一览表

年份(年)	人均预期寿命(岁)	孕产妇死亡率(/10 万)	婴儿死亡率(‰)
2000	74.70	19.59	9.95
2001	75.56	19.11	8.99
2002	75.54	12.74	7.91
2003	75.61	14.91	7.90
2004	75.99	14.44	6.97
2005	75.84	13.40	6.46
2006	76.14	10.29	6.12
2007	76.38	8.08	5.45
2008	76.70	6.57	5.09
2009	76.94	9.54	6.73

年份(年)	人均预期寿命(岁)	孕产妇死亡率(/10 万)	婴儿死亡率(‰)
2010	77.29	7.44	6.06
2011	77.41	6.35	5.78
2012	77.57	4.01	4.68
2013	77.83	6.20	4.09
2014	78.09	5.52	3.71
2015	78.22	5.28	3.27
2016	78.40	5.73	2.82
2017	78.60	4.54	2.82
2018	78.77	4.11	2.50
2019	79.13	4.08	1.88

注:数据来源于《浙江省卫生统计资料汇编》(2000—2019 年)

二、孕产妇死亡率

孕产妇死亡率,即每万例活产或每 10 万例活产中孕产妇的死亡数,从妊娠开始到产后 42 天内,因各种原因(除意外事故外)造成的孕产妇死亡均计在内。由于其比例较小,孕产妇死亡率的分母多以万或 10 万计。

1949 年,浙江省孕产妇死亡率为 1500/10 万。1990 年,浙江省孕产妇死亡 217 例,死亡率为 42.0/10 万,在死亡的孕产妇中计划外生育的孕产妇死亡比例较高,占死亡总数的 33.2%。由产科直接原因引起死亡的孕产妇占总数的 67.3%,非产科直接原因引起死亡的占总数的 32.7%。孕产妇死因顺位:第一位为产科出血,占 48.82%;第二位为妊娠合并心脏病,占 12.80%;第三位为妊娠高血压综合征;第四位为妊娠合并肝病。

1996 年,浙江省开展孕产妇系统管理,系统管理率为 77.47%,产妇住院分娩率 96.02%,高危孕产妇住院分娩率 99.54%,新法接生率 99.83%,孕产妇死亡率 24/10 万。1997 年,浙江省孕产妇死亡率控制在 33/10 万以下,住院分娩率达到 95% 以上。2001 年,浙江省孕产妇死亡率为 19.11/10 万,比全国平均水平低 36‰,孕产妇保健覆盖率达 97.48%,系统管理率 88.67%,住院分娩率 99.03%。

2001—2005 年,浙江省母婴健康工程取得了明显成效。各项目县孕产妇死亡率从 35.62/10 万下降到 15.17/10 万,危重孕产妇、新生儿抢救成功率分别从 94.89% 和 73.12% 分别提高到 97.90% 和 86.79%,孕产妇保健覆盖率、住院分娩率、3 岁以下儿童管理率均达到或接近全省平均水平。全省孕产妇死亡率也从 2000 年的 19.59/10 万下降到 2005 年的 13.4/10 万,婴儿死亡率从 15.5‰下降到 7.3‰。

2004 年 6 月,全省 2003 年孕产妇、围产儿死亡评审会议在杭召开,会议通报了 2003 年全省孕产妇死亡情况。2003 年,全省孕产妇死亡 89 人,其中户籍人口 54 人(漏报 1 人)、流动人口 35 人,孕产妇死亡率为 15.19/10 万。分析孕产妇死亡原因,有产科的直接原因或在家庭接生、途中转送、医院抢救三个环节中存在延误情况。

2008 年,省卫生厅着重抓"母婴健康工程"和"婚检孕检两免工程",浙江省孕产妇死亡率进一步下降至 6.57/10 万,11 个市中有 3 个市高于平均线,4 个市实现零死亡。2009 年,浙江省流动人口孕产妇死亡率 21.76/10 万,住院分娩率为 98.4%,建册率 79.30%;2010 年,流动人口孕产妇死亡率下降到 11.88/10 万。浙江省孕产妇死亡率总体呈现逐年下降趋势,至 2019 年,浙江省孕产妇死亡率为 4.08/10 万。浙江省 2000—2019 年孕产妇死亡率见表 5-6。

三、婴儿死亡率

婴儿死亡率是指婴儿出生后不满周岁死亡人数同出生人数的比率,一般以年度为计算单位,以千分比表示;在婴儿死亡率较高的地方,也有用百分比表示的。婴儿死亡率是反映一个国家和民族居民健康水平和社会经济发展水平的重要指标之一。

在中华人民共和国成立之前,我国婴儿死亡率非常高,约为 200‰。中华人民共和国成立后,婴儿死亡率已显著降低。1954 年,对 14 省 5 万余人的调查显示,婴儿死亡率为 138.5‰。1973—1975 年,全国婴儿死亡率为 47.0‰。1981年,第三次全国人口普查统计结果显示,我国婴儿死亡率已降至 34.68‰,农村地区婴儿死亡率高于城市地区。1981 年,中国城市地区婴儿死亡率为 23.10‰,集镇地区为 22.51‰,乡村地区为 37.02‰。2010 年,全国婴儿死亡率已降至 13‰,提前实现了联合国千年发展目标。

浙江省于 1978 年开始将婴儿死亡率列入卫生统计指标。1978 年,浙江省的婴儿死亡率为 24.7‰。1996 年,婴儿死亡率为 17.59‰,5 岁以下儿童死亡率为 21.94‰。1997 年,浙江省婴儿死亡率控制在 22‰以下,7 岁以下儿童保健覆盖率达 85%,均在原定指标范围之内。1998 年,浙江省婴儿死亡率为 11.99‰,7 岁以下儿童保健覆盖率为 87.55%。2000 年,浙江省婴儿死亡率和 5 岁以下儿童死亡率分别为 9.95‰和 19.94‰,提前达到国家和省定指标。2001 年,浙江省婴儿死亡率 8.99‰,3 岁以下儿童系统管理率 89.67%,5 岁以下儿童死亡率 10.65‰,7 岁以下儿童保健覆盖率 90.41%。

2002 年,浙江省卫生厅对全省 30 个监测县(市、区)5 岁以下儿童死亡漏报情况进行调查。这次漏报调查自查的对象为 30 个监测县(市、区),省级抽查 11 个地区的 11 个监测县(市、区)。浙江省监测点总人口 3564152 人,活产数 26478 人,漏报 802 例,漏报率 2.94%;5 岁以下儿童死亡 252 例,漏报 48 例,漏报率 16.00%,其中新生儿漏报 16 例(漏报率 10.06%),婴儿漏报 25 例(漏报率 11.36%),1~4 岁儿童漏报 23 例(漏报率 28.75%)。2003 年,浙江省新生儿疾病筛查率达到 60% 以上,婴儿死亡率为 7.90‰。2004 年,浙江省婴儿死亡率为 6.97‰,比全国平均水平低 10.87‰。

2004 年 6 月,全省 2003 年孕产妇、围产儿死亡评审会议通报了浙江省 2003 年 1—6 月围产儿死亡监测情况。监测结果显示,全省围产儿死亡率为 11.51‰,前三位死因分别为早产、出生窒息、先天性脑积水。2005 年,浙江省婴儿死亡率为 6.46‰。2007 年,浙江省婴儿死亡率为 5.45‰,5 岁以下儿童死亡率 9.9‰。2008 年,浙江省 5 岁以下儿童死亡率为 7.28‰,11 个市中有 6 个市高于平均线。2009 年,浙江省婴儿死亡率 6.73‰,5 岁以下儿童死亡率为 9.49‰,浙江省流动人口 5 岁以下儿童死亡率下降到 10.52‰。2010 年,浙江省婴儿死亡率为 6.06‰,5 岁以下儿童死亡率为 6.07‰,流动人口 5 岁以下儿童死亡率为 11.72‰。2013 年,浙江省婴儿死亡率为 4.09‰。2019 年,浙江省婴儿死亡率为 1.88‰。浙江省 2000—2019 年婴儿死亡率见表 5-6。

附件

浙江卫生行政史大事年表

年代	纪事
公元前 520 年— 前 465 年 （战国时期）	越国出台浙江有史可考的第一份医政敕令。《吴越春秋》卷十载，越王勾践曰"士有疾病，不能随军从兵者，吾予其医药，给其糜粥，与之同食""将免者以告，公令医守之""令孤子、寡妇、疾疹、贫病者，纳宦其子"
629 年 （唐贞观三年）	浙江区域的府州县置医药博士、助教一至二人，负责医药和教学管理，官秩从九品下
713 年 （唐开元元年）	浙江区域的府州县把医药博士改为医学博士，除负责医药和教学管理外，还要用百药医治民疾或需执刀除病，官秩升为九品上。医学助教职掌本草验方的收集、撰写。医学生从事偏远贫困地区的巡回医疗。越州（今绍兴市）属于中都督府，设医药（学）博士一人，医学助教一人，医学生有十五人
960 年 （北宋初年）	杭州行宫（即钱王旧宫址）设有御药院，抚民的"养病坊""施药局"相继诞生，出售成药的药局"太医局卖药所"与"和剂惠民局"相继问世
1089 年 （北宋元祐四年）	苏东坡出任杭州太守，拨出官缗二千贯，连同自己捐出的五十两银子，在城市中心地带（惠民路附近）建置病坊，取名安乐坊，派寺院僧医管理坊事，聘请名医坐堂治病
1127—1279 年 （南宋时期）	南宋时期，医学行政机构与医学教育机构分开，纯属医政机构的有翰林医官院、尚药局、太平惠民局、惠民和济局、惠民（药）局、施药局及其他保健慈善医疗机构。 　　南宋继承唐制，设太医局分科招收医学生。学校规模较大，章法较严，分设方脉科、针科、疡科等九科。每科设教授一名，判局及教授皆由懂医学的或翰林医官担任。 　　南宋时期，临安是全国最大的刻书、印书中心，地方密刻医书种类和数量都比北宋多，宋代医家多有私人出资命工刊刻专著或其他医书，以广流传，主要有史堪的《史载之方》、魏炳的《伤寒总病论》、朱肱的《金匮要略方》等。 　　南宋与国外的使节往来较多，亚洲其他地区及西欧、北非等地都有使节来临安（今杭州）访问交流，邻国的学问僧、医药学家来浙江学习中医药学。 　　南宋朝廷钵依北宋《宋刑统》，从药物、食品、保护婴儿等十个方面践行医事律令
1131 年 （南宋绍兴元年）	南宋医官的选拔和考核标准严格，朝廷及时整顿医药队伍并有相应法令。宋高宗诏"命太医局试补并募草泽医人"，从各地官府或民间选拔优秀医生

年代	纪事
1195 年 （南宋庆元元年）	每当疫病流行，朝廷向疫区人民施散医药。御笔："访闻民间病疫大作，令内藏库日下支拨钱两万贯付临安府，多差官于城内外询问病家之家，贫不能自给者，量口数多寡支付医药钱；死而不能葬者，给予棺殓。务要实惠及民，毋得徒为文具。"
1206—1368 年 （元朝时期）	元代是浙江古代医政机构最为庞大的一个朝代，设有太医院、官医提举司、广济提举司、广惠司、回回药物院、御药局、御香局、惠民药院、御药院、尚药局、典药局、修合司、药政司等 14 个医（药）政机构，各级医官有数百人
1368—1911 年 （明清时期）	明清时期，杭州的中药铺像雨后春笋般开张，著名的有蒋正斋、朱养心、胡庆余堂、方回春堂、张同泰、叶种德堂、万承志堂等。"浙八味"（白术、白芍、浙贝母、杭白菊、玄参、延胡索、笕麦冬、温郁金）开始闻名于世。 明末清初，杭州出现民间医学教育机构，著名的中医教育机构侣山堂隆重开学，亘延三十年，讲学论道，著书立说，培养了一批批医学专家，撰写医书近百种，形成了以张志聪为代表的钱塘医派。 明末清初，钱塘（今杭州）戴笠赴日本崎岙行医，在当地以擅治痘诊闻名，在日本儿科医学史上颇有影响。 清代早中期，浙江各府州县惠民药局锐减，所剩无几，医学署的设置也寥若晨星。新的医疗机构出现了治痘局。医学训科这一官职的设置颇为完善，遍及各地
1885 年 （清光绪十一年）	瑞安陈虬等创办瑞安利济医院，为全省乃至全国首所具有相当规模和较高水平的中医院之一
1912—1926 年	浙江卫生工作归辖于民政部门管理
1927 年	年初，浙江省中医协会成立，地外织造马弄 10 号，负责人汤士彦、沈仲圭，颁布《浙江省中医协会修正章程》。 7 月，浙江省政府民政厅设第五科主管卫生，内设民政、防疫、保健三股，附设省卫生试验所、省立传染病医院和省立助产学校及其附属医院
1929 年	2 月，国民政府卫生部召开第一届中央卫生委员会会议，会议提出《废止旧医以扫除医事卫生障碍案》。浙江省中医协会等 6 部门会同上海总商会在上海召开中医药团体大会和组建请愿团，要求取消"废除中医案"。后"废除中医案"不了了之。1936 年 1 月 21 日，国民政府正式公布《中医条例》
1931 年	1 月，浙江省民政厅第五科改第二科警务科，内设卫生行政股，原第五科附设的 3 个机构由该科接管；同年 4 月增设省立医院
1933 年	7 月，中央国医馆浙江省国医分馆正式成立，协同政府管理全省中医事业

续表

年代	纪事
1934 年	浙江省政府、卫生处、民政厅和龙泉县政府分别发文,要求各地进出口商经营药品者应遵照药商管理规则办理登记注册手续,按照管理办法经营,药房应雇用专任药师或药剂生经营
1935 年	4 月,浙江省民政厅第二科警务科改名为浙江省民政厅卫生实验处,内设总务和技术 2 股,附属机构除延辖原来 3 个机构外,还有 1936 年 8 月增设的绍兴安昌卫生所、嘉兴血吸虫病工作队,及 1937 年 9 月设置的临时护士讲习所
1938 年	1 月,浙江省会杭州沦陷,省政府迁往永康方岩,由浙江省民政厅技术室办理一切卫生事宜,新建的浙江省战时救护总队办理军民救护工作,医疗防疫总队办理前后方军民医疗防疫工作
1940 年	9 月,浙江省卫生处单独成立,直隶于浙江省政府,首任处长陈万里,内设医政、保健防疫、总务(兼管材料、统计)及人事、秘书、医药器材经理委员会,主要职责办理医药人员及医院、药商注册登记事项等
1942 年	浙江省卫生处设置省省立医院,省医疗防疫队,第一、二、三辅助医院,第五区中心卫生院;新成立第一、四、八、十一区中心卫生院;撤销第一、二防疫队,改设浙江省医疗防疫队。截至 1942 年底,全省有 62 个县建卫生所
1949 年	5 月 30 日,杭州市军事管制委员会接管国民政府浙江省卫生处,后开始接管国民中央临时派驻的卫生部医疗防疫总队,省立杭州、嘉兴、绍兴、金华、衢州、严州、处州医院,及杭州市的一些医院、卫生所。 8 月,浙江省卫生厅成立,省政府任命李蓝炎为副厅长,主持工作。 11 月 19 日,省政府发布《浙江省各级卫生业务机构经济制度实施暂行办法》,要求各级卫生业务机构逐步做到自给自足并企业化
1950 年	4 月 3 日,省政府指示将省内卫生业务教育领导关系转省卫生厅。省卫生厅开始接办全省中等医学学校,在上半年接办的学校有省立杭州高级医事职业学校、省立绍兴医院卫生技术学校、省立宁波医院护士学校、省立嘉兴医院卫生技术学校、省立处州医院护士学校、省立杭州医院护士学校、私立温州医事学校、杭州广济医院护士学校、慈溪保黎医院护士学校、金华福音医院护士学校、宁波华美医院护士学校等。 6 月 15 日,浙江省第一次全省卫生工作会议在杭州召开,会期 7 天,出席代表 210 人。会议贯彻中央人民政府确定的"面向工农兵、预防为主、团结中西医"的卫生工作总方针和共同纲领规定的"推广医药卫生事业,并注意保护母亲、婴儿和儿童健康"的政策。会议确定了本省今后卫生事业的建设方针。 11 月 12 日,浙江省人民政府任命洪式闾为省卫生厅厅长、李蓝炎为副厅长。 泰顺、磐安两县成立县卫生院。至此,浙江省 77 个县都建有卫生机构

年代	纪事
1951 年	1 月,省卫生厅与省税务局联合发布《关于医院诊所免征税工商业税的四项补充规定》。 3 月 16 日,根据浙江省政府办公厅指示,浙江省卫生厅开始接管 11 所外国医疗机构(其中美国 6 所),及医务人员 323 人、工作人员 86 人、外籍人员 12 人,并接管附设护士学校 6 所,在校学生 298 人。 4 月 12 日,省政府批复省卫生厅同意《浙江省各级卫生机构卫生器材管理办法》试行。 省卫生厅会同中国红十字会杭州分会组织抗美援朝志愿医疗队手术队,共分 3 队,于 4 月中旬赴朝鲜
1952 年	7 月 25 日,省卫生厅召开全省卫生工作会议,讨论爱国卫生运动和实行国家工作人员公费医疗。 8 月 28 日,省政府第 65 次行政会议通过《浙江省国家工作人员公费医疗预防实施暂行办法》。省医疗防疫大队和环境卫生工作队改组成立省卫生工作大队,下设 5 个卫生工作队,共 120 人。 9 月 8 日,省民政厅、财政厅、卫生厅联合发出实行《浙江省贫苦烈军属与贫苦复员军人减免医疗费暂行实施细则》的通知。国家对文成、平阳、瑞安、永嘉、泰顺、乐清、青田、玉环、丽水、松阳、景宁、庆元、宣平、龙泉、江山、缙云、云和、遂昌(18 个县)的第二次国内革命战争时期的老根据地群众实行减免医疗费
1953 年	省卫生厅机关于 1 月调整编制,设康复医院管理处,秘书、管理 2 室及医疗预防、药政、妇幼保健、防疫、医学教育、财务、人事、基本建设等科。 5 月 20 日,全省第四次卫生工作会议召开,会议传达第二届全国卫生工作会议精神,总结全省 4 年来的卫生工作成绩
1954 年	4 月,省卫生厅实施机构调整:撤销防疫科并入省防疫站;撤销药政科、妇幼保健科、医政科,成立医疗预防处,下设城市医疗预防、乡村医疗预防、妇幼保健、药政 4 个组;撤销基建科、财务科,成立计划财务处,下设计划统计、财务、基建 3 个组;设党委办公室、人事处、医学教育处、康复医院管理局。 8 月 23 日,全省第一届工业卫生会议在杭召开。会议传达全国第一届工业卫生会议精神,贯彻积极领导,稳步前进,面向生产,依靠工人和预防为主的工业卫生工作方针,总结检查了全省 5 年来的工业卫生情况。 12 月 4 日,浙江省暨杭州市抗美援朝医疗手术队被授予朝鲜民主人民共和国军功奖章,授奖大会在杭举行,有 17 人获奖。 12 月 30 日,省委在批转省卫生厅党组关于中医工作的报告时指出,各级党委、政府、卫生部门必须对中医足够重视,执行党的中西医政策,号召医务工作者学习中医学术

续表

年代	纪事
1955 年	3 月 14 日,省卫生厅发出《关于开展中医政策学习的指示》。省委宣传部批转省卫生厅党组《关于在全省卫生人员开展中央对中医中药工作指示的学习计划》。 4 月 24 日,省卫生厅厅长、寄生虫病专家洪式闾教授,因高血压症复发医治无效,在杭州逝世。 6 月,浙江省执行教育部全国高等学校院系调整指示,将浙江医学院药学系及卫生系分别调并到东北药学院及四川医学院。 7 月,省卫生厅、省财政厅联合颁发《修订本省卫生事业费财务管理办法》及本省卫生事业费开支标准。8 月,省卫生厅颁发《全省公立医疗单位统一收费标准》,降低收费约 8%
1956 年	2 月,省委防治血吸虫病五人小组办公室成立。2 月 8—9 日,全省第一次血吸虫病防治会议召开;28 日,全省青年防治血吸虫病积极分子会议在嘉兴县召开,会上奖励了 14 个先进单位。 4 月 1 日,省财政、卫生、监察三厅联合成立办公室,抽调 210 人组成 30 个检查小组,对 125 个医疗单位进行检查。检查基本确定了医疗单位的收支定额、人员定额、药品及设备定额,改进财务管理制度,拟订了患者欠费处理办法,提出降低收费标准办法
1957 年	4 月 3 日,省卫生厅下发《改进护士工作试行方案》;15 日,政协浙江省委员会召开座谈会,要求认真改进护士工作。 7 月 29 日,省卫生厅召开全省中药管理委员会第一次全体会议,讨论《浙江省中药管理委员会组织章程草案》,并成立办公室。 9 月 4 日,全省第一次少数民族地区卫生工作会议在丽水县召开。会议报告了少数民族地区卫生工作,特别是性病防治情况,研究防治方案,要求少数民族地区各县选定一个重点,以防治性病为中心,加强妇幼卫生工作,开展爱国卫生运动,创造经验,全面推广
1958 年	6 月 15 日,卫生部副部长、中华医学会会长傅连暲来杭州检查医学会、教育、科研和医疗机构等工作,参观小营巷,并在省市卫生干部会上作了报告。 12 月 19 日,省委批转省卫生厅党组关于抽调西医离职参加中医班学习的报告。报告指出,全省已有 200 余名西医在职学习中医,有 10 名西医离职去上海学习中医
1959 年	1 月 24 日,省委批转省卫生厅党组关于在杭地区疗养院、所统一管理使用的意见,规定省级各部门疗养院由省卫生厅统一管理,杭州市所属的疗养院归杭州市人委统一管理,中央和外地在杭疗养院以省卫生厅为主,吸收各疗养院负责人组成疗养院管理委员会,负责对各疗养院的统一管理工作。 中央爱卫会在全国农业社会主义建设先进单位代表会议上颁发 1958 年爱国卫生运动先进单位奖状,浙江省共有 18 个单位受奖

年代	纪事
1960 年	1 月 12 日,省卫生厅根据省委指示作出浙江医学院、中医学院、卫生实验院、中医研究所合并成立浙江医科大学和浙江医学科学院的方案。 3 月 2-6 日,全省卫生行政会议在临安召开。会议贯彻全国卫生厅局长会议精神,总结了全省 1959 年的卫生工作,布置了 1960 年的工作任务。 5 月 8 日,省卫生厅、商业厅联合发文,将全省商业部门所属中西药械经营业务全部划归卫生部门统一领导管理。 12 月 24 日,应朝鲜保健省要求,浙江省卫生厅将 29 种中药药物种子赠送给朝鲜高八榕地区
1961 年	1 月 28 日,省卫生厅对推行新技术、新疗法及中西医结合综合快速疗法情况进行总结
1962 年	4 月 12 日,为加强卫生学校管理,省卫生干校、省药材学校、杭州卫生学校合并为一所学校,归省卫生厅领导
1963 年	3 月 7 日,省卫生厅印发《浙江省个体开业医药人员暂行管理办法(草案)》。 5 月 3-12 日,全省卫生行政会议和防疫站长会议在杭州召开。会议提出卫生工作继续贯彻"调整、巩固、充实、提高"的八字方针,本年度工作重点是疾病防治和计划生育工作,特别是夏秋季的疾病防治。 9 月 7 日,省卫生厅通知各地中等卫校执行卫生部新的教学计划。医士、助产医士、卫生医士专业实行四年制,其他专业为三年制。 11 月 26 日,省委决定成立省计划生育委员会,其办公室设在卫生厅,归卫生厅领导
1964 年	10 月 31 日,省委批转卫生厅党组贯彻执行关于干部保健工作问题的指示意见,决定撤销各级保健委员会,浙江医院向群众开放,坚持实行划区医疗等。 11 月 14-24 日,为贯彻国务院 10 月 11 日关于医药工业实行托拉斯集中统一管理的指示精神,省计经委、卫生厅先后发文将全省西药生产企业统一交由中国医药工业公司杭州分公司归口管理,原卫生厅所属的胡庆余堂制药厂也由该公司接管。 12 月 16 日,浙江省卫生厅选调内、外科医师各 2 名赴几内亚开展援非医疗工作
1965 年	2 月 6 日,省委同意省卫生厅建立一支 500 人的巡回医疗队,下农村进行计划生育工作。 3 月 19 日,根据省人委指示精神,省卫生厅规定凡享受公费医疗待遇的人员一律实行挂号费自理。 12 月 8 日,省委转发省卫生厅党组《关于贯彻执行把卫生工作重点放到农村的指示的意见》

续表

年代	纪事
1966 年	1 月 3 日,省人委决定将莫干山疗养院划归莫干山管理局管理。 2 月 17 日,省卫生厅确定浙江医科大学附属第二医院为全省严重烧灼伤抢救中心,并指出各专区也应有一个全专区的抢救中心。 7 月 18 日,省人委同意省卫生厅报告,废除各级医疗机构对贫下中农看病住院预缴款制度。 11 月 17 日,根据卫生部的指示,浙江省筹组援马里医疗队,初拟人员为 16 人,每批工作期限为 2 年
1967 年	1 月 16 日凌晨,"浙江省卫生厅革命造反总部"宣布接管卫生厅的一切权力。 11 月 18 日,省卫生厅确定医疗设备重点装备 30 个区卫生院
1968 年	6 月 1 日,浙江省革命委员会(简称省革委会)确定成立浙江省卫生厅生产领导小组,并颁发了新印章。省革委会生产指挥组于 7 月 29 日发出《为积极防治流行挂感冒的紧急通知》。入夏以来,杭州、温州市报告流行性感冒已达万人之多。 9 月 28 日,浙江省革命委员会批准成立浙江省卫生厅革命领导小组
1969 年	7 月 16 日,浙江省革命委员会决定派遣省新疗法宣传队,于 7 月 20 日前后奔赴全省各地,培训"赤脚"医生,传授新疗法技术。 11 月 20 日,省卫生工作会议在杭州召开。 11 月 25 日,由省药材医药公司、杭州制药厂、浙江中医院、解放军 112 医院(临安)等 19 个单位组成浙江中草药研究推广小组
1970 年	1 月 27 日,省革委会生产指挥组提出 1970 年国民经济计划纲要。纲要中要求全省每个大队有两名""赤脚"医生"。 2 月 9 日,省革委会决定生产指挥组辖属建立卫生局等 14 个局,各局建立革委会。卫生局工作范围为卫生、防疫和计划生育等。明确省中西药公司归卫生局领导。 截至 10 月 29 日,全省有 71% 的大队实行合作医疗,有 35% 的公社实行社办合作医疗,有 21 个县全县实行了合作医疗。全省有"赤脚"医生 8.2 万余名,平均每个大队接近 2 人;有家庭卫生员和其他不脱产卫生员 12 万人
1971 年	3 月 8 日,省革委会生产指挥组转发省卫生局《关于做好医疗卫生工作意见的报告》,要求各级卫生部门和医疗卫生单位,把医疗卫生工作重点放到农村去。 省卫生局报告,截至 12 月 25 日全省有约 700 名医药卫生人员到农村安家落户。据统计,山区医务人员比 1966 年增长 8.78%,高于全省平均增长数的 2.7 倍

续表

年代	纪事
1972 年	3 月 28 日,省革委会生产指挥组下达《关于改变西药工业归口管理的批复》,同意将原省卫生局管理的有关西药生产、建设业务工作,从 4 月 1 日起划归省燃化局统一归口管理,原经营西药生产的干部同时调燃化局。 4 月 15 日,省革委会生产指挥组批复省卫生局,同意增设计划生育办公室,编制暂定 7 人。 9 月 28 日,省卫生局决定恢复中华医学会浙江分会
1973 年	1 月 12 日,省革委会生产指挥组决定将省医药公司划归省商业局领导。 10 月 9 日,省卫生局发布《关于各级医院分级分工进行业务技术辅导的通知》,通知明确全省县以上医院分三级管理
1974 年	4 月 25 日,省财政金融局、卫生局、内务局联合转发财政部、卫生部关于清理和处理群众医疗欠费问题的联合通知。 6 月 20 日,省卫生局在给省革委会的《关于要求重新批转〈组织人民志愿献血队伍宣传提纲〉的报告》中提出,杭州市现有大小医院 38 所,每月用血量为 60 万～80 万毫升,现助血员 1800 多人,实际健康助血员 1500 多人,不能满足临床用血需要
1975 年	1 月 4 日,省卫生局在杭州召开 3 市 10 镇爱国卫生工作会议,推广小营巷经验。 9 月 4 日,省卫生局印发《浙江省集体医疗机构人员退休处理试行办法》。 11 月 17 日,省委同意建立浙江省环境和食品卫生监测站
1976 年	1 月 6—11 日,全省新法接生现场会在嘉善召开。会议提出 1976 年新法接生率达到 95% 以上,新生儿破伤风发生率控制在 1‰ 以内。 4 月 28 日,省卫生局发出《关于下达 1976 年全省针、中麻研究工作计划》,要求当年县以上医院针麻手术占麻醉手术总数的 25% 以上,以地区为单位确定一种针麻手术为研究重点开展针麻、中药麻醉原理研究
1977 年	3 月 22 日,经省委同意,省卫生局在杭州召开全省"赤脚"医生、合作医疗代表大会,会议代表 1050 人。 5 月 28 日,根据卫生部指示,省卫生局决定由杭州市承担筹组中非医疗队和医疗考察组。 7 月 20 日,为防止恶性疟传入浙江省,省卫生局决定对援老挝复退人员进行逐个检查和服药
1978 年	3 月 15 日,省委转发省卫生局制定的《浙江省消灭血吸虫病规划(草案)》,提出在 1980 年前全省基本消灭血吸虫病。 据省卫生局统计,截至 12 月底,浙江省共有 6939 所医疗卫生机构,8009 名卫生人员,6.18 万张病床

续表

年代	纪事
1979 年	卫生部同意建立中华人民共和国杭州卫生检疫所,自 5 月 1 日对外工作。 9 月 28 日,省卫生、财政、劳动等部门决定在浙江医科大学附属第二医院开展经济管理试点
1980 年	截至 4 月 1 日,全省各级医疗单位为 120 万名 7 岁以下儿童进行健康检查,占全省 7 岁以下儿童的 24%。 5 月 10 日,浙江省委决定将省卫生局更名为省卫生厅。 10 月 30 日,世界卫生组织西太区项目规划管理主任韩相太及秘书来浙江参观访问
1981 年	3 月 16 日,由世界卫生组织西太区办事处规划处主任刘国宾带队的"饮水供应和卫生十年技术考察组"一行 6 人来浙江考察。 8 月 22 日,沈家门设立中华人民共和国宁波卫生检疫所沈家门卫生检疫站。 9 月 5 日,浙江省委决定成立浙江省计划生育委员会
1982 年	2 月 18 日,省人大常委会发布《浙江省计划生育条例(试行草案)》的通知。 6 月 14 日,世界卫生组织和中国卫生部在浙江杭州联合举办"国家媒介生物和控制"讲习班
1983 年	3 月 30 日,国家计划生育委员会和省计划生育委员会批准同意建立浙江省人民医院,规模为 600 张床位,暂定工作人员 130 名。 6 月 20 日,省政府、卫生部同意浙江省人民卫生实验院助理研究员桑国卫兼任世界卫生组织长效药专题小组指导委员会委员,并赴日内瓦参加会议
1984 年	5 月 2 日,卫生部同意设立中华人民共和国海门卫生检疫站。 7 月 31 日,卫生部同意浙江省卫生实验院寄生虫病研究所为世界卫生组织蠕虫病合作中心,为期 4 年
1985 年	3 月 1 日,省爱卫会表彰 10 个农村改水先进县、68 个文明卫生村、16 个文明卫生居民区、107 个文明卫生单位。 4 月 4 日,中共中央政治局委员,中央地方病防治领导小组组长李德生在副省长李德葆陪同下前往东阳县考察地方性甲状腺肿工作。 5 月 22 日,世界银行代表团特纳姆等 3 人考察浙江省 5 个改水贷款县
1986 年	2 月 3 日,省政府批转省卫生厅《关于卫生工作改革问题的几点意见》,并在全省贯彻执行。 3 月 15 日,根据卫生部《卫生技术人员职务试行条例》,浙江省开始开展卫生技术人员职称评审工作。 10 月 11 日,卫生部顾问马海德专家陪同日本笹川保健纪念协力财团代表到武康疗养院视察麻风病防治工作

年代	纪事
1987 年	1 月 27 日,世界卫生组织确定浙江省医学科学院计划生育研究所为世界卫生组织人类生殖研究合作中心。 9 月 1 日,省委地方病防治领导小组批准安吉、开化二县达到基本消灭血吸虫病标准。至此,全省基本实现了消灭血吸虫病的目标
1988 年	5 月 14 日,省政府下发《关于进一步贯彻国务院〈公共场所卫生管理条例〉的通知》,决定从 1988 年起对全省旅馆、理发、游泳场所、浴室、影剧院 5 个行业实行监督管理。 12 月 19 日,根据国务院口岸领导小组、卫生部意见,杭州、宁波、温州、舟山、海门卫生检疫所(站)自 1989 年 1 月起划归卫生部统一领导
1989 年	1 月 25 日,省卫生厅下发的《浙江省农村区、乡卫生院承包经营管理试行办法》在全省试行。 3 月 31 日,联合国儿童基金会、世界卫生组织和卫生部联合组成检查组对浙江省计划免疫第一个 85% 目标进行评审,浙江省提前实现规定目标。 5 月 20 日,浙江省基本消灭丝虫病表彰大会在杭州召开。 10 月 30 日,全国农村改水会议在宁波召开
1990 年	1 月 15 日,省编委批准同意省红十字会办事机构独立设置,由省卫生厅代管,人员编制 10 人。 6 月 5 日,省卫生厅制定并下发的《浙江省个体医诊疗所管理若干规定》在全省试行。 9 月 9 日,省政府下发《贯彻国务院关于加强血吸虫病防治工作决定》,在全省贯彻实施
1991 年	1 月 7 日,省卫生厅、省经贸厅、省财政厅、省民政厅、省计划生育委员会、省妇女联合会联合下发《妇幼卫生、计划生育服务》项目工作实施方案和实施管理办法。 7 月 10 日,卫生部批准同意在浙江建立麻风康复中心,作为比利时王国援助的麻风康复中心之一。 8 月 3 日,省政府下发《关于加强农村卫生工作的通知》,在全省贯彻实施。 12 月 5 日,《浙江省优生保健条例》审议通过
1992 年	1 月 29 日,省卫生厅下发《浙江省人群健康检查管理规定》,并在全省执行。 6 月 1 日,省卫生厅、省公安厅、省民政厅、省财政厅联合下发《浙江省性病防治管理办法实施细则》,即日起在全省施行。 11 月 27 日,省政府批转省卫生厅等单位《关于公费医疗管理改革试行意见》,决定在全省试行

续表

年代	纪事
1993 年	3 月 16 日,省卫生厅颁发《浙江省婚前健康检查管理办法》,在全省执行。 6 月 19 日,省政府印发省卫生厅等单位制定的《浙江省公费医疗改革试行办法》,自 1993 年 8 月 1 日起在全省执行。 12 月 31 日,卫生部决定将浙江省列为麻风康复项目推广省之一
1994 年	1 月 18 日,省卫生厅颁发《浙江省采供血机构和血液管理办法实施细则》,根据区域医疗用血需求和发展规划,在全省执行统一设置采供血机构、统一管理血源、统一采血、统一供血和临床合理用血管理的办法。 7 月 30 日,卫生部正式批准浙江省卫生防疫站 HIV 检测实验室为国家 HIV 确认实验室。 10 月 20 日,省科委、省计经委、省财政厅批准同意将省卫生防疫站"流行性出血热疫苗重点实验室"建设列入省级重点研究试验基地建设计划
1995 年	3 月 11 日,国务院批准同意浙江宁波港口北仑港区设立检查检验机构,其中核定卫生检验编制 55 人。 12 月 30 日,经卫生部组织考核,浙江省达到"基本消灭麻风病"要求
1996 年	7 月 22 日,浙江医科大学肿瘤研究所宣布,在郑树教授主持下,经过五年多攻关,在国际上首次发现新的两个大肠癌相关基因。 10 月 17 日,世界卫生组织官员与卫生部国家脊灰实验室主任张礼璧教授代表卫生部对浙江省脊髓灰质炎实验室进行评估考核,六项指标全部符合世界卫生组织要求
1997 年	4 月 20 日,浙江省制定颁布了《浙江省发展中医条例》,成为全国第 3 个出台省级中医药法规的省份。 9 月 23 日,浙江省医学科学院桑国卫荣获 1997 年度何梁何利基金科技进步奖,在香港颁奖大会上,接受由国家领导人和香港特区行政长官颁发的奖励证书和奖金。 12 月,省政府决定今后若干年内每年增加 1000 万元财政经费,用于乡镇卫生院危房改造
1998 年	4 月 28 日,由丹麦驻沪总领事馆和浙江省卫生厅联合举办的丹麦卫生保健研讨会在杭州举行。 5 月 15 日,美籍华裔血液免疫专家李政道博士向浙江医科大学附属第一医院捐赠采血车。 截至 1998 年底,全省基本完成乡镇卫生院"老三件"改造任务,全年投入 850 万元,为乡镇卫生院装备 200mA X 光机、B 超、半自动生化仪等设备 2150 台(件)

年代	纪事
1999 年	嘉兴市秀洲区于 1 月 1 日起开始实施区财政、镇（乡）财政、村集体经济组织和农民个人每人每年分别出资 1 元、1 元、1～2 元和 20 元，形成"四级筹资，县乡两级管理，以大病统筹为主"的合作医疗制度。 　　德清县于 7 月 1 日起，开始实行县级大病统筹合作医疗制度，由县财政、镇（乡）财政和农民个人三方每人每年分别出资 2 元、2 元和 6 元，以县为单位统一标准、统一管理。 　　9 月 28 日，省卫生厅印发《浙江省医学教育改革与发展行动计划》，行动计划旨在加大浙江省医学教育改革与发展力度
2000 年	3 月 5 日，省政府召开全省中医药工作会议，并出台《关于加快发展浙江省中医中药事业的通知》等一系列政策措施
2001 年	3 月 5 日，省政府召开全省城镇医药卫生体制改革工作会议。同日，省财政厅和省卫生厅制定的《浙江省医院药品收支两条线管理办法》实施。 　　6 月 18 日，卫生部、中华预防医学会联合主办的 21 世纪妇女生殖健康与发展国际学术交流会在杭州召开。 　　12 月 15 日，浙江大学医学院附属第一医院郑树森教授当选为中国工程院院士
2002 年	省政府决定自 2002 年 10 月 1 日起，将乙肝疫苗纳入全省儿童计划免疫。 　　至 2002 年底，全省开展合作医疗的乡镇有 440 个，占乡镇数的 30.41%；开展合作医疗的行政村 6567 个，占行政村数的 17.46%；参加合作医疗的农业人口数 652.88 万人，占农业人口总数的 19.28%
2003 年	4 月 19 日，杭州市第一人民医院首次发现输入性非典型肺炎（简称非典）3 例。 　　6 月 19 日，省委、省政府在杭州召开全省重点建设暨"五大百亿"工程工作会议。会上，省卫生厅厅长李兰娟代表卫生厅签订完善全省疾控系统建设项目工作责任书。 　　8 月 29 日，省政府召开全省新型农村合作医疗会议，全面启动 27 个试点县的新型农村合作医疗工作
2004 年	省政府审议通过的《浙江省艾滋病性病防治办法》于 3 月 1 日开始施行。 　　9 月 3 日，省政府出台《关于加快建立和完善医疗救助制度的通知》，决定对城乡低保对象、农村"五保"对象、城镇"三无"人员实行医疗救助

续表

年代	纪事
2005 年	4 月 12 日,浙江省省委省政府有关领导来到省血液中心、省医学科学院进行实地视察调研,对浙江省的无偿献血工作和甲肝疫苗研究及生产中取得的成绩,给予高度评价。 7 月 28 日,省委召开十一届八次全会(扩大)会议,并发布《加强建设文化大省为全面建设小康社会、提前基本实现现代化进程中走在前列提供强大力量》工作报告。 12 月 13 日,浙江大学医学院附属第一医院李兰娟教授当选为中国工程院院士
2006 年	3 月 20 日,省十届人大常务委员会第 22 次会议通过《宁波市精神卫生条例》,自 4 月 1 日开始实施。该条例是继上海市后全国第二家地方立法的条例。 5 月 17 日,中纪委驻卫生部纪检组率督查组对浙江省打击非法行医专项行动和治理医药购销领域商业贿赂专项工作进行检查
2007 年	2 月 13 日,浙江省成立全国首家名中医研究院。 4 月 5 日,省公共卫生委员会第一次全体会议召开。 12 月 30 日,全国爱国卫生暨卫生强市强县建设工作会议在杭州召开。 截至年底,浙江省已有 2416 万农民享受免费健康体检,占参合农民的 80%
2008 年	5 月 12 日,四川省汶川发生大地震,省卫生厅第一时间组建医疗卫生救援队伍,火速赶赴救灾第一线,积极开展救助工作,先后派出 19 批医疗卫生救援队伍,医疗卫生人员 1196 人,运送价值 1000 多万元的医疗消杀用品等物资,出动救护车 50 辆、卫生监测车 10 辆,先后共有 1020 名四川震区伤病员送抵浙江省救治。国家人力资源社会保障部授予浙江省医疗卫生救援队"全国卫生系统抗震救灾英雄集体"称号。10 月 8 日,中共中央、国务院、中央军委在北京人民大会堂隆重举行全国抗震救灾总结表彰大会,浙江省卫生厅被授予"全国抗震救灾英雄集体"荣誉号。 9 月 12 日,"三鹿奶粉"事件发生,省委、省政府高度重视,迅速启动全面筛查。 11 月 19 日,中国首届国际健康城市市长论坛在杭州举行,与会市长共同签署建设健康城市《杭州宣言》
2009 年	2 月 23 日,全省实施国家基本药物制度工作会议在省政府召开,会议部署浙江省首批 30 个县(市、区)实施国家基本药物制度工作。 5 月 25 日,浙江省首例输入性甲型 H1N1 流感病例经国家卫生部确诊。 7 月 27 日,全省深化医药体制改革工作会议在杭州召开,会议就贯彻全国医改工作会议精神、进一步推动全省医改工作作出全面部署

年代	纪事
2010 年	7 月 15—20 日,"公立医院改革"考察团到浙江进行公立医院改革考察调研。 8 月 31 日,中共浙江省委召开常委会审议通过《浙江省深化医药卫生体制改革的实施意见》。 9 月 1 日,全省深化医药卫生体制改革工作会议在杭州召开
2011 年	3 月 29 日,全省深化医药卫生体制改革工作电视电话会议在杭州召开。会议贯彻国务院深化医药卫生体制改革工作会议精神,部署 2011 年浙江省医改工作。 4 月 14 日,国务院医改督导调研组对浙江省医改工作进展情况进行调研。 9 月 20—21 日,第三届中国浙江——加拿大艾伯塔生命科学论坛在杭州举行,主题是食品安全和环境污染的科学风险评估和管理
2012 年	2 月 21 日,全省实施基本药物制度和药械集中采购工作会议在杭州召开。 5 月 30 日,省卫生厅召开省委巡视工作动员大会,省委第二巡视组全体成员出席,省卫生厅厅长杨敬作表态发言,并向省委巡视组作工作报告。 11 月 22 日,全省食品安全大整治百日行动总结表彰大会在杭州召开
2013 年	1 月 16 日,省卫生厅召开 2013 年全省卫生工作电视电话会议。 11 月 21 日,国家卫生计生委依托国家紧急医疗救援队浙江队组建了一支中国政府赴菲律宾应急医疗队并在萧山机场举行出征仪式。 12 月 15 日,浙江省机构编制委员会发布《关于调整省卫生计生新闻出版广电机构设置的通知》,将省卫生厅的职责、省人口和计划生育委员会的计划生育管理和服务的职责进行整合,组建省卫生和计划生育委员会(简称省卫生计生委),为省政府组成部门,不再保留省卫生厅、省人口和计划生育委员会
2014 年	2 月 19 日,省卫生计生委召开 2014 年全省卫生和计划生育工作电视电话会议。 4 月 29 日,省政府在杭州召开 2014 年全省深化医药卫生体制改革工作会议。 8 月 16—17 日,国家卫生计生委和国家中医药管理局领导在浙调研中医药及健康服务业发展情况。 12 月 16 日,省政府办公厅印发《关于深化县级公立医院综合改革的意见》(浙政办发〔2014〕147 号)

续表

年代	纪事
2015 年	1月19日,全省卫生和计生工作电视电话会议召开。 4月21日,美国卫生与公众服务部新任驻华代表、美国驻沪领事馆环境科技卫生处处长等一行4人访问浙江省卫生计生委。 5月29日,省政府召开2015年全省深化医药卫生体制改革工作视频会议。 11月22—25日,应国家卫生计生委港澳台办的邀请,香港医学会前会长谢鸿兴医生率领9人代表团访问浙江,实地考察医改、医疗机构运营等相关情况
2016 年	1月13—14日,全省卫生计生工作会议在杭州召开。 4月13日,浙江省机构编制委员会办公室印发《关于调整省卫生计生委人员编制的函》,决定从省卫生计生委划转1名行政编制和人员到省行政复议局,调整后省卫生计生委机关行政编制140名。 11月17日,第三届世界互联网大会"互联网＋智慧医疗"论坛在乌镇举办
2017 年	1月16日,"最美浙江人——2017年度浙江骄傲人物评选"颁奖典礼在杭举行。温州市洞头区大门镇甲山村乡村医生王珏、浙江大学医学院附属邵逸夫医院眼科主任姚玉峰获年度"浙江骄傲"人物。中国援马里医疗队医生金东辉、游继红获提名奖。 5月11—12日,全国爱国卫生运动65周年暨全国爱国卫生工作座谈会在杭召开。 7月18日,中国第24批援马里医疗队在马里国家疾控中心部长办公室接受马里共和国卫生和公共医疗部长代表马里总统的授勋
2018 年	1月17日,全省卫生计生工作会议在杭州召开。 2月8日,省卫生计生委召开"最多跑一次"改革工作专班会议。 10月12日,国家卫生健康委在杭州召开"互联网＋医疗健康"发展与便民惠民服务新闻发布会。 11月10日,浙江省深化机构改革协调小组办公室印发《关于省卫生健康委接收转隶人员审核情况的函》,同意省卫生健康委从相关部门接收转隶公务员12名,其中原省安监局3名(含正处长1名,副处长1名),省民政厅9名(含正处长2名,副处长3名)。 11月22日,省委省政府领导调研邵逸夫医院共享医疗服务模式

续表

年代	纪事
2019 年	1 月 14 日,全省卫生健康工作会议在杭州召开。 5 月 8 日,省政府与中国科学院在杭州签署医学合作框架协议,共建中国科学院肿瘤与基础医学研究所。 9 月 2—3 日,全国基层卫生政策培训会议在浙江省温州市召开。 10 月 22 日,全省县域医共体建设工作推进会在常山召开

参考文献

1.浙江地方志编纂委员会:《浙江通志》(清雍正朝),中华书局,2001 年版。

2.浙江省通志馆:《重修浙江通志稿》(第九册),方志出版社。

3.浙江省地方志办公室:《杭州市志》《宁波市志》《温州市志》《湖州市志》《嘉兴市志》《绍兴市志》《金华市志》《衢州市志》《舟山市志》《台州地区志》《丽水地区志》,数字化集成版本,2010 年版。

4.浙江省档案馆:民国时期有关医疗卫生档案卷;1949—1964 年有关医疗卫生档案卷。

5.浙江省卫生健康委员会档案室:1965—2013 年档案资料。

6.浙江卫生厅:《浙江卫生年鉴》(2010—2015 年)。

7.浙江卫生和计划生育委员会:《浙江卫计年鉴》(2016—2018 年)。

8.浙江卫生健康委员会:《浙江卫生健康年鉴》(2019 年)。

9.浙江卫生厅:《浙江省卫生统计资料汇编》(2000—2014 年)。

10.浙江卫生和计划生育委员会:《浙江卫生计生统计资料汇编》(2015—2017 年)。

11.浙江卫生健康委员会:《浙江卫生健康统计资料汇编》(2018—2019 年).

12.《浙江通志》编纂委员会:《浙江通志·医疗卫生志》,浙江人民出版社,2018 年版。

13.浙江省计划生育委员:《浙江省计划生育志》,中华书局,2004 年版。

14.杭州市卫生局:《杭州卫生志》,2015 年编印。

15.舟山市卫生局:《舟山市卫生志》,中华书局,2002 年版。

16.张平:《浙江中医药文化博览》(上、下卷),中国中医药出版社,2009 年版。

17.马伟杭等:《医脉相承——浙江现代医院百年史话》,西泠印社出版社,2015 年版。

18.刘时觉:《浙江医人考》,人民卫生出版社,2014 年版。

19.刘荣伦等:《中国卫生行政史略》,广东科技出版社,2007 年版。

20.朱德明:《浙江医药通史》(古代卷,近现代卷),浙江人民出版社,2013年版。

21.朱德明:《南宋医药发展研究》,人民出版社,2016年版。

22.陈邦贤:《中国医学史》,商务印书馆,1998年版。

23.甄志亚:《中国医学史》,人民卫生出版社,2008年版。

编后记

  《浙江医政史》是在《浙江省卫生志》编纂的基础上，突出史记编纂特色，突出医疗卫生行政特征，突出浙江区域特点，记述浙江医政历史发展的一部史书。

  本史书文献资料来源于《浙江省卫生志》编纂的资料，省档案馆、省卫生厅档案室馆藏资料，并采集、加工和整理自《浙江卫生年鉴》（2010—2015 年）、《浙江卫计年鉴》（2016—2018 年）、《浙江卫生健康年鉴》（2019 年）、《浙江省卫生统计资料汇编》（2000—2014 年）、《浙江卫生计生统计资料汇编》（2015—2017 年）、《浙江卫生健康统计资料汇编》（2018—2019 年）等资料。

  在编纂过程中，特别感谢浙江省医疗卫生系统的领导、专家、学者提供的书籍和保存的资料，并要感谢杭州医学院领导和同事的指导和帮助。值此成稿之际，谨向关心、支持、帮助过《浙江医政史》编纂工作的单位、部门和个人，表示衷心的感谢！

  尽管倾注全力，耗时多日，然历史时间跨度长、内容广泛，专业特征明显，编纂水平有限，书中恐有遗漏失误、识见未到之处，热切希望读者提出宝贵意见，以致完善。

作者

图书在版编目(CIP)数据

浙江医政史 / 辛均益,葛忠良主编. — 杭州:浙
江大学出版社,2021.11
ISBN 978-7-308-22002-6

Ⅰ. ①浙… Ⅱ. ①辛… ②葛… Ⅲ. ①医疗保健事业
－行政管理－医学史－浙江 Ⅳ. ①R－092

中国版本图书馆 CIP 数据核字(2021)第 235957 号

浙江医政史

辛均益 葛忠良 主编

责任编辑	张 鸽
特约编辑	奚莱蕾
责任校对	季 峥
封面设计	续设计－黄晓意
出版发行	浙江大学出版社
	(杭州市天目山路 148 号 邮政编码 310007)
	(网址:http://www.zjupress.com)
排 版	杭州朝曦图文设计有限公司
印 刷	浙江省邮电印刷股份有限公司
开 本	710mm×1000mm 1/16
印 张	23.25
字 数	443 千
版 印 次	2021 年 11 月第 1 版 2021 年 11 月第 1 次印刷
书 号	ISBN 978-7-308-22002-6
定 价	98.00 元